Wells

Metakognitive Therapie bei Angststörungen und Depression

Adrian Wells

Metakognitive Therapie bei Angststörungen und Depression

BELTZ

Anschrift des Autors:

Adrian Wells, PhD
Professor of Clinical and Experimental Psychopathology
University of Manchester, UK

Deutsche Bearbeitung:
Prof. Dr. med. Ulrich Schweiger
Universität Lübeck
Klinik für Psychiatrie und Psychotherapie
Ratzeburger Allee 160
23538 Lübeck
E-Mail: Ulrich.Schweiger@psychiatrie.uk-sh.de

Das Original des Buchs ist unter dem Titel "Metacognitive Therapy for Anxiety and Depression" bei The Guilford Press, New York, London erschienen © 2009.

1. Auflage 2011

Programm PVU Psychologie Verlags Union
http://www.beltz.de

Übersetzung: Janina Schweiger, Dr. Oliver Korn, Martin Hauptmeier, Dr. Valerija Sipos
Herstellung: Sonja Frank
Umschlaggestaltung: Nicole Gehlen, Heidelberg
Umschlagbild: Fotolia, laetitiacassan, New York, USA
Satz und Bindung: Druckhaus »Thomas Müntzer«, Bad Langensalza
Druck: Beltz Druckpartner, Hemsbach

Printed in Germany

ISBN 978-3-621-27798-3

Inhaltsübersicht

Anhang

Inhaltsverzeichnis

Anhang

Vorwort

Kognitionen haben eine große Bedeutung. Es ist eine wohlbekannte Tatsache, dass Gedanken einen starken Einfluss auf unser emotionales und psychologisches Wohlbefinden haben. Aber bedenken Sie Folgendes: Gestern sind Ihnen Tausende von Gedanken durch den Kopf gegangen. Manche waren angenehm, andere weniger. Wo sind all diese Gedanken hin? Gedanken tauchen auf und verschwinden wieder. Eine zentrale Prämisse unseres Ansatzes ist, dass sich psychische Störungen damit beschreiben lassen, in welchem Ausmaß manche Gedanken erneut durchgegangen und ausgedehnt bearbeitet oder einfach losgelassen werden.

Dieser Prozess von Auswahl und Steuerung von Denkmustern beruht auf Metakognitionen. Dabei geht es um die Auseinandersetzung mit und Beziehung zu unseren inneren kognitiven Prozessen. In der kognitiv-behavioralen Theorie wird den gedanklichen Inhalten eine große Bedeutung bei der Diagnose einer psychischen Störung zugemessen. In welcher Weise wir jedoch über ein Ereignis, über ein Gespräch, über uns und die Welt um uns herum nachdenken, hat viel tief greifendere Auswirkungen. Wie wir auf Gedanken reagieren, kann zu emotionalem Leiden führen.

In den letzten vierzig Jahren hat das kognitiv-behaviorale Modell zu einem gut handhabbaren Verständnis des Einflusses von Kognitionen auf das psychische Wohlbefinden geführt. Dank dieses Modells konnten Techniken zur Behandlung von affektiven Störungen entwickelt werden. Genau wie das kognitiv-behaviorale Modell geht die Metakognitive Therapie (MCT) davon aus, dass psychische Störungen ihren Ursprung in verzerrtem Denken haben. Sie geht jedoch von unterschiedlichen Ursachen und Mechanismen aus. Frühere Ansätze der kognitiven Therapie sagen überraschend wenig darüber aus, wie nicht-hilfreiche Denkmuster entstehen. Es reicht nicht aus, solche Muster nur auf zugrunde liegende Überzeugungen über das Selbst oder die Welt wie »Ich bin verletzlich« oder »Ich bin ein Versager« zurückzuführen. Ein Gedanke wie »Ich bringe nichts zustande« kann der Anstoß für eine Reihe von Verhaltensreaktionen sein, zum Beispiel neue Strategien einzusetzen, um erfolgreicher zu werden, sich noch mehr anzustrengen oder diesen Gedanken einfach als irrelevant abzuhaken.

Negative Überzeugungen führen nicht automatisch zu störenden Denkmustern und anhaltendem emotionalen Leiden. Die metakognitive Theorie postuliert, dass psychische Störungen auf Metakognitionen beruhen, die getrennt von den Überzeugungen und Gedanken existieren, die in der kognitiv-behavioralen Therapie eine so wichtige Rolle spielen.

Die Denkmuster bei einer psychischen Störung haben ein bedeutendes Charakteristikum. Sie sind von repetitiver, grüblerischer Qualität, die schwer zu steuern ist. Frühere kognitive Ansätze machten hierzu keine Aussagen und konzentrierten sich auf spezifische irrationale oder kurzfristige negative automatische Gedanken. Diese machen aber nur einen kleinen Anteil menschlicher Kognition aus. Die meisten Patienten berichten von Ketten unkontrollierbarer kognitiver Aktivitäten, die nur wenig zu der Beschreibung automatischer Gedanken passen. Die Steuerung mentaler

Prozesse und der Selektion von Gedanken ist der Kern emotionalen Leidens. Statt die Ursachen emotionaler Probleme bei automatischen Gedanken zu suchen, sieht die MCT psychische Probleme in enger Beziehung zu nicht-hilfreichen Prozessen wie Sich-Sorgen-machen, Grübeln und mentalen Kontrollstrategien.

Am Anfang meiner zwanzig Jahre dauernden Reise, die zur Entwicklung der Metakognitiven Therapie führte, schien es, als könne man Fortschritte erreichen, indem man herausfindet, welche Faktoren Gedanken steuern und zu quälenden Gedanken führen. Ich entwickelte die Überzeugung, dass man hierfür das Konzept der Metakognition erweitern müsse, um zu verstehen, welche Rolle die Steuerung von Aufmerksamkeit und mentaler Prozesse bei einer psychischen Störung spielt.

Der Begriff der Metakognition bezieht sich auf die Faktoren des Denkens, die das Denken steuern, kontrollieren und bewerten. Sie können unterteilt werden in metakognitives Wissen (z. B. »Ich muss mir Sorgen machen, damit ich meine Probleme bewältigen kann«), metakognitive Erfahrungen (z. B. »Feeling of knowing«, Einschätzungen darüber, ob eine gerade nicht reproduzierbare Information wiedererkannt werden kann) und Strategien (z. B. Möglichkeiten, Gedanken zu steuern und Überzeugungen aufrechtzuerhalten).

Eine zentrale Annahme besteht darin, dass metakognitive Faktoren für die dysfunktionalen Denkstile bei psychischen Störungen verantwortlich sind, die negative Emotionen aufrecht erhalten. In ihrer »harten« Variante geht die metakognitive Theorie davon aus, dass irrationale Überzeugungen oder Schemata, die Albert Ellis und Aaron T. Beck in ihren jeweiligen kognitiven Theorien hervorheben, das Ergebnis von Metakognitionen sind, zumindest aber ihr überdauerndes Bestehen und ihre Wirkungen.

Die Art und Weise, wie Metakognitionen die Aufmerksamkeit lenken und den Denkstil und Bewältigungsstrategien festlegen, ist dafür verantwortlich, dass dysfunktionale Inhalte entstehen. In dieser dynamischen Betrachtungsweise entstehen Überzeugungen immer wieder durch relativ stabile Metakognitionen. Diese Sicht impliziert, dass in der Behandlung Metakognitionen verändert werden müssen und nicht ihre Folgen.

In ihrer »weichen« Variante ist der Ausgangspunkt der metakognitiven Theorie, dass metakognitive Überzeugungen neben den herkömmlichen Überzeugungen über das Selbst und die Welt existieren. Sie bilden jedoch eine für sich abgeschlossene Einheit, die für die Steuerung kognitiver Prozesse und den Gebrauch von Überzeugungen und Wissen verantwortlich ist. In dieser Variante könnte die Veränderung von herkömmlichen Überzeugungen weiterhin eine Komponente der Behandlung darstellen. Auf jeden Fall müsste sie sich zusätzlich auch mit den zugehörigen Metakognitionen beschäftigen.

In beiden Varianten hat der metakognitive Ansatz tief greifende Implikationen für die Behandlung. Er führt uns zu Behandlungsstrategien, die es den Patienten ermöglichen, einen neuen Bezug zu ihren Gedanken und Überzeugungen zu gewinnen. Der Therapeut hat die Aufgabe an der Veränderung von Metakognitionen zu arbeiten, die die dysfunktionalen persistierenden Denkstile zur Folge haben. Das Hinterfragen des Wahrheitsgehalts von Gedanken und Überzeugungen, wie in der traditionellen CBT, steht hingegen nicht im Vordergrund. Der metakognitive Ansatz der Traumabehandlung geht beispielsweise davon aus, dass bestimmte metakognitive Überzeugungen und Kontrollstrategien natürliche selbstregulatorische Prozesse behindern oder sogar unterbrechen. Die Folge davon ist, dass die Symptome der Posttraumatischen Belastungsstörung nicht abklingen können. Die Tendenz, sich Sorgen zu machen oder zu grübeln, das beständige Lenken der Aufmerksamkeit auf potenzielle Gefahren und das Vermeiden von traumaassoziierten Gedanken stören den gesunden Anpassungsprozess und führen zu einem anhaltenden Nachdenken über Gefahren und der Persistenz von Symptomen.

Hieraus ergibt sich die Schlussfolgerung, dass die Behandlung darin bestehen muss, Sich-Sorgen-machen und Grübeln abzuschwächen und das Bedrohungsmonitoring aufzugeben. Der Therapeut unterstützt den Patienten dabei, auf intrusive Gedanken nicht mehr mit Vermeidung, Gedankenunterdrückung, ausgiebigem Grübeln oder ähnlichen Denkstrategien zu reagieren. Der Unterschied zur KVT-Behandlung besteht darin, dass die metakognitive Behandlung weder eine Veränderung von Gedanken und Überzeugungen über das Trauma noch lang andauernde und wiederholte Expositionen mit traumatischen Erinnerungen beinhaltet. Stattdessen besteht sie darin, sich auf eine neue Art und Weise auf Gedanken zu beziehen, ohne Widerstand oder ausgiebige konzeptionelle Analysen. Der Patient wird dabei unterstützt, dysfunktionale Denkstile wie Sich-Sorgen-machen, Grübeln oder unflexibles Bedrohungsmonitoring aufzugeben. Auch in der MCT werden Überzeugungen kritisch überprüft, der Fokus liegt jedoch auf den Überzeugungen, die der Patient über seine kognitiven Prozesse hat.

In der Behandlung der Depression zielt die MCT auf die Veränderung des Prozesses des Grübelns statt auf die Inhalte von negativen automatischen Gedanken. Sie beinhaltet ein Aufmerksamkeitstraining zur Unterbrechung repetitiv auftretender negativer Denkprozesse. Hierdurch soll wieder eine flexible Kontrolle über das Denken erreicht werden. Gleichzeitig regt der Therapeut den Patienten an, negative und positive metakognitive Überzeugungen über den Prozess des Grübelns zu überprüfen. Typische negative Metakognitionen beziehen sich auf die Unkontrollierbarkeit des depressiven Denkens, die positiven Metakognitionen, auf die Notwendigkeit zu grübeln, um Niedergeschlagenheit zu bewältigen und Antworten auf sie zu finden.

Jeder Leser hat seine eigenen Ziele und seinen eigenen Stil, wie er Inhalte verarbeitet. Dieses Buch ist ein detailliertes Behandlungsmanual mit einer großen Zahl von therapeutischen Techniken, die in der metakognitiven Theorie fest verankert sind. Der Leser findet Interviewleitfäden, mit denen er Fallkonzepte erstellen kann, Behandlungspläne und psychometrische Instrumente für die Befunderhebung. Viele der vorgestellten Ideen sind neu. Es erfordert praktische Erfahrung in der Anwendung, um das Wesen der MCT vollständig zu erfassen. Ich habe versucht, die Terminologie so einfach wie möglich zu gestalten. Ich hoffe, dass dadurch die wissenschaftliche und konzeptuelle Integrität des metakognitiven Ansatzes keinen Schaden genommen hat.

Adrian Wells

Vorwort der Übersetzer

Psychotherapie befindet sich zurzeit in einer außerordentlich dynamischen Entwicklung. Wesentliche Triebfedern sind dabei einerseits das zunehmende Wissen über die spezifische Psychopathologie einzelner Störungen oder auch transdiagnostisch verschiedener Störungsklassen, andererseits die kritische Auseinandersetzung mit Problemen der klassischen kognitiven Therapie, insbesondere den Schwierigkeiten, die sich aus dem Versuch ergeben, sogenannte dysfunktionale Kognitionen inhaltlich zu bearbeiten. Metakognitive Therapie ist Bestandteil der sogenannten dritten Welle der Verhaltenstherapie. Sie hat eine Reihe von Besonderheiten: 1) Sie stützt sich auf psychologische Grundlagenforschung. Metakognition kommt als Begriff aus der Cognitive Neuroscience. Er wurde von dem amerikanischen Entwicklungspsychologen John Flavell in den 70er Jahren eingeführt und über lange Zeit ausschließlich in der Entwicklungspsychologie und Lernpsychologie verwendet. Adrian Wells kommt das Verdienst zu, die Bedeutung von Metakognition für die Psychotherapie entdeckt zu haben. 2) Metakognitive Therapie wurde »bottom-up« entwickelt. Dabei wurden zuerst metakognitive Phänomene wie Sich-Sorgen, Grübeln, Bedrohungsmonitoring bei Patienten mit psychischen Störungen untersucht, dann zunächst einzelne Techniken auf Durchführbarkeit und Wirksamkeit untersucht, schließlich ein gesamtes Therapiepaket in Einzelfallstudien entwickelt und schließlich in randomisierten kontrollierten Studien getestet.

Die Übertragung eines Therapiemanuals in eine andere Sprache und eine andere Beziehungs- und Therapiekultur stellt die Übersetzer immer wieder vor Herausforderungen, die nicht perfekt lösbar sind. Deshalb hier noch einige Anmerkungen:

Soweit im nachfolgenden Text personenbezogene Bezeichnungen im Maskulinum stehen, werden diese Formen verallgemeinernd verwendet und beziehen sich auf beide Geschlechter (generisches Maskulinum). Dies gilt besonders für die Verwendung des Begriffs Patient. Aus Gründen von sprachlicher Einfachheit und Lesbarkeit sprechen wir von Patient und Therapeut, wohl wissend, dass beide Geschlechter Therapeuten oder Patientinnen sein können. Insgesamt betreffen die in diesem Buch behandelten Störungen Frauen und Männer in ähnlicher Weise.

Manche Begriffe klingen im Englischen einfach und elegant und sind im Deutschen eher holprig. »Worrying« wird von Adrian Wells als aktiver kognitiver Prozess verstanden. Am besten kommt dieses Aktive in Sich-Sorgen-Machen zum Ausdruck, aus Gründen der Kompaktheit verwenden wir aber oft nur Sich-Sorgen oder Sorgen.

»To control« hat ein breiteres Bedeutungsfeld als das deutsche »kontrollieren«. Es bedeutet nicht nur überprüfen, sondern auch aktiv steuern, verändern oder unterdrücken. »Unkontrollierbarkeit« bedeutet deshalb, dass der gesamte Regelkreis der Verhaltenssteuerung tatsächlich oder subjektiv beeinträchtigt ist.

Eine Reihe von englischen Fachbegriffen kann nicht oder nur in potentiell missverständlicher Weise übersetzt werden, sodass wir uns entschlossen haben, sie als Termini technici zu behalten:

Cognitive Attentional Syndrome könnte man wörtlich als kognitives Aufmerksamkeitssyndrom bezeichen. Das würde dann an Aufmerksamkeitsdefizitsyndrom erinnern, was in die Irre führt. Tatsächlich beschreibt das Cognitive Attentional Syndrom eine Gruppe von Verhaltensweisen, die im psychopathologischen Kontext zusammen auftreten. Dabei handelt es sich um perseverierende kognitive Prozesse, nämlich Grübeln und Sich-Sorgen-Machen, um Aufmerksamkeitsprozesse, nämlich die einseitige Ausrichtung der Aufmerksamkeit auf potentielle Bedrohungen (Bedrohungsmonitoring), sowie um dysfunktionale kognitive Bewältigungsstrategien wie Gedankenunterdrückung, Vermeidungsverhalten und Substanzmissbrauch.

Detached Mindfulness bedeutet wörtlich übersetzt »losgelöste Achtsamkeit«. Detached Mindfulness beschreibt einen bestimmten Modus metakognitiven Erlebens. Achtsamkeit bezieht sich in diesem Zusammenhang auf die bewusste Wahrnehmung eines Gedankens oder einer Überzeugung als inneres Ereignis. »Lösgelöst« meint: (1) Verzicht auf konzeptuelle oder bewältigungsorientierte Aktivität als Reaktion auf den Gedanken und (2) Trennung der bewussten Erfahrung des Selbst von der bewussten Erfahrung des Gedankens. Aufgrund der extrem heterogenen Definitionen des Begriffs Achtsamkeit in der religiösen wie in der psychologischen Literatur haben wir uns entschieden, den Begriff Detached Mindfulness als Terminus technicus zu behalten. Wir wollen so Verwechslungen oder Vermischungen mit verwandten, überlappenden, aber letztlich doch unterschiedlichen Konzepten vermeiden.

Exposure and Response Commission ist ein Begriff, der in der deutschsprachigen psychologischen Literatur bisher nicht übersetzt wurde. Hierbei findet im Gegensatz zur Exposure and Response Prevention keine Reaktionsverhinderung statt. Vielmehr werden Exposition gegenüber Zwangsgedanken (Exposure) und Zwangshandlungen (Response) zusammengeführt (Commission).

Gefühl/Emotion: Die deutschen Begriffe »Gefühl« und »fühlen« haben ein sehr breites Bedeutungsfeld. Sie können sich auf Emotionen, auf Körperwahrnehmungen aber auch auf intuitives Wissen beziehen. Wir sprechen in dem vorliegenden Buch von Emotion immer dann, wenn nur Emotion gemeint ist. Wenn im Kontext von Metakognitiver Therapie gefragt wird »Wie fühlen Sie sich?«, ist es wichtig sicherzustellen, dass der Patient weiß, ob nach einer Emotion, einer Körperwahrnehmung oder nach intuitivem Wissen gefragt wird.

Wir möchten uns an dieser Stelle ganz herzlich bei Adrian Wells für die hervorragende Zusammenarbeit bedanken. Wir konnten die vorgestellten Techniken in Workshops kennenlernen und bei Patienten anwenden. Psychotherapeutische Methoden leben immer auch von der Person des Protagonisten. Was bei Adrian besonders auffällt, ist Humor, Charme und die Fähigkeit auch zu unbekümmerter Lebensfreude. Unser besonderer Dank gilt auch Frau Dr. Wahl vom Beltz Verlag für ihre kontinuierliche und fachkundige Unterstützung sowie Frau Dr. Berger für die Lektoratsarbeit.

Lassen Sie das Buch auf sich wirken! Hier findet eine außerordentlich spannende Fortentwicklung von Psychotherapie statt.

Lübeck, im September 2010

Ulrich Schweiger, Valerija Sipos, Janina Schweiger, Oliver Korn, Martin Hauptmeier

1 Theorie der Metakognitiven Therapie

Nicht auf Deine Gedanken,
sondern auf Deine Reaktion darauf kommt es an!

Jeder Mensch hat negative Gedanken und jeder Mensch ist von Zeit zu Zeit von seinen negativen Gedanken überzeugt. Aber nicht jeder Mensch entwickelt daraufhin anhaltend Angst, Depression oder emotionales Leiden. Interessant ist doch die Frage: Was steuert unser Denken, was bestimmt, ob wir Gedanken verwerfen, sie vorbei ziehen lassen oder ob wir in anhaltendem Leiden versinken?

Die metakognitive Theorie bietet hierauf eine Antwort. Sie postuliert, dass Metakognitionen sowohl für die gesunde Steuerung unserer seelischen Prozesse, als auch für die Probleme, die dabei entstehen können, verantwortlich sind. Sie geht davon aus, dass nicht das *Was*, sondern das *Wie* des Denkens für Emotionen und Emotionskontrolle verantwortlich ist.

Denken kann mit der Aktivität eines großen Orchesters mit vielen Musikern und Instrumenten verglichen werden. Um eine akzeptable Ouvertüre zu spielen, braucht es eine Partitur und einen Dirigenten. Metakognition ist Partitur und Dirigent unseres Denkens. Metakognition ist ein kognitiver Prozess, der auf Kognition angewandt wird. Metakognition überwacht, kontrolliert und bewertet die Ergebnisse und Prozesse unseres bewussten Denkens.

Für die meisten Menschen hält emotionales Leid nicht lange an, weil sie gelernt haben, flexibel mit ihren negativen Gedanken und Überzeugungen umzugehen. Dagegen geraten Menschen dann in emotionale Bedrängnis, wenn ihre Metakognitionen ein bestimmtes Muster im Umgang mit inneren Erlebnissen verursachen, das Emotionen aufrecht erhält und negative Gedanken verstärkt. Dieses Muster wird als Cognitive Attentional Syndrome (CAS), kognitives Aufmerksamkeitssyndrom, bezeichnet. Es besteht aus Sorgen, Grübeln, fixierter Aufmerksamkeit und nicht hilfreichen Bewältigungsstrategien.

Auf die Frage »Was haben Sie in der Metakognitiven Therapie in Bezug auf Ihre Depression gelernt?« antwortete eine Patientin: »Das Problem ist nicht, dass ich negative Gedanken habe, sondern wie ich auf sie reagiere. Ich habe erst in der Therapie entdeckt, dass ich selbst Öl ins Feuer gegossen habe«. Sie hatte entdeckt, dass sie mit ihrer Reaktion auf negative Gedanken ungewollt einen dysfunktionalen Denkstil geschaffen hatte; dadurch hatte sich ihre negative Sicht der eigenen Person verstärkt.

Metakognition ist überaus wichtig, um zu verstehen, wie kognitive Prozesse funktionieren und wie sie das bewusste Erleben der eigenen Person und der Umwelt erzeugen. Metakognition bestimmt, worauf wir unsere Aufmerksamkeit richten und welche Wahrnehmungen unser Bewusstsein erreichen. Sie bestimmt unsere Bewertungen und beeinflusst, mit welchen Strategien wir Gedanken und Emotionen regulieren. Sie hat entscheidenden Einfluss darauf, was wir glauben und denken und ist Grundlage unterschiedlicher emotionaler Erfahrungen. Das Wissen über Metakognition und die ihr zugewiesene Schlüsselrolle für die Entstehung psychischer Störungen sind die Grundlage der Metakognitiven Therapie (Metacognitive Therapy, MCT).

Grundlegende Prämisse der traditionellen Kognitiven Verhaltenstherapie (KVT) wie der Schematheorie von Beck (vgl. Beck, 1967, 1976) und der Rational-Emotiven Therapie von Ellis (vgl. Ellis, 1962; Ellis & Harper, 1961) ist, dass Fehler oder Verzerrungen im Denken psychische Störungen verursachen. Beide Ansätze weisen dysfunktionalen Überzeugungen eine zentrale Rolle zu. Die Metakognitive Therapie stimmt mit dieser Sichtweise prinzipiell überein, was sie zu einer Form von kognitiver Therapie macht. Sie unterscheidet sich jedoch von den genannten Ansätzen darin, dass sie einen bestimmten Denkstil und bestimmte Annahmen als Ursache von psychischen Störungen identifiziert. Der Denkstil, auf den sich die Metakognitive Therapie konzentriert, sind nicht kognitive Verzerrungen, wie z. B. überhöhte Standards oder Schwarz-Weiß-Denken, sondern das Cognitive Attentional Syndrome (CAS), gekennzeichnet durch perseverierende Denkprozesse wie Sich-Sorgen und Grübeln, verbunden mit einer einseitigen Ausrichtung der Aufmerksamkeit auf potentielle Gefahren. Die Metakognitive Therapie sieht Überzeugungen über das Denken (metakognitive Überzeugungen) als besonders bedeutsam an. Annahmen über die Welt und die eigene Person, die bei KVT und Rational-Emotiver Therapie im Vordergrund stehen, haben bei der Metakognitiven Therapie einen geringeren Stellenwert.

Die KVT geht traditionell davon aus, dass nicht die Ereignisse an sich die psychischen Störungen verursachen, sondern wie sie interpretiert werden, welche Bedeutung Menschen ihren Erlebnissen zuschreiben. Sie sieht das Problem in fehlerhaften und verzerrten Sichtweisen des Selbst und der Welt. Sie beschäftigt sich mit der Veränderung der gedanklichen Inhalte und dem Glauben der Person an den Wahrheitsgehalt dieser Inhalte.

Dagegen konzentriert sich die Metakognitive Therapie auf die Art und Weise, *wie* Menschen denken. Sie geht davon aus, dass das Problem in unflexiblen und perseverierenden kognitiven Prozessen liegt, die als Reaktion auf negative Gedanken, Gefühle und Überzeugungen stattfinden. Metakognitive Therapie konzentriert sich darauf, dysfunktionale kognitive Prozesse zu reduzieren, und verlegt die Auseinandersetzung mit kognitiven Inhalten auf die metakognitive Ebene. Wenn ein depressiver Patient denkt »Ich bin wertlos«, fragt der KVT-Therapeut »Was sind die Beweise dafür?«, der Therapeut in der Metakognitiven Therapie hingegen »Wozu ist es gut, seinen eigenen Wert einzuschätzen?«

Aus Sicht von KVT und Metakognitiver Therapie bestimmt der Inhalt von Grundannahmen und automatischen Gedanken den Typ der Störung. Gedanken an Gefahr haben Angst zur Folge; Gedanken an Verlust und Selbstabwertung Traurigkeit. Die Metakognitive Therapie postuliert jedoch, dass nicht diese Inhalte der Gedanken Ursache der Störung sind. Denn viele Menschen haben derartige Gedanken, für die meisten sind die entsprechenden Emotionen aber vorübergehend. Das Problem bei emotionalen Störungen ist das Gefangensein in einem Zustand von chronischen oder wiederkehrenden negativen Emotionen. Eine perseverierende intensive negative kognitive Verarbeitung von für den Betroffenen relevanten Informationen verursacht emotionale Störungen. Metakognitive Therapie beschäftigt sich mit den metakognitiven Faktoren, die zu perseverierenden kognitiven Prozessen und fehlgeleiteten Bewältigungsstrategien führen.

Die KVT nimmt an, dass dysfunktionale Interpretationen von Ereignissen psychische Störungen verursachen. Diese Interpretationen werden auf Grundannahmen zurückgeführt. Allerdings gehören die grundlegenden Überzeugungen, denen die KVT eine wichtige Rolle zuspricht, in den Bereich inhaltlicher Bewertungen. Beispiele sind »Die Welt ist gefährlich« oder »Ich bin minderwertig«. In der Metakognitiven Therapie werden diese Gedanken nicht als primäres Phänomen, sondern als Ergebnis von Metakognitionen gesehen. Spezifische Muster der Aufmerksamkeitslenkung und des Denkens generieren und festigen solche Überzeugungen. Daher sind Metakognitionen und daraus resultierende Denkmuster in der Behandlung das Ziel der therapeutischen Interventionen, da sie die Ursache von negativen Gedanken sind. Die Grundannahmen oder Schemata der KVT werden von der Metakognitiven Therapie nicht als stabile Einheiten betrachtet, die gelöscht werden sollten. Vielmehr betrachtet sie diese als sekundäre Produkte der Denkprozesse des Patienten.

Metakognitive Therapie führt die Unterscheidung zwischen Kognition und Metakognition in die Therapie ein und konzentriert sich in der therapeutischen Arbeit auf die Metakognition. In anderen kognitiven Therapieverfahren gab es bisher keine vergleichbare Unterscheidung zwischen Kognition und Metakognition. Beispielsweise schreibt Beck »Während des Interviews mit dieser depressiven Mutter entdeckte ich, dass ihr Denken von fehlerhaften Ideen über die eigene Person und die Welt kontrolliert wurde. Trotz gegenteiliger Beweise glaubte sie, dass sie als Mutter versagt hatte« (1976, S. 16). Depressives Denken wird auf das Vorhandensein negativer Grundannahmen der Art »Ich bin ein Versager« zurückgeführt. Beck geht davon aus, dass das Denken der Patientin von ihrer irrigen fehlerhaften Annahme, ein Versager zu sein, kontrolliert wird. Bekommen alle Menschen, die sich für Versager halten, eine Depression? Entsprechend der Kognitiven Theorie müsste diese Frage mit »Ja« beantwortet werden. Die Metakognitive Therapie sieht dies anders. Sie geht davon aus, dass die meisten Menschen den Gedanken, ein Versager zu sein, kennen, aber dass sie aufgrund ihrer jeweiligen Metakognitionen unterschiedlich mit diesem Gedanken umgehen. Es sind also metakognitives Wissen und metakognitive Überzeugungen, die das nachfolgende Denken kontrollieren und nicht die inhaltsbezogenen Kognitionen.

Wir wollen diesen Sachverhalt genauer betrachten. Irgendwann im Leben glauben die meisten Menschen, ein Versager zu sein. Für manche ist das Ansporn zu erneuten Anstrengungen, für andere ist es der Ausgangspunkt einer Kette negativer Gedanken über persönliche Mängel und Schwächen. Wie können wir die Existenz dieser unterschiedlichen kognitiven und emotionalen Muster erklären? Die Metakognitive Therapie postuliert, dass Metakognition dieser Mechanismus ist, also der Aspekt von

Kognition, der dafür verantwortlich ist, wie eine Person als Reaktion auf einen Gedanken oder eine Emotion denkt und handelt.

Bei der depressiven Mutter aus der Fallvignette von Beck können wir annehmen, dass ihr Denken durch metakognitive Überzeugungen kontrolliert wird. Beispielsweise könnte sie denken »Wenn ich über meine Fehler nachdenke und analysiere, wie es zu ihnen gekommen ist, dann werde ich eine bessere Mutter!« Unglücklicherweise führt der gedankliche Prozess des Grübelns, der aus der metakognitiven Überzeugung »ich muss analysieren« resultiert, wahrscheinlich nicht zu befriedigenden Antworten und die Patientin wird fortfahren darüber nachzudenken, ein Versager zu sein.

Wenn Metakognition die entscheidende Rolle bei der Verursachung von psychischen Störungen spielt, dann sollte die Therapie darauf fokussieren, *wie* eine Person mit ihren metakognitiven Überzeugungen umgeht. Das Erheben der individuellen Gedanken und Überzeugungen, ihre Realitätsüberprüfung, also die Bewertung von Belegen für oder gegen kognitive Inhalte (z. B. »Ich bin ein Versager«) hat dagegen eine geringere Bedeutung. Der Fokus der Interventionen verschiebt sich zu kognitiven Prozessen und den zugrunde liegenden Metakognitionen. Die einzige Ausnahme besteht dann, wenn die Kognitionen selbst Metakognitionen sind. Ein wichtiges Beispiel hierfür ist Sich-Sorgen über Sorgen (z. B. »Die vielen Sorgen machen mich krank«).

1.1 Die Erscheinungsformen der Metakognition

Die Erforschung der Metakognition nahm ihren Anfang in der Entwicklungspsychologie, später in der Lernpsychologie und der Neuropsychologie (Brown, 1978; Flavell, 1979; Metcalfe & Shimamura, 1994). Erst in jüngster Zeit wird Metakognition als mögliche Grundlage für viele psychische Störungen in Betracht gezogen (Wells & Matthews, 1994; Wells, 1995, 2000).

Metakognition beinhaltet alle kognitiven Prozesse, die an der Interpretation, dem Monitoring oder der Steuerung von Kognition beteiligt sind. Der Begriff beschreibt ein breites Spektrum von Faktoren. Es ist sinnvoll, Metakognition in metakognitives Wissen, Erfahrungen und Strategien zu unterteilen (z. B. Flavell, 1979; Nelson, Stuart, Howard & Crawley, 1999; Wells, 1995). Alle diese Faktoren stehen in enger Wechselwirkung.

Metakognitives Wissen und Überzeugungen

Metakognitives Wissen beschreibt die Überzeugungen und Theorien, die Menschen über ihr eigenes Denken haben, ihre Annahmen über manche Arten von Gedanken, über die Leistungsfähigkeit ihres Gedächtnisses oder ihre Konzentrationsfähigkeit. Beispielsweise kann jemand glauben, dass bestimmte Gedanken schädlich sind. Ein religiöser Mensch etwa kann glauben, dass aggressive Gedanken oder Gedanken an Sexualität Sünde sind und bestraft werden. Derartige metakognitive Überzeugungen wirken sich darauf aus, wie Menschen auf ihre Gedanken reagieren und ihr Denken organisieren.

Die Metakognitive Theorie psychischer Störungen postuliert zwei Arten von metakognitivem Wissen (Wells & Matthews, 1994; Wells, 2000): (1) explizites (deklaratives) Wissen und (2) implizites (prozedurales) Wissen.

Explizites Wissen kann verbal ausgedrückt werden, z. B. »Ständiges Sich-Sorgen kann einen Herzinfarkt verursachen«, »Wenn ich schlechte Gedanken habe, bedeutet das, dass ich psychisch krank bin«, »Wenn ich auf Gefahren achte, vermeide ich, dass ich zu Schaden komme«.

Implizites Wissen ist nicht direkt verbalisierbar. Es handelt sich um Regeln oder Algorithmen, die das Denken, die Aufmerksamkeitslenkung, Suchprozesse im Gedächtnis oder den Einsatz von Heuristiken bei Entscheidungsprozessen steuern. Der Plan der Verarbeitung kann indirekt erschlossen werden, beispielsweise durch das Interview zur Erstellung eines metakognitiven Profils (Wells & Matthews, 1994). Implizites oder prozedurales Wissen repräsentiert die »Denkfertigkeiten«, die Menschen besitzen.

Neben diesen beiden Arten metakognitiven Wissens unterscheiden wir positive und negative Überzeugungen. Positive metakognitive Überzeugungen spezifizieren den Nutzen oder die Vorteile von kognitiven Aktivitäten, aus denen das CAS besteht. Z. B. »Es ist nützlich, die Aufmerksamkeit auf Gefahren zu richten« oder »Viel über die Zukunft nachdenken ermöglicht mir, Gefahren zu vermeiden«.

Negative metakognitive Überzeugungen beziehen sich auf die Unkontrollierbarkeit, die Bedeutung, die Wichtigkeit, die Gefährlichkeit von Gedanken und anderen kognitiven Erfahrungen, wie etwa das Vergessen von Information, z. B. »Ich habe keine Kontrolle über meine Gedanken«, »Meine Sorgen könnten meinem Verstand schaden«, »Wenn ich gewalttätige Gedanken habe, werde ich auch gegen meinen Willen gewalttätig handeln«, »Die Unfähigkeit, Namen zu erinnern, ist ein Zeichen für einen Hirntumor.«

Die Metakognitive Therapie sieht in den metakognitiven Überzeugungen den Schlüssel für die Art und Weise, wie Menschen auf negative Gedanken, Symptome und Emotionen reagieren. Sie sind die treibende Kraft hinter einem schädlichen Denkstil, der zu anhaltender psychischer Belastung führt.

Metakognitive Erfahrungen

Metakognitive Erfahrungen bezeichnen situationsbezogene Bewertungen und Emotionen, die Menschen bezüglich ihres seelischen Zustandes haben. Ein Beispiel für metakognitive Erfahrungen wäre etwa, wenn ein zwanghafter Patient seine intrusiven Gedanken negativ interpretiert oder das Sich-Sorgen über Sorgen bei Patienten mit Generalisierter Angststörung. Auch die Fehlinterpretationen von Gedanken bei Panikpatienten, die meinen, die Kontrolle über ihr Verhalten zu verlieren und verrückt zu werden, sind Beispiele für metakognitive Erfahrungen.

Metakognitive Erfahrungen beinhalten auch subjektive Wahrnehmungen, etwa das allgemein bekannte und alltägliche Beispiel des Es-liegt-mir-auf-der-Zunge-Phänomens, bei dem Menschen intuitiv wissen, dass eine Information im Gedächtnis gespeichert ist, obwohl sie im Moment nicht abrufbar ist. Ähnliche Phänomene sind

»Feeling of knowing« oder »Judgment of learning«, die in experimentellen Arbeiten zum Metagedächtnis und zur Urteilsbildung untersucht wurden (z. B. Nelson, Gerler & Narens, 1984; Nelson & Dunlosky, 1991). Die subjektiven metakognitiven Erfahrungen beeinflussen Suchprozesse im Gedächtnis und Lernstrategien.

Aus Sicht der Metakognitiven Therapie erhöhen negative Beurteilungen von Gedanken und Gefühlen die Wahrnehmung von Gefahr. Sie führen zu problematischen Versuchen, das Denken zu steuern. Subjektive Wahrnehmungen und Bewertungen von Kognitionen beeinflussen die Einschätzung potentieller Bedrohung und entsprechender Bewältigungsstrategien. Oftmals verhindert dies zielorientiertes Handeln, wie das folgende Beispiel illustriert. Ein Patient mit dem Zwangsgedanken, einen Mord begangen zu haben, konzentrierte sich auf die Vollständigkeit seines Gedächtnisses für eine bestimmte Zeitspanne. Er wollte so entscheiden, ob er tatsächlich einen Mord begangenen hatte. Jede Lücke in seinem Gedächtnis interpretierte er als möglichen Zeitraum, in dem er den Mord begangen haben könnte. Diese Strategie und seine Bewertung des Status seines Gedächtnisses (Metaerfahrungen) erhielten die Angst aufrecht.

Metakognitive Strategien

Metakognitive Strategien steuern und verändern das Denken im Dienste einer emotionalen und kognitiven Selbstregulation. Die Strategien können kognitive Aktivitäten jeweils intensivieren, unterdrücken oder verändern. Einige zielen darauf ab, Gedanken oder negative Emotionen zu verringern, indem sie kognitive Aspekte verändern. Ein Mensch kann seine Aufmerksamkeit auf Gefahren richten, um bestmöglich vorbereitet zu sein, er kann unangenehme Gedanken unterdrücken, positives Denken nutzen oder sich von Emotionen ablenken.

Bei psychischen Störungen erleben die Patienten oftmals einen Kontrollverlust über ihre Denkprozesse. Sie versuchen, ihr Denken in bestimmter Art zu steuern, was jedoch langfristig gesehen kontraproduktiv ist. Ebenso versuchen sie, Gedanken zu unterdrücken, Erfahrungen zu analysieren, um Antworten zu finden oder vorherzusagen, was in der Zukunft geschieht, um Probleme zu vermeiden. Patienten mit Angststörungen interpretieren bestimmte Gedanken negativ. Ihre Strategie ist es, diese Gedanken zu unterdrücken. Bei Patienten mit Hypochondrie oder Generalisierter Angststörung besteht eine Strategie darin, auf bestimmte Gefahrensignale zu achten und sich Sorgen zu machen. Ein hypochondrischer Patient erklärte, wie er fortlaufend mögliche gefährliche Ursachen seiner Muskelschwäche analysiert, um sicher zu sein, dass er nichts Wichtiges übersieht. Das Problem dieser wie auch der meisten anderen Strategien der Patienten ist, dass sie das Gefühl der Bedrohung aufrechterhält. Eine depressive Frau beschrieb, wie sie mit ihrer Traurigkeit umging: Sie grübelte über ihre Unzulänglichkeiten und Fehler mit dem Ziel, sich noch schlechter zu fühlen, um gezwungen zu sein, »sich zusammenzureißen«.

Die metakognitiven Strategien eines Menschen werden bestimmt von seinem metakognitiven Wissen und seinem inneren Modell, wie Kognitionen und Emotionen funktionieren. Metakognitives Wissen, metakognitive Überzeugungen, metakognitive Erfahrungen und Strategien stehen bei psychischen Störungen in enger Wechselwirkung.

Die metakognitive Theorie psychischer Störung postuliert, dass fehlerhaftes metakognitives Wissen, Erfahrungen und Strategien dysfunktionale kognitive Prozesse verursachen, die dann zu einer psychischen Störung führen. Bevor dies im Detail beschrieben wird, soll die Aufmerksamkeit auf einen Aspekt von metakognitiven Erfahrungen gelenkt werden, der eine bedeutende Rolle in der Metakognitiven Therapie spielt: Menschen können nicht nur denken, sondern auch über ihr Denken nachdenken. Es gibt zwei Arten, Gedanken zu erleben, als »Modi« bezeichnet (Wells, 2000).

1.2 Zwei Arten metakognitiver Erfahrung: Die Modi

Objektmodus

Gedanken und Überzeugungen werden gewöhnlich direkt erlebt wie Sinneswahrnehmungen, wie ein Mensch das Geräusch einer tickenden Uhr hört oder Schneeflocken auf ein Dach fallen sieht. Normalerweise sehen wir unsere Gedanken oder Grundannahmen nicht als innere Ereignisse an. Wir verschmelzen sie mit der Realität. Dieser Erfahrungstyp heißt *Objektmodus* In ihm werden Gedanken oder Überzeugungen nicht von direkten Erfahrungen des Selbst oder der Welt unterschieden. Normalerweise befinden wir uns in diesem Zustand undifferenzierten Bewusstseins, und unterscheiden nicht zwischen inneren und äußeren Ereignissen und Gedanken und Sinneswahrnehmungen. In diesem Zustand sehen wir durch unsere Gedanken und Überzeugungen auf uns und die äußere Welt. Sie sind jedoch wie ein Filter, der unsere Vorstellungen färbt. Im Objektmodus machen wir den Fehler, unsere Gedanken nicht als innere Repräsentationen oder Konstruktionen zu sehen, die unabhängig von unserem aktuellen Selbst oder der Welt sind.

Metakognitiver Modus

Der *metakognitive Modus* des Erlebens unterscheidet sich deutlich vom Objektmodus: Gedanken werden als vom Selbst und der Welt getrennte innere Ereignisse betrachtet. Sie sind in diesem Modus nicht mehr und nicht weniger als eine Form innerer Repräsentation, die unterschiedliche Grade an Genauigkeit hat. Im metakognitiven Modus ist die individuelle Beziehung zu Gedanken dadurch gekennzeichnet, dass es möglich ist, innerlich einen Schritt von ihnen zurückzutreten. Gedanken werden in diesem Zustand als Teil einer großen und vielfältigen inneren Landschaft des bewussten Erlebens betrachtet.

Der metakognitive Modus ist nicht identisch mit dem Identifizieren und kritischen Überprüfen von negativen Gedanken in der KVT. In der KVT unterstützt der Therapeut den Patienten dabei, die Angemessenheit eines Gedankens zu überprüfen. Dies bedeutet aber nicht notwendigerweise eine Veränderung der Art und Weise, wie der Gedanke erlebt wird. Diese Veränderung erfordert, dass der Patient die Wahrnehmung im metakognitiven Modus einübt. Auch der Wechsel zwischen den Modi des Erlebens muss trainiert werden. Es handelt sich um die Fertigkeit, mit inneren Erfahrungen auf eine andere Weise und völlig unabhängig von der Genauigkeit von Gedanken in Beziehung zu treten. Für den Erwerb dieser Fertigkeit ist es notwendig, sich dem metakognitiven Modus anzunähern und ihn zu erleben. Dann entwickeln und intensivieren sich die notwendigen metakognitiven Programme, Mechanismen und Prozesse, die diese Art von Verarbeitung unterstützen. Mit anderen Worten, durch das Erleben des metakognitiven Modus entwickelt das Individuum ein prozedurales Wissen, das diese Form von Aktivität ermöglicht.

Innerhalb des metakognitiven Modus ist ein weiterer Typ von Erfahrung möglich und wünschenswert. Es ist das Erleben von »Detached Mindfulness«, losgelöster Achtsamkeit (DM; Wells & Matthews, 1994). Achtsamkeit bezieht sich in diesem Zusammenhang auf die bewusste Wahrnehmung eines Gedankens oder einer Überzeugung, während »losgelöst« zweierlei meint: (1) Verzicht auf konzeptuelle oder bewältigungsorientierte Aktivität als Reaktion auf den Gedanken und (2) Trennung der bewussten Erfahrung des Selbst von der bewussten Erfahrung des Gedankens. Der Mensch entwickelt ein Bewusstsein dafür, den Gedanken wahrzunehmen, aber gleichzeitig getrennt von diesem Gedanken zu sein. Dadurch wird ein negativer Gedanke aus den Grenzen des Selbst hinausgeschoben, also vom Selbstkonzept abgetrennt. Er wird irrelevant für die Selbstregulation. Das Individuum definiert sich selbst und interpretiert seine Welt, ohne auf den Gedanken Bezug zu nehmen.

1.3 Das metakognitive Modell psychischer Erkrankungen

Nachdem einige der grundlegenden Konzepte vorgestellt wurden, soll nun das metakognitive Modell psychischer Störungen im Detail beschrieben werden.

Grundlage ist das Self-Regulatory Executive Function Model (S-REF, s. Abb. 1.1; Wells & Matthews, 1994, 1996; Wells, 2000). Es enthält eine genaue Darstellung der kognitiven und metakognitiven Faktoren, die an der Aufrechterhaltung psychischer Störungen beteiligt sind.

Das Modell enthält kognitive Prozesse auf drei miteinander interagierenden Ebenen: (1) automatische und reflexive Verarbeitung (Low-Level-Processing), (2) kontinuierliche bewusste Verarbeitung von Gedanken und Verhalten (kognitiver Stil) und (3) ein Fundus von metakognitivem Wissen und Überzeugungen, der im Langzeitgedächtnis gespeichert ist.

In Abbildung 1.1 ist das metakognitive System vom Rest des kognitiven Systems abgegrenzt. In Wirklichkeit verteilt es sich aber wie andere Systeme über verschiedene Verarbeitungsebenen. Das metakognitive System beinhaltet eine Repräsentation der aktuellen kognitiven Prozesse und leitet diese nach einem aktivierten, zielorientierten Plan.

Psychische Störungen sind mit der Aktivierung eines problematischen Programms der kognitiven Verarbeitung verknüpft, dem CAS. Dies ist eine zentrale Annahme der Metakognitiven Therapie. Episoden intensiver aversiver Emotionen und zugehöriger negativer Bewertungen (z. B. Traurigkeit, Angst, Ärger) gehen bei den meisten Menschen nach einiger Zeit vorüber. Das CAS bewirkt jedoch, dass Menschen in diesen Zuständen andauernd oder wiederholt gefangen bleiben.

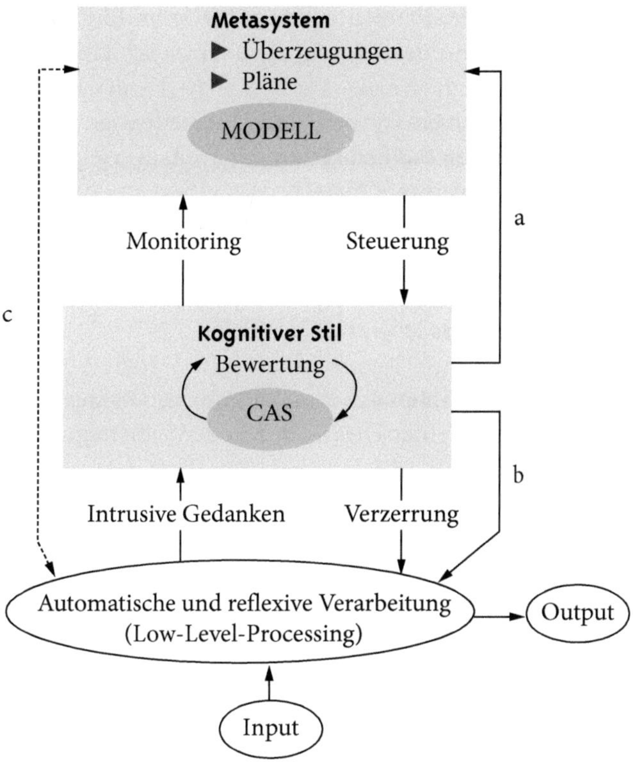

Abbildung 1.1 Das S-REF-Modell psychischer Erkrankungen unter Einschluss seiner Komponenten auf der Metaebene (nach Wells & Matthews, 1994)

Das CAS besteht aus einem perseverierenden Programm kognitiver Prozesse mit folgenden Elementen:
(1) Sich-Sorgen,
(2) Grübeln,
(3) Lenkung der Aufmerksamkeit auf Gefahrensignale,
(4) dysfunktionale Bewältigungsstrategien wie Gedankenunterdrückung, Vermeidungsverhalten und Substanzmissbrauch.

Dieses kognitive Muster hat zur Folge, dass aversive Emotionen und ein Gefühl von persönlicher Bedrohung aufrechterhalten bleiben und dass negative Gedanken sich intensivieren.

Die Effekte des CAS lassen sich an der Entwicklung der Panikstörung beispielhaft darstellen. Spontane Panikattacken sind normal und treten bei vielen Menschen irgendwann in ihrem Leben einmal auf. Sich-Sorgen-Machen über weitere mögliche Panikattacken führt jedoch zu Erwartungsangst. Die Lenkung der Aufmerksamkeit auf körperliche Wahrnehmungen erhöht die Wahrscheinlichkeit der Wahrnehmung von auslösenden Stimuli, nämlich von mit einer Gefahr assoziierten Körperwahrnehmungen. Ein Mensch mit diesem Muster von Kognition und Aufmerksamkeit wird eher anhaltende Angst, Erregung und wiederholte Panikattacken entwickeln. Ein solches Muster begünstigt zudem das Entstehen der Überzeugung, dass Angst schädlich und schwer zu kontrollieren ist.

Das CAS entwickelt sich aus metakognitivem Wissen und Überzeugungen. Relevante Kognitionen sind weniger Bewertungen des Selbst und der Welt, als vielmehr: (1) positive Überzeugungen in Bezug auf bestimmte Aspekte des CAS, etwa »Wenn ich mich über meine Symptome sorge, dann werde ich nichts Wichtiges übersehen!« und (2) negative Überzeugungen über die Unkontrollierbarkeit, Gefährlichkeit oder Bedeutung von Gedanken und Emotionen, wie »Ich habe keine Kontrolle über meinen Verstand. Meine Angst kann dazu führen, dass ich verrückt werde!«

Zusammenfassung der grundlegenden Prinzipien des metakognitiven Ansatzes

1. Angst und Traurigkeit sind innere Signale einer Diskrepanz in der Selbstregulation und einer Gefährdung des Wohlbefindens.
2. Diese Emotionen sind normalerweise von begrenzter Dauer, da der betroffene Mensch adaptive Bewältigungsstrategien einsetzt, um Gefährdung zu reduzieren und kognitive Prozesse zu steuern.
3. Psychische Störungen entstehen durch die Aufrechterhaltung von emotionalen Reaktionen.
4. Sie werden aufrechterhalten durch einen bestimmten Stil und Strategien kognitiver Prozesse.
5. Das charakteristische, dysfunktionale Programm zur kognitiven Verarbeitung bei allen psychischen Störungen wird CAS genannt. Es besteht aus Sich-Sorgen, Grübeln, Lenkung der Aufmerksamkeit auf Gefahrensignale und dysfunktionalen Strategien wie Gedankenunterdrückung, Vermeidungsverhalten und anderen Verhaltensweisen, die eine Adaptation verhindern.
6. Das CAS ist das Ergebnis von fehlerhaftem metakognitivem Wissen und Überzeugungen, die das Denken und emotionale Zustände steuern und bewerten.
7. Es verlängert und intensiviert negative emotionale Erfahrungen.

1.4 Cognitive Attentional Syndrome CAS

Die Denkmuster von Menschen mit psychischen Störungen haben eine perseverierende Qualität. Es besteht eine erhöhte Selbstaufmerksamkeit. Sie können ihr Denken nur schwer steuern.

Das CAS besteht aus exzessiven konzeptionellen kognitiven Prozessen in Form von Sich-Sorgen und Grübeln. Mit Hilfe langer Ketten von in erster Linie verbalen Gedanken wird versucht, bestimmte Fragen zu beantworten. Beim Sich-Sorgen stehen »Was wäre, wenn …«-Fragen im Vordergrund, beim Grübeln Fragen hinsichtlich der Bedeutung von Ereignissen (z. B. »Warum fühle ich mich so?«).

Weiterhin gehört zum CAS eine Form von einseitiger, voreingenommener Aufmerksamkeit: Sie ist auf gefahrenbezogene Stimuli fokussiert. Dies wird *Bedrohungsmonitoring* genannt (Wells & Matthews, 1994). Eine durch einen Raubüberfall traumatisierte Patientin beschrieb, dass sie in der Folge ständig ihre Umgebung nach möglichen Gefahren absuchte. Ein Patient mit einem niedrigen Selbstwertgefühl berichtete, dass er besonders empfindlich reagierte, wenn er von anderen nicht beachtet wurde. Er überprüfte das Verhalten anderer Menschen ständig auf Zeichen von Ablehnung.

Diese Prozesse der konzeptuellen kognitiven Aktivität und der Aufmerksamkeit sind Teil einer maladaptiven individuellen Strategie im Umgang mit Gefahr, Diskrepanzen zwischen Wünschen und Realität und den zugehörigen Emotionen. Weitere problematische Strategien, die die Entstehung des CAS begünstigen, sind: Gedankenunterdrückung und Vermeidung auf der kognitiven, der emotionalen und der Verhaltensebene. Die folgenden Fallbeispiele illustrieren dies.

Beispiel

Eine 43-jährige Frau beschrieb, dass sie seit der Adoleszenz rezidivierende, depressive Episoden erlebt hatte. Die aktuelle Episode folgte auf die Geburt ihrer zweiten Tochter vor etwa 14 Monaten. Sie verbrachte sehr viel Zeit damit, über ihre Gefühle und ihre Depression nachzudenken. Sie schilderte ihr Verhalten folgendermaßen: »Ich starre in den Fernseher. Ich frage mich: Ist es normal, so zu fühlen? Warum bin ich so traurig? Warum habe ich keine Gefühle für meine Tochter? Wie konnte es so weit kommen? Bin ich als Mutter überhaupt geeignet?«. Dieses zeitaufwendige Grübeln war eine Reaktion auf negative Gedanken gegenüber ihrer Tochter. Auf die Frage, was das Ziel dieser Art zu denken sei, antwortete sie »Ich versuche, mich so lange hineinzugraben, bis es Klick macht und ich die Depression besiegen kann«.

Diese Patientin reagierte auf ihre niedergeschlagene Stimmung mit Grübeln und verstärktem Beobachten ihrer Gefühle als Bewältigungsstrategie für ihre Traurigkeit. Im Grunde versuchte sie, durch das Grübeln der Depression zu entkommen. Sie hatte die metakognitive Überzeugung, dass sie durch Grübeln an einen Punkt kommen könnte, von dem aus es nur noch besser werden könne.

Beispiel

Ein männlicher Patient litt infolge eines Bombenanschlags unter einer Posttraumatischen Belastungsstörung (PTBS) mit verzögertem Beginn. Er erklärte, dass er den Anschlag für einige Jahre gut bewältigt hatte. Nachdem er jedoch vor einiger Zeit etwas über Terroranschläge gelesen habe, seien Albträume aufgetreten. Er sei vermehrt ängstlich geworden, besonders wenn er öffentliche Verkehrsmittel benutze oder durch die Stadt laufe. Auf die Frage, wie er mit seinen unerwünschten Gedanken und Albträumen umgehe, sagte er »Ich versuche, damit fertig zu werden. Ich zwinge mich, an das Trauma zu denken und es auch gefühlsmäßig ▶

genau nachzuerleben. Ich habe gelesen, dass das eine gute Methode ist, um damit fertig zu werden. Außerdem ist es gut, wenn ich mir über Terroranschläge Sorgen mache. Ich bleibe dadurch auf der sicheren Seite«.

Dieser Patient hatte einen spezifischen Denkstil als Reaktion auf seine Intrusionen entwickelt. Er ist davon überzeugt, durch Grübeln und Wiedererleben von Emotionen schneller wieder gesund zu werden. Außerdem erwartet er, durch sein Sich-Sorgen besser auf zukünftige Bedrohungen vorbereitet zu sein. Tatsächlich intensivierten diese Elemente des CAS jedoch seine Angst und das Gefühl der Bedrohung.

Beispiel

Eine 39-jährige Patientin beschrieb sich als jemand, der sich chronisch Sorgen macht. Die Exploration der letzten belastenden Episode von Sich-Sorgen zeigte, dass sie damit auf den Gedanken »Was ist, wenn mein Kind einen Unfall hat?« reagiert. Sie machte sich über lange Zeit Sorgen, um dadurch verschiedene Möglichkeiten zu entwickeln, wie sie ein derartiges Ereignis bewältigen könnte. Während des Sich-Sorgens hatte sie eine Panikattacke. Während dieser Attacke glaubte sie, verrückt zu werden. Seitdem versuchte sie, Gedanken an einen Unfall ihrer Kinder zu unterdrücken. Sie vermied das Lesen der Lokalzeitung. Sie wollte alle Informationen vermeiden, die erneut Anlass zum Sich-Sorgen bieten könnten.

Leicht erkennbare Komponenten des CAS bei dieser Patientin waren Sich-Sorgen als Reaktion auf negative Gedanken, Gedankenunterdrückung und Vermeidung. Auf weiteres Nachfragen beschrieb die Patientin ihre Überzeugung, dass Sich-Sorgen eine effektive Strategie sei, um zukünftige Probleme zu vermeiden. An dieser Problematik sind sowohl positive als auch negative metakognitive Überzeugungen beteiligt.

Beispiel

Ein 23-jähriger Mann kam mit einer sozialen Phobie in Behandlung. Er befürchtete, in interpersonellen Situationen ängstlich und »eigenartig« zu wirken. Auf die Frage nach seinem letzten Erlebnis mit Angst sagte er »Ich habe mich direkt vor der Therapiesitzung ängstlich gefühlt. Ich habe versucht, die Situation so gut wie möglich vorherzusehen. Ich habe die Antworten auf alle erdenklichen Fragen eingeübt«. Gefragt, ob er während der Therapiesitzung seine Aufmerksamkeit auf sich selbst oder seine Umgebung richte, antwortete er »Ich habe meine Aufmerksamkeit auf den Klang meiner Stimme gerichtet und darauf, welchen Eindruck ich auf Sie mache. Ich wollte möglichst normal klingen und normal aussehen«.

Bei diesem Patienten ist perseverierendes antizipatorisches Sich-Sorgen das auffälligste Merkmal des CAS. Neben dem Bedrohungsmonitoring, indem er versucht, seine

Aufmerksamkeit ganz auf den Eindruck, den er macht, zu fokussieren. Der Versuch, »normal« zu klingen und auszusehen, ist eine zugehörige Bewältigungsstrategie.

In jedem der beschriebenen Fälle ist es möglich, das CAS zu identifizieren und spezifisch zu beschreiben. Mit seinen verschiedenen Komponenten führt es zu einer Verlängerung aversiver emotionaler Zustände und einem Gefühl von Hilflosigkeit. Darüber hinaus wird die Selbstregulation beeinträchtigt, insbesondere in der Steuerung von kognitiven und emotionalen Prozessen.

1.5 Konsequenzen des Cognitive Attentional Syndrome (CAS)

Was ist das Negative am CAS? Die negativen Konsequenzen für die Selbstregulation sind in Abbildung 1.1 mit den Pfeilen a und b dargestellt. Pfeil a zeigt den Effekt, den Bewertungsprozesse und Bewältigungsstrategien auf die metakognitiven Überzeugungen haben. Die Aufmerksamkeitslenkung auf Bedrohungen intensiviert Überzeugungen, dass überall Gefahren lauern. Das Vermeiden von Emotionen wie beispielsweise Angst verhindert, dass man das gutartige Wesen einer Emotion entdeckt. Pfeil b kennzeichnet den Effekt von Denkstil und Bewältigungsstrategien auf automatisch ablaufende kognitive und emotionale Prozesse (Low-Level-Processing). Sich-Sorgen beispielsweise aktiviert das Angst-Netzwerk. Es lenkt die Aufmerksamkeit weg von der Verarbeitung von intrusiven Bildern. Dadurch wird eine emotionale Verarbeitung verhindert. Wahrscheinlich existieren auch direkte Verbindungen zwischen dem Wissen des metakognitiven Systems und den niedrigen Verarbeitungsstufen. Dabei stimulieren bestimmte Arten automatischer Verarbeitung den Abruf von bestimmten Plänen für weitere kognitive Verarbeitungsprozesse (dargestellt durch Pfeil c).

Lassen Sie uns nun genauer die negativen Auswirkungen betrachten, die in dem Modell auf das CAS zurückgeführt werden. Sich-Sorgen und Grübeln sind ausnahmslos einseitige und verzerrte kognitive Prozesse. Sie lenken die Aufmerksamkeit des Patienten auf negative Informationen. Dies führt zu einem verzerrten Bild der eigenen Person und der Welt. Sich-Sorgen richtet die Aufmerksamkeit auf mögliche Gefahren in der Zukunft. Allerdings besteht nahezu kein Bezug zu den Wahrscheinlichkeiten des tatsächlichen Auftretens bestimmter gefährlicher Ereignisse.

Grübeln sucht Antworten auf Fragen, auf die es typischerweise keine Antworten gibt, wie etwa die Frage »Warum ich?«. Es erhält Unsicherheit aufrecht und stabilisiert die Diskrepanz zwischen dem, was ein Mensch weiß, und dem, was er gerne wissen möchte. Sich-Sorgen und Grübeln aktivieren und stabilisieren den Eindruck bestehender Bedrohung. Angst und Depression bleiben aufrechterhalten, anstatt abzuklingen. Sich-Sorgen und Grübeln verbrauchen wertvolle kognitive Ressourcen, die sonst für Aufmerksamkeit zur Verfügung stehen. Auf diese Weise werden Entscheidungs- und Denkprozesse in Stresssituationen beeinträchtigt. Wiederholtes Sich-Sorgen und Grübeln wird immer mehr zu einer Gewohnheit. Der Betroffene achtet nicht mehr bewusst auf diese Prozesse und lässt sie ungeprüft ablaufen. Gewohnheitsbildung und verminderte bewusste Aufmerksamkeit führen zu dem Eindruck, dass Grübeln und Sich-Sorgen-Machen sich nicht steuern lassen. Sich-Sorgen und Grübeln können auch andere selbstregulatorische kognitive Prozesse stören: Sich-Sorgen ist in erster Linie ein verbal-kognitiver Prozess. Er stört die Verarbeitung von Bildern, die für eine emotionale Verarbeitung nach einer Traumatisierung notwendig ist. Grübeln über die Vergangenheit, beispielsweise über Misserfolge und Fehler, erhöht die Abrufbarkeit dieses Materials, wenn es um zukünftige Entscheidungen geht.

Ein weiteres wichtiges Element des CAS ist das Bedrohungsmonitoring. Es fixiert die Aufmerksamkeit auf Quellen einer möglichen Bedrohung. Dies ist ein Problem, weil Bedrohungsmonitoring

(1) den subjektiven Eindruck von gegenwärtiger Gefahr erhöht und dadurch emotionale Aktivierung verstärkt oder aufrechterhält,
(2) Aufmerksamkeitsprozesse verstärkt, die den Betroffenen immer sensibler für Gefahren werden lässt,
(3) bei PTBS oder Traumatisierung verhindert, dass kognitive Prozesse wieder auf eine gefahrenfreie Umwelt umgestellt werden und
(4) Angst-Netzwerke im Gehirn einseitig aktiviert, so dass Intrusionen zunehmen.

Letztes wichtiges Element des CAS sind problematische Strategien zur Steuerung von kognitiven Prozessen. Gedankenunterdrückung stört die normale emotionale Verarbeitung, beispielsweise die emotionale Habituation durch die wiederholte Exposition gegenüber Gedanken. Unterdrückung von Gedanken stoppt unerwünschte Gedanken nur vorübergehend. Das Scheitern der Gedankenunterdrückung wird dann aber als Kontrollverlust interpretiert. Das führt zu einer perseverierenden kognitiven Beschäftigung mit Gefahren. Manche Strategien haben einen paradoxen Effekt, da sie sich auf dissonante Prozesse verlassen. Wenn etwa ein Patient versucht, sich aus seiner Depression zu befreien, indem er ständig darüber nachdenkt, wie schlecht er sich fühlt und warum er sich so fühlt. Diese Form des Grübelns intensiviert und verlängert die Depression, weil Patienten dadurch noch mehr auf negative selbstbezogene Informationen fokussieren. Ähnlich versuchen Menschen, die sich chronisch Sorgen machen, durch die Sorgen in einen Gefühlszustand zu kommen, den sie bewältigen können.

Andere Bewältigungsstrategien, etwa Emotionen und Kognitionen durch Vermeidung oder Substanzmissbrauch zu regulieren, sind ebenfalls problematisch. Sie verhindern die Erfahrung, dass eine Situation bewältigt werden kann und Emotionen ungefährlich sind. Damit erhalten sie das Gefühl drohender Gefahr aufrecht. Sie verhindern eine Realitätsüberprüfung der negativen Gedanken und Überzeugungen, und das Ausbleiben der Katastrophe wie etwa eines Nervenzusammenbruchs wird dann irrigerweise auf das Vermeidungsverhalten zurückgeführt. Die Überzeugung, dass Stress einen Nervenzusammenbruch hervorrufen kann, wird nicht kritisch überprüft.

1.6 Positive und negative metakognitive Überzeugungen

Das CAS wird durch fehlerhafte Überzeugungen über das Denken gesteuert. Diese metakognitiven Überzeugungen werden inhaltlich nach positiven und negativen metakognitiven Überzeugungen unterschieden.

Positive metakognitive Überzeugungen

Positiv bedeutet, dass sich die metakognitiven Überzeugungen auf die Nützlichkeit von Sich-Sorgen-Machen, Grübeln, Bedrohungsmonitoring und weiterer ähnlicher Strategien beziehen. Beispiele sind:

- Wenn ich mir Sorgen mache, werde ich vorbereitet sein.
- Wenn ich mögliche Gefahren beachte, bin ich sicherer.
- Ich muss alles erinnern, dann werde ich wissen, ob ich schuld bin.
- Wenn ich analysiere, warum ich mich so fühle, werde ich auch Antworten finden.
- Ich muss meine Gedanken kontrollieren, sonst werde ich etwas Schlechtes tun.

Auf den ersten Blick mögen diese Annahmen vernünftig erscheinen. Tatsächlich verzerren sie die kognitiven Prozesse. Die Metakognitive Therapie setzt deshalb einige hilfreiche Fragen (kursiv gedruckt) ein, um sie aus einem anderen Blickwinkel zu betrachten:

- Wenn ich mir Sorgen mache, werde ich vorbereitet sein
  Kann man vorbereitet sein, auch ohne sich Sorgen zu machen?
  Kann man sich über alles, was passieren könnte, Sorgen machen?
  Führt Sich-Sorgen-Machen zu einer angemessenen Sicht auf die Zukunft?
- Wenn ich mögliche Gefahren beachte, bin ich sicherer.
  Woher wissen Sie, auf welche Gefahr Sie Ihre Aufmerksamkeit richten müssen?
  Erwischt uns die Gefahrensituation, die wir im Blick haben, oder die, die wir nicht sehen?
  Könnte Konzentration auf Gefahren sogar weniger Sicherheit bedeuten, weil Sie andere Dinge aus den Augen verlieren?
- Ich muss alles erinnern, dann werde ich wissen, ob ich schuld bin.
  Kann man alles erinnern?
  Wie wird das Wissen, ob Sie schuld sind, zu Wohlbefinden führen? Hilft es, im Leben weiterzukommen?
  Könnten Sie mit Ihrem Leben fortfahren, ohne sich Vorwürfe zu machen?
- Wenn ich analysiere, warum ich mich so fühle, werde ich auch Antworten finden.
  Wie lange machen Sie das schon? Wie viel Zeit werden Sie noch brauchen?
  Könnte ein Stopp der Analyse die Antwort sein?
  Könnte eine Veränderung Ihrer Art zu denken die Antwort sein?
- Ich muss meine Gedanken kontrollieren, sonst werde ich etwas Schlechtes tun.
  Woher wissen Sie, welche Gedanken Sie kontrollieren müssen?
  Kann man alle Gedanken kontrollieren?
  Könnte das Kontrollieren der Gedanken dazu führen, dass Sie die Wahrheit über die Gedanken nicht herausfinden können?

Negative metakognitive Überzeugungen

Negativ bedeutet, dass sich die Überzeugungen auf ungünstige Auswirkungen von inneren Ereignissen beziehen. Bei den negativen metakognitiven Überzeugungen unterscheiden wir:

(1) Überzeugungen, die kognitive Prozesse als unkontrollierbar bezeichnen, und (2) Überzeugungen, die Gedanken Gefährlichkeit, Wichtigkeit oder Bedeutung zuschreiben. Diese metakognitiven Überzeugungen begünstigen das Fortbestehen des CAS. Sie verhindern eine angemessene Steuerung kognitiver Prozesse und führen zu negativen, bedrohlichen Interpretationen von mentalen Ereignissen. Diese negativen Interpretationen werden dann auch auf emotionale Erfahrungen ausgeweitet. Beispiele sind:

- Ich habe keine Kontrolle über Sich-Sorgen-Machen und Grübeln.
- Sich-Sorgen schadet meinem Körper.
- Psychischer Stress bringt mich um den Verstand.
- Böse Gedanken bringen mich dazu, auch böse zu handeln.
- Manche Gedanken führen dazu, dass schlimme Dinge passieren.
- Meine Gedanken können mich in jemanden verwandeln, der ich nicht sein möchte.
- Unkontrollierbare Gedanken sind ein Zeichen von Verrücktheit.
- Wenn ich glaube, dass ich ein schlechter Mensch bin, dann bin ich auch ein schlechter Mensch.
- Wenn Angst da ist, muss auch Gefahr da sein.
- Gedanken ziehen Ereignisse nach sich.

Zusammenfassung des metakognitiven Modells

Die Metakognitive Therapie basiert auf der Annahme, dass psychische Störungen durch das CAS und seine Auswirkungen auf emotionale Erfahrungen und Wissen aufrechterhalten werden. Das CAS stabilisiert über verschiedene Mechanismen das negative Selbstbild und das Gefühl von Bedrohung.

Beim CAS sind negative und positive metakognitive Überzeugungen aktiviert. Die Trennung der metakognitiven Ebene von der herkömmlichen kognitiven Ebene impliziert, dass es möglich ist, innere Ereignisse wie Gedanken, Überzeugungen und Emotionen entweder im Objektmodus oder im metakognitiven Modus zu erleben. Dies eröffnet eine Reihe von neuen Behandlungsmöglichkeiten. In deren Mittelpunkt stehen die Veränderung von metakognitiven Überzeugungen und die Entwicklung von alternativen Wegen, innere Ereignisse zu erleben und auf sie zu reagieren. Dem CAS wird so die Grundlage entzogen.

1.7 Ein überarbeitetes A-B-C-Modell

Das A-B-C-Modell ist wichtige Grundlage der Kognitiven Therapie. Im Folgenden betrachten wir, wie sich die metakognitive Perspektive auf das Standard-A-B-C-Modell auswirkt. Dies hilft zu verstehen, wo die Unterschiede zwischen metakognitiver und kognitiv-behavioralen Theorien liegen.

Im A-B-C-Modell (s. Abb. 1.2) führt ein auslösendes Ereignis (A) zur Aktivierung eines Schemas oder einer irrationalen Grundannahme (B), was Auswirkungen auf der emotionalen und der Verhaltensebene hat (C).

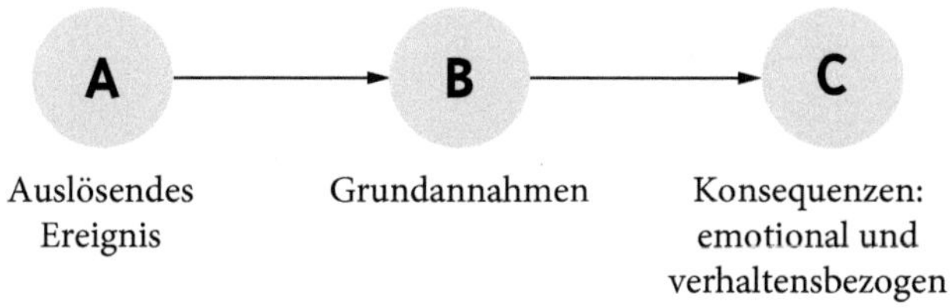

Abbildung 1.2 Das A-B-C-Modell

Eine wichtige und ungelöste Frage in kognitiven Theorien psychischer Erkrankungen ist jedoch, was inhaltliche Bewertungen und Überzeugungen mit dauerhaften negativen Gedanken und Gefühlen verbindet. Ungelöst ist auch die Frage, was die schwer zu kontrollierenden Denkmuster hervorruft, die so charakteristisch für psychische Störungen sind.

Die Metakognitive Therapie formuliert das Standard-A-B-C-Modell neu. Sie setzt metakognitive Überzeugungen in die Mitte und lässt zu, dass das auslösende Ereignis A auch ein inneres Ereignis, wie ein negativer Gedanke oder eine inhaltliche Überzeugung, sein kann. Es ergibt sich ein A-M-C-Modell (s. Abb. 1.3), das einige Schritte tiefer ansetzt als das Standard-A-B-C-Modell.

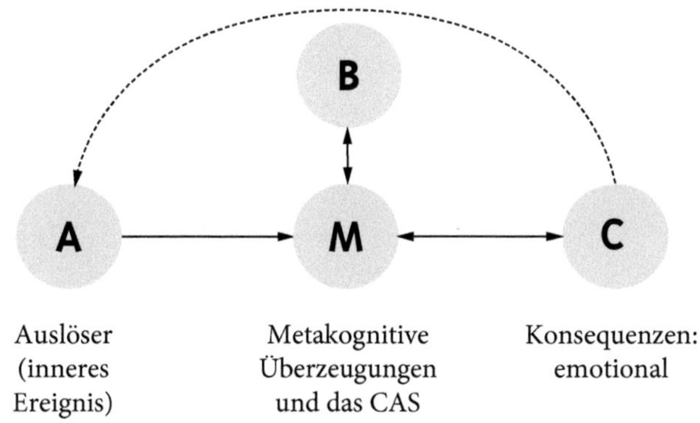

Abbildung 1.3 Das neu formulierte A-M-C-Model

Das erste Element A ist eher ein inneres Ereignis als eine Situation. Die Komponente M bezeichnet metakognitive Überzeugungen und das CAS. Die herkömmlichen negativen Bewertungsprozesse oder Überzeugungen (B) stehen in Wechselwirkung mit metakognitiven Prozessen. Ein Fallbeispiel mag die Unterschiede in den Ansätzen verdeutlichen.

Beispiel

Eine 30-jährige Patientin beschrieb, dass sie sich seit 2 Jahren depressiv fühle und Suizidgedanken habe. Die Symptomatik habe begonnen, als sie ihren Heimatort verließ, um einen neuen Job zu finden. Sie gab an, überwiegend allein zu sein und kontinuierlich »Es wird sich nichts ändern!« zu denken. Sie war die meiste Zeit traurig, hoffnungslos und verzweifelt.

Abbildung 1.4 zeigt das entsprechende A-B-C-Schema. Der Auslöser A ist das Alleinsein. Diese Situation führt zu der Überzeugung B »Es wird sich nichts ändern!«. Folge C sind die Emotionen Traurigkeit und Hoffnungslosigkeit.

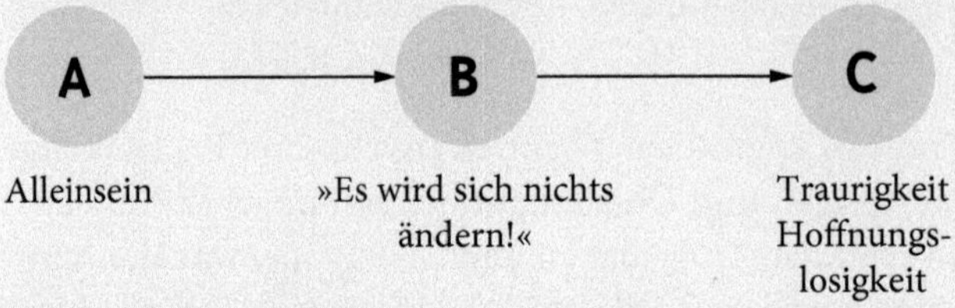

Abbildung 1.4 Beispiel eines A-B-C-Modells einer depressiven Patientin

Der metakognitive Ansatz kommt durch die Exploration der Metakognitionen und des CAS zu einer anderen Analyse.

Der Therapeut fragt die Patientin, wie viel Zeit sie damit verbracht habe, darüber nachzudenken, wie sie und warum sie sich so fühlte. – Viel Zeit! Die Patientin beschrieb, dass ihr Denken aus Gedankenketten bestehe, in denen sie sich frage »Warum bin ich so? Wird sich jemals etwas ändern? Was bedeutet das? Warum kriege ich nichts hin? Warum sind andere Menschen glücklicher als ich?

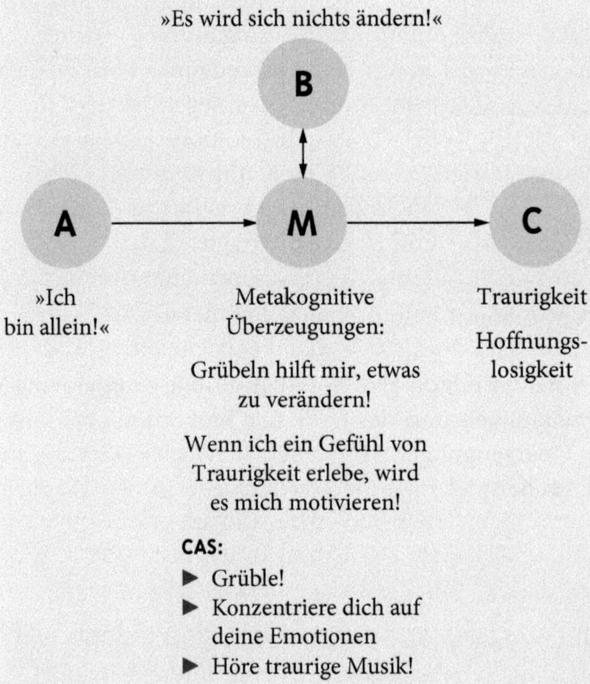

Abbildung 1.5 Metakognitives A-M-C-Modell der depressiven Patientin

Wird das jemals enden?«. Der Therapeut fragte sie nach den Vorteilen, so zu denken. Die Patientin meinte, dass es gut sei, darüber nachzudenken, wie schlecht die Ereignisse der Vergangenheit waren (Grübeln), um etwas verändern zu können. Sie erwartete, durch das Gefühl von Traurigkeit mehr Motivation zu bekommen. Der Therapeut fragte sie, was sie denn getan habe, um Traurigkeit zu erleben. Sie beschrieb, dass sie sich auf ihre Gedanken und Gefühle konzentriere, traurige Musik höre und ihre Aktivitäten reduziere, um mehr Zeit zum Nachdenken zu haben. Das entsprechende A-M-C-Schema, das auch Metakognitionen und das CAS enthält, zeigt Abbildung 1.5.

Vergleichen wir die beiden Abbildungen 1.4 und 1.5 werden die unterschiedlichen Schwerpunkte von KVT und Metakognitiver Therapie deutlich. KVT konzentriert sich auf die kritische Überprüfung der Überzeugung »Es wird sich nichts ändern«. Aus Sicht der Metakognitiven Therapie erhalten die Metakognitionen und das CAS Traurigkeit und Hoffnungslosigkeit aufrecht. Aus diesem Grund zielt die Metakognitive Therapie darauf ab, dem CAS die Grundlage zu entziehen, indem sie metakognitiven Überzeugungen verändert. Wichtig ist auch, dass im A-M-C-Modell der Auslöser (A) ein Gedanke, ein inneres Ereignis, ist und keine Situation.

In diesem Beispiel wird der grundsätzliche Ansatzpunkt von Metakognitiver Therapie offenkundig. Metakognitive Therapie ermöglicht den Patienten, die Denkmuster und Verhaltensstrategien zu erkennen, die ihre emotionale Störung aufrechterhalten. Die Therapie befähigt die Patienten, diese Muster und Metaüberzeugungen über Gedanken und Gefühle zu verändern. Eine Realitätsüberprüfung der negativen inhaltlichen Überzeugungen über das Selbst und die Welt, wie in den traditionellen Formen der KVT ist nicht vorrangig. Bei der oben beschriebenen Patientin verzichtete der Therapeut darauf, den Realitätsbezug der Überzeugung »Es wird sich nichts ändern!« zu überprüfen, indem er die Evidenzen dafür und dagegen erfragte. Stattdessen unterstützte der Therapeut die Patientin dabei, alternative Reaktionen auf Gedanken hinsichtlich ihres Alleinseins zu entwickeln. Er half ihr dabei, ihre metakognitiven Überzeugungen zu überprüfen und dem CAS die Grundlage zu entziehen. Metakognitive Therapie geht davon aus, dass die Überzeugung, »Es wird sich nichts ändern« nicht eigenständig, sondern aufgrund des CAS persistiert.

Prozess- vs. inhaltsorientierte Therapien

Die meisten kognitiv-behavioral ausgerichteten Therapien sind sehr stark inhaltsorientiert. Therapeuten beziehen sich hauptsächlich auf den Inhalt der Gedanken und Überzeugungen und überprüfen diesen Inhalt kritisch. Die Metakognitive Therapie ist hauptsächlich an Prozessen interessiert. Das Interesse der Metakognitiven Therapie an Inhalten ist auf den metakognitiven Bereich beschränkt, im Gegensatz zu anderen Therapieformen, die sich inhaltlich mit der sozialen und physischen Realität der Welt beschäftigen.

In der traditionellen KVT der Depression konzentriert sich der Therapeut darauf, die Evidenzen für negative Gedanken und Grundannahmen über das Selbst, die Welt und die Zukunft kritisch zu überprüfen. Dies drückt sich in Fragen wie »Was ist die kognitive Verzerrung in Ihren Gedanken?« und »Was ist der Gegenbeweis?« aus. In der Metakognitiven Therapie hingegen strebt der Therapeut eine Reduktion des Grübelns an. Er überprüft negative metakognitive Überzeugungen (z. B. über die Unkontrollierbarkeit von Grübeln) und verändert positive metakognitive Überzeugungen (z. B. über die Notwendigkeit von Grübeln als Reaktion auf Traurigkeit). Die Interventionen auf der metakognitiven Ebene werden durch Fragen ausgedrückt wie »Können Sie Ihr Grübeln als Reaktion auf Gedanken aufschieben?« und »Was sind die Nachteile davon, sich permanent mit diesem Gedanken zu beschäftigen?«.

Wenn wir auf den *Inhalt* von Kognitionen Bezug nehmen, beziehen wir uns auf das Wissen des Informationsverarbeitungssystems, also Informationen, die gespeichert oder aktuell im Bewusstsein sind. Überzeugungen können als Teil dieser Sammlung von Information oder Wissen angesehen werden.

Wenn wir uns auf *Prozesse* beziehen, meinen wir die Aktionen, die in der Anwendung von Wissen und im Erwerb von neuem Wissens beteiligt sind. Am Beispiel einer Bibliothek können Prozesse verglichen werden mit dem Suchen und Finden eines Buches, dem Lesen der Informationen und der Nutzung dieser Informationen für unser Handeln, Denken oder Wissen. Prozesse verknüpfen Wissen (Überzeugungen) mit Konsequenzen auf der emotionalen und der Verhaltensebene. Prozesse bestimmen auch den Effekt, den Erlebnisse auf Wissen haben.

Wir können Wissen wie etwa die Überzeugung »Ich bin wertlos« nicht direkt bearbeiten. Wir können lediglich an den Prozessen arbeiten, die Wissen lokalisieren und verwenden. Was wir denken und bewusst glauben, entsteht aus dem subjektiven Erleben von Prozessen. Was wir wissen, ist nicht Inhalt, sondern das Ergebnis von Prozessen, die Inhalte nutzen. Patienten geben an, dass sie »schlecht« sind, dass sie »eine Herzattacke haben« oder dass sie »wertlos« sind, weil sie wiederholt Prozesse nutzen, die fehlerhafte Informationen generieren oder aufrechterhalten.

Kognitive Prozesse zu verändern, ist das zentrale Anliegen der Metakognitiven Therapie. Die Therapie versucht, den Denkstil, die Lenkung der Aufmerksamkeit und die Strategien zur Nutzung interner Informationen für die Urteilsbildung zu verändern.

Schlussfolgerungen

In diesem Kapitel wurde der theoretische Hintergrund der Metakognitiven Therapie beschrieben und die grundlegenden Charakteristika des S-REF-Modells. Die hier dargestellte Beschreibung lässt einige Aspekte des Modells außer Acht, die für die therapeutische Praxis von untergeordneter Bedeutung sind. Leser, die an der kognitiven Architektur interessiert sind und an zugehörigen experimentellen Daten zu kognitiven Verzerrungen, seien auf andere Quellen verwiesen (Wells & Matthews, 1994, 1996; Wells, 2000; Matthews & Wells, 1999).

Das metakognitive Modell beschreibt ein Muster kognitiver Verarbeitung, das CAS genannt wird und psychische Störungen verursacht. Dieses Syndrom entsteht durch eine dysfunktionale Steuerung von Bewertungsprozessen und Bewältigungsstrategien durch Metakognitionen. Metakognitionen beinhalten Informationen über Gedanken, Emotionen und Strategien, die die Bewältigungsprozesse und Denken kontrollieren. Das metakognitive Wissen ist überwiegend prozedurales Wissen, es handelt sich um Pläne und Programme, die andere kognitive Prozesse steuern.

Das metakognitive Modell schafft Spielraum für neue therapeutische Techniken. Der Therapeut konzentriert sich drauf, dem CAS die Grundlage zu entziehen. Techniken, um dieses Ziel zu erreichen, bestehen bereits. Dies impliziert, dass ein wesentlicher Aspekt der Behandlung die Veränderung von fehlerhaften metakognitiven Überzeugungen ist. Zusätzlich zur Veränderung von deklarativem metakognitivem Wissen ist es wichtig, das prozedurale metakognitive Wissen (implizite metakognitive Pläne und Programme) der Patienten weiterzuentwickeln. Die Patienten benötigen Training in neuen Fertigkeiten, um auf innere Ereignisse flexibel zu reagieren, vom Objektmodus in den metakognitiven Modus zu wechseln und einen dezentrierten Standpunkt einzunehmen. Sie üben, von Gedanken einen Schritt zurückzutreten. Sie üben, Gedanken in einer losgelösten, nicht anhaftenden Weise zu erleben. So entwickeln sie die metakognitiven Programme, die sie brauchen, um die Auswirkungen unerwünschter innerer Ereignisse zu steuern.

Zusammengefasst ergeben sich aus dieser Analyse drei wichtige Arten von Veränderung in der Therapie: (1) Veränderung der kognitiven Verarbeitungsprozesse und der Bewältigungsstrategien, (2) Veränderung von deklarativem metakognitivem Wissen und (3) der Erwerb von neuem prozeduralen metakognitivem Wissen oder Plänen zur kognitiven Verarbeitung subjektiver Erfahrung.

2 Psychometrische Instrumente und Befunderhebung im Rahmen der Metakognitiven Therapie

Dieses Kapitel beschreibt die psychometrischen Instrumente und Methoden der Befunderhebung, die in der Behandlung und wissenschaftlichen Erforschung der Metakognitiven Therapie eingesetzt werden. Es geht um die spezifischen Methoden der Metakognitiven Therapie, nicht um allgemeine Techniken der Befunderhebung und Diagnosestellung. Basiskompetenzen in der Befunderhebung und Diagnostik psychischer Störungen sind Voraussetzung für die Anwendung der Metakognitiven Therapie.

Metakognitive Therapie basiert auf einer allgemeinen Theorie psychischer Störungen und kann insofern auch transdiagnostisch angewendet werden (s. Kap. 11). Gegenwärtig wird allerdings davon ausgegangen, dass sich von störungsspezifischen Therapiemodellen die effektivsten Formen der Intervention ableiten lassen. Sie erfassen sowohl allgemeine Prozesse als auch die spezifischen metakognitiven Inhalte der jeweiligen Störung präzise. Störungsspezifische Modelle erfordern eine exakte Diagnostik, die die Grundlage für das individuelle Fallkonzept bildet.

Der Einsatz psychometrischer Instrumente und die Befunderhebung verfolgen vier grundlegende Ziele:

(1) eine zutreffende Diagnose zu stellen,
(2) Informationen über Entstehung, Verlauf und Schwere der Erkrankung zu erhalten,
(3) Informationen für die Erstellung eines individuellen Fallkonzepts zu erhalten und
(4) den Behandlungsfortschritt und das Therapieergebnis im Hinblick auf die Therapieziele zu bewerten.

Wir verzichten hier auf die Darstellung des diagnostischen Prozesses. Die Kapitel zu den jeweiligen Störungen (Kap. 6–9) enthalten eine Zusammenfassung der diagnostischen Kriterien aus ICD und DSM. Das Vorgehen, mit Hilfe eines Interviews ein individuelles Fallkonzept zu erstellen, wird in den jeweiligen Kapiteln detailliert beschrieben.

Der Schwerpunkt liegt im Folgenden auf Methoden, mit denen metakognitive Überzeugungen und das Cognitive Attentional Syndrome (CAS) erhoben und beschrieben werden können. Wir geben einen Überblick über geeignete psychometrische Instrumente, die in der Behandlung und Forschung eingesetzt werden. Die spezifischen Eigenschaften der Fragebögen findet der interessierte Leser an anderer Stelle (z. B. Wells, 2000 und die dort zitierten Artikel).

Ausgangspunkt für den Überblick bildet die zentrale Achse des A-M-C-Modells (vgl. Abschn. 1.7), in Abbildung 2.1 noch einmal dargestellt.

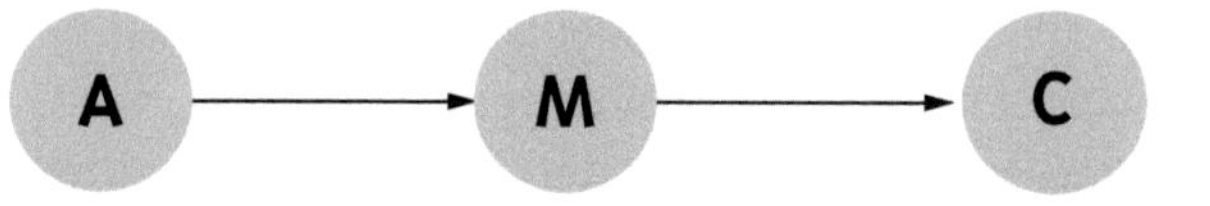

Abbildung 2.1 Die zentrale Achse des A-M-C-Modells

2.1 Operationalisierung des A-M-C-Modells

Der Therapeut beschreibt die psychische Störung zunächst durch Einsatz geeigneter Instrumente auf der diagnostischen Ebene. Dann verschafft er sich einen Überblick über die Natur des vorliegenden CAS und der zugehörigen metakognitiven Überzeugungen des Patienten. In der Regel beginnt er hierfür mit der Exploration von Emotionen und den zugehörigen Symptomen (C) während eines nicht lange zurückliegenden Zeitraums, z. B. während der letzten zwei Wochen.

Nützliche Fragen, um emotionale Konsequenzen (C) zu explorieren, sind:

- Wenn Sie an die letzten zwei Wochen denken, wie war Ihre Stimmung in dieser Zeit? Welche Emotionen wie z. B. Angst haben Sie beobachtet?
- Welche körperlichen Symptome haben Sie wahrgenommen?
- Welche Veränderungen in Ihrem Verhalten sind Ihnen aufgefallen?
- Haben Sie den Gedanken gehabt, sich etwas anzutun? (Denken Sie an die Einschätzung des Risikos für Eigen- und Fremdgefährdung und, wenn nötig, der Einleitung von Maßnahmen zur Sicherheit des Patienten und seiner Umwelt!)

Der Therapeut arbeitet zunächst die emotionalen Reaktionen und typischen Verhaltensweisen heraus, dann schätzt er ihre Häufigkeit und Dauer ein.

Anschließend werden die Auslöser exploriert, in Abbildung 2.1 das Auslösende Ereignis (A). In der Metakognitiven Therapie sind vor allem *innere* auslösende Ereignisse von einer besonderen Bedeutung.

Nützliche Fragen, um das auslösende innere Ereignis (A) zu explorieren, sind:

- Hat irgendetwas oder irgendeine Situation dazu geführt, dass Sie sich schlechter fühlten?
- Was war der erste Gedanke oder das erste Gefühl, als Sie sich schlechter fühlten?
- Wenn Sie an den Moment denken, als Sie sich das letzte Mal ängstlicher oder depressiver gefühlt haben, was hat dies ausgelöst? Können Sie einen ersten Gedanken oder ein Gefühl genau benennen, das Sie zu diesem Zeitpunkt hatten?
- Hat es eine Zeit gegeben, in der Sie im Nachdenken über Ihr Problem nahezu gefangen waren? Mit welchem Gedanken hat dies das letzte Mal begonnen?
- Das innere auslösende Ereignis ist typischerweise ein negativer Gedanke. Er tritt ohne äußeren Auslöser auf oder wird durch Situationen, Sinneswahrnehmungen oder Emotionen ausgelöst. Von besonderer Bedeutung sind die Auslöser, die perseverierendem Nachdenken über mögliche Gefahren und Strategien zur Bewältigung

von Gefahr vorangehen oder die die Aufmerksamkeitslenkung auf eine potentielle Gefahr zur Folge haben. Wenn das auslösende innere Ereignis (z. B. der erste Gedanke einer Grübelsequenz) identifiziert ist, arbeitet der Therapeut im nächsten Schritt das Cognitive Attentional Syndrome und die damit verbundenen Metakognitionen genauer heraus.

Nützliche Fragen, um das CAS und Metakognitionen (M) zu explorieren, sind:

- Als Sie diese Erfahrung machten, was passierte da mit Ihrem Denken?
- Haben Sie sich Sorgen gemacht oder sich andauernd gedanklich mit etwas beschäftigt? Wie lang dauerte das an?
- Haben Sie verstärkt Ihre Aufmerksamkeit auf Dinge gerichtet, die Sie bekümmert haben? Was war das?
- Haben Sie irgendetwas getan, um Ihre Emotionen zu beeinflussen? Was haben Sie getan?
- Haben Sie irgendetwas getan, um Ihre Gedanken zu verändern? Was haben Sie getan?
- Haben Sie versucht, nicht an bestimmte Dinge zu denken oder irgendetwas zu vermeiden?
- Hat es irgendwelche Vorteile, sich Sorgen zu machen oder zu grübeln? Welche sind das?
- Hat es irgendwelche Vorteile, sich auf bestimmte Gedanken oder Emotionen zu konzentrieren? Was sind die Vorteile?
- Wenn Sie Ihre Aufmerksamkeit auf Gefahren richten, wie schützt Sie das?
- Was würde passieren, wenn Sie Ihre Gedanken und Emotionen nicht kontrollieren würden?
- Was könnte schlimmstenfalls passieren, wenn Sie sich weiterhin so fühlen oder so denken würden?
- Wie viel Kontrolle haben Sie über Ihre Sorgen oder depressiven Gedanken?

Diese Fragen reichen in der Regel aus, um sich einen Überblick über das CAS und die damit verbundenen positiven und negativen metakognitiven Überzeugungen zu verschaffen. Manchmal müssen Emotionen jedoch erst mit Hilfe von Verhaltensexperimenten (s. Abschn. 2.2) aktiviert werden, um die nötigen Informationen zu erhalten.

2.2 Verhaltensexperimente zur Erhebung des Befundes bei Angststörungen

Wenn die genannten Fragen nicht ausreichen, um die Merkmale des CAS zu identifizieren, könnte die Ursache in einer zu geringen emotionalen Aktivierung des Patienten in dem untersuchten Zeitfenster liegen. Dann ist es empfehlenswert, eine länger zurückliegende Situation zu explorieren. Manchen Patienten gelingt es, Angst auslösende Situationen vollständig zu vermeiden. In diesem Fall wird empfohlen, Verhaltensexperimente (Behavioral Assessment Tests, BATs) mit den oben genannten Fragen zu kombinieren.

Bei einem Verhaltensexperiment wird der Patient einer Angst auslösenden Situation ausgesetzt, die seiner Problemsituation ähnelt. Ein Patient mit einer Sozialphobie könnte z. B. gebeten werden, sich im Rollenspiel mit einer Bekannten zu unterhalten oder eine bisher vermiedene Situation aufzusuchen, z. B. sich in einer Bank in der Schlange anzustellen. Ein hypochondrischer Patient mit der Angst, an Krebs erkrankt zu sein, kann gebeten werden, einen Zeitungsartikel über Tumordiagnostik zu lesen. Ein Patient mit Generalisierter Angststörung kann gebeten werden, sich eine Situation zu überlegen, die Sorgen auslöst, und diese dann aufzusuchen. Ein Patient mit einer Zwangsstörung kann einen Zwangsgedanken denken oder ein kontaminiertes Objekt berühren. Häufig reicht schon die bloße Vorstellung dieser Aktivitäten aus, um das Sich-Sorgen und dysfunktionale Bewältigungsstrategien auszulösen. Der Therapeut fährt dann mit einer Reihe von modifizierten Fragen fort.

Modifizierte Fragen, um emotionale Konsequenzen (C) zu explorieren:

- Wenn Sie an die Situation denken, der Sie sich jetzt ausgesetzt haben, wie haben Sie sich da gefühlt?
- Haben Sie körperliche Symptome bemerkt? (Welche waren das?)
- Haben Sie Veränderungen in Ihrem Verhalten festgestellt?
- Haben Sie Veränderungen in Ihren Gedanken wahrgenommen?
- Modifizierte Fragen, um das auslösende innere Ereignis (A) zu explorieren:
- Was war der allererste Gedanke, der Ihre Befürchtungen ausgelöst hat?
- Haben Sie sich in Ihren Befürchtungen, was alles passieren könnte, gefangen gefühlt? Mit welchem Gedanken hat das begonnen?
- Modifizierte Fragen, um das CAS und die Metakognitionen (M) zu explorieren:
- Als Sie diesen Gedanken hatten, was passierte mit Ihrem Denken?
- Haben Sie sich Sorgen gemacht oder sich fortdauernd gedanklich mit etwas beschäftigt?«
- Haben Sie Ihre Aufmerksamkeit stärker auf Gefahren gerichtet? Wie sah das aus?
- Haben Sie irgendetwas getan, um zu kontrollieren, wie Sie sich fühlen? Was war das?
- Haben Sie irgendetwas getan, um Ihre Gedanken zu verändern? Was haben Sie getan?
- Haben Sie versucht, bestimmte Gedanken nicht zu denken oder zu vermeiden?
- Haben Grübeln und Sich-Sorgen-Machen irgendwelche Vorteile?
- Hat es irgendwelche Vorteile, sich auf bestimmte Gedanken oder Emotionen zu konzentrieren?
- Auf welche Art und Weise ist es hilfreich für Sie, wenn Sie Ihre Aufmerksamkeit auf Gefahren lenken?
- Was würde passieren, wenn Sie Ihre Gedanken oder Emotionen nicht kontrollieren würden?
- Was könnte schlimmstenfalls passieren, wenn Sie weiterhin auf diese Art und Weise denken und fühlen würden?
- Glauben Sie, dass Sie Ihre Sorgen steuern können?«

2.3 Fragebögen

Mittlerweile existiert eine Gruppe von Fragebögen, die eine umfassende Erhebung der verschiedenen Dimensionen von Metakognitionen zu ermöglichen. Diese Messinstrumente sind alle psychometrisch evaluiert worden. In den folgenden Abschnitten werden der Fragebogen zu Metakognitionen, der Gedanken-Kontroll-Fragebogen, das Angst-Gedanken-Inventar, der Meta-Sorgen-Fragebogen und der Gedanken-Fusions-Fragebogen vorgestellt.

2.3.1 Fragebogen zu Metakognitionen (Metacognitions Questionnaire MCQ-65 und MCQ-30)

Dieser Fragebogen erfasst zeitlich überdauernde Merkmale verschiedener metakognitiver Parameter, die für das metakognitive Modell psychischer Störungen wichtig sind. Die empirische Grundlage der metakognitiven Theorie basiert überwiegend auf Forschung mit dem MCQ. Das Original (MCQ-65; Cartwright-Hatton & Wells, 1997) besteht aus 65 Items; seit kurzem ist auch eine Version mit 30 Items und vergleichbaren psychometrischen Eigenschaften erhältlich (Wells & Cartwright-Hatton, 2004). Eine Darstellung der längeren und umfangreicheren 65-Item-Version findet der interessierte Leser in Wells (2000).

Der MCQ erfasst fünf metakognitive Bereiche auf folgenden Subskalen:

1. Positive Überzeugungen über das Sich-Sorgen (z. B. Sich-Sorgen hilft mir, Probleme zu bewältigen)
2. Negative Überzeugungen (Unkontrollierbarkeit und Gefährlichkeit) über das Sich-Sorgen (z. B. Wenn ich anfange, mir Sorgen zu machen, kann ich nicht mehr aufhören)
3. Geringes Vertrauen in die eigenen kognitiven Fähigkeiten (z. B. Ich habe ein schlechtes Gedächtnis)
4. Bedürfnis nach Gedankenkontrolle (z. B. Es ist ein Zeichen von Schwäche, wenn ich meine Gedanken nicht steuern kann)
5. Kognitive Selbstaufmerksamkeit (z. B. Ich achte genau darauf, wie mein Verstand arbeitet).

Der MCQ-65 hat folgende psychometrische Eigenschaften:

Die interne Konsistenz (Cronbach's Alpha) für die Subskalen liegt zwischen 0.72 und 0.89. Die Reliabilität, gemessen über die Test-Retest-Reliabilität über ein 5-Wochen-Intervall, beträgt für die einzelnen Subskalen 0.76 bis 0.89. Die Subskalen korrelieren positiv mit überdauernder (Trait) Angst, pathologischem Sich-Sorgen, depressiven Symptomen und Zwangssymptomen (Cartwright-Hatton & Wells, 1997; Wells & Papageorgiou, 1998b; Myers & Wells, 2005; Gwilliam, Wells & Cartwright-Hatton, 2004). Im Bereich Zwischenmenschliche Beziehungen weist die Subskala Unkontrollierbarkeit und Gefährlichkeit den stärksten Zusammenhang mit Sich-Sorgen und überdauernder Angst auf. Sie unterscheidet Patienten mit einer Generalisierten Angststörung und einer Zwangserkrankung von Patienten mit einer Panikstörung und einer Sozialphobie (Cartwright-Hatton & Wells, 1997). Die Subskala Bedürfnis nach Kontrolle weist zudem signifikant höhere Werte bei Patienten mit einer Generalisierten Angststörung auf als bei Patienten mit Panikstörung und Sozialer Phobie (Wells & Carter, 2001).

Zusammengefasst verfügt der MCQ-65 über eine gute Reliabilität sowie eine gute konvergente, diskriminante Validität und Konstruktvalidität. Er bildet auch Veränderungen ab, die durch eine Metakognitive Therapie entstehen (z. B. Papageorgiou & Wells, 2000).

Ein Nachteil des MCQ-65 ist seine Länge und damit die Zeit, die zum Ausfüllen benötigt wird. Aus diesem Grund wurde eine verkürzte und überarbeitete Version, der MCQ-30, entwickelt (Wells & Cartwright-Hatton, 2004).

Der MCQ-30 (s. Anhang 1) erhält die Faktorenstruktur des MCQ-65 aufrecht, was sich durch konfirmatorische Faktorenanalysen bestätigen ließ. Cronbach's Alpha liegt für die verschiedenen Subskalen zwischen 0.72 und 0.93. Retest-Korrelationen über Intervalle von 22 bis 118 Tagen ergaben die folgenden Werte: Gesamt-Score = 0.75, Positive Überzeugungen = 0.79, Unkontrollierbarkeit/Gefahren = 0.59, Vertrauen = 0.69, Bedürfnis nach Kontrolle = 0.74 und Kognitive Selbstaufmerksamkeit = 0.87 (Wells & Cartwright-Hatton, 2004). Hinsichtlich der Konstruktvalidität konnten positive Korrelationen zwischen den Subskalen und geeigneten anderen Maßen gezeigt und die Faktorenstruktur repliziert werden (Spada, Mohiyeddini & Wells, 2008). Insgesamt sind die testtheoretischen Merkmale vergleichbar mit denen, die beim MCQ-65 berichtet worden sind. Die Subskalen des MCQ-30 bilden ebenfalls Veränderungen durch die Metakognitive Therapie ab (z. B. Wells et al., 2008).

2.3.2 Gedanken-Kontroll-Fragebogen (Thought Control Questionnaire TCQ)

Der Gedanken-Kontroll-Fragebogen (Wells & Davies, 1994) dient dazu, die individuellen Strategien des Patienten zur Steuerung von unerwünschten und intrusiven Gedanken zu erheben. Es ist wichtig zu beachten, dass das Unterdrücken von Gedanken durch verschiedene Strategien angestrebt werden kann. Einige dieser Strategien sind aus Sicht des metakognitiven Ansatzes besonders problematisch.

Der ursprünglich konzeptuell erstellte Itempool wurde faktorenanalytisch überarbeitet. Das Ergebnis war eine 5-Faktoren-Struktur (Wells & Davis, 1994), die anschließend an einer Stichprobe aus Patienten mit Depression und Posttraumatischer Belastungsstörung (PTBS) repliziert wurde (Reynolds & Wells, 1999).

Der TCQ erfasst Gedankenkontrollmechanismen auf folgenden 5 Subskalen:

1. Ablenkung (z. B. Ich tue etwas, das mir Spaß macht)
2. Soziale Kontrolle (z. B. Ich frage meine Freunde, ob sie ähnliche Gedanken haben)
3. Sorgen (z. B. Ich achte auf verschiedene negative Gedanken)
4. Bestrafung (z. B. Ich bestrafe mich dafür, dass ich bestimmte Gedanken denke)
5. Neubewertung (z. B. Ich versuche, bestimmte Gedanken anders zu interpretieren).

Cronbach's Alpha der verschiedenen Subskalen beträgt zwischen 0.64 und 0.79. Die Test-Retest-Reliabilität über einen Zeitraum von 6 Wochen ergab die folgenden Werte: Ablenkung = 0.72, Soziale Kontrolle = 0.79, Sorgen = 0.71, Bestrafung = 0.64 und Neubewertung = 0.67 (Wells & Davies, 1994).

Hinsichtlich der Konstruktvalidität sind die Subskalen Sorgen und Bestrafung positiv mit verschiedenen Maßen psychischer Störungen korreliert. Die Beziehungen der Störungsmaße zu den übrigen TCQ-Skalen sind negativ und nicht signifikant. Eine Ausnahme besteht bei der Skala Soziale Kontrolle, die signifikant negativ mit sozialer Angst und traumatischen Symptomen korreliert ist (z. B. Holeva, Tarrier & Wells, 2001). Diese beiden Skalen sind zudem sowohl im Längsschnitt als auch im Querschnitt positiv mit Sich-Sorgen zur Gedankenkontrolle assoziiert (Holeva et al., 2001; Roussis & Wells, 2006).

Die diskriminante Validität des TCQ wurde durch Vergleiche von Patientengruppen verschiedener Diagnosen ermittelt. Amir, Cashman und Foa (1997) konnten zeigen, dass Patienten mit einer Zwangserkrankung öfter als gesunde Personen Ablenkung, Sorgen, Neubewertung und soziale Kontrolle einsetzen, während Gesunde häufiger auf Ablenkung zurückgriffen. Die Strategien, die am besten diskriminierten, waren Sorgen und Bestrafung, ein Befund, den von Abramowitz, Whiteside, Kalsy und Tolin (2003) replizieren konnten. Warda und Bryant (1998) verglichen Personen mit und ohne akute Belastungsreaktion nach einem Verkehrsunfall und fanden, dass diejenigen mit einer akuten Belastungsreaktion stärker Sorgen und Bestrafung einsetzten. Die Subskalen unterscheiden auch Patienten mit Schizophrenie von gesunden Vergleichspersonen. Patienten mit Schizophrenie setzten häufiger Sorgen und Bestrafung und seltener Ablenkung ein als gesunde Menschen (Morrison & Wells, 2000).

2.3.3 Angst-Gedanken-Inventar (Anxious Thoughts Inventory AnTI)

Das Angst-Gedanken-Inventar ist ein multidimensionales Messinstrument für Sorgen. Es soll die inhaltlichen Aspekte von Sorgen erfassen und zwischen Sorgen und den negativen Bewertungen von Sorgen unterscheiden. Sorgen über nicht-kognitive Ereignisse (z. B. Veränderungen in Beziehungen, körperliche Symptome) werden Typ-1-Sorgen genannt, Sorgen wegen bestimmter Gedanken und Sorgen über das Sich-Sorgen dagegen Typ-2-Sorgen oder Metasorgen (Meta-Worry; Wells, 1994, 1995).

Das AnTI (Wells, 2000) besteht aus 22 Items, die 3 Kategorien von Sorgen auf je einer eigenen Subskala messen. Diese Subskalen sind:

1. Interpersonelle (soziale) Sorgen (z. B. Ich mache mir Sorgen, dass ich etwas Falsches tun oder sagen könnte, wenn ich unter fremden Personen bin)
2. Gesundheitsbezogene Sorgen (z. B. Ich mache mir Sorgen, einen Herzinfarkt oder Krebs zu haben)
3. Metasorgen (z. B. Ich mache mir Sorgen, dass ich meine Gedanken nicht so steuern kann, wie ich es möchte).

Das Cronbach's Alpha liegt für die Subskalen zwischen 0.75 und 0.84. Die Test-Retest-Reliabilität über einen 6-Wochen-Zeitraum beträgt für interpersonelle Sorgen 0.76, für gesundheitsbezogene Sorgen 0.84 und für Metasorgen 0.77.

Die AnTI-Subskalen sind mit einem anderen Instrument zur Erhebung von Sorgen, dem Penn State Worry Questionaire (PSWQ; z. B. Wells & Papageorgiou, 1998b), positiv korreliert. Für die interpersonellen und gesundheitsbezogenen Sorgen sind diese Zusammenhänge nur mäßig ausgeprägt. Dabei ist jedoch zu berücksichtigen, dass der PSWQ Sorgen ohne Berücksichtigung ihres Inhalts erfasst. Korrelationen zwischen den AnTI-Subskalen und einem Messinstrument zur Erhebung von Metasorgen, dem Metasorgen-Fragebogen (s. Abschn. 2.3.4), offenbarten den stärksten Zusammenhang dieses Fragebogens mit der Subskala Metasorgen (0.64) (Wells, 2005a). Korrelationen der AnTI-Subskalen mit dem Maß der überdauernden (Trait) Angst liegen bei 0.63 für interpersonelle Sorgen, 0.36 für gesundheitsbezogene Sorgen und 0.68 für Metasorgen.

Die diskriminante Validität des AnTI ist durch den Vergleich von Patienten mit unterschiedlichen Diagnosen ermittelt worden (Wells & Carter, 2001). Metasorgen waren bei Patienten mit einer Generalisierten Angststörung (nach DSM-IV) stärker ausgeprägt als bei Personen, die unter einer Panikstörung oder Sozialer Phobie litten bzw. gesund waren. Gesundheitsbezogene Sorgen waren erwartungsgemäß bei Patienten mit einer Panikstörung und soziale Sorgen bei Patienten mit einer Sozialen Phobie relativ ausgeprägt. Die Unterschiede dieser beiden Gruppen zu Patienten mit einer Generalisierten Angststörung, die hohe Werte auf allen Subskalen aufwiesen, wurden auf diesen beiden Skalen jedoch nicht signifikant.

2.3.4 Metasorgen-Fragebogen (Meta-Worry Questionnaire MWQ)

Das AnTI beinhaltet Items hinsichtlich der Unkontrollierbarkeit und der Gefährlichkeit des Sich-Sorgen-Machens in der Subskala Metasorgen. Dabei erfasst es eher die Häufigkeit ihres Auftretens als das Ausmaß der Überzeugung hinsichtlich der Metasorgen. Der MWQ (Wells, 2005a) dient hingegen der Erhebung der den Metasorgen zugeschriebenen Gefahren sowie der Messung der Häufigkeit ihres Auftretens und des Grades an Überzeugung einer Person hinsichtlich dieser Sorgen. Er wurde ursprünglich konstruiert, um das metakognitive Modell in Bezug auf die Generalisierte Angststörung nach DSM-IV zu testen.

Der Fragebogen besteht aus sieben Items, welche die Gefahren widerspiegeln, die dem Sich-Sorgen zugeschrieben werden (s. Anhang 2). In einer studentischen Population ergab eine Faktorenanalyse je einen Faktor für die Häufigkeits- und die Überzeugungsdimension. Die sieben Items der Skala lauten:

(1) Ich werde noch verrückt vor lauter Sorgen.
(2) Wenn ich mir noch mehr Sorgen mache, dann werde ich zusammenbrechen.
(3) Die Sorgen machen mich noch krank.
(4) Sich-Sorgen-Machen ist unnormal.

(5) Mein Kopf hält die Sorgen nicht mehr aus.
(6) Wegen meiner Sorgen komme ich im Leben schlecht weg.
(7) Mein Körper kann die Sorgen nicht verkraften.

Cronbach's Alpha für die Häufigkeitsskala beträgt 0.88 und für die Skala Überzeugung 0.95. Der MWQ ist bedeutsam mit anderen metakognitiven Maßen korreliert. Dabei bestehen signifikant höhere positive Korrelationen mit den negativen Überzeugungen hinsichtlich des Sich-Sorgen-Machens im MCQ als mit den positiven Überzeugungen.

Hinsichtlich der diskriminanten Validität differenzierte der MWQ Patienten, welche die DSM-IV-Kriterien für eine Generalisierte Angststörung erfüllten, von zwei Probandengruppen, bei denen entweder körperbezogene Ängste bestanden oder keine Angststörung vorlag (Wells, 2005a).

2.3.5 Gedanken-Fusion-Fragebogen (Thought Fusion Instrument TFI)

Der TFI (Wells, Gwilliam & Cartwright-Hatton, 2001) erhebt Überzeugungen bezüglich Gedanken aus verschiedenen Bereichen kognitiver Fusion, die für das metakognitive Modell und die Behandlung der Zwangsstörung von Bedeutung sind. Das aus 14 Items bestehende Instrument erfasst drei Bereiche kognitiver Fusion in einem Fragebogen:

- Fusion von Gedanken und Ereignissen (z. B. Der Lauf der Dinge kann dadurch verändert werden, dass ich bestimmte Dinge denke)
- Fusion von Gedanken und Handlungen (z. B. Wenn ich den Gedanken habe, jemandem zu schaden, werde ich es auch tun)
- Fusion von Gedanken und Objekten (z. B. Meine Erinnerungen oder Gedanken können sich auf Gegenstände übertragen)

Eine Faktorenanalyse ergab in einer studentischen Population eine einfaktorielle Lösung. Cronbach's Alpha betrug für die Skala 0.89. Bedeutende positive Korrelationen bestehen zwischen dem TFI, dem MCQ und Fragebogen zur Erhebung von Zwangssymptomen (Gwilliam, Wells & Cartwright-Hatton, 2004; Myers & Wells, 2005). Der TFI befindet sich in Anhang 3.

2.4 Ratingskalen

Die bisher vorgestellten Messinstrumente wurden einer psychometrischen Evaluation unterworfen. Daneben existieren auch verschiedene praxisorientierte Ratingskalen. Sie sollen die Behandlung und das wöchentliche Monitoring des Behandlungsfortschritts unterstützen. Obwohl Daten zu ihren psychometrischen Eigenschaften nicht vorliegen, haben sie sich in der Praxis der Metakognitiven Therapie bereits als hilfreiche Instrumente bewährt.

Mit ihrer Anwendung werden hilfreiche Informationen für die Erstellung des individuellen Fallkonzepts erhoben. Zudem helfen sie dem Therapeuten, in den Therapiesitzungen den roten Faden zu behalten, da ihr Einsatz den Fokus auf bestimmte Inhalte richtet.

2.4.1 CAS-I

Die Dimensionen des CAS und der metakognitiven Überzeugungen können mit verschiedenen störungsspezifischen Ratingskalen oder aber störungsübergreifend mit dem CAS-I erhoben werden. Die in diesem Inventar enthaltenen Skalen bieten die Möglichkeit, Veränderungen im Sich-Sorgen, Aufmerksamkeitslenkung auf Gefahren sowie dysfunktionale Bewältigungsstrategien zu erfassen. Zusätzlich erfassen sie metakognitive Überzeugungen, die Gegenstand der Therapie sind. Wenn störungsspezifische Skalen vorhanden sind, sollten sie dem CAS-I vorgezogen werden, weil in ihnen Grundannahmen und Verhaltensweisen spezifischer auf das jeweilige Störungsbild zugeschnitten sind.

Das CAS-I (s. Anhang 6) besteht aus vier Gruppen von Items, die jeweils auf einer Likertskala von 0 bis 8 eingestuft werden. Es erhebt den zeitlichen Aufwand für Sich-Sorgen und Grübeln, Aufmerksamkeitslenkung auf Gefahren und dysfunktionales Bewältigungsverhalten. Die letzte Gruppe besteht aus Ratings hinsichtlich verschiedener metakognitiver Grundannahmen. Diese Grundannahmen werden in negativ und positiv unterteilt. Das CAS-I soll eingesetzt werden, wenn die Voraussetzungen für ein störungsspezifisches Vorgehen nicht erfüllt sind.

Im Kontext einer spezifischen Diagnose bieten die diagnosespezifischen Instrumente eine umfassendere Abdeckung von Verhaltensweisen und Metakognitionen. Vier solcher Skalen befinden sich in den Anhängen 7–10 und werden für den Einsatz bei der Generalisierten Angststörung (GADS-R, Anhang 7), der Posttraumatischen Belastungsstörung (PTSD-S, Anhang 8), der Zwangsstörung (OCD-S, Anhang 9) und der Major Depression (MDD-S, Anhang 10) empfohlen.

Diese Instrumente sollen in der Diagnostik und in jeder Sitzung eingesetzt werden. Sie beinhalten eine begrenzte Auswahl an Items und ersetzen keine umfassenderen Erhebungen von metakognitiven Überzeugungen durch die bereits vorgestellten Fragebögen und Inventare. Sie stellen ergänzende und in der Praxis häufig eingesetzte Messinstrumente für ein wöchentliches Monitoring des Therapiefortschritts dar.

Jede Skala besteht aus zwei konzeptuell unterschiedlichen Teilen: Der eine erhebt die Symptome des Patienten und seinen Umgang mit ihnen, der andere misst die allgemeine Ausprägung seiner (positiven und negativen) metakognitiven Überzeugungen.

2.4.2 Einsatz von Ratingskalen zur Behandlungsevaluation

Die Ratingskalen werden zu Beginn jeder Therapiesitzung eingesetzt und die Werte der einzelnen Items anschließend gemeinsam mit dem Patienten kurz besprochen. Aus Sicht des Therapeuten handelt es sich bei den wichtigsten Items um diejenigen, die die aufrechterhaltenden Mechanismen der Störung widerspiegeln (das heißt Item 2 und folgende des GAD-S, PTSD-S, OCD-S und MDD-S).

Das erste Item jeder Skala dient der Einschätzung der Belastung und Beeinträchtigung, um die generelle Effektivität der Behandlung zu bewerten. Item 2 bezieht sich auf das Ausmaß von perseverierenden Prozessen, wie z. B. Sich-Sorgen bei der Generalisierten Angststörung, Rituale bei der Zwangsstörung, das Durchgehen von Ereignissen bei der Posttraumatischen Belastungsstörung oder Grübeln bei der Depression. Die übrigen Items schätzen dysfunktionales Bewältigungsverhalten ein, von denen viele direkt auf die Kontrolle oder die Beeinflussung von Kognitionen abzielen. Das letzte Item bewertet negative und positive metakognitive Überzeugungen.

Das Ziel jeder Behandlung ist die Reduktion des Items »Belastung« auf null. Dies sollte jedoch nicht durch andauerndes oder intensiviertes Vermeidungsverhalten erreicht werden. Die Skalen werden vom Therapeuten eingesetzt, um die Behandlung auf die der Störung zugrundeliegenden Mechanismen und Prozesse zu fokussieren. Im Therapieprozess verfolgt werden:

(1) Das Ausmaß perseverierender Prozesse (Sich-Sorgen, Grübeln, Rituale etc.) sollte am Ende der Behandlung auf Werte von null bis eins gesunken sein.
(2) Dysfunktionale Bewältigungsstrategien sollte am Ende der Behandlung ebenfalls auf einen Wert von null gesunken sein. Reste von dysfunktionalen Bewältigungsstrategien sind selbst dann häufig, wenn die zugehörigen metakognitiven Überzeugungen verschwunden sind. Der Therapeut exploriert dann, ob die dysfunktionalen Bewältigungsstrategien durch noch nicht erkannte idiosynkratische Überzeugungen verursacht werden.
(3) Vermeidungsverhalten sollte am Ende der Behandlung auf einen Wert von null gesunken sein. Reste von Vermeidungsverhalten und Bewältigungsverhalten sollten vor Therapieende bearbeitet werden.
(4) Negative und positive metakognitive Überzeugungen sollten am Ende der Behandlung einen Wert von null aufweisen. Typischerweise werden negative Überzeugungen über die Unkontrollierbarkeit von Gedanken zuerst in der Therapie bearbeitet und modifiziert. In den meisten Fällen kann zum Ende der Therapie erreicht werden, dass die Mehrzahl der Überzeugungen mit null bewertet wird.

2.5 Sieben Schritte zur Befunderhebung

Im Folgenden wird ein genereller Ablaufplan der Befunderhebung durch den Therapeuten in der Metakognitiven Therapie dargestellt:

- **Schritt 1:** Bestimmen Sie die grundlegende Natur des Problems im vergangenen Monat!
  - Wie haben Sie sich im vergangenen Monat gefühlt?
  - Wie war Ihre Stimmung? Hatten Sie Angst? Wie lange haben Sie sich so gefühlt?
  - Welche Situationen lösen Angst aus oder belasten Sie?
  - Was sind die Auswirkungen auf Ihr Verhalten? Vermeiden Sie etwas?

- **Schritt 2:** Bestimmen Sie den zeitlichen Verlauf!
  - Wie hat sich das Problem über die Zeit entwickelt?
  - Existieren verschiedene Probleme?
  - In welcher Reihenfolge traten sie auf? Was war zuerst da?
  - Könnten sie miteinander zusammenhängen?
- **Schritt 3:** Diagnose und Risikoeinschätzung
  Nutzen Sie diagnostische Interviews (z. B. das Strukturierte Klinische Interview nach DSM-IV, SCID I/II). Gewinnen Sie einen Überblick über die medizinische Vorgeschichte und die Medikation. Schätzen Sie Eigen- und Fremdgefährdung ein (bei Gefährdung, ergreifen Sie Maßnahmen zur Reduktion von Risiken).
- **Schritt 4:** Erstellen Sie ein A-M-C-Modell!
  - Was sind die auslösenden Stimuli oder Situationen (A)? (Welche Kognitionen und Überzeugungen sind interne Auslöser?)
  - Welche Metakognitionen (M) sind vorhanden und welcher Art ist das Kognitive Aufmerksamkeitssyndrom?
  - Welche emotionalen Auswirkungen (C) gibt es?
- **Schritt 5:** Wählen Sie in Abhängigkeit von Diagnose und Art des Problems geeignete Messinstrumente und setzen Sie sie ein. Nutzen Sie allgemein verfügbare Fragebögen für Stimmung und Angst und störungsspezifische Fragebögen für Kognitionen und Verhalten (z. B. Beck-Depressions-Inventar BDI; Beck, Steer & Brown, 1996; Beck-Angst-Inventar BAI; Beck, Epstein, Brown & Steer, 1988; GAD-S, AnTI; Wells, 1994).
- **Schritt 6:** Explorieren Sie Therapieerwartungen und die Fähigkeit des Patienten zur Kooperation in der Therapie.
- **Schritt 7:** Explorieren Sie die Ziele des Patienten.

Schlussfolgerungen

In diesem Kapitel wurden grundlegende Komponenten und Instrumente der Befunderhebung beschrieben und die Eigenschaften einer Reihe von Erhebungsinstrumenten vorgestellt. Die Befunderhebung setzt sich durch den gesamten therapeutischen Prozess fort. Die Fortschritte des Patienten hinsichtlich der Ausprägung seiner Symptome und des Einflusses der Interventionen auf aufrechterhaltende Prozesse und Mechanismen werden kontinuierlich beobachtet. Zu diesem Zweck sollen die Fragebögen und spezifischen Ratingskalen genutzt werden. Die Ratingskalen bieten eine Möglichkeit, in der Therapie den roten Faden zu behalten. Das Kognitive Aufmerksamkeitssyndrom und die metakognitiven Überzeugungen werden in den störungsspezifischen Ratingskalen abgebildet. CAS-I ist ein Instrument für den transdiagnostischen Einsatz.

Die Befunderhebung wird in diesem Kapitel als Prozess zu Behandlungsbeginn vorgestellt. In der Praxis reicht die Befunderhebung jedoch in die Erstellung des individuellen Fallkonzepts hinein.

3 Basisfertigkeiten des Therapeuten in der Metakognitiven Therapie

Für die erfolgreiche Anwendung der Metakognitiven Therapie braucht der Therapeut vier Basisfertigkeiten. Sie stellen die Grundlage der Behandlung dar:

1. die verschiedenen Ebenen von Kognition verstehen und zwischen ihnen hin und her wechseln können, er muss also zwischen Metakognition und »einfacher« Kognition unterscheiden können;
2. die dysfunktionalen kognitiven Prozesse, die das CAS bilden, identifizieren können;
3. den spezifisch metakognitiv-fokussierten sokratischen Dialog beherrschen;
4. lernen, metakognitiv-basierte Exposition durchzuführen.

Das Erlernen und regelmäßige Üben dieser Fertigkeiten ist der Schlüssel zu einem effizienten und effektiven Einsatz der Metakognitiven Therapie. Supervision stellt in diesem Zusammenhang ein wichtiges Instrument dar, um in der Behandlung einen adäquaten Fokus auf die metakognitiven Faktoren zu behalten.

3.1 Identifizierung und Wechsel der Ebenen

Patienten und Therapeuten neigen dazu, die Therapie auf der »einfachen« kognitiven Ebene durchzuführen. In der klassischen KVT lassen Therapeuten den Patienten seine Bewertungen einer Realitätsüberprüfung unterziehen, um eine »zutreffendere Beschreibung und Analyse der Art und Weise, wie die Dinge tatsächlich sind, anzuregen« (Beck, Rush, Shaw & Emery, 1979, S. 152). Der Fokus liegt auf der Überprüfung der Sichtweisen des Patienten. Auch die Identifizierung von kognitiven Verzerrungen in den Gedanken und Überzeugungen des Patienten sind Teil der Realitätsüberprüfung. Eine Realitätsüberprüfung bewirkt wahrscheinlich auch metakognitive Veränderungen. Die tägliche Protokollierung automatischer Gedanken beispielsweise baut ein zunehmendes metakognitives Bewusstsein auf. Allerdings fordert man den Patienten auf seine Gedanken mit der Realität zu vergleichen, was einen inhaltlich-konzeptuellen Prozess darstellt. Das Ziel der Metakognitiven Therapie hingegen besteht darin, darauf zu verzichten, sich mit bestimmten Gedanken auseinanderzusetzen.

Dem klassischen kognitiven Ansatz fehlen wichtige Aspekte der Metakognitiven Therapie, weil die therapeutische Arbeit auf dem Objektniveau stattfindet. Der Therapeut stimmt mit dem Patienten in der Annahme überein, dass der Gedanke oder die Überzeugung richtig sein könnten. Aus diesem Grund ist ein großer konzeptueller Aufwand nötig, um den Gedanken zu bewerten. Wenn er als zutreffend eingeschätzt wird, muss die Energie auf die Lösung des Problems gerichtet werden. Es handelt sich hierbei um Formen von konzeptueller Verarbeitung und zielgerichteten Bewältigungsstrategien, die unsere Patienten bereits einsetzen. Eine Patientin mit Generalisierter Angststörung fragte beispielsweise »Wie kann ich entscheiden, auf welche Sorgen ich reagieren muss und welche ich nicht ernst nehmen muss, weil sie verzerrt sind?«. Der Therapeut und die Patientin diskutierten daraufhin Möglichkeiten, die Angemessenheit einer Sorge einzuschätzen, und Wege, wie die Patientin vernünftig mit ihr umgehen könnte, wenn sich die Sorge als realistisch erweisen würde. Diese Patientin und der Therapeut befanden sich im Objektmodus.

Die Bewertung von Gedanken in der KVT durch Therapeut und Patient erfordert metakognitives Bewusstsein. Dennoch operiert die Behandlung eindeutig auf der kognitiven Ebene (Objektmodus). Das Ziel besteht darin, gewöhnliche Kognitionen einem Realitätstest zu unterziehen und nicht Metakognitionen zu entwickeln oder zu testen. Bei der Metakognitiven Therapie muss der Therapeut hingegen auf eine metakognitive Arbeitsebene wechseln. Bei der Patientin mit der Generalisierten Angststörung könnte der Therapeut beispielsweise sagen »Ich habe den Eindruck, Sie glauben, dass Sie sich Sorgen machen müssen, um in der Lage zu sein, die Situation zu bewältigen. Was würde passieren, wenn Sie sich entscheiden würden, nichts bezüglich Ihrer Sorgen zu unternehmen?«. Diese Frage kann metakognitive Überzeugungen sichtbar machen. Sie beziehen sich meist auf die Notwendigkeit, im Umgang mit Sorgen konzeptuell aktiv zu sein und die Erwartung negativer Konsequenzen, wenn dies unterlassen würde. Diese metakognitiven Überzeugungen können anschließend getestet werden. Diese sich von der KVT unterscheidende Art zu fragen ist in einer metakognitiven Arbeitsebene verankert und verändert die Art und Weise, wie der Patient Sorgen erlebt. Zudem exploriert und verändert sie metakognitive Überzeugungen über Sorgen.

Die metakognitive Arbeitsebene ermöglicht dem Patienten, dysfunktionale Muster kognitiver Verarbeitung zu erkennen, sein mentales Modell von Kognition und die Art, wie er Gedanken erlebt, zu verändern. Dies bedeutet mehr als einen Realitätstest des Inhalts von Gedanken und Überzeugungen und erfordert das Aufgeben von dysfunktionalen Denkstilen (Prozessen). Die Arbeit erfolgt auf einer höheren Ebene, nämlich dem Testen der Gültigkeit von Überzeugungen über das Denken. Lassen Sie uns dies anhand einiger Fallbeispiele betrachten.

Beispiel

Therapeutisches Arbeiten auf der kognitiven und der metakognitiven Ebene

Ein junger Mann war in seiner Kindheit missbraucht worden. Für ihn war das ein Beweis dafür, gestört oder »kaputt« zu sein. Ein kognitiver Therapeut würde wahrscheinlich auf der kognitiven Ebene arbeiten. Er würde ihn bitten, Sachverhalte, die gegen diese Sichtweise sprechen, in Betracht zu ziehen, seine Überzeugung auf kognitive Verzerrungen zu untersuchen und alternative Schlussfolgerungen in Erwägung zu ziehen. Dieser Ansatz kann durchaus effektiv sein. Allerdings eröffnet er dem Patienten keinen neuen Weg, mit negativen Überzeugungen über die eigene Person und mit Erinnerungen umzugehen. KVT verändert Inhalt oder Ausmaß einer Überzeugung, aber hilft dem Patienten nicht, zu erkennen, dass er ▸

mehr ist als seine Überzeugungen und Erinnerungen. Er macht nicht die Erfahrung, dass es hilft, von der Überzeugung einen Schritt zurückzutreten und sie eher als ein inneres Ereignis zu betrachten als einen bedeutenden Teil des Selbst. Dies soll in der Metakognitiven Therapie durch Techniken wie Detached Mindfulness (Losgelöste Achtsamkeit, DM) erreicht werden.

Eine Frau mit Zwangssymptomen glaubte, mit Kot kontaminiert zu sein. Sie befürchtete, dass sie krank werde und ihre junge Tochter mit den Krankheiten anstecken würde. Deshalb wusch sie ihre Hände in Bleichmittel. In der KVT wird typischerweise empfohlen, die Vorhersage der Patientin zu testen: Sie würde aufgefordert werden, sich nicht mit Bleichmittel zu waschen und abzuwarten, ob sie oder ihr Kind krank werden. Dies ist, ähnlich wie Exposition mit Reaktionsverhinderung, ein sinnvoller Behandlungsansatz. Jedoch bleiben bei diesem Vorgehen die dysfunktionalen Metakognitionen möglicherweise bestehen, weil die Behandlung auf der kognitiven und nicht auf der metakognitiven Ebene stattgefunden hat.

Günstigenfalls versetzt diese Behandlung die Patientin in die Lage, die Überzeugung, dass sie kontaminiert ist, mittels Realitätstest zu prüfen. Im Wesentlichen glaubt die Patientin dann weniger an Kontamination, genau wie Waschen diese Überzeugung vorübergehend reduziert. Ziel der Metakognitiven Therapie ist es, Metakognitionen zu verändern. Sie zielt nicht auf Veränderung von Gedanken und Überzeugungen einer niedrigeren Verarbeitungsstufe, wie diejenigen, die sich mit Kontamination befassen. Aus diesem Grund lenkt der Therapeut den Fokus der Diskussion weg von der inhaltlichen Auseinandersetzung mit den Kontaminationsgedanken (kognitive Ebene) und exploriert Überzeugungen über die Bedeutung von Gedanken über Kontamination (metakognitive Ebene). Die Patientin lernt nicht nur, dass sie nicht kontaminiert ist. Stattdessen lernt sie, dass ihre Gedanken bezüglich Kot bedeutungslos sind und dass sie gar nicht reagieren muss.

Einen 37-jährigen Mann plagten nach einem Raubüberfall ständig Kopfschmerzen, Angstattacken und Intrusionen. Auf die Frage nach Bewältigungsstrategien berichtete er, dass er es vermeide, aus dem Haus zu gehen, dass er versuche, sich mit Alkohol »auszuschalten«, und wachsam auf potentielle Gefahren achte. Er gehe die Situation immer wieder im Kopf durch, um herauszufinden, ob er in der Situation irgendwas hätte anders machen können. Wie kann der Therapeut in diesem Fall auf der metakognitiven Ebene arbeiten?

Der traditionell kognitive Behandlungsansatz fördert das Wiedererleben der Situation in der Imagination und eine Realitätsüberprüfung der verzerrten Überzeugungen des Patienten über sich und die Natur von Gefahr in der Welt. Hierdurch wird die Art der Erinnerung des Patienten (Kognition) und der Inhalt seiner Überzeugungen über die eigene Person und die Welt (Kognition) verändert. Geht der Therapeut auf die metakognitive Ebene, so untersucht er, wie der Patient sein Denken über das Trauma steuert (Metakognition), seine Überzeugungen über intrusive Gedanken (Metakognition) und seine Überzeugungen über die Notwendigkeit, das Ereignis mit Hilfe von Grübeln und Sorgen durchzuarbeiten (Metakognition).

Negative Gedanken und Überzeugungen, die eigene Person und die Welt betreffend, sind in der Metakognitiven Therapie lediglich Symptome oder Auslöser, denn das eigentliche Problem ist, wie der Patient implizit oder explizit seine negativen Gedanken interpretiert und mit ihnen umgeht.

In der Metakognitiven Therapie wird der Patient gebeten, einen Schritt von seinen Gedanken oder Überzeugungen zurückzutreten, sie als inneres Ereignis zu betrachten, als ein Symptom, das keine konzeptuelle oder analytische Reaktion erfordert. Hierfür ist es nicht erforderlich, den Wahrheitsgehalt von Gedanken und Überzeugungen einzuschätzen. Stattdessen erstellen Therapeut und Patient ein plausibles Störungsmodell, in dem Gedanken und Überzeugungen die Rolle von mentalen Ereignissen haben. Verändert werden müssen lediglich die Metakognitionen, die problematische Denkmuster aufrechterhalten. Im Gegensatz dazu verstärkt die Realitätsüberprüfung eines gewöhnlichen Gedanken das mentale Modell, dass einige Gedanken Tatsachen darstellen und andere nicht, und verstellt den Blick darauf, dass Gedanken und Überzeugungen unabhängig von ihrem Wahrheitsgehalt lediglich mentale Erfahrungen sind, die Informationen kommunizieren. Es ist nicht primär von Bedeutung, ob sie richtig sind oder nicht. Wichtig ist, wie sie erlebt werden, und das darauf folgende Verhalten. Entscheidend ist das metakognitive Modell des Patienten über seine Kognitionen.

3.2 Das Erkennen des Cognitive Attentional Syndroms (CAS)

Zu Beginn der Anwendung von Metakognitiver Therapie ist es für Therapeuten häufig schwierig, das CAS, und insbesondere das Sich-Sorgen und Grübeln zu erkennen. Es ist aber unerlässlich, dass der Therapeut bewusst auf Sich-Sorgen, Grübeln, Bedrohungsmonitoring oder dysfunktionale Bewältigungsstrategien achtet und zwar sowohl in der Schilderung der Denkmuster des Patienten als auch auf das CAS als in der Sitzung aktiviertes Verhalten. Auch der Patient benötigt dieses Bewusstsein und die Fähigkeit, das CAS identifizieren zu können.

Momente des Schweigens in einer Therapiesitzung können ein Hinweis darauf sein, dass Grübeln und Sich-Sorgen aktiviert sind. Auch längere Rechtfertigungen für Überzeugungen und wiederholtes Nachdenken über negative Emotionen sind in der Regel ein Hinweis auf Prozesse des Sich-Sorgens oder Grübelns. Die intensive Beschäftigung mit Details in verbalen Beschreibungen von Ereignissen kann ein weiterer Hinweis auf Grübeln oder Vermeidungsverhalten sein. Der Therapeut denkt hierzu über Inhalt und Wahrheitsgehalt der Aussagen des Patienten hinaus und achtet bewusst auf aktivierte Ketten dysfunktionaler Prozesse. Der Therapeut weist den Patienten auf problematische kognitive Prozesse hin und benennt sie, um das Bewusstsein hierfür zu erhöhen. Ziel ist es, dysfunktionale kognitive Prozesse zu unterbrechen, statt den Inhalt dieser Prozesse einer Realitätsüberprüfung zu unterziehen.

Eine wichtige Methode, dysfunktionale kognitive Prozesse aufzudecken, ist das direkte Erfragen. Der Therapeut fragt nach dem Verweilen des Patienten bei Sich-Sorgen und Grübeln als Reaktion auf Belastungen und Emotionen und erfasst Häufigkeit und Dauer solcher Denkstile. Er fragt den Patienten, ob er bemerkt habe, wie seine Aufmerksamkeit an irgendetwas hängenblieb. Denn dies kann ein erster Hinweis auf Bedrohungsmonitoring (ständiges Absuchen der interpersonellen Umwelt, der dinglichen Umwelt, des eigenen Körpers oder der eigenen kognitiven Prozesse nach Hinweisen auf Gefahr oder Bedrohung) sein. Er erfragt weiterhin, ob der Patient versucht, seine Gedanken oder Emotionen zu steuern oder eine wahrgenommene Gefahr zu bewältigen. Er exploriert, wie der Patient dies tut und wie effektiv seine Strategien sind.

Bedrohungsmonitoring kann in einer Therapiesitzung beobachtet werden: Eine Patientin mit einer Zwangsstörung suchte während der Therapiesitzung fortlaufend den Fußboden ab. Dies fiel während einer Supervision auf dem Video einer Sitzung auf. Der Therapeut sprach in der nächsten Sitzung das Absuchen des Fußbodens an und befragte die Patientin dazu. Ihre Antwort, dass sie den Fußboden nach versehentlich ausgeschüttetem Rattengift absuche, führte zu einer fruchtbaren Diskussion über den Versuch, durch ständige Aufmerksamkeit auf mögliche Bedrohungen Sicherheit herzustellen. Der Therapeut diskutierte mit der Patientin, wie sich diese Strategie auf die Häufigkeit von Gedanken über Kontamination auswirke und ob sie es ermöglicht, die Erfahrung zu machen, dass Gedanken über Kontamination unwichtig sind.

In einem weiteren Beispiel fasste sich ein Patient mit Hypochondrie während der Befunderhebung wiederholt an seinen Hals. Er erklärte, dass er seinen Puls fühle, um zu prüfen, ob sein Herz normal schlage. In dieser Situation entdeckte der Therapeut die Strategie des Bedrohungsmonitorings durch direkte Beobachtung.

Einige dysfunktionale Bewältigungsstrategien laufen verdeckt ab und werden leicht übersehen. Der Therapeut fragt Patienten deshalb, ob sie Gedanken unterdrücken, fragt sie nach Gedanken- und Emotionskontrollstrategien, nach Vermeidungsstrategien und exploriert die individuelle Ausgestaltung dieser Verhaltensweisen. Beispiel: Eine Patientin erzählt von ihrem Versuch, Gedanken an ein traumatisches Ereignis zu stoppen. Der Therapeut nahm an, dass sie die Gedanken unterdrückte, und machte zunächst den Fehler, diese Aussage nicht ausreichend zu überprüfen. Später entdeckte er, dass die Patientin versuchte, ihre Gedanken loszuwerden, indem sie so viel wie möglich an das Trauma dachte, weil sie gelesen hatte, dass man sich mit Ängsten konfrontieren soll, um sie zu überwinden. Er empfahl dann der Patientin, dieses exzessive Denken zu reduzieren.

Eine weitere Strategie, das CAS aufzudecken, ist der Einsatz bestimmter Ratingskalen (z. B. CAS-I, vgl. Abschn. 2.4.1). Der Therapeut kann auch die Aufmerksamkeit des Patienten auf individuelle Komponenten des CAS lenken, indem er ihn bittet zu protokollieren, wie oft er bei bestimmten Gedanken verweilt oder versucht, Auslöser für Sorgen zu unterdrücken.

Es ist zu erwarten, dass Patienten sich nach Behandlungsbeginn noch eine Weile weiterhin sorgen oder grübeln werden oder andere Aspekte des CAS aktiv sind. Es ist wichtig, dass der Therapeut die Aufmerksamkeit des Patienten wiederholt auf diese Prozesse lenkt und ihm erklärt, dass eine Veränderung von Inhalt und Aufmerksamkeitsfokus noch keine Veränderung der metakognitiven Prozesse bedeutet. Er unterstützt den Patienten dabei, ein metakognitives Bewusstsein zu entwickeln und perseverierende kognitive Aktivitäten zu stoppen.

3.3 Metakognitiv-fokussierter sokratischer Dialog

Die Metakognitive Therapie nutzt den sokratischen Dialog, um kognitive Verarbeitungsprozesse und zugrunde liegende Überzeugungen zu explorieren. Der Fokus des Dialogs unterscheidet sich vom typischen KVT-Fokus: In der KVT nutzt der Therapeut Fragen, um den Inhalt von Gedanken und Überzeugungen zu explorieren und die Behandlung auf eine Veränderung dieser Überzeugungen zu lenken. In der Metakognitiven Therapie hingegen setzt der Therapeut Fragen ein, um das CAS zu identifizieren und zu beeinflussen. Hier zielt der sokratische Dialog darauf ab, Überzeugungen über Gedanken und Emotionen (Metakognitionen) aufzudecken und zu verändern, nicht die Gedanken über das Selbst und die Welt.

Dies sei an zwei Beispieldialogen veranschaulicht.

KVT-Dialog

Th: Was hat dazu geführt, dass Sie sich depressiv fühlen?
P: John wollte sich nicht mit mir treffen.
Th: Was hat das für Sie bedeutet?
P: Ich denke, keiner mag mich, ich bin einfach langweilig.
Th: Es klingt so, als hätten Sie negative Gedanken gehabt, als das passierte. Glauben Sie, dass jeder depressiv wird, wenn so etwas passiert?
P: Nein, weil sie es nicht für genauso wichtig halten.
Th: Richtig. Wir müssen also untersuchen, was Sie denken. Was bedeutet es für Sie, wenn andere Leute Sie nicht treffen wollen?
P: Es bedeutet, dass ich langweilig bin und sie nicht an mir interessiert sind.
Th: Wie sehr sind Sie davon überzeugt, dass es daran liegt, dass Sie langweilig sind?
P: Ich muss langweilig sein, andernfalls würden mich Leute nicht ausladen.
Th: Welches Gefühl erzeugt dieser Gedanke?
P: Sehr traurig und einsam.
Th: Möglicherweise ist es die Bedeutung, die Sie Situationen geben, die Sie traurig macht. Sie denken, die Leute nehmen Sie nicht wahr, weil Sie langweilig sind. Gäbe es denn auch andere Gründe, warum Menschen sich nicht mit Ihnen treffen können?

Dialog in der Metakognitiven Therapie

Th: Was hat dazu geführt, dass Sie sich depressiv gefühlt haben?
P: John wollte sich nicht mit mir treffen.
Th: Welche Gedanken hat das ausgelöst?
P: Ich denke, keiner mag mich, ich bin einfach langweilig.

Th: Es klingt so, als hätten Sie negative Gedanken gehabt, als das passierte. Was war der erste Gedanke, mit dem das anfing?
P: Ich dachte »Warum will er mich nicht kennenlernen?«
Th: Gut. Lassen Sie uns sehen, was Sie dann als Nächstes, als Reaktion auf diesen ersten Gedanken denken.
P: Ich versuche herauszufinden, was falsch an mir ist. Vielleicht liegt es daran, dass ich langweilig bin, vielleicht mögen sie mich nicht. Ich versuche herauszufinden, warum mir so etwas passiert.
Th: Wie viel Zeit verbringen Sie damit?
P: Das kann Stunden dauern.
Th: Welchen Einfluss hat das auf Ihre Gefühle?
P: Ich bin sehr traurig und einsam.
Th: Möglicherweise ist es Ihre Reaktion auf den Gedanken »Warum will John mich nicht kennenlernen?«, die Sie traurig macht. Sie versuchen, eine Antwort darauf zu finden, indem Sie analysieren, was an Ihnen nicht stimmt. Gibt es andere Möglichkeiten, auf diesen Gedanken zu reagieren?

Die jeweils letzte Frage macht den Unterschied zwischen den beiden Ansätzen deutlich. Im KVT-Beispiel ist es »Gäbe es denn auch andere Gründe, warum Menschen sich nicht mit Ihnen treffen können?«. Vergleichen Sie das mit der Frage der Metakognitiven Therapie »Gibt es andere Möglichkeiten, auf diesen Gedanken zu reagieren?«. Die Metakognitive Therapie fokussiert auf die Folgen des durch einen negativen Gedanken ausgelösten Grübelprozesses und bringt den Patienten dazu, auf einen metakognitiven Arbeitsmodus umzuschalten. Die KVT arbeitet hingegen im Objektmodus: Gedanken werden daraufhin untersucht, ob sie Tatsachen entsprechen. Durch die Aufforderung, nach alternativen Erklärungen zu suchen, bleibt die Patientin im Objektmodus. Sie setzt den konzeptuellen Prozess fort, anstatt ihn zu beenden.

Der sokratische Dialog wird in der Metakognitiven Therapie eingesetzt, um Situationen zu identifizieren, in denen Sich-Sorgen oder Grübeln sowie weitere Merkmale des CAS ausgelöst werden. Die Exploration verschiedener Komponenten des CAS mit Hilfe eines sokratischen Dialogs mit metakognitivem Schwerpunkt wird in den folgenden Dialogen dargestellt.

Exploration des Sorgenprozesses

Th: Nach dem Gedanken »Ich könnte versagt haben«, was haben Sie dann als Nächstes gedacht?
P: Ich dachte daran, was ich alles hätte tun können und wie ich mit der Situation das nächste Mal umgehen werde.
Th: Wie lange haben Sie darüber nachgedacht?
P: Für den Rest des Abends. Ich bekam es nicht mehr aus dem Kopf.
Th: Sie haben sich also über die Zukunft Sorgen gemacht und wie Sie die Situation bewältigen könnten?

P: Ja, ich muss darüber nachdenken, oder ich werde es nie aus dem Kopf bekommen.

Th: Können Sie es aus dem Kopf bekommen, solange Sie derart darüber nachdenken oder sich Sorgen machen?

Exploration des Bedrohungsmonitorings

Th: Worauf haben Sie Ihre Aufmerksamkeit gerichtet, als Sie anfingen, sich so zu fühlen?

P: Mir fällt auf, dass ich mich die meiste Zeit müde und unwohl fühle.

Th: Überprüfen Sie das?

P: Wenn ich morgens aufstehe, dann überprüfe ich, wie ich mich fühle, und dann weiß ich, ob es ein guter oder ein schlechter Tag wird.

Th: Was erwarten Sie, wie Sie sich an einem guten Tag fühlen?

P: Ich sollte mich entspannt und ausgeruht fühlen, aber gewöhnlich fühle ich mich müde und benebelt.

Th: Wie viel Zeit verwenden Sie auf das Beobachten Ihrer Gedanken und Gefühle?

P: Sehr viel Zeit!

Th: Wenn Sie auf Gefühle von Müdigkeit achten, ist es dann wahrscheinlicher oder unwahrscheinlicher, dass Sie welche finden?

Exploration von Bewältigungsstrategien (z. B. Gedankenunterdrücken, Vermeidung)

Th: Wenn Sie denken »Ich habe einen Gehirntumor«, wie gehen Sie dann mit diesem Gedanken um?

P: Ich vermindere meine Aktivitäten, weil ich keinen Schlaganfall verursachen möchte. Ich suche dann auch Trost bei meiner Freundin. Wenn ich sehr besorgt bin, dann mache ich einen Termin bei meinem Arzt.

Th: Sie bewältigen diesen Gedanken also, indem Sie Ihre Aktivitäten einschränken und sich bei Ihrer Freundin oder Ihrem Arzt rückversichern. Hat Ihnen das geholfen, Ihr Problem zu überwinden?

P: Nein, ich habe die Symptome immer noch, und ich denke »Was, wenn der Tumor weiter wächst und nur noch nicht entdeckt worden ist?«

Th: Was ist also mit dem Sich-Sorgen passiert, seit Sie es auf diese Weise bewältigen? Hat es aufgehört?

P: Nein, ich mache mir immer noch Sorgen über meine Gesundheit.

Th: Vielleicht brauchen Sie andere Methoden, wie Sie auf den Gedanken an einen Gehirntumor reagieren können. Vielleicht können Sie darauf verzichten, nach einer Rückversicherung zu suchen, Ihre Sorgen aufschieben und Ihre Aktivitäten wieder steigern.

3.3.1 Aufdecken metakognitiver Überzeugungen mithilfe des sokratischen Dialogs

Der sokratische Dialog dient auch dazu, metakognitive Überzeugungen aufzuspüren. Unsere Patienten zeigen ein für das CAS charakteristisches Verhaltensmuster, weil metakognitive Überzeugungen die kognitive Verarbeitung beeinflussen. Das Aufdecken dieser Überzeugungen und ihre Veränderung ist ein wichtiger Teil der Metakognitiven Therapie. Die folgenden Beispiele zeigen, wie die sokratische Methode zur Aufdeckung metakognitiver Überzeugungen eingesetzt werden kann (die Überzeugungen sind kursiv gedruckt, um sie leichter zu erkennen). Die Fragen in diesem Kontext beziehen sich auf die Vor- und Nachteile von Denkstilen, die Kontrollierbarkeit von Gedanken und die negativen Konsequenzen des Auftretens bestimmter Gedanken.

Exploration von positiven metakognitiven Überzeugungen bezüglich des Sich-Sorgen-Machens

Th: Wir haben herausgefunden, dass Sie sich über mögliches Versagen und Ihre Zukunft Sorgen machen. Hat es irgendwelche Vorteile, dass Sie sich Sorgen machen?

P: Ich weiß nicht, was Sie mit »Vorteilen« meinen.

Th: Hilft es Ihnen irgendwie, wenn Sie sich Sorgen machen?

P: Ja, es ist wichtig, Probleme vorherzusehen. Ich bin dann vorbereitet.

Th: Glauben Sie, dass Sie durch Ihr Sorgen vorbereitet sind?

P: *Ja! Wenn ich mich sorge, dann werde ich in der Zukunft in der Lage sein, Probleme wirksam zu lösen.*

Th: Wenn Sie von einer Skala von 0–100 % ausgehen, wie sehr sind Sie davon überzeugt?

P: 80 %. *Es wäre nicht richtig, nicht über Probleme nachzudenken.*

Th: Das bedeutet also, Sorgen oder gar nichts?

P: Ja, jetzt wo Sie das sagen. Aber was sind die Alternativen zum Sich-Sorgen-Machen?

Exploration positiver metakognitiver Überzeugungen bezüglich des Bedrohungsmonitorings

P: Ich habe mich total zum Deppen gemacht!

Th: Woher wissen Sie das?

P: Ich konnte sehen, wie mich jeder angesehen hat.

Th: Überprüfen Sie es denn immer, ob Menschen Sie ansehen?

P: Nein, es ist mehr ein Gefühl.

Th: In der Situation, über die wir jetzt sprechen, haben Sie es da überprüft oder war es ein Gefühl?

P: Jetzt wo Sie fragen, glaube ich, dass es mehr ein Gefühl war.

Th: Welches Gefühl nutzen Sie, um festzustellen, ob Sie sich zum Deppen gemacht haben?

P: Wenn ich mich unbeholfen und steif fühle, dann habe ich Angst, dass die anderen es sehen können.

Th: Sie richten den Fokus also darauf, ob Sie sich unbeholfen und steif fühlen?

P: Ja, ich möchte mich nicht so fühlen.

Th: Hat es irgendwelche Vorteile, die Aufmerksamkeit auf diese Gefühle zu lenken?

P: Es hilft mir, nicht die Kontrolle zu verlieren.

Th: Wie stark sind Sie davon überzeugt, dass *das Fokussieren Ihrer Gefühle verhindert, dass Sie die Kontrolle verlieren*?

P: Wenn ich es nicht tue, wird es nur schlimmer. Ich bin sicher, dass es hilft.

Exploration negativer metakognitiver Überzeugungen

Th: Es klingt so, als ob Sie viel Zeit darauf verwenden zu analysieren, was schief läuft, und sich über die Zukunft Sorgen zu machen. Fühlen Sie sich dadurch besser?

P: Manchmal, aber normalerweise fühle ich mich depressiver.

Th: Diesen Prozess des Analysierens und ausgiebigen Durchdenkens nennt man Grübeln. Könnten Sie ihn unterbrechen, wenn Sie sich dadurch schlechter fühlen?

P: Nein, ich glaube nicht, dass das beeinflussen kann.

Th: Wie sehr sind Sie davon überzeugt, dass Ihr *Grübeln unkontrollierbar ist*?

P: 100 %.

Th: Könnte irgendetwas Negatives passieren, wenn Sie weiter grübeln?

P: Ich bin mir nicht sicher.

Th: Was könnte schlimmstenfalls passieren?

P: Ich denke, es ist nicht normal. Es ist ein weiterer Beweis, dass ich psychisch krank bin. Ich werde immer depressiv sein. Ich kann nicht kontrollieren, wie ich denke.

3.3.2 Exploration von aufrechterhaltenden Prozessen mithilfe des sokratischen Dialogs

Der Therapeut nutzt den sokratischen Dialog, um das metakognitive Modell zu kommunizieren und den Patienten in den Behandlungsprozess einzubinden. Durch die Exploration von aufrechterhaltenden Prozessen wird der Patient mit dem Modell der Therapie vertraut gemacht. Der Therapeut verfolgt das Ziel, den Einfluss von Sich-Sorgen und Grübeln auf Angst und Stimmung, die Unwirksamkeit von Bewältigungsstrategien, wie Gedankenunterdrückung, und die Folgen von Bedrohungsmonitoring auf Angst und Bewertungsprozesse herauszuarbeiten. Im Folgenden werden einige Beispiele dieser Prozesse dargestellt.

Bedrohungsmonitoring bei Generalisierter Angststörung

Th: Was glauben Sie, was sind die Konsequenzen, wenn Sie kontinuierlich Ihre Aufmerksamkeit darauf richten, wie Ihr Verstand funktioniert?

P: Ich muss sicher sein, dass ich nicht den Verstand verliere.

Th: Wenn Sie den Fokus auf Ihren Verstand lenken, bemerken Sie dann, dass er so arbeitet, wie Sie es wünschen?
P: Nein, normalerweise bemerke ich, dass er nicht so arbeitet, wie ich es erwarte.
Th: Könnte dieses Fokussieren störend darauf wirken, wie gut der Verstand arbeitet?
P: Ja, das könnte sein.
Th: Sie sehen also, wie eine Ihrer Bewältigungsstrategien, nämlich das Beobachten Ihres Verstandes, dazu beiträgt, dass Sie sich Sorgen machen. Das klingt so, als wenn es sich dabei um einen Teufelskreis handelt.

Gedankenunterdrücken bei einer Zwangsstörung

Th: Sie sagten, Sie versuchen, Ihre Gedanken zu beeinflussen. Was tun Sie genau?
P: Ich versuche, nicht über Mörder nachzudenken.
Th: Haben Sie den Eindruck, dass das funktioniert?
P: Nein, diese Gedanken kommen immer noch.
Th: Ist es möglich, etwas zu vergessen und gleichzeitig zu versuchen, nicht daran zu denken?
P: Nein, ich nehme an, dass man sich auf diese Weise selbst ständig daran erinnert.
Th: Das ist richtig. Hilft das Wegdrücken eines Gedankens zu erkennen, dass er ohne Bedeutung ist?
P: Nein, ich denke, ich habe Angst vor diesem Gedanken.
Th: Die Art und Weise, wie Sie mit ihm umgehen, erhält die Angst also aufrecht und gibt dem Gedanken mehr Bedeutung, als ihm eigentlich zusteht.

Bewältigungsstrategien bei einer Panikstörung

Th: Wie verhindern Sie es zu ersticken?
P: Ich verlangsame die Atmung und hole tief Luft. Ich muss besonders tief atmen.
Th: Denken Sie, dass es irgendwelche Probleme mit sich bringt, wenn Sie das jedes Mal tun, wenn Sie denken, dass Sie ersticken?
P: Nun ja, manchmal merke ich, dass ich hyperventiliere.
Th: Ja, das könnte Ihre Symptome verschlimmern und das wäre ein aufrechterhaltender Prozess. Lassen Sie uns noch einen anderen Prozess betrachten. Wenn Sie sich jedes Mal auf diese Art und Weise retten, entdecken Sie dadurch, dass es sich lediglich um Gedanken über Ersticken handelt?
P: Nein, ich denke weiterhin, dass es das nächste Mal passieren könnte.
Th: Das ist richtig. Sie erlauben sich dadurch nicht zu entdecken, dass es sich nur um einen Gedanken handelt und dass Sie nicht ersticken werden. Dadurch wird die Bedeutung des Gedankens aufrechterhalten.

Das Verhalten verhindert eine Widerlegung des Gedankens. Es verhindert ebenfalls, dass der Patient den Gedanken als Gedanken behandelt, von der kognitiven Ebene auf die metakognitive Ebene wechselt und sich von ihm löst.)

Sich-Sorgen bei Hypochondrie

Th: Sie sagten, dass das Sich-Sorgen und das Analysieren Ihrer Symptome verhindern, dass Sie etwas Wichtiges übersehen und dass dieses Verhalten Ihr Leben retten könnte. Glauben Sie, dass diese Art zu denken als Bewältigungsstrategie irgendwelche Probleme mit sich bringt?

P: Nun ja, ich denke, es ist kein sonderlich positives Denken.

Th: Das ist richtig. Welchen Einfluss hat denn diese Art zu denken auf Ihre Überzeugungen?

P: Nun, dadurch lande ich immer an dem Punkt, dass ich das Schlimmste annehme.

Th: Besteht Ihr Problem nun darin, dass Sie einen Hirntumor haben, oder darin, dass Sie weiterhin immer das Schlimmste annehmen?

P: Ich glaube, dass ich immer das Schlimmste annehme.

3.3.3. Metakognitiv-fokussierte verbale Reattribution

Die verbalen Reattributionstechniken in der Metakognitiven Therapie sind denen der KVT zwar ähnlich, aber unterscheiden sich in ihrem Fokus. Sie werden mit dem Ziel eingesetzt, negative und positive metakognitive Überzeugungen zu verändern. Eine Veränderung der Inhalte von herkömmlichen Gedanken und Überzeugungen (wie in der KVT) erfolgt nicht. Folgende Fragen werden sowohl in der KVT als auch in der Metakognitiven Therapie häufig eingesetzt:

1. Die Evidenz für und gegen eine Überzeugung erfragen
   Welche Belege stützen diese Überzeugung?
   Welche Belege sprechen gegen diese Überzeugung?
2. Präsentieren von gegenläufiger Information
   Informieren über die Gutartigkeit von Angst
   Aufzeigen, dass Sorgen etwas anderes als Stress sind
3. Identifizieren von kognitiven Verzerrungen
   Ist dies ein Beispiel für Katastrophisieren oder Schwarz-Weiß-Denken?
4. Kritische Überprüfung der Mechanismen
   Wie können Sorgen oder Angst Sie schädigen?
   Wie kann Sich-Sorgen Sicherheit bringen?
5. Erfragen der Vor- und Nachteile einer Überzeugung
   Was sind die Vorteile davon, dass Sie Ihre Gedanken kontrollieren?
   Was sind die Nachteile davon, dass Sie Ihre Gedanken kontrollieren?
6. Evaluation der Qualität einer Überzeugung
   Würde die Argumentation auch jemand anderen überzeugen?
7. Beurteilung und erneute Beurteilung einer Überzeugung
   Wie sehr sind Sie davon überzeugt?
   Jetzt haben wir die Belege in beide Richtungen durchgesehen. Wie überzeugt sind Sie noch?

Die folgenden Beispiele zeigen, wie sich bestimmte metakognitive Überzeugungen damit in Frage stellen lassen.

Glaube an die Unkontrollierbarkeit von Sorgen

Th: Wie sehr sind Sie davon überzeugt, dass Ihre Sorgen unkontrollierbar sind?
P: 70 %.
Th: Haben Sie mal versucht, sie zu beeinflussen?
P: Ja, aber es hat nicht funktioniert. Daher weiß ich ja, dass ich keine Kontrolle habe.
Th: Wie hört denn das Sich-Sorgen jemals auf, wenn Sie es nicht steuern können?
P: Wenn das Problem nicht mehr da ist.
Th: Was passiert denn mit Ihren Sorgen, wenn zum Beispiel das Telefon klingelt?
P: Nun, dann hören sie auf, weil ich an etwas anderes denken muss.
Th: Ist das nicht ein Beleg dafür, dass Sie es verändern können?
P: Ja, ein kleiner Beleg.
Th: Lassen Sie uns Ihren Glauben an die Unkontrollierbarkeit von Sich-Sorgen überprüfen. Ich möchte Ihnen gerne ein Experiment dazu vorschlagen.

Glaube an Gefahren durch Gedanken

P: Ich will diese Gedanken nicht denken.
Th: Was wäre das Schlimmste, was passieren würde, wenn Sie sich erlauben, sie zu haben?
P: Ich könnte mich entsprechend verhalten und jemandem Schaden zufügen.
Th: Wie sehr sind Sie davon überzeugt, dass die Anwesenheit eines Gedankens Sie auch dazu veranlasst, sich entsprechend zu verhalten?
P: 90 %.
Th: Was ist der Beleg dafür?
P: Ich habe keinen – ich mache mir nur Sorgen, dass es passieren könnte.
Th: Vielleicht ist es dann einfach eine Sorge. Gibt es einen Gegenbeweis?
P: Nun ja, bisher habe ich noch niemandem Schaden zugefügt.
Th: Das ist ein wichtiger Punkt. Wie viele schlechte Gedanken haben Sie denn schon gehabt?
P: Unzählbar viele.
Th: Ist das ein Beleg dafür, dass Gedanken die Macht haben, Sie etwas tun zu lassen, oder ist es ein Beleg dagegen?
P: Vielleicht ein kleiner Beleg, dass sie keine Macht haben.
Th: Wie sehr glauben Sie nun, dass sie Macht haben?
P: 70 %.

Glaube an positive Effekte des Grübelns

Th: Wie sehr glauben Sie, dass die Analyse der Vergangenheit Ihnen helfen wird, sich besser zu fühlen?
P: 100 %.

Th: Hat es schon funktioniert?
P: Manchmal finde ich eine Antwort, daher glaube ich schon.
Th: Haben Sie so Ihr Problem Depression gelöst?
P: Nein.
Th: Worin sehen Sie den Beleg dafür, dass es funktioniert und Ihnen hilft, Ihre Depression zu überwinden?
P: Nun, das weiß ich nicht. Aber ich kann mir keine andere Möglichkeit vorstellen.
Th: Klingt so, als hätten Sie eine einseitige Sicht Ihres Denkens. Um mit schlechter Stimmung umzugehen, sehen Sie ausschließlich die Möglichkeit, die Vergangenheit zu analysieren. Was glauben Sie, sind die Konsequenzen davon?
P: Ich denke, ich werde weiterhin Dinge analysieren.
Th: Wie oft hat das dazu geführt, dass Sie sich besser fühlten?
P: Nicht immer. Es kann sein, dass ich mich erst schlechter fühle, bevor es besser wird.
Th: Also führt es möglicherweise dazu, dass Sie sich schlechter fühlen?
P: Ja, das glaube ich.
Th: Wie sehr sind Sie denn davon überzeugt, dass es Ihnen langfristig hilft?
P: Ich weiß nicht. Vielleicht analysiere ich noch nicht genug.
Th: Okay, wollen Sie das Experiment machen und noch mehr analysieren und wir sehen dann, ob es hilft?
P: Nein, ich glaube nicht, dass es etwas besser macht.
Th: Wie stark ist Ihre Überzeugung also, dass es hilfreich ist?
P: Weniger jetzt, wahrscheinlich 20 %.

3.4 Metakognitive Exposition

Exposition ist ein Element der Metakognitiven Therapie. Allerdings sind für die Behandlung und die angestrebte emotionale Veränderung keine ausgedehnten und wiederholten Expositionen nötig. Metakognitive Exposition wird in drei Bereichen eingesetzt:
(1) zur Veränderung von Überzeugungen im Allgemeinen,
(2) zur kritischen Überprüfung metakognitiver Überzeugungen und
(3) zur Förderung einer funktionalen Verarbeitung eines Traumas.

Veränderung allgemeiner Überzeugungen

Jedes Verhaltensexperiment, das eine Exposition mit einem Angst auslösenden Stimulus beinhaltet und das Ziel verfolgt, Überzeugungen zu testen, ist eine unspezifische metakognitive Technik, weil es die kritische Überprüfung einer Kognition bedeutet. Experimente dieser Art können verbessert werden, indem sie in spezifische metakognitive Begriffe gekleidet werden. Dadurch kann die Art und Weise, wie ein Patient Informationen vor, während und nach der Exposition verarbeitet, in die richtige Richtung gelenkt und die Veränderung von Überzeugungen maximiert werden. Dieses

Vorgehen entspricht dem Schreiben eines metakognitiven Skripts oder Plans zur Lenkung des Verarbeitungsprozesses.

Ein Beispiel: Eine Patientin mit einer sozialen Phobie vermied es, bei zwischenmenschlichen Begegnungen ihre Aufmerksamkeit auf die Gesichter der anderen Personen zu richten. Zudem grübelte sie anschließend stundenlang über den Eindruck, den sie hinterlassen haben könnte. Obwohl sie täglich interpersonellen Situationen ausgesetzt war, bestand ihre Überzeugung »die Leute denken, ich bin dumm« seit Jahren. Ein paar Jahre zuvor war sie in psychologischer Behandlung gewesen. Dort war mit ihr soziales Kompetenztraining durchgeführt worden. Sie hatte gelernt, ihre Angst zu kontrollieren und sich selbst zu behaupten. Dies half zwar damals zunächst, aber ihre Angst blieb weiterhin ein Problem. Während der Metakognitiven Therapie wurde sie interpersonellen Interaktionen mit der Instruktion ausgesetzt, ihre Aufmerksamkeit auf die Gesichter anderer Personen zu richten. Sie wurde gebeten, genau zu beobachten, um einen vollständigen Eindruck zu bekommen, wie ihr Gesprächspartner aussah, so als wenn sie ihn später in einer Menschenmenge wiedererkennen müsste. Sie sollte beobachten, wann sie nach der Interaktion anfing, zu analysieren, wie gut sie die Aufgabe erledigt hatte. Der Patientin wurde vorgeschlagen, diese Analyse zu stoppen und die Technik der Detached Mindfulness (s. Kap. 5) auf intrusive Gedanken anzuwenden. Das Strukturieren der Verarbeitungsprozesse während und nach der Exposition ermöglichte der Patientin zu entdecken, dass das Problem in ihrem Denken bestand und nicht darin, was die Leute denken könnten (für die experimentelle Überprüfung der Effekte dieses Vorgehens s. Wells & Papageorgiou, 1998b).

Kritische Überprüfung metakognitiver Überzeugungen

In der Metakognitiven Therapie strebt der Therapeut eine Veränderung von positiven und negativen metakognitiven Überzeugungen an, und Exposition wird mit der Notwendigkeit, metakognitive Überzeugungen zu überprüfen, begründet.

Ein Beispiel: Ein Patient mit einer Zwangsstörung wurde aufgefordert, etwas zu berühren, von dem er überzeugt war, dass es kontaminiert sei, und das sonst auf den Gedanken folgende Waschen aufzuschieben. Damit sollte die Überzeugung überprüft werden, dass »der Gedanke, dass etwas kontaminiert ist, bedeutet, dass es auch tatsächlich kontaminiert ist«. Diese Begründung unterscheidet sich von den klassischen Rationale der Habituation (z. B. »Wasche Dich nicht und Deine Angst wird abklingen«) beziehungsweise der Kognitionsveränderung (z. B. »Wasche Dich nicht und Du wirst entdecken, dass nichts Schlimmes passiert«). In der Metakognitiven Therapie liegt der Fokus auf der kritischen Überprüfung der Wichtigkeit von intrusiven Gedanken. Es geht nicht um die Wahrscheinlichkeit einer aktuellen Gefahr oder die Verantwortung, eine drohende Gefahr zu verhindern (für eine experimentelle Überprüfung der Effekte dieses Ansatzes s. Fisher & Wells, 2005).

Ein Patient mit einer Generalisierten Angststörung wurde aufgefordert, explizit zu testen, ob Sich-Sorgen gefährlich ist. Er wurde gebeten, sich noch mehr Sorgen zu machen, um herauszufinden, ob er tatsächlich psychotisch wird. Dieses Vorgehen unterscheidet sich klar von der Standard-KVT: Expositionsübungen in der KVT beziehen sich entweder auf vermiedene Situationen, wobei eine Realitätsüberprüfung der Sorgeninhalte erreicht werden soll, oder sie streben eine Habituation gegenüber dem Sich-Sorgen an.

Förderung einer funktionalen Verarbeitung eines Traumas

Ziel metakognitiver Exposition ist eine Verminderung dysfunktionaler Verarbeitungsprozesse und Bewältigungsstrategien, die die Selbstregulation einer Person stören. Sie wird am häufigsten in der Behandlung posttraumatischer Störungen eingesetzt. Dem Patienten wird eine Technik vermittelt, mit der er auf spontan auftretende, intrusive Gedanken auf eine Weise reagieren kann, die automatische Selbstregulationsprozesse erleichtert. Dabei geht es nicht um die Überprüfung von Überzeugungen, sondern um die Beseitigung von Hindernissen gegenüber einer normalen emotionalen Verarbeitung. Im Unterschied zur KVT wird keine wiederholte Exposition durchgeführt oder traumatische Erinnerungen im Detail durchgegangen. Stattdessen wird dem Patienten empfohlen, die Intrusionen anzuerkennen und darauf zu verzichten, sich mit ihnen auseinanderzusetzen, sie also nicht zu analysieren, wegzuschieben oder sich über zukünftige Gefahren Sorgen zu machen. Die Begründung für diesen Ansatz ist, dass emotionale Heilung ein natürlicher Prozess ist. Er verläuft spontan, wenn er nicht durch bestimmte dysfunktionale Reaktionen gegenüber Gedanken und Gefühlen unterbrochen wird.

Ein Beispiel: Ein Patient, der auf der Straße mit einem Messer angegriffen worden war, berichtete von häufigen intrusiven Gedanken über den Angriff und ein Gefühl von Hitze im Bauchraum an der Stelle der Wunde. In der KVT würde der Therapeut die Erinnerungen mit dem Patienten durchgehen und versuchen, sie zu einem möglichst vollständigen Bild zusammenzusetzen, um Habituation zu fördern. In der Metakognitiven Therapie exploriert der Therapeut stattdessen die typische Reaktion des Patienten auf die Intrusionen. Der Patient beschrieb, dass er versuchte, sich von der Intrusion abzulenken und zu analysieren, was er hätte tun können, um den Angreifer abzuwehren. Der Therapeut empfahl ihm, diese Strategien aufzugeben und stattdessen den Intrusionen gegenüber die Haltung eines passiven Beobachters einzunehmen. Er sollte die Intrusionen weder wegschieben noch sich ablenken oder analysieren, was er hätte tun können. Durch dieses Vorgehen verloren die Intrusionen ihre besondere Bedeutung und der Patient machte die Erfahrung, dass sie von alleine nachließen.

P-E-T-S-Protokoll in der Exposition

Verhaltensexperimente bestehen aus vier Komponenten – Vorbereitung, Exposition, Test und Zusammenfassung – die das P-E-T-S-Protokoll genannt werden (Wells, 1997). Verhaltensexperimente werden eingesetzt, um Vorhersagen, die die Patienten aus ihren Überzeugungen ableiten, zu überprüfen. Jede Komponente repräsentiert eine Stufe in der Abfolge. Die Experimente werden in der Behandlung von Angststörungen eingesetzt. Die Verhaltensexperimente sind gewöhnlich kurz. Sie setzen nicht im klassischen Sinne auf Exposition, sondern dienen dazu spezifische Vorhersagen zu entkräften oder zu überprüfen. Das P-E-T-S-System ist in Abbildung 3.1 schematisch dargestellt. Es wird auch eingesetzt, um metakognitive Überzeugungen zu überprüfen, beispielsweise die Überzeugungen, dass Grübeln unkontrollierbar ist, bestimmte Gedanken schädlich sind und Sich-Sorgen nützlich ist.

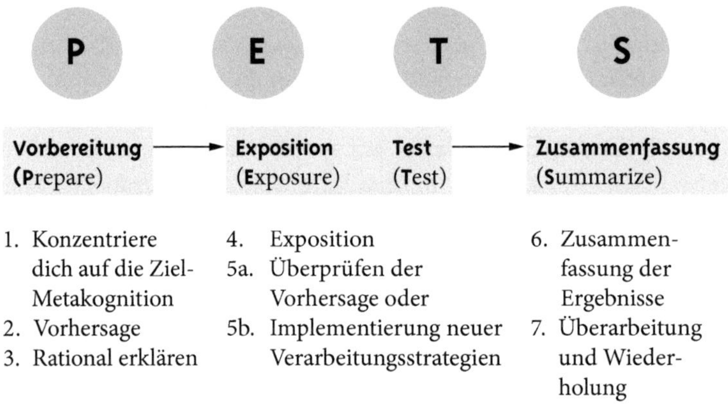

Abbildung 3.1 Das P-E-T-S-Protokoll für Verhaltensexperimente

Bei der ersten Stufe Vorbereitung (P) wird auf die Metakognition fokussiert, die kritisch überprüft werden soll. Der Therapeut exploriert, worauf sich die Metakognition stützt und welche Bewältigungsstrategien verhindern, dass die Metakognition entkräftet wird. Der Patient soll einschätzen, wie stark er von der Metakognition überzeugt ist. Dann formulieren Patient und Therapeut eine Vorhersage, die spezifiziert, was passiert, wenn die Bewältigungsstrategie verändert wird. Die Evaluation der metakognitiven Überzeugung ist das explizite Ziel des Experiments.

In der nächsten Phase, Exposition (E), exponiert sich der Patient gegenüber dem inneren Ereignis, das die metakognitive Überzeugung aktiviert. Dies können Körperwahrnehmungen, Gedanken bei einer Zwangsstörung oder vermiedene Nachrichten sein, die bei einer Generalisierten Angststörung das Sich-Sorgen auslösen.

Die dritte Phase besteht aus dem Test (T). Dazu verändert der Patient sein Verhalten in einer Weise, die eine unzweifelhafte Überprüfung der Vorhersage des Patienten zulässt. Beispielsweise kann ein Patient mit einer Generalisierten Angststörung sich intensiv Sorgen machen, während er in der Zeitung eine Meldung über ein Verbrechen liest. Er überprüft damit die Vorhersage, dass es möglich ist, wegen Sorgen den Verstand zu verlieren. In der weiteren Behandlung wird die Testphase durch eine Übungsphase ersetzt, welche die Implementierung alternativer Verarbeitungspläne trainiert und neue Verhaltensweisen stärkt.

Die letzte Phase stellt die Zusammenfassung (S) dar. Der Patient bezieht sich auf die ursprüngliche Vorhersage und schätzt die getestete Überzeugung erneut ein. Das Experiment wird, wenn erforderlich, überarbeitet und wiederholt, um die Stärke der Überzeugung weiter zu reduzieren.

Durchführung eines Verhaltensexperimentes mit dem PETS-Protokoll

Der im folgenden Fallbeispiel geschilderte Patient litt an einer Zwangsstörung und war besorgt, Kinder zu belästigen, wenn er Gedanken mit sexuellem Inhalt hatte.

Th: Was wird passieren, wenn Sie diese Gedanken haben?
P: Wenn ich sie kontrolliere, wird nichts passieren.
Th: Was wäre, wenn Sie sie nicht kontrollieren?
P: Ich habe Angst, dass ich etwas tun könnte.
Th: Sie glauben also, dass der Gedanke die Macht hat, Ihr Verhalten in diese Richtung zu lenken?
P: Ja, und das ekelt mich an.
Th: Wie sehr sind Sie davon überzeugt, dass der Gedanke Sie veranlassen könnte, etwas zu tun?
P: Sechzig Prozent.
Th: Wenn ich Sie bitten würde, diese Gedanken jetzt zu haben, würde Sie das veranlassen, sich entsprechend zu verhalten?
P: Nein, weil ich in keiner riskanten Situation bin.
Th: Was wäre eine riskante Situation?
P: Wenn ich an einer Schule vorbeifahren müsste.
Th: Okay, wir haben also eine Überzeugung identifiziert, die Sie bezüglich dieser Gedanken haben, und wir haben eine Situation, in der Sie sie überprüfen können. Wenn Sie Ihre Angst überwinden wollen, ist es notwendig, dass Sie die Überzeugungen bezüglich Ihrer Gedanken kritisch überprüfen. Als Hausaufgabe schlage ich vor, dass Sie an einer Schule vorbeifahren, während Sie absichtlich die Gedanken wiederholen. Auf diese Art und Weise können Sie die Erfahrung machen, dass diese Gedanken einfach Gedanken sind und keine weitere Bedeutung haben. Kennen Sie eine Schule, wo Sie das probieren könnten?
P: Ja, ich weiß, wo die Schulen im Ort sind. Ich versuche ja, sie zu vermeiden.
Th: In der nächsten Sitzung werden wir sehen, wie das Experiment gelaufen ist.

In diesem Beispiel lassen sich die Elemente PETS folgendermaßen beschreiben:

Vorbereitung P

- Identifizieren einer Metakognition, die überprüft werden soll »Die Gedanken werden mich veranlassen, mich ihnen entsprechend zu verhalten«.
- Einschätzung des Patienten, wie sehr er von der Metakognition überzeugt ist: 60 %.
- Identifizieren einer Situation, die geeignet ist, die Metakognition zu überprüfen.
- Explorieren der üblichen Bewältigungsstrategie. Dies hilft dabei, eine Strategie zur Überprüfung zu finden. Die übliche Bewältigungsstrategie wird dabei ins Gegenteil verkehrt (z. B. nicht mehr kontrollieren und vermeiden).
- Eine Vorhersage machen (»Lassen Sie uns sehen, ob Sie sich den Gedanken entsprechend verhalten«).

Exposition E

- An einer Schule vorbeifahren, um den Gedanken (»ich werde Kinder belästigen«) hervorzurufen und die metakognitive Überzeugung (»ich werde mich dem Gedanken entsprechend verhalten«) zu aktivieren.

Test T

- Das Kontrollieren der Gedanken unterlassen und sie stattdessen willentlich intensivieren.

Zusammenfassung Z

- In der nächsten Sitzung schätzt der Patient erneut ein, wie sehr er von der Metakognition überzeugt ist.
- Überarbeitung des Experiments, falls der Überzeugungsgrad der Metakognition nicht oder nicht wesentlich zurückgegangen ist.
- In diesem Beispiel fällt die Zusammenfassung in die nächste Behandlungssitzung, da das Experiment als Hausaufgabe stattfand. In anderen Situationen kann das ganze Experiment, inklusive Zusammenfassung, in einer Behandlungssitzung durchgeführt werden. Manche Sitzungen enthalten auch mehrere Experimente dieser Art.

Schlussfolgerungen

In diesem Kapitel wurden verschiedene grundlegende Fertigkeiten beschrieben, die zentral für die Umsetzung von Metakognitiver Therapie sind. Jede dieser Fertigkeiten stellt ein Beispiel für die Arbeit auf der metakognitiven Ebene dar, dabei werden der sokratische Dialog genutzt und spezifische Veränderungsstrategien implementiert. Die in dem Kapitel vorgestellten Fertigkeiten werden in den störungsspezifischen Kapiteln des Buches wieder aufgegriffen.

In der Metakognitiven Therapie benötigt der Therapeut ein klares Verständnis der metakognitiven Arbeitsebene und sollte in der Lage sein, dysfunktionale Prozesse und metakognitive Überzeugungen zu identifizieren. Die Fähigkeit, den therapeutischen Prozess auf der metakognitiven Ebene zu halten, ist entscheidend.

Der sokratische Dialog wird genutzt, um das CAS zu explorieren, dysfunktionale metakognitive Überzeugungen zu untersuchen und den Patienten mit dem metakognitiven Modell vertraut zu machen. Er sollte eingesetzt werden, um metakognitive Überzeugungen kritisch zu überprüfen und mit entsprechenden Verhaltensexperimenten gekoppelt sein.

Exposition wird in der Metakognitiven Therapie so eingesetzt, dass mit ihrer Hilfe metakognitive Überzeugungen und Verarbeitungsstile verändert und adaptives Lernen gefördert werden können.

4 Aufmerksamkeitstraining (Attention Training Technique, ATT)

Im folgenden Kapitel geht es um metakognitive Behandlungstechniken, die die Steuerung der Aufmerksamkeit verändern. Dem metakognitiven Modell zufolge sind Patienten in einem problematischen Muster kognitiver Verarbeitung gefangen, das sie als schwer steuerbar erleben. Zudem wird bei psychischen Störungen die Steuerung der Aufmerksamkeit unflexibel. Sie wird durch perseverierende, auf die eigene Person, Sich-Sorgen und Bedrohungsmonitoring fokussierte Verarbeitungsprozesse gebunden. Das Cognitive Attentional Syndrome (CAS) kann unterbrochen werden, indem die Aufmerksamkeit von den zum CAS gehörigen Aktivitäten weggelenkt wird. So können auch adaptive metakognitive Pläne entstehen, die kognitive Verarbeitungsprozesse steuern (Verbesserung der flexiblen Exekutivfunktionen).

In diesem Kapitel stellen wir das Aufmerksamkeitstraining ATT (Attention Training Technique, ATT) vor und betrachten am Ende des Kapitels zudem kurz eine weitere Technik, die Neuausrichtung der Aufmerksamkeit (Situational Attention Refocusing, SAR). Diese beiden Techniken verfolgen im metakognitiven Behandlungsansatz unterschiedliche Ziele. Keine der beiden Strategien ist dabei aber ein Mittel zur Ablenkung von inneren Ereignissen oder zur Vermeidung von Emotionen. Ablenkung dient in der Psychotherapie meist einer Aufmerksamkeitslenkung auf neutrale oder positive Stimuli. So wird die Aufmerksamkeit auf schmerzhafte, emotionale oder bedrohliche Stimuli abgeschwächt und dadurch die Intensität von Reaktionen vermindert. ATT und SAR verfolgen ein anderes Ziel und lenken daher die Aufmerksamkeit auch nicht auf neutrale oder positive Stimuli. Stattdessen beinhalten sie eine Verlagerung der Aufmerksamkeit mit spezifisch entwickelten Techniken. Diese Techniken stärken funktionale Metakognitionen, regulieren das Denken, schwächen dysfunktionale emotionale und kognitive Verarbeitungsmuster ab und verändern Überzeugungen.

4.1 Überblick über das Aufmerksamkeitstraining (ATT)

Die Entwicklung des Aufmerksamkeitstrainings erfolgte aus dem Bedürfnis heraus, eine Technik zu haben, die auf mehrere Dimensionen des CAS und der ihm zugrunde liegenden Metakognitionen Einfluss nimmt. Die erste Studie beschrieb Trainingseffekte bei der Behandlung von Panikstörungen (Wells, 1990). Ziel war es, eine Technik zu finden, die exzessive und unflexible Selbstaufmerksamkeit zu unterbrechen vermag. Denn eine so geartete Selbstaufmerksamkeit ist Schlüsselbestandteil von Sich-Sorgen, Grübeln und Bedrohungsmonitoring (z. B. Aufmerksamkeit auf Körperempfindungen bei Panik), also zentrale Komponenten des CAS.

Wie muss die Aufmerksamkeit verändert werden, um das CAS zu unterbrechen und die metakognitive Flexibilität zu erhöhen? Diese Frage stand hinter der Entwicklung des ATT. Aufmerksamkeit hat viele Facetten und kann unter den Aspekten Selektivität, Lenkung, parallele Verarbeitung und benötigte Kapazitäten betrachtet werden. Bei der Entwicklung des ATT wurde auf diese Dimensionen geachtet sowie auf die möglichen Schnittstellen mit den Zielen des Patienten.

Einige Charakteristika des ATT beruhen auf theoretischen Überlegungen. Es sollte anspruchsvoll sein und Aufmerksamkeitsressourcen beanspruchen, die sich durch Übung nicht wesentlich vermindern lassen sollten. Andernfalls wäre ATT nicht in der Lage, systematisch Kontrollprozesse zu stärken. Es sollte die Verarbeitung externaler, nicht selbst-relevanter Stimuli beinhalten, um eine perseverierende, selbstfokussierte Verarbeitung zu unterbrechen. Es sollte vom Patienten nicht als Ablenkungs-, Vermeidungs- oder Bewältigungsstrategie im Umgang mit Symptomen eingesetzt werden können, weil das eine dysfunktionale, selbstfokussierte Kontrolle und fehlerhafte Überzeugungen über innere Ereignisse aufrechterhält.

Erste Versuche, eine effektive Technik zu entwickeln, explorierten den Einsatz von visuellen Aufmerksamkeitsstrategien. Die Resultate blieben allerdings unbefriedigend. Ein weiterer Versuch arbeitete auf der Basis auditiver Wahrnehmung und erforderte eine räumliche Verteilung der Aufmerksamkeit. Diese Prozedur ist bis heute die Grundlage des ATT geblieben.

Das ATT besteht aus drei Komponenten:

(1) selektive Aufmerksamkeit,
(2) schnelle Verlagerung der Aufmerksamkeit und
(3) geteilte Aufmerksamkeit.

Jede Komponente wird in einer einzigen, übergangslosen Übung praktiziert. Insgesamt dauert das Training etwa 12 Minuten, davon etwa 5 Minuten für selektive Aufmerksamkeit, 5 Minuten für die Lenkung der Aufmerksamkeit und 2 Minuten für geteilte Aufmerksamkeit.

Bei der *selektiven Aufmerksamkeit* wird die Aufmerksamkeit des Patienten auf individuelle Geräusche in einem Feld aus konkurrierenden Geräuschen unterschiedlicher räumlicher Lokalisation in seiner Umgebung gelenkt. Zu diesem Zweck wird der Patient angewiesen, seine Aufmerksamkeit intensiv auf spezifische individuelle Geräusche zu richten und sich von den übrigen nicht ablenken zu lassen.

Bei der *schnellen Verlagerung der Aufmerksamkeit* wird die Aufmerksamkeit auf individuelle Geräusche (und räumliche Lokalisationen) gelenkt. Dabei nimmt die Geschwindigkeit im Verlauf zu: Zu Beginn werden den verschiedenen Geräuschen etwa jeweils 10 Sekunden gewidmet. Später wird die Geschwindigkeit der Aufmerksamkeitslenkung auf ca. 5 Sekunden pro Geräusch erhöht.

Das Aufmerksamkeitstraining endet mit einer kürzeren, ein bis zwei Minuten dauernden Instruktion zu *geteilter Aufmerksamkeit*. Der Patient wird aufgefordert, Breite und Tiefe seiner Aufmerksamkeit zu erweitern und zu versuchen, verschiedene Geräusche unterschiedlicher Lokalisation gleichzeitig zu verarbeiten.

Das Training ist so gestaltet, dass es kontinuierlich die Kapazität der Aufmerksamkeit auslastet. Zu diesem Zweck wird eine Vielzahl simultaner Geräusche in einer Trainingssitzung eingesetzt. Die Geschwindigkeit, mit der die Geräusche wechseln, kann in der Phase der Aufmerksamkeitslenkung verändert werden. Das Training endet mit geteilter Aufmerksamkeit, so dass das Training seinen Ressourcen erfordernden Charakter behält.

Zwischen sechs und neun Geräusche, jeweils in Verbindung mit einer räumlichen Lokalisation, werden für die Übung identifiziert und je nach notwendigem Schwierigkeitsgrad eingeführt. Einige, aber nicht alle Geräusche sind »potentielle Geräusche« und können allein als Lokalisation im Raum operationalisiert werden. Die Geräusche sind während einer bestimmten Übung eventuell nicht vorhanden. Beispielsweise wird der Patient aufgefordert, »alle Geräusche in weiter Entfernung zu fokussieren, die er auf seiner rechten Seite entdecken kann«. So wird die Aufmerksamkeit auf einen Ort im Raum gerichtet, unabhängig vom dortigen Auftreten eines Geräusches. Das Training benutzt also eine innere metakognitive Landkarte für die räumliche Lenkung, Kontrolle und Intensität von Aufmerksamkeit.

Zum Training werden drei aktuelle und konkurrierende Geräusche in verschiedenen räumlichen Lokalisationen im Therapieraum genutzt. Zusätzlich werden zwei weitere Geräusche in naher Entfernung außerhalb des Zimmers und noch zwei Geräusche in weiterer Entfernung einbezogen. Die beiden letzten Geräusche können aus »räumlichen Lokalisationen« bestehen – z. B. eine rechts und eine links zum Fokussieren der Aufmerksamkeit in der Ferne. Nähe ist definiert als außerhalb des Therapiezimmers, aber noch innerhalb des Gebäudes, größere Entfernung als außerhalb des Gebäudes.

Aufgrund der Variationsmöglichkeiten der Geräusche und ihrer Lokalisation kann das Vorgehen von Sitzung zu Sitzung verändert werden. So wird verhindert, dass das Training durch Übungseffekte leichter wird. Außerdem kann es flexibel in den meisten Umgebungen eingesetzt werden.

Die Patienten werden in der Regel gebeten, die Augen geöffnet zu lassen, sich einen Fixationspunkt zu suchen und diesen visuellen Fokus, beispielsweise einen Punkt an der Wand, während der gesamten Übung beizubehalten. Das Training wird nur eingesetzt, wenn die Patienten nicht in akutem Zustand von Angst oder Sorgen sind, denn das Aufmerksamkeitstraining ist keine Emotionsmanagementstrategie. Bei der Anwendung von ATT in der Behandlung der Depression wird es unvermeidlich auch bei schlechter Stimmung eingesetzt. Aber auch hier ist die Intention nicht eine Verbesserung der Stimmung.

4.2 Die Einführung des Patienten in das Aufmerksamkeitstraining ATT

Eine logische und nachvollziehbare Begründung erhöht die Compliance beim ATT, fördert das Üben zu Hause und beugt Missverständnissen vor. ATT beabsichtigt nicht, einen »leeren Geist«, frei von intrusiven inneren Erfahrungen (ein Nicht-Denken im

Sinne der gegenstandslosen Meditation) zu schaffen. Eine angemessene Einführung und Begründung des ATT wirkt auch der Tendenz von Patienten entgegen, Gedanken aktiv zu unterdrücken.

Ein wichtiger Aspekt bei der Einführung ist, dass innere Ereignisse, die während des Aufmerksamkeitstrainings ins Bewusstsein dringen, wie zusätzliche Geräusche behandelt werden sollen. Wenn ihnen kein Widerstand entgegen gebracht wird, erleichtert dies den Wechsel in einen metakognitiven Modus und einen Zustand von Detached Mindfulness (Losgelöster Achtsamkeit DM).

Unrealistische Erwartungen und Annahmen sollten vor Übungsbeginn besprochen und ausgeräumt werden. Aufmerksamkeitstraining dient nicht dazu, unerwünschte Gedanken und Gefühle abzublocken. Unerwünschte intrusive Ereignisse werden wie zusätzliche Geräusche behandelt. Ziel ist es, sich der Intrusionen bewusst zu sein und dann die Aufmerksamkeit wieder auf die Instruktionen zu richten.

Anleitung

»Angst und Depression sind schmerzliche emotionale Erfahrungen, die Bedrohung oder Verlust signalisieren. Angst und Depression werden zu einem anhaltenden Problem, wenn die Betroffenen als Reaktion darauf ihre Aufmerksamkeit und ihr Denken verändern. Die meisten Menschen bemerken zunächst gar nicht, dass ihre Aufmerksamkeit nur noch bei ihnen selbst, bei den eigenen Gedanken und Gefühlen ist. Auf diese Weise verlängern und verstärken sich negative Gefühle und negative Überzeugungen über die eigene Person. Leider ist den Betroffenen diese Veränderung oft nicht bewusst, und es kann schwer sein, zum Ausgangszustand zurückzukehren. Sie können die ungünstigen Effekte des langen Nachdenkens über Symptome und die eigene Person erkennen, wenn Sie überlegen, was geschieht, wenn irgendetwas diesen Prozess unterbricht. Wenn Sie sich beispielsweise plötzlich intensiv um einen Freund kümmern müssen, was passiert dann mit Ihrer Angst und Depression? Sie bemerken vermutlich, dass Sie sich vorübergehend besser fühlen, aber Ihr Problem kommt zurück, wenn Ihre Aufmerksamkeit zu Ihnen selbst zurückkehrt.

Es ist wichtig, dass Ihnen bewusster wird, wo der Fokus Ihrer Aufmerksamkeit ist und dass Sie lernen, Ihre Aufmerksamkeit zu steuern. Dann werden Sie nicht länger in wenig hilfreichen Denkmustern gefangen sein und sich gezwungen sehen, sich permanent mit sich selbst oder dem eigenen Körper zu beschäftigen. Sie werden eine Technik lernen, die sich Aufmerksamkeitstraining nennt. Sie wird Ihnen helfen, sich von alten problematischen Denkmustern zu befreien.

Ziel des Aufmerksamkeitstrainings ist nicht, sich abzulenken. Tatsächlich ist es sogar wahrscheinlich, dass beim Üben störende Gedanken oder Gefühle auftreten. Versuchen Sie nicht, sie zu stoppen. Fahren Sie mit dem Training fort, während Sie diesen inneren Ereignissen erlauben, sich um sich selbst zu kümmern. Sie können sich diese inneren Ereignisse als innere Geräusche vorstellen, die kommen und gehen«.

Anschließend überprüft der Therapeut, welche Hilfe sich der Patient von dem Training verspricht: »Was glauben Sie, wie hilfreich wird es für Sie sein, das Aufmerksamkeitstraining durchzuführen? Können Sie dies auf einer Skala von 0 = überhaupt nicht hilfreich bis 100 = extrem hilfreich einschätzen?«.

Wenn Patienten niedrige Werte für die Glaubwürdigkeit des Aufmerksamkeitstrainings (z. B. kleiner als 40) angeben, exploriert der Therapeut die Ursachen hierfür und liefert ergänzende Begründungen für das ATT. Der Therapeut fördert die Glaubwürdigkeit, indem er Erfahrungen des Patienten, in denen er intensiv auf die eigene Person fokussiert war, noch einmal genau durchgeht. Dabei konzentriert er sich auf den Einfluss, den der Fokus auf die eigene Person auf Gedanken und Überzeugungen hatte. Dem können die positiven Effekte von Aktivitäten mit einem Fokus der Aufmerksamkeit auf Dinge außerhalb der eigenen Person gegenübergestellt werden. Durch dieses Vorgehen wird die Rolle der Aufmerksamkeit und ihrer Steuerung verdeutlicht.

4.2.1 Die Selbstaufmerksamkeitsskala

Die Selbstaufmerksamkeitsskala ist ein wichtiges Instrument, um die Effektivität des ATT und seine Wirkung auf das CAS zu evaluieren, denn erhöhte Selbstaufmerksamkeit ist ein wichtiger Aspekt und Kennzeichen des CAS. Ausprägung und Veränderung der Selbstaufmerksamkeit werden mit einer 7-stufigen Likert-Skala erfasst.

Beispiel

Wie stark ist in diesem Augenblick Ihre Aufmerksamkeit auf Sie selbst oder Ihre äußere Umgebung gerichtet? Bitte geben Sie dies auf der untenstehenden Skala an.

–3	–2	–1	0	+1	+2	+3
Völlig nach außen gerichtet			gleichmäßig verteilt			Völlig auf mich selbst

Der Therapeut bittet den Patienten, die Skala vor und nach dem ersten Aufmerksamkeitstraining in der Sitzung auszufüllen. Typischerweise wird nach der ersten Durchführung eine Reduktion der Selbstaufmerksamkeit um 2 Punkte erreicht. Sollte dies nicht der Fall sein, exploriert der Therapeut die möglichen Gründe für die fehlende positive Veränderung und konzentriert sich gegebenenfalls darauf, Probleme zu beheben.

Ausbleibende Veränderungen können verschiedene Ursachen haben: Manche Patienten arbeiten beim Training unzureichend mit, weil sie von dessen Wirksamkeit nicht überzeugt sind. Andere setzen während des Übens problematische Strategien ein. Sie unterdrücken Gedanken, geraten in Tagträume oder werden durch Sorgen abgelenkt. In diesem Fall werden die Grundlagen des ATT noch einmal dargestellt und dem Patienten empfohlen, dem ATT Vorrang einzuräumen. Anschließend wird erneut ATT geübt.

4.2.2 Instruktionen für das Aufmerksamkeitstraining

In den Instruktionen sind die unterschiedlichen Geräusche mit S1, S2, S3 etc. benannt. Mindestens drei dieser Geräusche sind abgrenzbare, gleich bleibende Geräusche, andere ausgewählte Geräusche stellen eine räumliche Lokalisation dar, in der kein festgelegtes und gleich bleibendes Geräusch vorhanden ist. Die folgenden Instruktionen sind eine Überarbeitung einer von Wells veröffentlichten Version (2000, S. 145–146).

Anleitung

Anleitung zur Selektiven Aufmerksamkeit

»Bitte fokussieren Sie den an der Wand angebrachten Punkt. Versuchen Sie während der gesamten Übung, Ihren Blick auf diesem Punkt zu belassen. Ich werde Sie jetzt bitten, Ihre Aufmerksamkeit auf verschiedene Geräusche innerhalb und außerhalb dieses Raumes zu richten und dies auf verschiedene Weise zu tun. Es stört nicht, wenn Ihnen Gedanken durch den Kopf gehen oder Gefühle entstehen. Das Ziel ist es zu üben, Ihre Aufmerksamkeit zu fokussieren, unabhängig davon, was sonst in Ihr Bewusstsein tritt.

Richten Sie zu Beginn die Aufmerksamkeit auf meine Stimme (S1). Achten Sie genau auf dieses Geräusch. Alle anderen Geräusche sind nicht von Bedeutung. Versuchen Sie, Ihre gesamte Aufmerksamkeit auf den Klang meiner Stimme zu richten. Ignorieren Sie alle anderen Geräusche um Sie herum. Es kann sein, dass Sie sie hören, aber versuchen Sie, Ihre gesamte Aufmerksamkeit auf den Klang meiner Stimme zu richten. Fokussieren Sie nur den Klang meiner Stimme. Kein anderes Geräusch ist von Bedeutung. Fokussieren Sie nur meine Stimme.

Richten Sie jetzt Ihre Aufmerksamkeit auf das Geräusch, das entsteht, wenn ich mit dem Finger auf den Tisch klopfe (S2). Achten Sie genau auf dieses Geräusch, kein anderes Geräusch ist von Bedeutung. (Pause). Versuchen Sie, Ihre gesamte Aufmerksamkeit auf das Klopfen zu richten. (Pause). Hören Sie genau auf das Geräusch des Klopfens. (Pause). Wenn Ihre Aufmerksamkeit abschweift oder von einem anderen Geräusch eingenommen wird, dann bringen Sie Ihre Aufmerksamkeit auf das Geräusch des Klopfens zurück. (Pause). Kein anderes Geräusch ist von Bedeutung. Richten Sie Ihre gesamte Aufmerksamkeit auf dieses eine Geräusch. (Pause). Achten Sie weiter auf dieses Geräusch und wenn Sie abgelenkt werden, dann kommen Sie mit Ihrer Aufmerksamkeit zu dem Geräusch zurück.
(Pause).

►

Jetzt richten Sie Ihre Aufmerksamkeit auf das Geräusch … (S3 z. B. das Ticken einer Uhr an der Wand). (Pause). Achten Sie genau auf dieses Geräusch, andere Geräusche sind nicht von Bedeutung. (Pause). Versuchen Sie, Ihre gesamte Aufmerksamkeit auf das Ticken der Uhr zu richten. (Pause). Achten Sie genau darauf, was für ein Geräusch die Uhr macht. (Pause). Wenn Ihre Aufmerksamkeit abschweift oder von einem anderen Geräusch eingenommen wird, dann bringen Sie Ihre Aufmerksamkeit auf das Ticken der Uhr zurück. (Pause). Kein anderes Geräusch ist von Bedeutung. Richten Sie Ihre gesamte Aufmerksamkeit auf dieses eine Geräusch. (Pause). Achten Sie weiter auf dieses Geräusch und wenn Sie abgelenkt werden, dann kommen Sie mit Ihrer Aufmerksamkeit zu ihm zurück. (Pause).

Richten Sie jetzt Ihre Aufmerksamkeit auf Geräusche außerhalb dieses Raumes, aber noch in der Nähe. Konzentrieren Sie sich auf den Raum außerhalb dieses Zimmers hinter Ihnen (S4). Achten Sie genau auf diesen Raum und versuchen Sie, die Geräusche zu entdecken, die dort vorkommen (wenn dort spezifische Geräusche vorhanden sind, lenkt der Therapeut die Aufmerksamkeit auf sie). Auch wenn dort keine Geräusche sind, bleiben Sie mit Ihrer Aufmerksamkeit bei diesem Raum. Versuchen Sie, Ihre gesamte Aufmerksamkeit auf diesen Raum zu richten. (Pause). Achten Sie genau auf Geräusche, die dort zu hören sind. (Pause). Wenn Ihre Aufmerksamkeit abzuschweifen beginnt oder von einem anderen Geräusch an einem anderen Ort eingenommen wird, dann bringen Sie Ihre Aufmerksamkeit auf diesen Raum zurück. Kein anderes Geräusch ist von Bedeutung. Richten Sie all Ihre Aufmerksamkeit auf diesen Raum und das, was Sie dort hören. Achten Sie weiter darauf und wenn Sie abgelenkt werden, dann kommen Sie mit Ihrer Aufmerksamkeit zu dem Raum zurück. (Pause).«

In gleicher Weise werden Instruktionen für zusätzliche Geräusche (S5–S7) und Räume formuliert (z. B. auf der linken Seite, auf der rechten Seite und in weiterer Entfernung).

Anleitung zur schnellen Verlagerung der Aufmerksamkeit

»Sie haben jetzt einzelne Geräusche und Orte identifiziert und Ihre Aufmerksamkeit auf sie gerichtet. Ich möchte Sie nun bitten, entsprechend meiner Anweisung mit Ihrer Aufmerksamkeit schnell zwischen den Geräuschen hin- und herzuwechseln. (Pause). Richten Sie als erstes Ihre Aufmerksamkeit auf das Klopfen (S2), kein anderes Geräusch ist von Bedeutung. (Pause). Verlagern Sie nun Ihre Aufmerksamkeit und konzentrieren Sie sich auf das, was Sie hinter sich außerhalb des Zimmers hören können (S4). (Pause). Achten Sie genau auf (S4), kein anderes Geräusch ist von Bedeutung. Jetzt richten Sie Ihre Aufmerksamkeit auf (S7), kein anderes Geräusch ist von Bedeutung. (Pause). Verlagern Sie Ihre Aufmerksamkeit erneut, dieses Mal auf das Ticken der Uhr (S3). (Pause). Jetzt achten Sie auf das Klopfen (S2). (Pause). Fokussieren Sie jetzt… (S6) (Pause), jetzt das Geräusch… (S5). (Pause). … (S4)… (S2)… (S3)… etc.«.

Anleitung zur Geteilten Aufmerksamkeit
»Zuletzt möchte ich, dass Sie Ihre Aufmerksamkeit erweitern. Machen Sie Ihre Aufmerksamkeit so weit und tief wie möglich. Versuchen Sie, alle Geräusche und alle Orte, die Sie identifiziert haben, gleichzeitig aufzunehmen. Versuchen Sie, Ihre Aufmerksamkeit gleichzeitig auf alle Geräusche zu richten, sowohl in diesem Zimmer als auch außerhalb davon. (Pause). Zählen Sie in Gedanken die Anzahl der Geräusche, die Sie gleichzeitig hören können. (Pause). Versuchen Sie, alle gleichzeitig zu hören. Zählen Sie die Anzahl der Geräusche, die Sie auf diese Weise hören können. Damit endet die Übung. Wie viele Geräusche konnten Sie gleichzeitig hören?«

4.2.3 Feedback des Patienten

Nach dem Training bittet der Therapeut den Patienten erneut, die Intensität seiner Selbstaufmerksamkeit auf der Selbstaufmerksamkeitsskala einzuschätzen. In den ersten Sitzungen wird typischerweise eine Reduktion um zwei Punkte erreicht. Wenn eine Veränderung ausbleibt, exploriert der Therapeut die zugrunde liegenden Schwierigkeiten und schlägt Korrekturen im Vorgehen vor. Das Aufmerksamkeitstraining wird dann wiederholt.

Fehlendes Verständnis für das Training kann dazu führen, dass sich die Selbstaufmerksamkeit nicht verringert. Manche Patienten versuchen während der Übung, ihre Gedanken zu steuern oder zu unterdrücken, oder sie teilen ihre Aufmerksamkeit auf und fahren während der Übung mit Sich-Sorgen oder Grübeln fort. Damit wird die Aufmerksamkeit nur teilweise externalisiert. Einige Patienten zögern, ihre mentalen Kontrollstrategien aufzugeben. Dies ist aber Voraussetzung für die vollständige Umsetzung des ATT. In diesem Fall bearbeitet der Therapeut mit dem Patienten die zugehörigen Ängste und nimmt eine kritische Überprüfung der Befürchtungen bezüglich des Strategiewechsels vor.

Der Therapeut fragt auch nach allgemeinen Erfahrungen, die möglicherweise beim Training aufgetreten sind. ATT kann eine veränderte Wahrnehmung hervorrufen, z. B. eine vorübergehend erhöhte Sensitivität für externe Stimuli. Manche Patienten machen die für sie ungewohnte metakognitive Erfahrung einer vorübergehenden mentalen Stille.

Schließlich fragt der Therapeut auch, wie schwer dem Patienten die Durchführung des Trainings gefallen ist. Der Therapeut stellt heraus, dass die Übung anspruchsvoll sein soll und Training erfordert. Er achtet auf Aussagen, die auf problematische Annahmen über den Einsatz des ATT hindeuten. Manche Patienten gehen z. B. davon aus, dass sie nicht wirksam üben, weil sie während des Trainings intrusive Gedanken oder Emotionen haben. Der Therapeut betont dann erneut, dass es nicht das Ziel des ATT ist, innere Ereignisse aus dem Bewusstsein zu entfernen, sondern die Aufmerksamkeit auf bestimmte Art zu steuern. Der Therapeut weist darauf hin, dass es sogar hilfreich ist, intrusive Gedanken und Gefühle während des Trainings zu erleben. Diese binden ja im Alltag die Aufmerksamkeit. Das Ziel ist eine flexible Kontrolle der Aufmerksamkeit gerade bei Anwesenheit dieses »inneren Lärms«.

4.2.4 Hausaufgaben

Entscheidende Komponente des Aufmerksamkeitstrainings ist das konsequente Üben als Hausaufgabe. Die Patienten werden gebeten, ein- bis zweimal am Tag zu üben. Die Übung erfordert etwa 12 Minuten. Die Patienten werden gebeten, die Übung in gleicher Reihenfolge wie in der Therapiesitzung zu wiederholen. Das Arbeitsblatt »Aufmerksamkeitstraining« (Anhang 4) dient als Gedächtnisstütze und ermöglicht, die Umsetzung des Trainings zu überwachen.

In der Sitzung werden anhand des Arbeitsblattes drei Geräuschquellen besprochen, die in der häuslichen Umgebung des Patienten gegeben sind oder installiert werden können. Sie werden auf dem Arbeitsblatt notiert, um die Compliance zu fördern. Das erste Arbeitsblatt erarbeiten Therapeut und Patient in der ersten Sitzung gemeinsam. Ein Patient entschloss sich beispielsweise, ein Radio in den Raum zu stellen, in dem er übte, und ein Rauschen zu erzeugen, indem er es zwischen zwei Kanälen einstellte. Er entschied weiterhin, Musik auf seiner Stereoanlage abzuspielen, die in einem Nachbarraum stand. Es fiel ihm aber kein drittes Geräusch für die Übung ein. Nach einem Gespräch mit seinem Therapeuten beschloss er, als weitere Geräuschquelle eine Eieruhr zu kaufen. Den Rest der Übung gestaltete er durch das Achten auf zufällige Geräusche an Orten außerhalb seines Übungsraumes. Das erste ATT-Arbeitsblatt erarbeitet der Therapeut mit dem Patienten in der ersten ATT-Sitzung.

4.2.5 Troubleshooting

Unzureichendes Üben

Das ATT-Arbeitsblatt hilft, die Übungsrate zu erhöhen. Fehlende Vertrautheit mit dem metakognitiven Modell und fehlendes Verständnis für das Aufmerksamkeitstraining kann der Grund dafür sein, dass Patienten das Üben »vergessen«, keine Zeit finden oder sich »nicht trauen«. Der Therapeut vertieft dann nochmals den metakognitiven Ansatz und erläutert den Sinn des ATT.

Fortbestehen des CAS

Einige Patienten praktizieren zwar das Aufmerksamkeitstraining, sehen es aber als hinderlich für ihre bevorzugten Strategien des Sich-Sorgens und Grübelns an. Die Motivation für die Sorgen-Komponente des CAS bleibt so bestehen. Entweder setzen diese Patienten das Sich-Sorgen und Grübeln parallel zum ATT fort. Dadurch entstehen längere Zeiträume, in denen sich der Patient mental nicht aktiv mit Geräuschen beschäftigt, weil seine Ressourcen auf das Grübeln gelenkt sind. Oder der Patient betrachtet ATT als eine lästige Pflicht, die er schnell absolviert, damit er die Aufmerksamkeit wieder dem Nachdenken über Probleme widmen kann.

Unter diesen Umständen ist es notwendig, erneut die Nachteile von Sich-Sorgen und Grübeln durchzugehen. Der Therapeut erinnert daran, dass diese Strategien die Probleme bisher nicht gelöst haben und es unwahrscheinlich ist, dass sie dies noch tun werden. Er schlägt vor, Sich-Sorgen und Grübeln aufzuschieben (s. Kap. 6 und 9).

Missbräuchliche Anwendung von Aufmerksamkeitstraining als Vermeidungsstrategie

Manche Patienten benutzen ATT als Vermeidungsstrategie. Sie setzen es ein, um sich von bestimmten Emotionen abzulenken, um Angst und Panik zu kontrollieren oder um Zwangsgedanken zu unterdrücken. Der Therapeut macht deutlich, dass das Training nicht als Bewältigungs- oder Vermeidungsstrategie gedacht ist. Hilfreich ist die Metapher, ATT als allgemeines »mentales Fitnesstraining« zu sehen.

Auch als Bewältigungsstrategie ist ATT nicht gedacht, weil es dann zu einer Technik kognitiver oder emotionaler Vermeidung wird. Beispiel: Wenn eine Katastrophe (z. B. bei Angst in Ohnmacht zu fallen) ausbleibt, wird dies fälschlicherweise auf den Einsatz des Aufmerksamkeitstrainings zurückgeführt und nicht darauf, dass Angst keine Katastrophen verursacht. Dadurch steigt die Wahrscheinlichkeit, dass problematische Überzeugungen bestehen bleiben. Deshalb erläutert der Therapeut die kontraproduktiven Effekte von ATT als aktiver Bewältigungsstrategie.

4.3 Übersicht über die erste Sitzung mit Aufmerksamkeitstraining

Die erste Sitzung hat die folgende Struktur:

1. Geben Sie Ihrem Patienten einen Überblick über die Natur des Problems. Heben Sie dabei hervor, dass psychische Störungen häufig durch schwer zu steuernde kognitive Verarbeitungsprozesse aufrechterhalten werden.
2. Geben Sie eine Einführung in ATT und nutzen Sie dabei Ihr Wissen über den Patienten.
3. Führen Sie den Patienten an eine metakognitive Sichtweise heran, machen Sie ihm die Bedeutung der Selbstaufmerksamkeit in Form von sich Sich-Sorgen und Selbstbeobachtung für seine Störung deutlich machen.
4. Überprüfen Sie, ob der Patient ATT verstanden hat und für plausibel hält. Unternehmen Sie falls nötig Schritte, um den Patienten mit den Grundlagen des ATT noch besser vertraut zu machen.
5. Erheben Sie die aktuelle Ausprägung von Selbstaufmerksamkeit mittels Selbstaufmerksamkeitsskala.
6. Leiten Sie das erste Aufmerksamkeitstraining an.
7. Erheben Sie erneut die Ausprägung der Selbstaufmerksamkeit und lassen Sie sich vom Patienten ein Feedback geben.

8. Gehen Sie mit dem Patienten das Arbeitsblatt zum Aufmerksamkeitstraining durch (Anhang 4) und planen Sie mit dem Patienten die Liste der Übungsgeräusche.
9. Bitten Sie den Patienten, Aufmerksamkeitstraining als Hausaufgabe zu üben.
10. Bitten Sie den Patienten, die Sitzung zusammenzufassen und Feedback zu geben.

Nachfolgende Sitzungen mit Aufmerksamkeitstraining

Der Therapeut bespricht mit dem Patienten in den nachfolgenden Sitzungen anhand des Arbeitsblatts die Erfahrungen mit dem Üben zuhause. Aufgetretene Probleme werden diskutiert und möglichst gelöst. Anschließend leitet der Therapeut in der Therapiesitzung eine erneute Durchführung des Aufmerksamkeitstrainings an.

Der Therapeut exploriert kognitive Prozesse, die das ATT möglicherweise stören. Diese bestehen in Sich-Sorgen, Grübeln und anderen Versuchen, innere Ereignisse zu steuern. Der Therapeut betont die Unvereinbarkeit dieser Prozesse mit dem Aufmerksamkeitstraining und bittet den Patienten, auf diese Versuche zu verzichten oder sie zu verschieben. Eine ständige Kontrolle des eigenen Körpers und Sich-Sorgen wirken sich auf die Entwicklung wirksamer mentaler Steuerung und Flexibilität störend aus. Diese Prozesse binden die Aufmerksamkeit an alte vertraute Reaktionsmuster, die Gefahren hervorheben, anstatt Kontrolle über die Aufmerksamkeit zu etablieren.

4.4 Fallbeispiel

Bei Hypochondrie sind Sorgen über körperliche Symptome und Grübeln über ihre möglichen Bedeutungen und Ursachen die wesentlichen konzeptuellen Komponenten des CAS. Auch Bedrohungsmonitoring kommt häufig vor. Die Patienten spüren in sich hinein und gehen den Körper mental nach Anzeichen und Symptomen von Krankheit durch. Sie überprüfen bestimmte Körperregionen (z. B. Abtasten des Bauchraums), kontrollieren körperliche Prozesse, prüfen ihre geistige Funktionsfähigkeit (z. B. das Gedächtnis für Namen) und informieren sich in Medien über Symptome. Dysfunktionale Bewältigungsstrategien wie etwa lange Ruhepausen, Vermeiden körperlicher Belastung, Einnehmen von Medikamenten, Versuche autonome physiologische Funktionen wie z. B. die Atmung zu steuern und das Vermeiden medizinischer Informationen sind charakteristisch.

Beispiel: Ein 43-jähriger Mann, der unter Hypochondrie und Panikattacken litt, wurde mit ATT behandelt. Der Patient beschrieb eine Reihe von Symptomen, wie Bauchschmerzen, Brustschmerzen, Herzrhythmusstörungen, Schwindelanfälle und Gefühle der Unwirklichkeit (Dissoziation). Die Symptome, die ihm zurzeit die meisten Sorgen machten, waren das Gefühl der Unwirklichkeit und der Brustschmerz. Mehrere gründliche Untersuchungen waren ohne medizinischen Befund. Der Patient beschäftigte sich dennoch intensiv mit der Möglichkeit, dass die Untersuchungen versagt haben könnten und eine ernsthafte Erkrankung unerkannt geblieben war.

Der Therapeut schlug vor, ATT auszuprobieren, um festzustellen, ob es in der Lage wäre, die exzessiven, auf den eigenen Körper fokussierten kognitiven Prozesse des Patienten zu reduzieren. Er erklärte dem Patienten, dass die Angst um seine Gesundheit zu einer übermäßigen Beschäftigung mit seinem Körper führe. Angst und intensive Beschäftigung mit dem eigenen Körper erzeugten ein verändertes Körperbewusstsein, das wiederum selbst für die Entstehung von Symptomen auf verschiedenen Ebenen verantwortlich sein könne. Diese kognitiven Prozesse müssten erst unter Kontrolle gebracht werden, bevor eine weitere medizinische Untersuchung in Erwägung gezogen werden sollte. Die Rolle kognitiver Prozesse für die Beschwerden des Patienten wurde herausgearbeitet. Der Therapeut fragte ihn, was mit seiner Angst passiert, wenn er die Aufmerksamkeit auf seinen Körper richtet (»Sind Sie sich Ihrer Symptome mehr oder weniger bewusst?«). Der Therapeut explorierte, dass sich die Symptome intensivierten, wenn sich der Patient intensive Sorgen um seine Gesundheit machte, aber im Gegensatz dazu nachließen, wenn der Patient ganz von einer Aufgabe bei der Arbeit eingenommen war.

Der Therapeut schlug ein Verhaltensexperiment vor, um zu verdeutlichen, wie ein durch Aufmerksamkeit verändertes Körperbewusstsein im Weiteren die Wahrnehmung beeinflussen kann. Der Patient wurde gebeten, auf seine Fingerspitzen zu achten, um herauszufinden, ob dort irgendwelche Empfindungen vorhanden waren. Der Patient beschrieb ein kribbelndes Gefühl. Der Therapeut bat den Patienten nun, bewusst auf seine Fingerspitzen zu achten. Das kribbelnde Gefühl allerdings sollte er dabei aus seinem Bewusstsein ausschließen. Der Patient entdeckte, dass er jetzt nicht mehr in der Lage war, seine Fingerspitzen bewusst wahrzunehmen, das kribbelnde Gefühl dabei aber nicht wahrzunehmen. Dies half ihm zu verstehen, dass die Aufmerksamkeit auf den Körper und die permanente Beschäftigung mit einer Wahrnehmung die Aufmerksamkeit auf diese fixieren kann und das nachfolgende Bewusstsein verändert.

Es wurde noch ein weiteres Gedankenexperiment eingesetzt, um zu zeigen, dass ein persönlicher Bezug zu Dingen die Aufmerksamkeit auf sie fixiert. Der Therapeut fragte den Patienten, ob ihm nach seinem letzten Autokauf etwas Merkwürdiges aufgefallen sei, dass nämlich plötzlich viel mehr Menschen das gleiche Modell fuhren, als er zuvor angenommen hatte. Mit dieser Beobachtung wurde illustriert, wie persönliche Bedeutungszuweisung dazu führt, dass man das Ereignis häufiger erlebt, obwohl sich objektiv nichts verändert hat. Dies gilt für das bewusste Wahrnehmen bestimmter Autos oder im Fall des Patienten für seine Symptome. Im Anschluss an diese Gedankenexperimente wurden die Grundlagen des ATT vorgestellt. Es wurde betont, wie wichtig es sei, die Kontrolle über die Aufmerksamkeit zurückzugewinnen, Sorgenprozesse zu reduzieren und die körperlichen Symptomen zugeschriebene Bedeutung zu verändern. Dadurch kann dann auch das Körperbewusstsein wieder zu seinem Normalzustand zurückkehren.

Das ATT wurde über acht Sitzungen praktiziert. In der dritten Sitzung führte der Therapeut zusätzlich das Aufschieben von Sorgen ein. Er schlug dem Patienten vor, die Überprüfung seines Körpers grundsätzlich aufzugeben. Dies bedeutete insbesondere, sich nicht mehr den Puls zu fühlen und darauf zu verzichten, den gesamten Körper mental durchzugehen, wie er es normalerweise mehrmals täglich tat.

In späteren Sitzungen wurden die positiven metakognitiven Überzeugungen kritisch überprüft, die der Patient bezüglich der Wichtigkeit hatte, Körpersymptome zu fokussieren und sich über sie zu sorgen. Dieses Beispiel illustriert die zentrale Rolle des Aufmerksamkeitstrainings bei Metakognitiver Therapie der Hypochondrie.

4.5 Neuausrichtung der Aufmerksamkeit (Situational Attention Refocusing, SAR)

Neuausrichtung der Aufmerksamkeit ist eine Technik zur Veränderung von Aufmerksamkeitsprozessen, die sich von ATT in ihrem Ziel und ihrem Wesen unterscheidet. Während ATT darauf abzielt, die Kontrolle über Exekutivfunktionen wiederherzustellen und perseverierende Denkprozesse zu unterbrechen, ist SAR darauf ausgerichtet, die Verarbeitung von Informationen zu fördern, die inkompatibel mit den dysfunktionalen Überzeugungen des Patienten sind (beispielsweise bei der sozialen Phobie), oder um dem Bedrohungsmonitoring von Patienten mit PTBS entgegenzuwirken.

SAR hilft dem Patienten, in belastenden oder problematischen Situationen hilfreiche Bewertungen und Überzeugungen zu entwickeln. Neuausrichtung der Aufmerksamkeit ist keine Bewältigungsstrategie zur Vermeidung von Emotionen. Sie dient dazu, dysfunktionale Aufmerksamkeitsmuster zu unterbrechen, die in unrealistischer Weise den Eindruck von Gefahr aufrechterhalten. Sie fördert die Aufnahme neuer Informationen ins Bewusstsein und verändert dadurch Überzeugungen.

Neuausrichtung der Aufmerksamkeit ist Bestandteil der Behandlung der sozialen Phobie (Clark & Wells, 1995; Wells & Papageorgiou, 1998a) und der posttraumatischen Belastungsstörung (Wells & Sembi, 2004b). In einer Studie von Wells und Papageorgiou (1998a) nahmen Patienten mit einer sozialen Phobie an einer Expositionssitzung teil, in der sie mit einer Angst auslösenden sozialen Situation konfrontiert waren. In der Neuausrichtung-der-Aufmerksamkeit-Bedingung sollte die Aufmerksamkeit auf die Umgebung gerichtet werden, etwa auf die Farbe von Haaren oder Augen der anderen Personen. Dieses Vorgehen wurde mit einer Expositionssitzung mit einem üblichen Habituationsrational verglichen. Die Exposition mit der Neuausrichtung der Aufmerksamkeit war effektiver hinsichtlich der Reduktion negativer Überzeugungen, der Reduktion von Angst und einer Veränderung des Selbstbildes.

Neuausrichtung der Aufmerksamkeit kann explizit zur Veränderung von Überzeugungen eingesetzt und als Komponente von Verhaltensexperimenten eingesetzt werden. Patienten mit einer sozialen Phobie glauben beispielsweise oft, dass jeder den Blick auf sie richte. Sie geben an, dass sie sich dieser Aufmerksamkeit bewusst sind. Dieses Bewusstsein beruht jedoch nicht auf der Beobachtung des Verhaltens anderer Menschen, sondern entsteht intuitiv aus Selbstbeobachtung. Der kognitive Verarbeitungsprozess des Patienten ist dabei so konfiguriert, dass er nicht selbst in der Lage ist,

die Wahrheit herauszufinden, d. h., dass er gar nicht im Mittelpunkt der Aufmerksamkeit anderer Menschen steht.
In der Behandlung ist es empfehlenswert, den Patienten zu bitten, Angst auslösende soziale Situationen aufzusuchen. Dabei soll er aktiv die Aufmerksamkeit auf andere Personen richten, um herauszufinden, wie viele Personen tatsächlich den Blick auf ihn richten. Der Patient soll zudem absichtlich Fehler machen (z. B. etwas fallen lassen) oder Zeichen von Angst zeigen. Dadurch erhält er die Möglichkeit herauszufinden, wie andere Menschen unter negativen Bedingungen tatsächlich reagieren. Das bewusste Demonstrieren von Angstsymptomen oder Fehlern in Verbindung mit der Neuausrichtung der Aufmerksamkeit sind Beispiele für diskonfirmatorische Verhaltensweisen oder Verhaltensexperimente, wie sie in Kapitel 3 beschrieben wurden. Sie führen aktiv zu einer kritischen Überprüfung von Vorhersagen und Überzeugungen.

Bei einer PTBS haben Patienten eine erhöhte Sensitivität für Gefahren und fokussieren ihre Aufmerksamkeit auf gefährliche Aspekte der Umgebung, um dadurch Bedrohungen zu minimieren. Unglücklicherweise erzeugt gerade dies ein Bewusstsein ständig gegenwärtiger Gefahr und Verwundbarkeit, und die Angst wird aufrechterhalten. Bei der Neuausrichtung der Aufmerksamkeit schlägt der Therapeut dem Patienten vor, Bedrohungsmonitoring in Momenten, die ihn an das Trauma erinnern, zu registrieren und zu stoppen. Der Patienten wird gebeten, auf neutrale oder Sicherheitssignale in der Umgebung zu achten. Dadurch kehren Verarbeitungsprozesse in einen normalen Zustand zurück, kognitiven Verzerrungen wird entgegengewirkt und eine hilfreiche Steuerung der Aufmerksamkeit wieder eingeübt. Eine Patientin hielt beispielsweise immer nach zu schnell fahrenden Fahrzeugen Ausschau, wenn sie sich einer Kreuzung näherte, da sie einen Unfall befürchtete. Sie wurde gebeten, auf Fahrzeuge zu achten, die ihr Tempo verlangsamten oder bereits standen. Sie stellte schnell fest, dass das Bedrohungsmonitoring dazu führte, dass sie die tatsächlichen Merkmale einer Situation übersah. Sie vergewisserte sich so, dass Kreuzungen im Normalfall sicher und nicht gefährlich waren.

Schlussfolgerungen

In diesem Kapitel wurden die Ziele und die Umsetzung von Strategien zur Veränderung der Aufmerksamkeit im Rahmen der Metakognitiven Therapie beschrieben. Es gibt allerdings Hinweise darauf, dass das Aufmerksamkeitstraining auch für sich genommen wirksam sein kann (s. Kap. 10).

Das Aufmerksamkeitstraining (ATT) und die Neuausrichtung der Aufmerksamkeit (SAR) verfolgen unterschiedliche Ziele.

ATT dient dazu, Exekutivfunktionen zu stärken und perseverierende, selbstfokussierte kognitive Prozesse zu unterbrechen. Neuausrichtung der Aufmerksamkeit verbessert den Zugriff auf diskonfirmatorische Informationen und korrigiert Aufmerksamkeitsstrategien, die in bestimmten Situationen kontraproduktiv sind; sie verändert beispielsweise das Bedrohungsmonitoring.

Die Veränderung von Aufmerksamkeitsprozessen hat einen erheblichen Einfluss auf Metakognition. Sie stärkt die Steuerung und Kontrolle von kognitiven Verarbeitungsprozessen und erhöht die bei psychischen Störungen beeinträchtigte Flexibilität. Die Erforschung von Aufmerksamkeitsstrategien, Aufmerksamkeitsprozessen und ihrer Verknüpfung zu aufrechterhaltenden Prozessen der Psychopathologie eröffnet eine große Bandbreite neuer therapeutischer Möglichkeiten. Wie dieses Kapitel zeigt, kann eine Veränderung von Aufmerksamkeitsprozessen erreicht werden. Es geht dabei nicht um einfache Ablenkung, die Metakognitive Therapie strebt vielmehr eine Veränderung der zentralen Steuerungsprozesse an. Sie macht maladaptive Stile der kognitiven Verarbeitung rückgängig und fördert die Aufnahme von Informationen, die für Adaptationsprozesse günstig sind. Bei SAR ist die Veränderung der Aufmerksamkeit eine Grundlage für die Implementierung von Exposition im metakognitiven Kontext. Das Ziel besteht in der Steuerung von kognitiven Prozessen in einer Weise, die den Erwerb von neuen Verarbeitungsstrategien erleichtert und den Zugang zu korrektiven Informationen ermöglicht.

Der metakognitive Ansatz hebt die Bedeutung von Steuerungsfunktionen bei der Behandlung psychischer Störungen hervor. Er geht davon aus, dass diese durch die Entwicklung von Aufmerksamkeitstechniken wie das Aufmerksamkeitstraining gestärkt werden. Eine verbesserte flexible Kontrolle der Aufmerksamkeit ermöglicht einem Menschen, seine Überzeugungen zu verändern. Mit flexibler Steuerung kognitiver und emotionaler Prozesse gelingt es, bedrohliche Dinge auf adaptive Weise zu verarbeiten (z. B. Kritik, intrusive Gedanken) und emotionale Prozesse zu modulieren, ohne das komplette CAS auszulösen.

Eine deutschsprachige Audiodatei des ATT ist erhältlich unter www.metakognitive-therapie.de, eine englischsprachige unter www.mct-institute.com.

5 Detached Mindfulness (DM, Losgelöste Achtsamkeit)

Das Konzept der Detached Mindfulness (DM, Losgelöste Achtsamkeit) ist bereits in Kapitel 1 kurz eingeführt worden. In diesem Kapitel stellen wir das Konzept detaillierter vor und beschreiben zehn Techniken, die in der Metakognitiven Therapie eingesetzt werden können, um Patienten dabei zu unterstützen, die metakognitive Strategie der DM zu entwickeln und flexibel anzuwenden.

DM wurde ursprünglich von Wells und Matthews (1994) beschrieben. Das Konzept befasst sich damit, wie sich ein Mensch zu seinen Kognitionen in Beziehung setzen und eine flexible Kontrolle über kognitive Verarbeitung und Aufmerksamkeit entwickeln kann. Das in Kapitel 4 beschriebene ATT (Attention Training Technique) ist eine spezifische Strategie, um die flexible Kontrolle der Aufmerksamkeit zu verbessern. Es dient dazu, problematische Wege, auf innere Ereignisse Bezug zu nehmen, zu verlassen. Im Gegensatz dazu strebt DM die Entwicklung eines Metabewusstseins an, in dem die konzeptuelle kognitive Verarbeitung ausgesetzt werden kann und eine Trennung des Selbst von kognitiven Ereignissen erfolgt.

DM ist ein Zustand der bewussten Wahrnehmung innerer Ereignisse. Im Zustand der DM wird auf Bewertungen, Kontrollversuche, Unterdrückung von Gedanken oder Emotionen oder Reaktionen auf der Ebene des Verhaltens verzichtet. Zum Beispiel kann die Entscheidung getroffen werden, sich als Reaktion auf einen intrusiven Gedanken keine Sorgen zu machen, sondern dem Gedanken zu erlauben, seinen eigenen mentalen Raum einzunehmen. Dabei erfolgt keine weitere Handlung oder Interpretation in dem Wissen, dass es sich lediglich um ein mentales Ereignis handelt (Wells, 2005b).

DM hat zwei wesentliche Komponenten:

(1) Bewusste Wahrnehmung auf der Metaebene und
(2) Losgelöstheit (Detachment).

Im Folgenden werden wir die beiden Komponenten genauer betrachten.

Bewusste Wahrnehmung auf der Metaebene bezieht sich speziell auf innere Ereignisse, also Gedanken, Überzeugungen, Erinnerungen und metakognitive Erfahrungen wie beispielsweise das »Feeling of Knowing«. Dabei kann die Aufmerksamkeit flexibel auf innere Ereignisse gerichtet werden, ohne an irgendeinem Ereignis haften zu bleiben.

Der Begriff der Losgelöstheit (Detachment) bezieht sich auf zwei weitere Faktoren:

(1) Der Verzicht auf eine Auseinandersetzung mit dem inneren Ereignis. Es erfolgen also keine Bewertungen oder Bewältigungsversuche als Reaktion auf das innere Ereignis. Detached Mindfulness (DM) ist die Antithese zum Cognitive Attentional Syndrome (CAS). Sie bedeutet den Verzicht auf eine Auseinandersetzung mit

inneren Ereignissen auf der konzeptuellen Ebene oder der Verhaltensebene, bedeutet das Unterlassen von Sich-Sorgen, Grübeln, Unterdrücken oder Vermeiden von Gedanken, Bedrohungsmonitoring oder von Bewältigungsstrategien als Reaktion auf Kognitionen.

(2) Das Erleben innerer Ereignisse als vom eigenen Selbst unabhängig. Es wird also eine Perspektive auf das innere Ereignis eingenommen, bei der das Bewusstsein losgelöst ist vom inneren Ereignis. Das Selbst ist der bewusste Beobachter des Gedankens oder der Überzeugung. Das folgende Beispiel eines Patienten mit einer Zwangsstörung soll helfen, das Konstrukt der Losgelöstheit zu verstehen.

Th: Es klingt so, als ob Sie oft Gedanken über Kontamination haben.
P: Ja, jedes Mal, wenn ich einen Fleck sehe, denke ich, »das muss kontaminiert sein« oder »ich bin kontaminiert«.
Th: Wie bewusst sind Sie sich dessen, dass Sie wiederholt »es muss kontaminiert sein« denken?
P: Ich denke es immer, wenn ich einen Fleck sehe.
Th: Natürlich. Aber wie oft halten Sie inne und reflektieren bewusst die Tatsache, dass Sie wieder diesen Gedanken gehabt haben?
P: Nie, ich handle sofort und versuche, Schaden abzuwenden.
Th: Das Erste, was Sie tun können, ist einfach innezuhalten und sich willentlich bewusst zu werden, dass Sie diesen Gedanken haben. Das nennt man bewusste Wahrnehmung.
P: Ja, aber was ist, wenn der Gedanke wahr ist?
Th: Unabhängig davon, ob der Gedanke wahr ist oder nicht, ist er immer noch ein Gedanke.
P: Ja, aber ich kann ihn nicht ignorieren.
Th: Es geht nicht darum, ihn zu ignorieren. Ich möchte, dass Sie den Gedanken bewusst als einen Gedanken in Ihrer Psyche wahrnehmen, den Sie beobachten können. Ich möchte, dass Sie ihn achtsam beobachten.
P: Wie kann ich wissen, dass es nur ein Gedanke ist?
Th: Was könnte es denn sonst sein?
P: Nun ja, es könnte wahr sein.
Th: Ob es wahr ist oder nicht, es wird immer ein Gedanke bleiben. Ob es wahr ist oder nicht, ich möchte, dass Sie üben, sich von dem Gedanken zu lösen und ihn als einen Gedanken wahrzunehmen, der getrennt von Ihrem Selbst ist.
P: Ich bin nicht sicher, ob ich weiß, was Sie meinen.
Th: Können Sie den Gedanken, »ich bin kontaminiert« jetzt haben?
P: Ja.
Th: Schauen Sie auf den Fleck auf dem Fußboden. Können Sie nun Ihre Augen schließen und den Gedanken »ich bin kontaminiert« haben?
P: Okay.
Th: Richten Sie jetzt Ihre Aufmerksamkeit auf den Gedanken. Tun Sie nichts, um ihn zu verändern. Treten Sie innerlich einen Schritt zurück und beobachten Sie den

Gedanken. Während Sie das tun, konzentrieren Sie sich darauf, wo Sie als Beobachter sind, der diesen Gedanken gerade in Ihrem Kopf betrachtet. Können Sie ihn als einen Gedanken betrachten, der losgelöst ist von Ihrem Selbst?

P: Ja, kann ich.

Th: Möglicherweise können Sie sich in Zukunft in gleicher Weise von Ihren Gedanken lösen?

P: Ja, aber ich werde trotzdem noch waschen müssen.

Th: Die Loslösung von dem Gedanken beinhaltet, ihn aus der Beobachterperspektive zu betrachten und alle Reaktionen auf ihn zurückzustellen. Wie lange können Sie das Waschen aufschieben?

P: Ich bin nicht sicher.

Th: Was halten Sie davon, es erst einmal für eine Stunde aufzuschieben?

In diesem Beispiel führt der Therapeut das Konzept der Detached Mindfulness ein. Der Patient lernt, sein subjektives Bewusstsein für das Auftreten von Gedanken über Kontamination zu steigern. Dieses Bewusstsein baut ein Gerüst und leitet den Wechsel vom Objektmodus, in dem die Gedanken mit den Dingen verschmolzen sind, zum metakognitiven Modus ein, in dem Gedanken innere Ereignisse sind. In diesem Prozess ermutigt der Therapeut den Patienten, davon abzusehen, ob der Gedanke nun einer Tatsache entspricht oder nicht. Er betont, dass der Gedanke unabhängig von seinem Wahrheitsgehalt ein Gedanke bleibt. Die Hauptaufgabe des Patienten besteht darin, sich bewusst zu werden, dass der Gedanke ein mentales Ereignis ist und dies auch so zu erleben.

5.1 Zielsetzungen bei der Anwendung von Detached Mindfulness (DM)

Detached Mindfulness wird eingesetzt, um den Patienten dabei anzuleiten, vom Objektmodus des Erlebens in den metakognitiven Modus zu gelangen. Sie hilft, perseverierende kognitive Verarbeitungsprozesse in Form von Sich-Sorgen oder Grübeln zu unterbrechen. Sie erhöht die Kontrolle über die Aufmerksamkeit und ermöglicht dem Patienten, den Einfluss von Gedanken auf sein Selbstkonzept aufzuheben.

Die Wirksamkeit von DM hängt sehr davon ab, mit welcher Begründung sie eingeführt wird, ob der Patient diese Begründung versteht und für plausibel erachtet und wie sie umgesetzt wird. Entscheidend ist, dass Detached Mindfulness nicht als emotionale oder kognitive Vermeidungsstrategie eingesetzt wird. Ein Patient könnte DM beispielsweise zur Kontrolle von »gefährlichen Gedanken« einsetzen und dadurch seine Überzeugung, dass Gedanken schädlich sein können, aufrechterhalten. DM würde so zu einer weiteren Form dysfunktionaler Gedankenkontrolle. Stattdessen geht es bei DM um eine neue Beziehung zu Gedanken und eine neue Art des Erlebens von Gedanken. DM ist eine Strategie des Nicht-Handelns, sowohl auf der Ebene des beobachtbaren wie des nicht-beobachtbaren Verhaltens. Sie ist die Antithese zu

Bewältigungsstrategien oder dem CAS (Cognitive Attentional Syndrome). Das Erleben der Detached Mindfulness bedeutet Abkopplung des Selbst von den Inhalten des Bewusstseins als grundlegendere und tiefere Erfahrung. Letzteres kann insbesondere dann hilfreich sein, wenn bewusst wahrgenommene Gedanken oder Emotionen mit dem Selbstkonzept verschmolzen sind.

5.2 Elemente der Detached Mindfulness (DM)

DM ist ein Zustand inneren Bewusstseins, der auftritt, wenn auf intentionale, konzeptuelle kognitive Verarbeitung verzichtet wird. Dabei werden Gedanken bewusst als transiente mentale Ereignisse erlebt, die unabhängig von der Realität und unabhängig vom eigenen Selbst existieren. Bewusstsein ohne konzeptuelle kognitive Verarbeitung erfordert inhibitorische metakognitive Kontrolle von analytischen und perseverierenden Formen des Denkens. Losgelöste Achtsamkeit bedeutet Bewusstsein, ohne dass das Selbst innere Ereignisse bewertet.

DM besteht aus folgenden psychologischen Elementen:

(1) Bewusste Wahrnehmung von Gedanken auf der Metaebene
(2) Kognitive Dezentrierung: Verständnis von Gedanken als Ereignis, das unabhängig von Tatsachen ist
(3) DM und Kontrolle: die Aufmerksamkeit bleibt flexibel und haftet nicht an irgendeiner Sache an
(4) Wenig konzeptuelle Verarbeitung: Verzicht auf Analysen oder inneren Dialog, der auf die Erforschung von Bedeutungen ausgerichtet ist
(5) Wenig zielgerichtete Bewältigungsverhaltensweisen: Verzicht auf zielgerichtetes Verhalten, um vermeintliche Gefahren zu vermeiden oder zu beseitigen
(6) Veränderte Selbstwahrnehmung: Bewusste Wahrnehmung des Selbst als Beobachter, der losgelöst ist von seinen Gedanken und Überzeugungen.

5.3 Ein Informationsverarbeitungsmodell der Detached Mindfulness

Fortschritte in der Entwicklung von wirksamen erlebnisorientierten Psychotherapietechniken sind am ehesten zu erwarten, wenn die Ziele und Auswirkungen dieser Techniken mit Hilfe des Informationsverarbeitungsmodells analysiert werden. DM basiert auf einem solchen Ansatz (Wells, 2005b), der im Folgenden kurz vorgestellt wird (s. Abb. 5.1).

DM soll auf das CAS und die ihm zugrunde liegenden metakognitiven Prozesse und metakognitives Wissen Einfluss nehmen. Sie setzt bei der Wechselwirkung zwischen den kognitiven und metakognitiven Subsystemen an.

Das metakognitive Subsystem besteht aus Informationen über Kognitionen und kognitive Prozesse, die als eine Art Bibliothek aus Wissen oder Überzeugungen gespeichert sind und jederzeit zur Verfügung stehen, um das Denken zu interpretieren

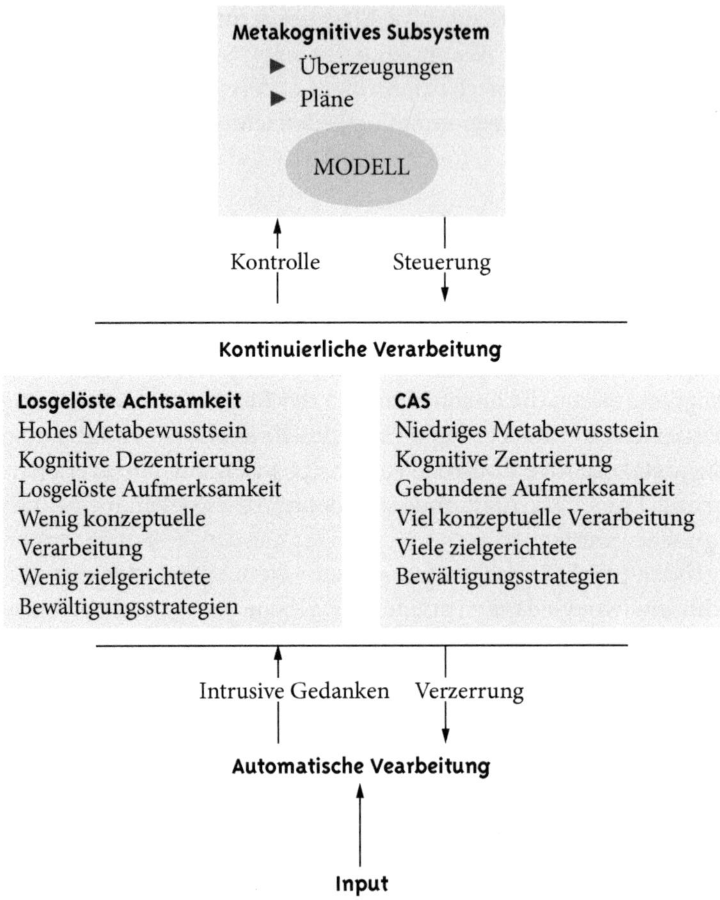

Abbildung 5.1 Ein metakognitives Modell der Detached Mindfulness, basierend auf dem S-REF-Modell (nach Wells, 2005b; s. auch Abschn. 1.3)

oder zu steuern. Es besteht auch aus einem Modell der fortlaufenden kognitiven Verarbeitungsprozesse, die es steuert und kontrolliert, um bestimmte Ziele zu erreichen. Die Beziehung zwischen metakognitivem und kognitivem Subsystem kann als kontinuierlicher, reziproker Informationsaustausch verstanden werden, der, wie Nelson und Narens (1990) postulieren, Steuerung und Kontrolle beinhaltet.

Das metakognitive Subsystem verfügt über ein mentales Modell des kognitiven Subsystems. Dieses Modell baut auf das Monitoring und fortlaufende Verarbeitung von Ereignissen im Bereich der gewöhnlichen Kognitionen auf. Das Modell repräsentiert den Status der gewöhnlichen Kognitionen in Bezug auf eine Reihe von Zielen. Es benötigt nicht nur ein Feedback in Echtzeit der aktuell ablaufenden kognitiven Prozesse, sondern auch den Zugriff auf Wissen aus dem Langzeitgedächtnis.

Wir nehmen an, dass folgende Parameter der Informationsverarbeitung erfüllt sein müssen, um DM zu erreichen:

(1) Aktivierung von passendem Wissen und Plänen zur Steuerung und Kontrolle des Denkens,
(2) ein mentales Modell des Zustands von DM,
(3) fortlaufende Steuerung und Kontrolle des Zustands der DM
(4) ausreichende Kapazität der Aufmerksamkeit und Flexibilität der Exekutivfunktionen, um die Implementierung von DM zu ermöglichen,
(5) Entwicklung eines angemessenen Modells des Selbst; dabei ist das Selbst losgelöst und unabhängig von individuellen negativen Kognitionen (Überzeugungen und Gedanken).

Diese Eigenschaften und Voraussetzungen von DM bilden die Grundlage für die Entwicklung von spezifischen theoriebasierten Techniken. Die Effekte von verschiedenen psychotherapeutischen Behandlungstechniken können in Begrifflichkeiten dieses *a priori* Modells gefasst werden. Die Identifikation automatischer Gedanken durch den Einsatz eines Gedankenprotokolls kann beispielsweise die metakognitive Steuerung und Kontrolle aktueller kognitiver Prozesse stärken, eine dezentrierte Haltung ermöglichen und dadurch metakognitive Fertigkeiten verbessern. Allerdings würde diese Intervention weiteren Kriterien der DM wie Losgelöstheit der Aufmerksamkeit, geringe Ausprägung von konzeptueller Verarbeitung oder von zielgerichtetem Bewältigungsverhalten nicht genügen. Wenn der Therapeut den Patienten anleitet, Gedanken kritisch zu überprüfen, unterstützt er die Aktivierung von Wissen und Plänen, die auf eine konzeptuelle Verarbeitung der Gedanken ausgerichtet sind. Dies ist mit DM unvereinbar.

Das Modell (vgl. Abb. 5.1) und die darin benannten Bedingungen für DM legen nahe, dass ein Mensch geeignete Pläne zur Kontrolle und Steuerung des Denkens benötigt. Die vorhandenen Pläne können ungeeignet oder unterentwickelt sein, was bedeutet, dass anfänglich ein Training zur Förderung der Kontrollpläne notwendig ist, z. B. ein Aufmerksamkeitstraining. Viele Menschen haben ein intellektuelles Konzept von Achtsamkeit. Es ist jedoch nicht auf der metakognitiven Ebene verankert, so dass es sie nicht dabei anleitet, diesen Zustand auch zu erleben. Um den Erwerb eines metakognitiven Modells von Achtsamkeit zu erreichen, kann man den Patienten anleiten, kognitive Ereignisse bewusst zu fokussieren. Er kann beispielsweise Gedanken zählen oder freie Assoziationsaufgaben durchführen.

Losgelöstheit lässt sich durch Übungen trainieren, in denen
(1) die aktive konzeptuelle Verarbeitung und Kontrolle aufgeschoben wird und
(2) das Selbst als losgelöst von Gedanken erlebt wird.

Dies wird bei den Techniken berücksichtigt, die wir noch vorstellen werden (s. Abschn. 5.5).

5.4 Detached Mindfulness und andere Definitionen der Achtsamkeit

In der psychologischen Literatur wird der Begriff Achtsamkeit (Mindfulness) auf sehr heterogene Weise benutzt. Er wurde unter anderem mit einem Zustand aufwändiger und bewusst kontrollierter Verarbeitung in Verbindung gebracht (Shiffrin & Schneider, 1977), also einem Zustand, der das Gegenteil von Achtsamkeit in der Metakognitiven Therapie bedeutet. Unachtsamkeit (Mindlessness) wird gleichgesetzt mit gewohnheitsmäßigen oder automatisierten Verarbeitungsprozessen. Auch diese Charakterisierung unterscheidet lediglich zwischen kontrollierter versus automatisierter Verarbeitung. Sie beinhaltet keine Metakognition und keine bewusste Wahrnehmung von Gedanken, wie es bei DM der Fall ist.

Die Heterogenität der Definitionen von Achtsamkeit innerhalb der psychologischen und psychotherapeutischen Literatur wird in den Fragebögen zu diesem Konstrukt deutlich. Brown und Ryan (2003) beispielsweise entwickelten die Mindful Attention Awareness Scale (MAAS), um die Charakteristika des Bewusstseins zu erheben, die mit Wohlbefinden in Verbindung stehen. Viele Fragen beziehen sich auf die Neigung, Informationen nicht wahrzunehmen und sich wie mit einem eingeschalteten Autopiloten zu verhalten (z. B. »Ich kann Emotionen erleben und mir dessen erst einige Zeit später bewusst werden«; »Ich neige dazu, schnell zu gehen, um dorthin zu kommen, wohin möchte. Dabei achte ich nicht darauf, was ich auf dem Weg erlebe«). Es besteht eine Ähnlichkeit mit anderen psychologischen Konzepten, wie z. B. den kognitiven Fehlern, die mit dem Cognitive Failures Questionnaire (Broadbent, Cooper, Fitzgerald & Parkes, 1982) gemessen werden, ein Maß für tägliche kognitive Fehlleistungen. In diesen Ansätzen wird Achtsamkeit mit der Ausprägung und Effizienz von Aufmerksamkeit in Verbindung gebracht, wobei die Abgrenzung zu verwandten Konstrukten nur sehr ungenau erfolgt.

Das Konzept der Achtsamkeit wird auch mit dem Konzept der Akzeptanz verknüpft (z. B. Hayes, Strosahl & Wilson, 1999). Dabei geht es um das Annehmen von Gedanken als Gedanken und von Gefühlen als Gefühlen ohne die Notwendigkeit, sie zu vermeiden. Dieser Ansatz ist konzeptuell mit DM verwandt. Er beinhaltet jedoch nicht den Verzicht auf Sich-Sorgen und Grübeln.

Bishop und Mitarbeiter (2004) schlagen eine operationalisierte Definition von Achtsamkeit vor, die aus zwei Komponenten besteht:

(1) Kontrolle der Aufmerksamkeit. Sie soll auf das aktuelle Erleben gerichtet sein und dadurch ein besseres Erkennen von mentalen Ereignissen im Hier und Jetzt ermöglichen.
(2) Einnehmen einer Haltung von Neugierde, Offenheit und Akzeptanz gegenüber den Erfahrungen in der Gegenwart.

Die erste Komponente ist auch ein Merkmal von DM und impliziert ein verbessertes metakognitives Bewusstsein. Allerdings beinhaltet diese Definition nicht die Wahrnehmung des Selbst als losgelöst von inneren Ereignissen, wie es bei DM der Fall ist. Die zweite Komponente führt weiter weg von DM und führt das Konzept von Neugier und Akzeptanz ein. Es ist nicht klar, wie diese Zustände erreicht werden können, aber sie benötigen wahrscheinlich die aktive Beschäftigung mit Gedanken, was definitiv kein Merkmal von DM ist.

Achtsamkeit ist auch bekannt als ein Begriff der buddhistischen Meditation (z. B. Kabat-Zinn, 1994). Es bestehen einige Ähnlichkeiten zwischen DM und den aus der Meditation abgeleiteten Konzepten von Achtsamkeit, aber es bestehen auch Unterschiede.

Aus der Perspektive der Meditation wurde Achtsamkeit beschrieben als »eine bestimmte Art der Aufmerksamkeit, die wirkungsvoll ist, im gegenwärtigen Moment verankert und nicht bewertend« (Kabat-Zinn, 1994, S. 4). Dies ist eine sehr breite Beschreibung, die einige Teile von DM und auch des Aufmerksamkeitstrainings abdeckt (Wells, 1990), aber auch einige wesentliche Charakteristika vermissen lässt.

In den Arbeiten von Kabat-Zinn (1990, 1994) wird Achtsamkeit mit Aufmerksamkeit gleichgesetzt. Die Aufmerksamkeit auf den Atem wird eingesetzt, um eine direkte Erfahrung des Augenblicks zu erleben, von Moment zu Moment, ohne über ihn nachzudenken. Dies beinhaltet, den Strom der Gedanken bewusst wahrzunehmen, ohne ihn zu bewerten, Vertrauen in das Selbst zu kultivieren, loszulassen und die Dinge so zu akzeptieren, wie sie sind. Diese Idee von Achtsamkeit ist viel allgemeiner als das Konzept der DM. Obwohl sie auf Bewusstsein ohne Denken Bezug nimmt, ist sie unpräzise und auf eine gewisse Art widersprüchlich. Sie erfordert tägliches Üben und Konzentration auf den Atem, um die Aufmerksamkeit zu verankern. Dies kann auf den Körper fokussierte kognitive Verarbeitungsprozesse in Gang setzen. Es ist schwer, das Vertrauen in das Selbst zu kultivieren und Akzeptanz zu üben, ohne gleichzeitig Bewertungen vorzunehmen. Die Eigenschaften von Achtsamkeit, wie sie in der Meditation praktiziert wird, weisen gewisse Widersprüche auf. Achtsamkeit in der Meditation unterscheidet sich in einigen Merkmalen von DM, die Bewertungen und das Fokussieren des Körpers meidet.

Die konzeptuellen und praktischen Unterschiede zwischen DM und anderen Definitionen von Achtsamkeit können wie folgt zusammengefasst werden:

- DM beinhaltet keine Meditation.
- DM erfordert kein ausgiebiges, regelmäßiges Üben.
- DM erfordert keine zusätzlichen Elemente wie die Intensivierung der bewussten Wahrnehmung des gegenwärtigen Augenblicks.
- Achtsamkeit in der Meditation setzt auf den Körper fokussierte Übungen wie die Aufmerksamkeit auf den Atem ein, um die Aufmerksamkeit in die Gegenwart zurückzuholen, wenn sie durch Gedanken abgelenkt wurde. DM nutzt keine körperbezogenen Anker für Aufmerksamkeit.
- DM strebt die Entwicklung eines Metabewusstseins für die eigenen Denkprozesse an und zielt weniger auf das Bewusstsein des Augenblicks.
- Der Begriff Achtsamkeit wird mit unterschiedlichen Bedeutungen verwendet, über die nur ein begrenzter Konsens besteht. DM ist deshalb genau definiert und ihre Merkmale sind detailliert beschrieben.
- DM unterscheidet Metabewusstsein von Losgelöstheit (Detachment).
- Verzicht auf konzeptuelle kognitive Verarbeitung ist ein spezifisch festgelegtes Merkmal von DM.
- Verzicht auf zielgerichtete Bewältigungsstrategien ist ein spezifisch festgelegtes Merkmal von DM.
- Das Konzept der Trennung der Wahrnehmung des Selbst von der Wahrnehmung mentaler Phänomene ist ein spezifisch festgelegtes Merkmal von DM.

Wahrscheinlich hängt die Wirksamkeit von psychotherapeutischen Methoden, die Achtsamkeit einsetzen, davon ab, ob ihre Techniken in einem Informationsverarbeitungsmodell verankert sind. Die Techniken sollten möglichst genau benennen, welches Vorgehen mehr oder weniger hilfreich ist, um Achtsamkeit zu erreichen. Die Techniken der DM sind darauf ausgerichtet, eindeutig festgelegte metakognitive Strukturen und Prozesse zu verändern, die wichtige Mechanismen von psychischen Störungen darstellen.

5.5 Zehn Basistechniken, die zum Zustand von Detached Mindfulness führen

Im Folgenden stellen wir zehn Techniken vor, die in der Metakognitiven Therapie eingesetzt werden, um den Zustand der DM oder Teilaspekte von ihr zu erreichen.

Metakognitive Anleitung

Metakognitive Anleitung setzt strukturierte Fragen ein, um metakognitive Selbstreflexion während einer Exposition mit schwierigen Situationen oder Stimuli zu fördern. Hilfreiche Fragen sind:

- Können Sie durch Ihre Gedanken hindurch auf die äußere Welt sehen?
- Können Sie Ihren Gedanken betrachten und gleichzeitig sehen, was um Sie herum in der Situation geschieht?
- Leben Sie nach Ihren Gedanken oder nach dem, was Ihnen Ihre Augen offenbaren?

Beispiel: Ein Patient mit Waschzwängen wurde von seinem Therapeut gebeten, eine Situation aufzusuchen, die Unbehagen und den Drang zu waschen auslöst; er sollte auf der Straße dicht an einem Mülleimer vorbeigehen. Zunächst tat der Patient dies ohne konkrete Anleitung des Therapeuten. Er wurde lediglich gebeten, den Abstand zum Mülleimer so zu wählen, dass die Angst in einer für ihn noch erträglichen Höhe sein würde. Als Nächstes bat ihn der Therapeut, näher an den Mülleimer heranzutreten, und gab ihm dazu die folgende metakognitive Anleitung:

Th: Wie angespannt sind Sie jetzt auf einer Skala von 0–100?

P: Nicht zu sehr. Ich würde sagen 30.

Th: Ich werde Sie gleich bitten, einen Schritt näher an den Mülleimer heranzugehen. Während Sie dies tun, möchte ich, dass Sie Ihre Gedanken bewusst wahrnehmen. Was sagen Sie zu sich selbst, während Sie näher herantreten? Versuchen Sie das jetzt.

P: Ich möchte das wirklich nicht machen.

Th: Welchen Gedanken haben Sie gehabt, der diesen Wunsch aufkommen lässt?

P: Ich habe gedacht, dass der Mülleimer wahrscheinlich mit Körperflüssigkeiten kontaminiert ist.

Th: War das ein verbaler Gedanke oder ein inneres Bild?

P: Es war ein verbaler Gedanke, »was, wenn da Körperflüssigkeiten dran sind?«

Th: Gut. Ich möchte nun, dass Sie einen Schritt näher treten und diesen verbalen Gedanken beobachten oder ihm zuhören. Sehen oder hören Sie diese Worte in Ihrem Kopf und sehen Sie durch sie hindurch auf den Mülleimer, um die Wahrheit über diesen Gedanken herauszufinden.

P: (tritt einen Schritt vor)

Th: Gut gemacht. Konnten Sie durch Ihren Gedanken hindurchsehen, als Sie nach vorne gingen? Konnten Sie diese Erfahrung machen?

P: Ja, irgendwie.

Th: Sagt Ihnen das irgendetwas über Ihren Gedanken?

P: Nun, es ist lediglich ein Gedanke. Dieser zusätzliche Schritt nach vorne hat nicht wirklich etwas verändert.

Th: Gut. Sie können lernen, einen neuen Bezug zu Ihren Gedanken zu finden, ohne die Situation zu vermeiden. Was halten Sie davon, noch einen Schritt zu machen? Schauen Sie auch dieses Mal durch Ihren Gedanken hindurch und fragen Sie sich, »Lassen mich meine Augen erkennen, dass ich kontaminiert bin?«

P: (macht einen weiteren Schritt)

Th: Was sagen Ihnen Ihre Augen?

P: Naja, ich kann nicht sehen, dass ich kontaminiert bin.

Th: Ist es also besser, Ihren Gedanken entsprechend zu leben oder nach dem, was Ihre Augen Ihnen sagen?

P: Vielleicht sollte ich nicht ständig darüber nachdenken, ob es kontaminiert ist oder nicht?

Th: Könnten Sie üben, durch Ihre Gedanken hindurchzusehen, anstatt sich jedes Mal zu waschen, wenn Sie diesen Gedanken haben?

P: Aber wann soll ich denn waschen?

Th: Nur bevor Sie Nahrungsmittel anfassen, nach dem Essen oder nach dem Toilettenbesuch, aber sicherlich nicht, nachdem ein Gedanke aufgetreten ist.

P: Sie sagen also, das ist nur ein Gedanke und ich muss mich nicht waschen?

Th: So ist es. Möglicherweise haben Sie dem Gedanken zu viel Bedeutung beigemessen?

P: Ich habe ihn als wahr akzeptiert.

Th: Darf ich Ihnen vorschlagen, von jetzt an zu üben, auf diese Weise mit dem Gedanken umzugehen?

Freie Assoziation

Der Therapeut bittet den Patienten, ruhig dazusitzen und das Kommen und Gehen von Gedanken und Erinnerungen zu beobachten, die durch spontane verbale Stimuli ausgelöst werden. Das Ziel ist nicht, aktiv über die Stimuli oder Erinnerungen nachzudenken, sondern die spontanen Ereignisse oder das Fehlen von solchen Ereignissen im Bewusstsein zu beobachten. Die Aufgabe wird auf die folgende Art und Weise angeleitet:

Anleitung

»Um mit dem Einsatz von DM vertraut zu werden, hilft es, mit spontan auftretenden mentalen Ereignissen zu üben. Dadurch erwerben Sie eine neue Beziehung zu diesen Ereignissen. Ich werde gleich eine Reihe von Wörtern sagen. Ich möchte Sie bitten, Ihren Gedanken und Vorstellungen als Reaktion auf die einzelnen Wörter freien Lauf zu lassen. Kontrollieren und analysieren Sie nicht, was Sie denken, sondern beobachten Sie nur Ihre eigene Reaktion. Es kann sein, dass nicht viel geschieht, aber es kann auch sein, dass Ihnen Bilder in den Kopf kommen. Es ist nicht von Bedeutung, was genau passiert. Ihre Aufgabe ist es zu beobachten, was passiert, ohne es zu beeinflussen. Probieren Sie dies mit geschlossenen Augen. Ich werde nun einige Worte sagen:

Apfel – Geburtstag – Küste – Baum – Fahrrad – Sommer – Rosen.

Was haben Sie bemerkt, als Sie Ihre seelischen Vorgänge beobachtet haben?

Die Idee ist, dass Sie diese Strategie auf Ihre negativen Gedanken und Emotionen anwenden. Beobachten Sie einfach, was Ihre Psyche macht, ohne sich auf irgendeine Form von Nachdenken einzulassen.«

Tiger-Übung

Diese Übung mögen viele Patienten sehr. Sie haben dabei die Möglichkeit, Erfahrungen mit DM zu machen und dabei Aspekte einer Imaginationsübung zu erleben, die nicht der willentlichen Steuerung unterliegen. Die Aufgabe wird folgendermaßen angeleitet:

Anleitung

»Um ein Gefühl dafür zu bekommen, was Detached Mindfulness ist und was Sie brauchen, um sie zu erleben, möchte ich Ihnen eine Übung vorstellen. Wir nennen sie Tiger-Übung. Schließen Sie dazu bitte Ihre Augen und stellen Sie sich einen Tiger vor. Versuchen Sie nicht, das Bild zu beeinflussen oder in irgendeiner Weise zu verändern. Beobachten Sie lediglich das Bild und das Verhalten des Tigers. Der Tiger kann sich bewegen, aber tun Sie nichts, damit er sich bewegt. Er kann blinzeln, aber tun Sie nichts, damit er blinzelt. Der Tiger kann mit seinem Schwanz wedeln, aber tun Sie nichts, damit er das tut. Beobachten Sie, wie der Tiger sein eigenes Verhalten hat. Tun Sie nichts, beobachten Sie nur das Bild. Sehen Sie, wie der Tiger lediglich eine Vorstellung in Ihrem Kopf ist. Diese Vorstellung ist unabhängig von Ihnen und hat ein eigenes Verhalten.«

Nach der Übung fragt der Therapeut nach den Bewegungen, die der Tiger gemacht hat und wie sich das Bild verändert hat: »Haben Sie den Tiger sich bewegen lassen oder geschah das spontan?«. Wenn der Patient die Bewegungen als spontan erlebte, wird es als eine Erfahrung von DM markiert. Der Therapeut fragt anschließend, ob dieser Prozess auch auf spontan auftretende negative Gedanken angewandt werden kann.

Die blaue Giraffe

Manche Patienten versuchen intensiv, bestimmte Gedanken zu kontrollieren oder zu vermeiden. Für diese Patienten ist es wichtig, zwischen Unterdrückung von Gedanken und DM unterscheiden zu lernen. So werden Missverständnisse und fehlerhafter Einsatz von DM minimiert. Die Übung ist kurz und besteht lediglich aus dem Versuch, einen bestimmten Gedanken zu unterdrücken, und einer anschließenden Zeitspanne bewusster Wahrnehmung. Die Aufgabe wird folgendermaßen angeleitet:

Anleitung

»Es ist wichtig, dass Sie zwischen DM und dem Versuch, Gedanken zu kontrollieren oder zu vermeiden, unterscheiden. Der Versuch, Gedanken zu stoppen, ist ein aktiver Umgang mit ihnen. Etwas wegzuschieben ist etwas völlig anderes, als etwas in Ruhe zu lassen. Deshalb geht dieser Schuss gerne nach hinten los und Sie bleiben weiterhin in Kontakt mit Ihren Gedanken.

Kann man gegen eine Tür drücken und sie nicht dabei berühren? Lassen Sie uns diesen Effekt in der Praxis ansehen. Für die nächsten drei Minuten möchte ich Sie bitten, nicht an eine blaue Giraffe zu denken. Erlauben Sie sich nicht, auch nur einen Gedanken daran zu haben, versuchen Sie, ihn wegzuschieben. Los geht's.

Was haben Sie bemerkt? Haben Sie an eine blaue Giraffe gedacht?

Lassen Sie uns nun DM versuchen und sehen, was geschieht. Für die nächsten drei Minuten lassen Sie Ihren Gedanken freien Lauf. Wenn Sie Gedanken an eine blaue Giraffe haben, dann möchte ich, dass Sie diese Gedanken beobachten als Teil einer Landschaft von Gedanken. Versuchen Sie das nun.

Was ist Ihnen aufgefallen? Wie wichtig war der Gedanke an eine blaue Giraffe bei diesem zweiten Durchgang?«

Der Therapeut sollte dann diskutieren, wie das Unterdrücken von Gedanken gerade diesen Gedanken eine besondere Wichtigkeit verleiht. Losgelöste Achtsamkeit dagegen erlaubt Gedanken, sich frei zu bewegen. Es betrachtet sie als mentale Ereignisse, die keine aktive Reaktion erfordern. Die Aufgabe kann dann wiederholt werden mit der Bitte an den Patienten, bewusst zu beobachten, dass er sich in der Beobachterposition befindet, losgelöst und unabhängig von seinen Gedanken.

Wolken-Metapher

In einigen Versionen dieser Übung werden Patienten gebeten, sich Gedanken als auf Wolken, die über den Himmel ziehen, gedruckt vorzustellen. Allerdings beinhaltet die Übung in dieser Form eine Reaktion auf die Gedanken. Dadurch ist dieses Vorgehen keine reine Version von DM. Deshalb wird heute eine andere Variante bevorzugt, in der Wolken einfach als Metapher genutzt werden, um das Erleben von DM zu vermitteln. Die Aufgabe wird folgendermaßen angeleitet:

Anleitung

»Eine Art, Detached Mindfulness und ihre Erfordernisse zu verstehen, ist die, Gedanken wie vorbeiziehende Wolken am Himmel zu erleben. Die Wolken sind Teil der Selbstregulation der Atmosphäre. Es ist unmöglich und unnötig, sie zu beeinflussen. Versuchen Sie, Ihre Gedanken und Emotionen so zu behandeln, wie vorbeiziehende Wolken. Erlauben Sie Ihnen, ihren eigenen Raum und ihre eigene Zeit einzunehmen in dem Wissen, dass sie letztlich vorbeiziehen werden«.

Metapher vom bockigen Kind

Diese Metapher hilft dem Patienten, den Unterschied zwischen einer aktiven Auseinandersetzung mit Gedanken und DM zu verstehen. Die Aufgabe wird folgendermaßen angeleitet:

Anleitung

»Detached Mindfulness hat Ähnlichkeit mit dem Umgang von Eltern mit ihrem bockigen Kind. Wie gehen Sie mit einem Kind um, das sich im Supermarkt schlecht benimmt, schreit, weil es Süßigkeiten will? Sie können ihm große Aufmerksamkeit schenken und versuchen, sein Verhalten zu beeinflussen. Wenn sich das Kind aber Aufmerksamkeit wünscht, wird dieses Verhalten die Situation nur verschlimmern. Es ist besser, sich nicht aktiv mit dem Kind zu beschäftigen, sondern es passiv zu beobachten, ohne etwas zu tun.

Ihre negativen Gedanken und Überzeugungen sind wie das Kind. Wenn Sie ihnen große Aufmerksamkeit schenken, wenn Sie sie kontrollieren oder bestrafen, dann benehmen sie sich sogar noch schlechter. Es ist besser, sie nicht zu kontrollieren und sich nicht aktiv mit ihnen zu beschäftigen, eben eine beobachtende Haltung einzunehmen. Nehmen Sie bewusst wahr, dass Sie sich in einer Beobachterrolle befinden«.

Zug-Metapher

Diese Technik ist eine Alternative zur Wolken-Metapher. Der Patient wird gebeten, intrusive Gedanken und Emotionen zu behandeln wie einen Zug, der durch den Bahnhof fährt. Die Aufgabe wird folgendermaßen angeleitet:

Anleitung

»Stellen Sie sich vor, Sie wären ein Reisender, der auf seinen Zug wartet. Ihre Psyche ist wie ein belebter Bahnhof und Ihre Gedanken und Emotionen sind die Züge, die durch ihn hindurchfahren. Es macht keinen Sinn zu versuchen, einen vorbeifahrenden Zug anzuhalten oder in ihn einzusteigen. Bleiben Sie ein Zuschauer und beobachten Sie Ihre Gedanken, wie sie vorbeifahren. Es macht keinen Sinn, in einen Zug zu steigen, der einen an einen Ort fährt, an den man nicht hin möchte«.

Verbale Schleife

Die wiederholte Präsentation von Gedanken, entweder mit Hilfe einer Tonaufnahme oder durch wiederholtes Aussprechen, hat den Effekt, dass sich die inhaltliche Bedeutung von Worten oder Gedanken reduziert und sie durch dieses Vorgehen mehr als Geräusche denn als Überbringer von Informationen erlebt werden. Die Technik wird mit einer metakognitiven Begründung wie folgt vorgestellt:

Anleitung

»Ich möchte Sie bitten, sich eine Aufnahme Ihrer intrusiven Gedanken anzuhören oder sich Ihren Gedanken leise für sich zu wiederholen. Während Sie das tun, sollten Sie auf eine bestimmte Weise mit den Gedanken in Beziehung treten. Behandeln Sie Ihre Gedanken als eine Reihe von Geräuschen und setzen Sie sich nicht mit ihnen auseinander. Betrachten Sie Ihre Gedanken als Geräusche in der äußeren Welt. Behalten Sie dabei im Hinterkopf, dass Sie ein Zuhörer mit dem sicheren Wissen sind, dass Gedanken keine Tatsachen sind. Es handelt sich einfach um Ereignisse in Ihrem Kopf«.

Selbst als Beobachter

Wir haben gesehen, dass Losgelöstheit zwei Aspekte beinhaltet:

- den Verzicht auf Kontrolle und konzeptuelle kognitive Verarbeitung und
- das Erleben von Gedanken und Überzeugungen aus der Beobachterperspektive.

Es handelt sich dabei um eine unteilbare, zentrale Wahrnehmung, die aus sich selbst heraus definiert ist. Sie hat keinen Bezug auf irgendwelche Inhalte, und es gibt keine Möglichkeit, einen weiteren Schritt hinter sie zurückzugehen. Hieraus ergibt sich eine einzigartige Wahrnehmung des Selbst. Im Zustand der Losgelöstheit ist die Person Beobachter des Gedankens und gleichzeitig unabhängig von jedem Gedanken.

Diese Erlebnisebene (Selbst als Beobachter) und die Erfahrung von DM werden durch Fragen erreicht, die die Aufmerksamkeit des Patienten auf eine bestimmte Art lenken, während er seine Gedanken beobachtet. Diese Fragen werden normalerweise in die oben beschriebenen Techniken integriert, um das Erleben von DM zu intensivieren, sobald eine bewusste Wahrnehmung erreicht ist und die konzeptuelle kognitive Verarbeitung beendet wurde. Die Fragen sind:

Anleitung

»Sind Sie der Gedanke oder sind Sie die Person, die den Gedanken beobachtet? Versuchen Sie sich Ihres Standortes und Ihrer Rolle als Beobachter bewusst zu sein. Sie existieren vollkommen unabhängig von Ihren Gedanken.
Oder:
Sind Sie die Überzeugung oder sind Sie die Person, die die Überzeugung beobachtet? Versuchen Sie, bewusst wahrzunehmen, wie Ihre Position als Beobachter unabhängig von Ihren Überzeugungen ist.«

Tagtraum-Technik

Tagträume werden typischerweise im Objektmodus erlebt. Man taucht komplett in sie ein und erlebt sie als momentane Realität. Die Übung, während eines Tagtraums in die Rolle des losgelösten Beobachters zu wechseln, kann eine eindrucksvolle subjektive Erfahrung von DM bedeuten.

Der Therapeut bittet den Patienten, sich einen schönen Tagtraum vorzustellen, z. B. ein ausgefallenes Auto zu fahren oder an einem Strand der Karibik Champagner zu trinken. Dann erlaubt der Patient dem Tagtraum, sich weiter zu entwickeln. Er tritt jedoch einen Schritt zurück und wird sich seines Selbst als Beobachter des sich entwickelnden Tagtraums im Hier und Jetzt bewusst.

Sokratischer Dialog, um Detached Mindfulness zu fördern

Der Therapeut unterstützt im weiteren Verlauf der Behandlung die Entwicklung von DM, indem er, wenn ein negativer Gedanke oder eine Überzeugung aktiviert wird, entsprechende Fragen stellt:

- Sind Sie die Überzeugung oder die Person, die die Überzeugung gebraucht?
- Ist dieser Gedanke wichtig oder ist er ein vorbeiziehendes inneres Ereignis?
- Können Sie sich als losgelöst von diesem Gedanken erleben?
- Können Sie üben, losgelöst von diesem Gedanken zu sein? Was sind die Vorteile davon?
- Können Sie in Zukunft Ihre Selbstwahrnehmung vom Auftreten dieses Gedankens trennen?

5.6 Hausaufgaben

Die Anwendung von Detached Mindfulness eignet sich gut für Hausaufgaben. Der Patient wird gebeten, Auslöser für Sich-Sorgen, Grübeln und dysfunktionale Bewältigungsstrategien wie Vermeidung oder Gedankenunterdrückung (das CAS) zur Kenntnis zu nehmen und DM auf die jeweiligen Auslöser anzuwenden. DM wird mit anderen Techniken verknüpft, z. B. dem Aufschieben von Sich-Sorgen und Grübeln (s. Kap. 6), was es erleichtert, sich von einer perseverierenden kognitiven Verarbeitung zu lösen.

Der Therapeut geht mit dem Patienten die Gedanken durch, auf die DM in den ersten Sitzungen angewandt wurde. Er verfolgt das Ziel, die Anwendung von DM zu steigern und die bewusste Wahrnehmung von Auslösern des CAS zu verbessern. Er achtet darauf, dass DM nicht als Bewältigungsstrategie zur Vermeidung von vermeintlichen Gefahren missverstanden wird.

Der Therapeut erfragt, auf wie viele Auslöser der Patient DM angewandt hat, um zu bestimmen, ob DM in wirksamer Dosis angewendet wird. Als Daumenregel gilt, dass während der laufenden Therapie DM bei 75 % der Auslöser eingesetzt werden sollte. Die Wirksamkeit der Anwendung kann auch mit Hilfe der CAS-I-Ratingskala eingeschätzt werden (s. Anhang 6). Insbesondere die Items 1 und 3 (Sich-Sorgen-Machen und Bewältigungsverhalten) geben Hinweise auf einen maladaptiven Umgang mit inneren Auslösern, also dem Gegenteil von DM.

5.7 Die Anwendung der Detached Mindfulness in der Metakognitiven Therapie

Metakognitive Therapie ist keine Behandlung, die zwingend den Einsatz bestimmter Techniken erfordert. Es ist durchaus möglich, Metakognitive Therapie wirksam anzuwenden, ohne mit dem Patienten DM zu üben. Es ist wichtig, dass der Therapeut weder diese noch eine andere Technik als die Hauptstütze der Behandlung ansieht. Dennoch ist DM eine Komponente Metakognitiver Therapie, die als Katalysator für Veränderungsprozesse auf der Metaebene wirken kann.

Es wird empfohlen, DM frühzeitig in der Therapie, in Verbindung mit dem Aufschieben von Sich-Sorgen und Grübeln (s. Kap. 6), einzusetzen. Im Normalfall wird DM in der ersten oder zweiten Sitzung eingeführt, wird aber danach nicht mehr intensiv geübt. In der Behandlung der Depression bevorzugen wir das regelmäßige Üben von ATT in jeder Sitzung, weil es eine noch stärker strukturierte und intensivere Möglichkeit ist, die Exekutivfunktionen zu stärken.

Beim Einsatz von DM achtet der Therapeut darauf, mit welchen Zielen der Patient die Technik anwendet, und betrachtet hierzu einzelne Situationen genauer. Der Therapeut ist sich bewusst, dass DM als Ablenkungsstrategie, zur Vermeidung von vermeintlichen Gefahren und zur Kontrolle von Angst auch in problematischer Weise eingesetzt werden kann.

Beispiel: Eine 26-jährige Patientin, die wegen Depression behandelt wurde, beschrieb sehr wechselnde Ergebnisse in ihrer Anwendung von DM: »Ich bin nicht immer erfolgreich dabei, meine Gedanken verschwinden zu lassen«. In der anschließenden Diskussion entdeckte der Therapeut, dass sie versuchte, ihre negativen automatischen Gedanken (z. B. »Ich bin wertlos«) zu stoppen. Sie führte weiterhin eine konzeptuelle kognitive Analyse ihrer Fehler und Schwächen durch, anstatt DM anzuwenden.

In späteren Behandlungssitzungen kann es notwendig werden, den Einsatz von DM einzuschränken. Dies ist sinnvoll in Verbindung mit Experimenten zur kritischen Überprüfung negativer Überzeugungen bezüglich Kontrollverlust und Gefahren von Gedanken und Symptomen. Manche Patienten attribuieren es auf DM, dass sie weiterhin die Kontrolle über ihre psychischen Funktionen haben. DM kann bei diesen Patienten die Entdeckung verhindern, die Kontrolle gar nicht verlieren zu können.

Schlussfolgerungen

Durch die Anwendung von DM entwickelt sich eine spezifische Beziehung zu Gedanken und Überzeugungen. DM erhöht die flexible Kontrolle über das Denken und fördert die Entwicklung eines neuen Modells der Bedeutung und Wichtigkeit von Gedanken und Überzeugungen.

Es existieren sowohl Unterschiede als auch Gemeinsamkeiten zwischen DM und anderen Achtsamkeitsmethoden. DM nimmt Einfluss auf das CAS und ermöglicht die Entwicklung von neuem metakognitivem Wissen. Die Merkmale von DM ergeben sich aus dem metakognitiven Modell.

Das Kapitel beschreibt zehn Techniken, um DM im Rahmen der Metakognitiven Therapie zu fördern. In der Behandlung setzt der Therapeut diese Techniken besonders häufig während der ersten Sitzungen ein. Sie stellen nur eine Komponente des Behandlungsprozesses dar und sollten nicht als Strategien missverstanden werden, die intensiv geübt werden müssen und allein den Erfolg der Behandlung bestimmen. Es handelt sich vielmehr um nützliche Werkzeuge, die eingesetzt werden, um metakognitive Veränderungen und den Übergang vom kognitiven zum metakognitiven Modus der Verarbeitung zu erleichtern.

6 Generalisierte Angststörung

Die Generalisierte Angststörung (GAS) ist die Angststörung mit der höchsten Prävalenz. Die Kernprozesse der Generalisierten Angststörung finden sich auch bei allen anderen Angststörungen (z. B. Barlow, 2002).

Die Generalisierte Angststörung ist durch exzessives und schwer zu kontrollierendes Sich-Sorgen und verschiedene Angstsymptome gekennzeichnet. Um die Diagnosekriterien einer Generalisierten Angststörung zu erfüllen, müssen die Sorgen mindestens zwei verschiedene Lebensbereiche betreffen, z. B. Gesundheit, soziale Beziehungen, Familie oder die finanzielle Situation. Die exakten diagnostischen Kriterien dieser Störung nach DSM-IV-TR und ICD-10 sind in Tabelle 6.1 zusammengefasst.

Tabelle 6.1 Diagnostische Kriterien für die Generalisierte Angststörung

DSM-IV-TR	ICD-10
A: Exzessive Angst und Sorgen an den meisten Tagen über einen Zeitraum von mindestens 6 Monaten. Mindestens zwei verschiedene Sorgenbereiche. **B:** Die Person findet es schwierig, ihre Sorgen zu kontrollieren. **C:** Angst und Sorgen gehen mit mindestens drei der folgenden Symptome einher: Ruhelosigkeit, leichte Ermüdbarkeit, Konzentrations- oder Gedächtnisstörungen, Reizbarkeit, Muskelverspannungen, Schlafstörungen. **D:** Der Fokus der Sorgen ist nicht auf eine andere Achse-I-Störung begrenzt. **E:** Angst, Sorgen oder körperliche Symptome verursachen klinisch bedeutsames Leiden. **F:** Die Angst ist nicht auf den Gebrauch von Substanzen oder eine körperliche Erkrankung zurückzuführen.	Generalisierte Angst, die sich nicht auf bestimmte Situationen beschränkt, also freiflottierend ist **Leitlinien:** Angstsymptome an den meisten Tagen über mindestens mehrere Wochen, meist Monate: 1. Befürchtungen, z. B. Sorgen über künftiges Unglück, Nervosität etc. 2. motorische Spannung, z. B. körperliche Unruhe, Zittern etc. 3. vegetative Übererregbarkeit, z. B. Schwitzen, Schwindelgefühle etc. Kinder haben oft das Bedürfnis nach Beruhigung und somatische Beschwerden. Der Betroffene darf nicht die Kriterien für eine depressive Episode, phobische Störung, Panikstörung oder Zwangsstörung voll erfüllen. **Dazugehörige Begriffe:** Angstneurose, Angstreaktion, Angstzustand **Ausschluss:** Neurasthenie

Menschen mit einer Generalisierten Angststörung erzählen häufig, dass sie sich zeit ihres Lebens viele Sorgen gemacht haben. Sorgen und Angst können sich sehr störend auf die Funktionsfähigkeit im zwischenmenschlichen und beruflichen Bereich auswirken. Der Fokus der vorherrschenden Sorge eines Patienten verändert sich in kurzen oder längeren Zeiträumen. Er ist nicht auf ein Thema festgelegt oder durch eine andere Achse-I-Störung besser erklärbar. So ist sie z. B. nicht auf das Sprechen vor einer Gruppe begrenzt, wie bei der sozialen Phobie, nicht auf die körperliche Gesundheit wie bei der Hypochondrie und auch nicht auf das Auftreten einer Panikattacke, wie bei der Panikstörung. Solche spezifischen Sorgen werden besser durch eine andere Diagnose erklärt.

Sich-Sorgen ist das kognitive Leitsymptom der Störung. Der Therapeut muss in der Lage sein, Sich-Sorgen zu erkennen und er muss es von anderen ähnlichen Typen mentaler Aktivität, nämlich Grübeln und zwangsgestörtem Denken unterscheiden.

Sich-Sorgen ist definiert als eine Kette negativer, überwiegend verbaler Gedanken, die das Lösen von Problemen zum Ziel haben (Borkovec, Robinson, Pruzinsky & DePree, 1983). Der kettenartige verbale Charakter des Sorgenprozesses lässt sich im folgenden Fallbeispiel gut erkennen.

Beispiel

»Ich hab mir schon Sorgen gemacht, bevor ich überhaupt bei der Arbeit angekommen war. Ich dachte daran, was passieren würde, wenn mein Auto kaputt ginge: Ich käme dann zu spät, ich müsste mich entschuldigen, meine Vorgesetzte könnte ärgerlich auf mich sein. Was wäre, wenn sie mich nach meiner Meinung fragt und ich nicht vorbereitet bin? Ich mache mir ständig Sorgen und frage mich, ob ich das Richtige getan habe oder ob ich in dem Bericht einen Fehler gemacht habe. Was, wenn er nicht gut genug ist? Sie würde denken, dass ich inkompetent bin. Was, wenn sie bedauern würde, mich eingestellt zu haben? Was sollte ich sagen, wenn sie mich etwas fragt, das ich nicht weiß? Es war alles zu viel. Ich habe mir vor und während des Meetings Sorgen gemacht, und als ich zurück in meinem Büro war, konnte ich einfach nicht mehr. Ich verlor die Fassung und brach in Tränen aus.«

Sich-Sorgen beinhaltet Katastrophisieren und ist subjektiv schwer zu kontrollieren. Der Prozess ist als Bewältigungsstrategie angesehen worden, kann jedoch sogar selbst in den Fokus von Sorgen geraten (Wells, 1995). Dieses Sich-Sorgen über das Sich-Sorgen ist ein Schlüsselkonzept im metakognitiven Ansatz der Behandlung der Generalisierten Angststörung.

Sich-Sorgen kann als ich-synton beschrieben werden, es wird normalerweise als Persönlichkeitsmerkmal wahrgenommen und steht damit nicht im Gegensatz zum Selbstbild einer Person. Andere Arten von perseverierendem negativem Denken, wie z. B. Zwangsgedanken, sind dagegen ich-dyston, sie werden als unangemessen, abscheulich und eklig angesehen. Ein Beispiel hierfür ist ein religiöser Mensch mit blasphemischen Gedanken.

In einem Vergleich von Zwangsgedanken und Sorgen wurden einige Unterschiede offenbar (Wells & Morrison, 1994). Zwangsgedanken waren von kürzerer Dauer und beinhalteten mehr bildliche Vorstellungen, während Sorgen eher verbal oder intentional waren. Eine weitere Unterscheidung ist, dass Zwangsgedanken aus Antrieben und Impulsen bestehen können, die für Sorgen untypisch sind. Depressives Grübeln ist auch ich-synton, da die Patienten es oft als Mittel zum Verständnis von Gefühlen und Bearbeiten von Problemen ansehen. Obwohl viele Ähnlichkeiten zwischen ängstlichen und depressiven Gedanken bestehen (Papageorgiou & Wells, 1999b), scheint es auch hier einige Unterschiede zu geben. Sich-Sorgen ist eher zukunftsorientiert, wohingegen depressives Grübeln sich eher auf die Vergangenheit bezieht. Sorgen und ängstliche Gedanken beschäftigen sich mit Gefahren, beim Grübeln hingegen geht es eher um Verlust, Versagen und persönliche Unzulänglichkeit.

Die Allgegenwart von Sorgen

Das metakognitive Modell psychischer Störungen geht davon aus, dass Sich-Sorgen eine zentrale Komponente des CAS (Cognitive Attentional Syndroms) ist, die zu allen Formen von Psychopathologie beiträgt. Die Generalisierte Angststörung kann als die archetypische Manifestation des CAS betrachtet werden. Die Anwendung Metakognitiver Therapie bei dieser Störung bietet daher die Grundlage für die Behandlung von unkontrollierbaren Sorgenprozessen bei einem breiten Spektrum psychischer Störungen.

Viele in diesem Kapitel vorgestellte Strategien spielen auch in der Behandlung von anderen Störungen eine wesentliche Rolle. Ihr Einsatz muss natürlich an die Faktoren des jeweiligen störungsspezifischen Fallkonzepts angepasst werden.

Es wäre nur logisch, wenn das Sich-Sorgen bei der Generalisierten Angststörung etwas Besonderes hätte, das es zu einem derartigen Problem für die Betroffenen macht. Wissenschaftliche Studien zeigen allerdings, dass dies nicht der Fall ist. Inhalt und Natur der Sorgen bei der Generalisierten Angststörung sind normalen Sorgen sehr ähnlich (z. B. Ruscio & Borkovec, 2004). Dennoch existiert ein deutlicher Unterschied, der auch durch das metakognitive Modell vorhergesagt wurde: Patienten mit Generalisierter Angststörung haben ausgeprägter negative Gedanken und Überzeugungen über das Sich-Sorgen selbst (Wells & Carter, 2001; Ruscio & Borkovec, 2004).

Ist Sich-Sorgen beeinflussbar?

Sich-Sorgen wird häufig als schwer steuerbar erlebt, was jedoch nicht bedeutet, dass es nicht leicht beeinflusst werden kann. Der Patient und der Therapeut müssen das Wesen von möglichen und unmöglichen sowie effektiven und ineffektiven Kontrollstrategien verstehen. Sich-Sorgen ist ein langsamer konzeptueller kognitiver Prozess. Wesentlicher Bestandteil ist das Nachdenken über neuartige zukünftige Ereignisse und die entsprechenden Bewältigungsmöglichkeiten. Dieses Nachdenken wird leicht durch Feedback aus inneren oder äußeren Quellen verändert. Die bewusste, strategische Natur des Sich-Sorgens bedeutet, dass es für willentliche Kontrolle gut zugänglich ist, und zwar selbst dann, wenn das Bewusstsein für Kontrolle niedrig oder gar nicht existent ist. Allerdings muss man unterscheiden zwischen intrusiven Gedanken, die eher automatisch und unwillentlich auftreten und Auslöser für das Sich-Sorgen sind, und dem Sich-Sorgen selbst. Dieses ist ein perseverierender, auf konzeptueller Verarbeitung basierender, kognitiver Prozess, der eine Reaktion auf Intrusionen ist. Ein Ziel in der Metakognitiven Therapie ist es, diesen Prozess zu beschränken oder zu beenden. Die Behandlung zielt nicht auf Kontrolle oder Unterdrückung von intrusiven Gedanken, die das Sich-Sorgen auslösen. Metakognitive Therapie nutzt das Erreichen von Kontrolle über perseverierendes Denken oder Sich-Sorgen auch, um metakognitive Überzeugungen des Patienten in Frage zu stellen.

6.1 Das metakognitive Modell der Generalisierten Angststörung

Das metakognitive Modell der Generalisierten Angststörung (Wells, 1995, 1997) ist in Abbildung 6.1 schematisch dargestellt. Es geht davon aus, dass Menschen mit Generalisierter Angststörung das Sich-Sorgen als vorherrschende Strategie einsetzen, um zukünftige Probleme zu antizipieren und Möglichkeiten ihrer Bewältigung zu entwickeln. Sich-Sorgen folgt in der Regel auf einen intrusiven, negativen Gedanken (z. B. »Was wäre, wenn ich in einen Unfall habe?«). Dies ist nicht zwangsläufig ein Problem. Theoretisch wäre es auch möglich, ein glücklicher besorgter Mensch zu sein, solange man glaubt, dass der Sorgenprozess effektiv ist und vor Gefahren schützt. Gewöhnlichen Sorgen über äußere Ereignisse, über zwischenmenschliche oder gesundheitliche Angelegenheiten werden Typ-1-Sorgen genannt. Sich-Sorgen als Bewältigungsstrategie hängt mit positiven metakognitiven Überzeugungen zusammen, die sich bei den meisten Menschen bis zu einem gewissen Grad finden. Sie beinhalten Überzeugungen wie »wenn ich mir Sorgen mache, vermeide ich Probleme in der Zukunft«, »Sich-Sorgen bedeutet, vorbereitet zu sein« und »sich Sorgen hilft mir, Probleme zu bewältigen«. Ausschlaggebend für den Übergang zur Generalisierten Angststörung sind die negativen metakognitiven Überzeugungen.

Eine Generalisierte Angststörung entwickelt sich, wenn negative Überzeugungen über das Sich-Sorgen aktiviert werden. Zwei Arten von negativen Überzeugungen sind besonders wichtig:

- negative Überzeugungen über die Unkontrollierbarkeit des Sich-Sorgens und
- negative Überzeugungen über die Schädlichkeit des Sich-Sorgens.

Letztere Kategorie enthält Überzeugungen, dass das Sich-Sorgen zu körperlichen (z. B. Herzinfarkt), psychologischen (z. B. Nervenzusammenbruch) oder interpersonellen (z. B. Zurückweisung durch andere) Katastrophen führen kann.

Beispiele von metakognitiven Überzeugungen über das Sich-Sorgen bei der Generalisierten Angststörung

Positive metakognitive Überzeugungen

»Sich-Sorgen-Machen hilft mir, Probleme zu bewältigen«
»Wenn ich mir Sorgen mache, bin ich vorbereitet«
»Sich-Sorgen-Machen gibt mir Kontrolle«
»Wenn ich mich sorge, kann ich Probleme antizipieren und vermeiden«

Negative metakognitive Überzeugungen bezüglich Unkontrollierbarkeit

»Ich habe keine Kontrolle über das Sich-Sorgen-Machen«
»Meine Sorgen haben die Kontrolle über mich übernommen«
»Ich habe die Kontrolle über meine Gedanken verloren«
»Meine Sorgen sind unkontrollierbar«

Negative metakognitive Überzeugungen bezüglich Gefahr

»Durch das Sich-Sorgen-Machen könnte ich den Verstand verlieren«
»Das Sich-Sorgen-Machen wird meinen Körper schädigen«
»Ich könnte durch das Sich-Sorgen-Machen verrückt werden«
»Ich werde durch das Sich-Sorgen-Machen noch einen Nervenzusammenbruch bekommen«.

Wenn negative metakognitive Überzeugungen erst aktiviert sind, dann bewertet eine Person das Sich-Sorgen negativ. Sie macht sich Sorgen über das Sich-Sorgen, was verstärkte Angst und den Gedanken, die Situation nicht bewältigen zu können, zur Folge hat. Sich sorgen über das Sich-Sorgen ist ein Beispiel für eine metakognitive Bewertung (eine Interpretation eines kognitiven Prozesses). Diese Sorgen werden Metasorgen oder Typ-2-Sorgen genannt (Wells, 1994), um zu kennzeichnen, dass es sich um die negative Bewertung von Sorgen und die damit verbundenen Symptome handelt. Beispiele für Metasorgen sind »ich verliere die Kontrolle«, »ich werde verrückt«, »ich schädige meinen Körper«. Angstsymptome werden häufig als ein Zeichen für die gefährlichen und schädlichen Effekte des Sich-Sorgens fehlinterpretiert, was zu einer Verstärkung der negativen Überzeugungen und zu einer Spirale ansteigender Angst führt. Panikattacken ereignen sich, wenn diese metakognitiven Interpretationen eine direkt bevorstehende Katastrophe vorhersagen, wie z. B. einen Herzinfarkt oder Nervenzusammenbruch.

Typ-2-Sorgen (Metasorgen) beeinflussen zwei weitere Faktoren, die zur Aufrechterhaltung der Problematik beitragen. Diese sind im Modell gesondert als Bewältigungsstrategien und Gedankenkontrollstrategien aufgeführt. Der Hauptgrund dieser Unterscheidung liegt darin, den Patienten dabei zu unterstützen, sich mit dem Modell vertraut zu machen. Insbesondere die Dynamik von Gedankenkontrollstrategien lohnt den Einsatz einer genaueren Betrachtung.

Bewältigungsstrategien bestehen in der Suche nach Rückversicherungen, Vermeidungsverhalten, Suche nach Informationen (z. B. im Internet surfen), Ablenkung oder Alkoholkonsum. Diese Verhaltensweisen erhalten negative Einschätzungen und Über-

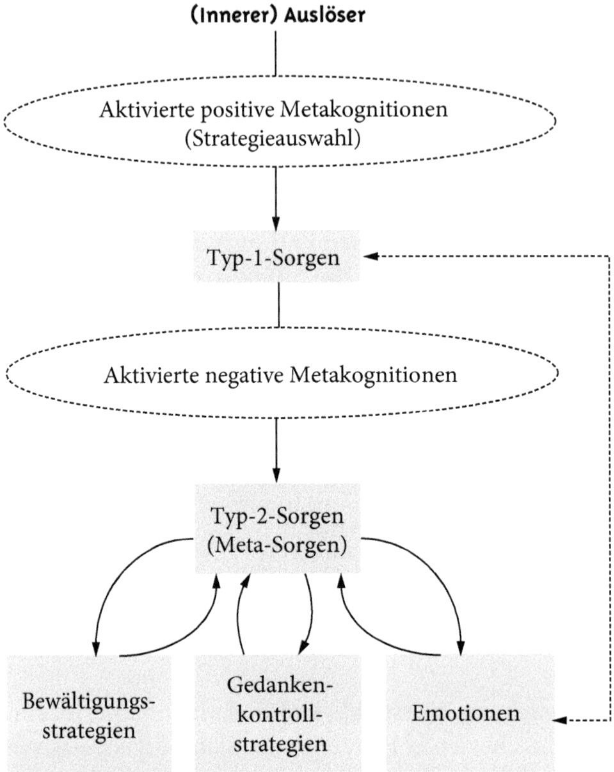

Abbildung 6.1 Das metakognitive Modell der Generalisierten Angststörung (nach Wells, 1997)

zeugungen über das Sich-Sorgen aufrecht. Sie untergraben den Prozess der Selbstkontrolle, indem sie die Kontrolle an externe Faktoren abgeben. Eine Patientin bat beispielsweise ihren Ehemann, sie täglich zu festgelegten Zeiten anzurufen, um sicher zu sein, dass ihm nichts zugestoßen ist. Dies verhinderte die Erfahrung der Beeinflussbarkeit von Sorgen. Die Überzeugung, dass Sorgen unkontrollierbar sind, blieb erhalten. Zudem bot ihre Strategie viel mehr Gelegenheiten für das Entstehen von Unsicherheit, nämlich immer dann, wenn ihr Ehemann verhindert war, sie anzurufen. Dies wurden zusätzliche Auslöser für Sich-Sorgen. Manche Patienten versuchen, ihr Sich-Sorgen zu kontrollieren oder zu vermeiden, indem sie nach Informationen im Internet suchen. Ein Patient beschrieb, wie er sich Sorgen über das Auftreten eines dunklen Hautareals an seinem Oberarm machte. Um seine Sorgen zu kontrollieren, recherchierte er im Internet nach möglichen Ursachen für Verfärbungen der Haut. Er tat dies in der Hoffnung, Informationen zu finden, die seine Sorgen reduzieren würden. Tatsächlich entdeckte er jedoch neue gefährliche Möglichkeiten, an die er bisher noch gar nicht gedacht hatte und die Auslöser für weitere Sorgen waren. Dieses Beispiel zeigt, dass manche Strategien der Patienten »nach hinten losgehen« und ihrerseits zu Auslösern für neues Sich-Sorgen werden. Einige dieser Strategien stoppen zwar das Sich-Sorgen, verhindern aber, dass der Patient die Erfahrung macht, dass der Sorgenprozess auch mit intrapsychischen Mitteln beendet werden kann. Sie verhindern auch die Entdeckung, dass selbst anhaltendes Sich-Sorgen nicht zu den befürchteten negativen Konsequenzen wie einem Herzinfarkt oder einem Nervenzusammenbruch führt.

Oftmals setzen Patienten auch Gedankenkontrollstrategien ein. Zu diesen dysfunktionalen Strategien gehören:

(1) die Unterdrückung von Gedanken an Auslöser von Sorgen und
(2) die Unfähigkeit, sich vom einmal aktivierten Sorgenprozess wieder zu lösen.

Unterdrückung von Gedanken bezeichnet den Versuch, keine Gedanken zu denken, die Sich-Sorgen auslösen könnten. Beispiel: Ein Patient macht sich am Arbeitsplatz laufend über seine Leistung Sorgen. Er versucht, in der Freizeit alle Gedanken an die Arbeit zu unterdrücken. Unglücklicherweise ist das Unterdrücken von Gedanken nicht wirklich effektiv. Das Scheitern dieses Versuchs kann Überzeugungen, keine Kontrolle über seine Gedanken zu haben, verstärken und zu einem paradoxen vermehrten Auftreten von auslösenden Gedanken führen. Der zweite wichtige Prozess ist die Unfähigkeit, den aktivierten Sorgenprozess zu stoppen. Dies zeigt sich im fortlaufenden Durchgehen eines Sorgengedankens, um eine Bewältigungsstrategie zu finden, oder im Versuch, sich mit Selbstgesprächen zu beruhigen. Es handelt sich um einen perseverierenden kognitiven Prozess auf der konzeptuell-inhaltlichen Ebene. Die hat zwangsläufig zur Folge, dass der Patient den sich ständig wiederholenden Bewältigungsprozess nicht unterbrechen kann. Mehrere Faktoren tragen dazu bei: Viele Menschen glauben, dass Verzicht auf Sich-Sorgen gleichbedeutend damit ist, gar nicht erst zu versuchen, eine Situation zu bewältigen (da Sich-Sorgen eine Hauptbewältigungsstrategie ist). Anderen fehlt das Bewusstsein für ihre Kontrollmöglichkeiten. Sie gehen davon aus, dass ihr Sorgenproblem unlösbar ist (z. B. Sich-Sorgen ist Teil meiner Persönlichkeit). Häufig fehlen Betroffenen persönliche Erfahrungen der Kontrolle über den Sorgenprozess, die ihre Überzeugungen über seine Unkontrollierbarkeit verändern würden.

Praktische Anwendung des Modells

Anhand des Beispiels einer Sorgenepisode soll im Folgenden die Funktionsweise des Modells und seiner einzelnen Komponenten erläutert werden.

Eine belastende Sorgenepisode wird durch einen ersten intrusiven Gedanken, manchmal auch durch ein negatives inneres Bild ausgelöst, typischerweise in Form einer »Was wäre, wenn…?«-Frage (z. B. »Was wäre, wenn mein Partner einen Unfall hat?«). Dieser Auslöser aktiviert latent vorhandene positive metakognitive Überzeugungen über die Notwendigkeit andauernder Katastrophengedanken (Typ-1-Sorgen) als Mittel, um Probleme vorhersehen und bewältigen zu können. Diese Typ-1-Sorgen haben unmittelbar ein verstärktes Auftreten emotionaler Symptome zur Folge. Sie können aber im nächsten Schritt auch zu einer Reduktion negativer Emotionen führen, falls das Ziel des Sich-Sorgens erreicht wird. Das Ziel besteht oft in der Einschätzung, die meisten gefährlichen Situationen durchdacht zu haben, oder der Erwartung, sie bewältigen zu können.

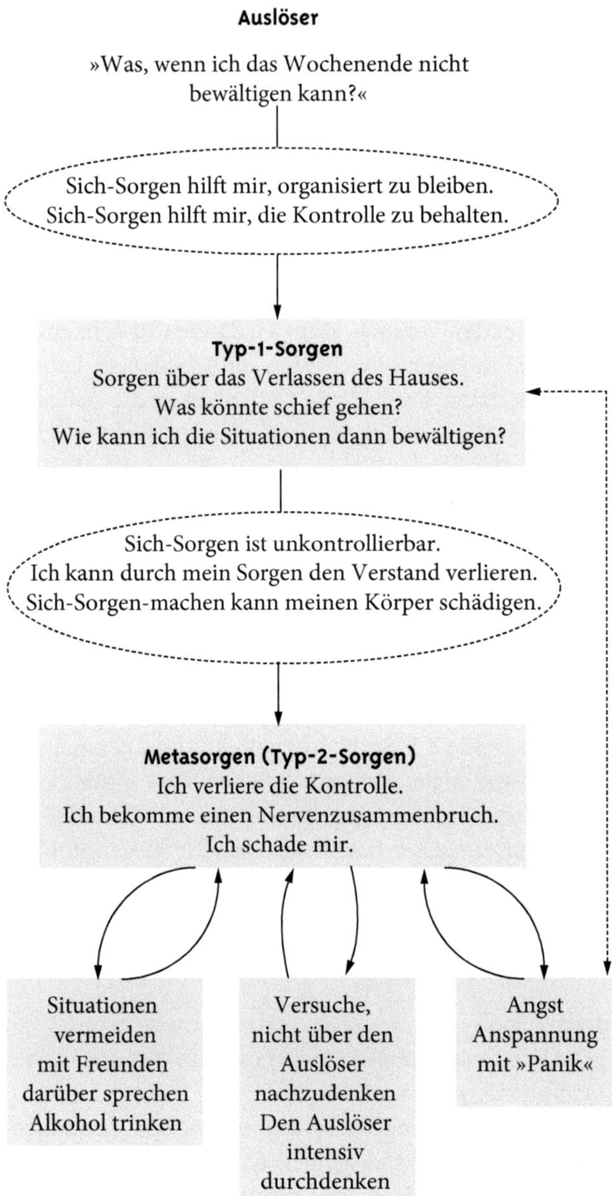

Abbildung 6.2 Beispiel für ein individuelles Fallkonzept bei einer Generalisierten Angststörung

Bei der Generalisierten Angststörung werden während einer Sorgensequenz negative Überzeugungen über die Unkontrollierbarkeit und die gefährliche Natur von Sorgen aktiviert. Dies führt zu einer negativen Interpretation von Sorgen (Typ-2-Sorgen) und vermehrter Angst. Für den Patienten ist es unter diesen Umständen schwerer, einen Punkt zu erreichen, der ein Sicherheitssignal ist und ermöglicht, das Sich-Sorgen zu beenden. Er sieht sich dann weniger in der Lage, die Situation zu bewältigen.

Jetzt werden Vermeidungsverhalten und Gedankenkontrollstrategien eingesetzt, um die negativen Effekte des Sich-Sorgens zu verhindern. Viele dieser Strategien sind nicht wirksam oder haben paradoxe Effekte. Sie führen zu einer Intensivierung der Beschäftigung mit negativen Überzeugungen über die Unkontrollierbarkeit und die Gefährlichkeit von Sorgen. Dadurch wird es wahrscheinlicher, dass diese Überzeugungen eine vorherrschende Rolle in zukünftigen Sorgenepisoden spielen. Abbildung 6.2 veranschaulicht dieses metakognitive Modell anhand eines Fallbeispiels.

6.2 Die Struktur der Behandlung: Acht Stufen

Die Behandlung erfolgt in einer Abfolge von Stufen. Die für jede Stufe benötigte Anzahl an Sitzungen variiert in Abhängigkeit von Faktoren auf Seiten des Patienten und des Therapeuten. Patientenfaktoren sind das Ausmaß an Einsicht, Motivation und Engagement bei den Hausaufgaben. Auf Seiten des Therapeuten spielen Fertigkeiten und Erfahrung in der Anwendung von Metakognitiver Therapie eine Rolle. Die Abfolge der Behandlungsstufen ist die folgende:

1. Erarbeitung des Fallkonzepts
2. Vertrautmachen mit dem metakognitiven Modell
3. Einführung in den metakognitiven Modus
4. Kritische Überprüfung von metakognitiven Überzeugungen bezüglich Unkontrollierbarkeit des Sich-Sorgens
5. Kritische Überprüfung von metakognitiven Überzeugungen bezüglich vom Sich-Sorgen ausgehenden Gefahren
6. Kritische Überprüfung von positiven metakognitiven Überzeugungen bezüglich des Sich-Sorgens
7. Ausarbeitung neuer Pläne für die Verarbeitung von Sorgen
8. Rückfallprophylaxe.

Die Behandlung dauert typischerweise fünf bis zehn Sitzungen, ein in Metakognitiver Therapie erfahrener Therapeut benötigt in der Regel acht Sitzungen. Im Folgenden wird die Implementierung jeder dieser Behandlungsstufen im Detail beschrieben.

6.2.1 Das individuelle Fallkonzept

Psychometrische Instrumente

Zur Erstellung eines individuellen Fallkonzepts benötigte psychometrische Instrumente sind:

- Skala zur Generalisierten Angststörung (GADS-R, s. Anhang 7)
- Interview zum Fallkonzept der Generalisierten Angststörung (Anhang 11)
- Behandlungsplan der Generalisierten Angststörung.

Der Therapeut beginnt mit der GADS-R und erhebt mit ihrer Hilfe die negativen und positiven metakognitiven Überzeugungen des Patienten. Er gewinnt einen Überblick über die Metakognitionen des Patienten und sammelt das Material, das er für die Erstellung des individuellen Fallkonzepts benötigt. Diese Skala bietet auch einen Überblick über die wichtigsten Vermeidungsstrategien. Diese können bei der Generalisierten Angststörung sehr subtil sein. Andere Messinstrumente, die möglichst schon vor der Sitzung ausgefüllt worden sind, sind das Beck Angst Inventar (BAI; Beck et al., 1988) und das Beck Depressions Inventar II (BDI-II; Beck et. al., 1996).

Agenda der ersten Sitzung

Die Behandlungssitzung beginnt mit dem Erstellen einer Agenda:

»In der heutigen Sitzung möchte ich mit Ihnen eine belastende Sorgenepisode aus der letzten Zeit genau durchgehen. So können wir herausfinden, was Ihr Sorgenproblem aufrechterhält, und gemeinsam überlegen, wie Sie Ihre Angst überwinden können. Ich erkläre Ihnen auch gerne mehr über Metakognitive Therapie und was Sie von der Behandlung erwarten dürfen. Gibt es etwas, das Sie gerne auf die Agenda setzen würden und worüber Sie heute sprechen möchten?«

Erarbeitung eines individuellen Fallkonzepts

Der nächste Schritt ist, anhand einer kürzlich aufgetretenen, belastenden Sorgenepisode des Patienten mit ihm eine individuelle Version des metakognitiven Modells zu erarbeiten. Es ist wichtig, dass der Therapeut auf eine konkrete, kurz zurückliegende Episode fokussiert und nicht versucht, die für den Patienten typischen Prozesse allgemeingültig zu konzeptualisieren.

Hilfreich ist es, die Fragen in einer bestimmten Abfolge zu stellen (für die Reihenfolge: s. Interview zur Erstellung eines individuellen Fallkonzepts bei Generalisierter Angststörung, Anhang 11). Jede Ziffer des Modells ist mit einer bestimmten Interviewfrage verknüpft, um die erforderlichen Inhalte für jeden Aspekt des Modells zu erheben.

Nachfolgend veranschaulichen wir die Fragen anhand eines Beispieldialogs. Das daraus resultierende Fallkonzept zeigt Abbildung 6.3.

Th: Wann haben Sie sich das letzte Mal Sorgen gemacht, so dass es belastend war?
P: Vor 2 Wochen.
Th: War das eine typische Sorgenepisode?
P: Ja, allerdings habe ich in der Situation keine Panik bekommen.
Th: Gut. Lassen Sie uns diese Episode genauer betrachten. Ganz kurz, wo waren Sie?
P: Ich war zuhause und sah ein Polizeiauto vorbeifahren. Ich begann mir Sorgen zu machen, dass sie eines Tages zu mir kommen könnten, um mir schlechte Nachrichten zu überbringen, und wie ich dann Schwierigkeiten hätte, das zu bewältigen.
Th: Ok, ich brauche das noch ein bisschen genauer. Was war der erste Gedanke, der Ihnen durch den Kopf ging, als Sie das Polizeiauto sahen? War es eine »Was wäre,

wenn…?«-Frage oder eine bildliche Vorstellung von etwas Schlechtem, das passieren könnte?

P: Ich glaube es war »Was wäre, wenn mein Mann ums Leben gekommen ist?«

Th: Das war also der Auslöser, ein anfänglicher »Was wäre, wenn…?«-Gedanke über Ihren Mann.

P: Ja, und ich dachte daran, wie schrecklich es wäre.

Th: Es klingt so, als wären Sie auch jetzt in diesem Sorgenprozess. Worüber haben Sie sich dann als nächstes Sorgen gemacht?

P: Ich dachte, was wäre, wenn ich die Kinder nicht alleine versorgen könnte? Wie würde ich das mit den Finanzen schaffen? Was, wenn ich allein bleiben würde? Wie könnte ich mit diesen Dingen umgehen?

Th: Es klingt so, als wären Sie jetzt tief in die Sorgen eingestiegen. Was passierte mit Ihren Emotionen, als Sie sich Sorgen gemacht haben?

P: Ich fühlte mich schrecklich, ich war weinerlich, ruhelos, angespannt, ich fühlte mich ängstlich.

Th: Als Sie sich ängstlich fühlten, während Sie sich Sorgen machten, haben Sie da gedacht, dass durch die Art Ihres Denkens und Fühlens irgendetwas Schlechtes passieren könnte?

P: Ich bin mir nicht sicher.

Th: Was wäre das Schlimmste, was hätte passieren können, wenn Sie sich weiterhin so gefühlt und so gedacht hätten wie in der Situation?

P: Das ist schrecklich, da möchte ich nicht hineingeraten. Wenn man da hineingerät, dann denkt man, dass man den Verstand verliert, und dann beginnt die Panik.

Th: Wenn Sie sich wirklich intensiv Sorgen machen, glauben Sie, dass Sie verrückt werden könnten?

P: Ja.

Th: Haben Sie noch irgendwelche anderen negativen Gedanken über Ihre Sorgen und die Angst?

P: Ich glaube, dass ich meinen Körper schädigen könnte, insbesondere mein Herz, wenn ich so weitermache.

Th: Warum hören Sie nicht auf, sich Sorgen zu machen, wenn es so schädlich ist?

P: Ich kann nicht, ich habe keine Kontrolle darüber.

Th: Das klingt so, als hätten Sie einige Überzeugungen bezüglich des Sich-Sorgens: Es ist unkontrollierbar, es kann Sie verrückt machen und es schadet Ihrem Herzen. Ist das richtig?

P: Ja.

Th: Wie sehr sind Sie auf einer Skala von 0 bis 100 % davon überzeugt, dass Ihr Sich-Sorgen unkontrollierbar ist?

P: 90 %.

Th: Wie sehr sind Sie davon überzeugt, dass Sie davon verrückt werden können?

P: 70 %.

Th: Das klingt nach negativen Überzeugungen bezüglich des Sich-Sorgens. Darf ich Sie fragen, ob Sie auch irgendwelche positiven Überzeugungen bezüglich Ihres Sich-Sorgens haben? Anders gesagt glauben Sie, dass Sich-Sorgen auf irgendeine Art hilfreich ist?

P: Es bedeutet, dass ich vorbereitet bin, es hilft, dass mir Probleme bewusst werden, und es hilft, gute Arbeit zu machen.

Th: Wie sehr sind Sie davon überzeugt?

P: Ich glaube an all diese Dinge etwa zu 70 %.

Th: Als Sie sich in der beschriebenen Situation Sorgen gemacht haben, haben Sie da irgendetwas unternommen, um das Sich-Sorgen zu unterbrechen?

P: Ich habe mit meiner Mutter gesprochen, um mich rückzuversichern. Sie tut mir gut, weil sie mich dazu bringt, das Ganze logisch zu betrachten.

Th: Was tun Sie sonst noch, um zur Ruhe zu kommen, z. B. das Vermeiden von Dingen oder das Suchen nach Hinweisen, durch die der Kopf zur Ruhe kommen kann?

P: Ich vermeide Nachrichtensendungen und Zeitungen, weil es da immer etwas gibt, worüber ich mir Sorgen mache.

Th: Ich möchte Sie noch nach weiteren Dingen im Umgang mit Sorgen fragen. Versuchen Sie auch, bestimmte Gedanken nicht zu denken, weil sie Sorgen auslösen?

P: Ja, ich versuche, nicht an Krankheiten und Unfälle zu denken.

Th: Okay. Haben Sie sich jemals entschieden, sich keine Sorgen zu machen, als Sie einen negativen Gedanken wie diesen hatten?

P: Nein, ich habe das Gefühl, dass es richtig ist, mir Sorgen zu machen und dass es mir nicht gut tun würde, mich nicht zu sorgen. Ich muss über diese Dinge nachdenken, sonst wäre ich nicht in der Lage, mit ihnen umzugehen.

Th: Okay, ich werde das auch in das Modell mit aufnehmen. Lassen Sie uns das »andauerndes Nachdenken« nennen.

Eine Bemerkung zur Erarbeitung von Metakognitionen

Metakognitive Überzeugungen hinsichtlich Unkontrollierbarkeit und Gefährlichkeit des Sich-Sorgens stehen im Mittelpunkt von Fallkonzept und Behandlung. Darum ist es wichtig, sie effektiv erheben zu können. Oftmals ist es schwierig, negative Metakognitionen zu erarbeiten, weil sie lediglich implizit in der Beschreibung des Patienten enthalten sind. Negative Überzeugungen über Gefährlichkeit sind häufig, betreffen aber nicht alle Patienten. Negative Überzeugungen über die Unkontrollierbarkeit des Sorgens sind aber immer vorhanden. Ein Patient sagte beispielsweise, dass er keine negativen Überzeugungen hinsichtlich des Sich-Sorgens habe, er fühle sich einfach nur schlecht. Der Terapeut fragte ihn, warum er nicht einfach das Sorgen reduziere, wenn es ihm damit so schlecht ginge. Der Patient antwortete, dass er das nicht könne, weil er keine Kontrolle darüber habe. Wie dieses Beispiel zeigt, sind Überzeugungen hinsichtlich Unkontrollierbarkeit ein impliziter Aspekt des Problems.

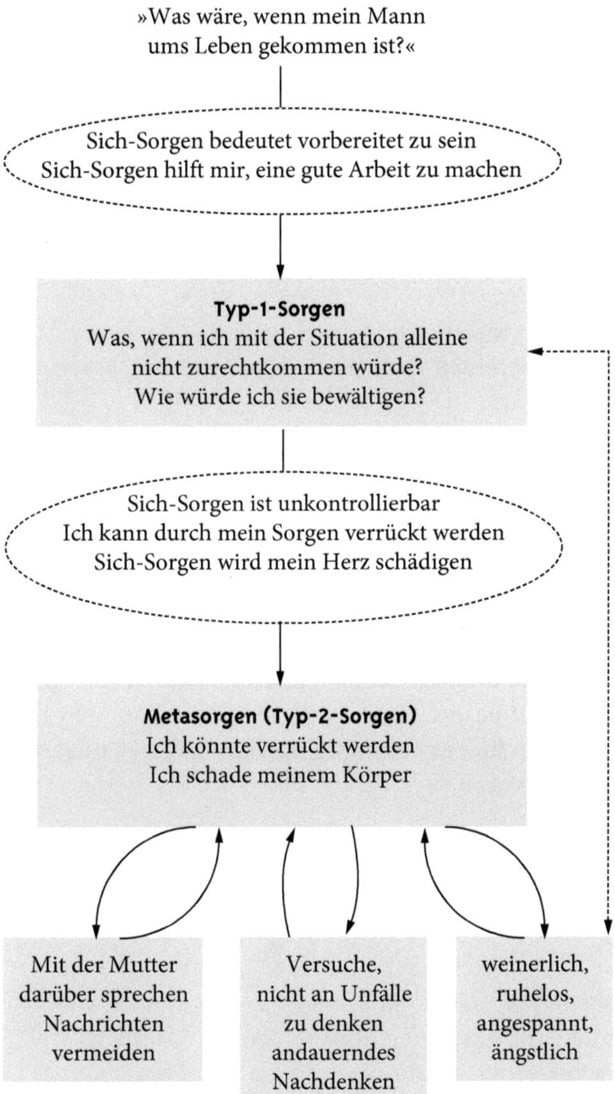

Abbildung 6.3 Aus dem Dialog resultierendes Fallkonzept der Generalisierten Angststörung

Eine Methode, negative Metakognitionen zu erheben, ist das Erfragen von Nachteilen des Sich-Sorgens. Das Erfragen von Vorteilen hilft, positive Überzeugungen zu ermitteln.

Auch die Frage nach einem Katastrophenszenario hinsichtlich des Sich-Sorgens hilft, negative Überzeugungen zu ermitteln:

Th: Wie fühlen Sie sich, wenn Sie sich Sorgen machen?
P: Ich fühle mich angespannt und ängstlich.
Th: Was könnte schlimmstenfalls passieren, wenn Sie sich weiter so viele Sorgen machen?
P: Ich würde es wirklich verlieren.
Th: Was meinen Sie mit »es wirklich verlieren«?
P: Ich weiß nicht genau, mir würde alles aus den Händen gleiten.
Th: Was wäre das Schlimmste dabei?
P: Ich würde durchdrehen oder so.
Th: Wie würde das aussehen?
P: Ich würde zusammenbrechen und wäre gelähmt vor Sorgen und Angst
Th: Glauben Sie, dass das Sich-Sorgen einen derartigen Zusammenbruch verursachen kann?
P: Ja, wenn ich so weitermache schon.

6.2.2 Einführung des Patienten in das Modell

Der Therapeut arbeitet die Komponenten des individuellen Fallkonzepts systematisch heraus. Dadurch hilft er dem Patienten, sich mit dem metakognitiven Modell vertraut zu machen. Im nächsten Schritt werden die individuell relevanten Mechanismen des Modells explizit erklärt. Der Therapeut bespricht die grafische Darstellung des Fallkonzepts mit dem Patienten, am besten indem er es am Flipchart aufgezeichnet. Der Therapeut geht in folgenden Schritten vor:

Schritt 1: Erklärung des Konzepts
Der Therapeut erklärt, wie das metakognitive Modell arbeitet.

Anleitung

»Wenn wir auf die grafische Darstellung des Fallkonzepts schauen, können wir einige wichtige Faktoren erkennen, die uns helfen, Ihr Problem mit dem Sich-Sorgen zu verstehen. In der geschilderten Situation wurde das Sich-Sorgen durch einen intrusiven Gedanken (nennen Sie hier das Patientenbeispiel) ausgelöst. Sie haben angefangen, sich Sorgen zu machen, und sich gefragt, wie das sein würde und wie Sie mit der Situation umgehen könnten, wenn sie denn passieren würde (zeigen Sie auf die Typ-1-Sorgen). Dies war verbunden mit einem Gefühl von Angst (zeichnen Sie die Verbindung zwischen Typ-1-Sorgen und Angst nach). Dies war jedoch nicht der Endpunkt, denn Sie haben angefangen, sich darüber Sorgen zu machen, was Sie denken und fühlen. Wir nennen das »Sorgen über das Sich-Sorgen« oder Typ-2-Sorgen (zeigen Sie auf die Typ-2-Sorgen). In dieser Situation dachten Sie (nennen Sie die Typ-2-Sorge des Patienten). Welchen Effekt hat es auf Ihre Angst gehabt, dass Sie das gedacht haben?

Sie sehen, dass ein Teil Ihres Problems das Sich-Sorgen und Ihre negativen Überzeugungen über das Sich-Sorgen ist. Dies führt direkt zu einem Anstieg Ihrer Angst. Sie haben auch einige weitere Bewältigungsstrategien entwickelt, die nicht wirklich hilfreich sind (zeigen Sie auf den Kasten der Verhaltensweisen im Fallkonzept). Haben diese Dinge bisher funktioniert, haben Sie es dadurch geschafft, Ihr Sorgenproblem zu überwinden? Wenn diese Strategien nicht helfen, zu welchem Schluss bringt Sie das hinsichtlich der Kontrollierbarkeit des Sorgens?

Sie nutzen außerdem einige interessante Gedankenkontrollstrategien. Sie versuchen, Gedanken nicht zu denken, die Ihre Sorgen auslösen könnten. Sie scheinen auch Ihren Sorgenprozess niemals zu unterbrechen, wenn er aktiviert ist. Wenn Sie sich erlauben, permanent weiter nachzudenken, gibt Ihnen das ein Gefühl von Kontrolle?

Neben Ihren negativen Überzeugungen haben Sie auch einige positive Überzeugungen hinsichtlich des Sich-Sorgens. Damit werden wir uns später beschäftigen. Aber lassen Sie mich jetzt schon fragen, ob Sie glauben, dass Ihre positiven Überzeugungen zu einem Fortbestehen des Sich-Sorgens beitragen können?

Sie sehen, wie Ihr Problem durch Ihre Überzeugungen hinsichtlich des Sich-Sorgens und durch die Strategien, die Sie zur Kontrolle des Sich-Sorgens einsetzen, aufrechterhalten wird. Wir müssen diese Mechanismen verändern, damit wir Sie wirksam behandeln können«.

Schritt 2: Hypothetische Fragen

Anschließend werden hypothetische Fragen eingesetzt, um den Anteil der metakognitiven Überzeugungen am Problem zu verdeutlichen:

- Ich kann Ihnen die Rolle von Überzeugungen verdeutlichen, indem ich Ihnen eine Frage stelle. Wenn Sie glauben würden, dass Sich-Sorgen eine ausschließlich gute Sache wäre, wie problematisch wären Sorgen dann?
- Wenn Sie plötzlich entdecken würden, dass Sie das Sich-Sorgen kontrollieren könnten, wie viel wäre dann von Ihrem Problem noch übrig?
- Wenn Sie entdecken würden, dass Sich-Sorgen Ihren Körper und Geist nicht schädigen kann, wäre es dann noch so belastend?

Schritt 3: Dissonanzstrategie

Um zu verdeutlichen, dass Überzeugungen hinsichtlich des Sich-Sorgens im Mittelpunkt des Problems stehen, hilft es auch, dem Patienten zu verdeutlichen, dass seine metakognitiven Überzeugungen ihn in eine No-Win-Situation bringen:

- Es scheint, dass Sie hinsichtlich des Sich-Sorgens im Zwiespalt sind. Einerseits glauben Sie, dass Sorgen hilfreich sind, Sie glauben andererseits aber auch, dass sie unkontrollierbar und schädlich sind. Wie leicht ist es für Sie, das Sich-Sorgen zu stoppen, solange Sie sich in diesem Zwiespalt befinden?

Oder:

- Wie wir gesehen haben, sind Sie hinsichtlich Ihrer Sorgen im Zwiespalt. Zwei konträre Meinungen zu dieser Situation stehen sich gegenüber? Welches Problem entsteht durch diesen Zwiespalt?

Schritt 4: Kritische Überprüfung der Effekte von Vermeidungsverhalten

Durch kritische Überprüfung kann der Therapeut dem Patienten helfen zu entdecken, dass seine selbstregulatorischen Strategien bisher nicht effektiv gewesen sind. Diese Einsicht erlaubt es dem Therapeuten, wichtige Fragen zu stellen. Diese Fragen und die zugehörigen Antworten münden dann in die erste Übung von Detached Mindfulness (Losgelöste Achtsamkeit, s. Kap. 5) und in Aufschieben des Sich-Sorgens:

- Wie effektiv war Ihr Verhalten, um die Sorgen langfristig loszuwerden?
- Was haben Sie durch Ihr Verhalten über die Kontrollierbarkeit von Sorgen herausfinden können?
- Ihre Unfähigkeit, Sorgen zu kontrollieren, bedeutet möglicherweise, dass Sorgen tatsächlich unkontrollierbar sind. Es könnte aber auch bedeuten, dass Sie einfach nur die falschen Strategien zur Kontrolle eingesetzt haben?

Schritt 5: Experiment zur Gedankenunterdrückung

Als Nächstes wird ein Experiment zur Gedankenunterdrückung eingesetzt, um zu illustrieren, dass einige Gedankenkontrollstrategien kontraproduktiv und ineffektiv sind und keine wertvollen Informationen über das Sich-Sorgen bieten: Der Patient wird gebeten, einen neutralen Gedanken zu unterdrücken. Das Experiment wird im Regelfall mit einer sehr kurzen Begründung eingeführt:

»Lassen Sie uns sehen, wie es kommt, dass einige Ihrer Strategien nicht hilfreich sind. Wir versuchen es mit einem neutralen Gedanken. Lassen Sie uns annehmen, dass Sie sich über blaue Hasen Sorgen machen. Ich möchte nun, dass Sie in den nächsten 3 Minuten keinen Gedanken mehr an einen blauen Hasen haben. Was immer Sie tun, Sie dürfen nicht an einen blauen Hasen in irgendeiner Gestalt oder Form denken. Los geht´s. – Okay, Sie können nun aufhören. Was ist passiert, als Sie versuchten, diesen Gedanken zu unterdrücken?«

Typischerweise berichtet der Patient, dass der unterdrückte Gedanke trotz der Unterdrückungsversuche aufgetreten ist. Damit kann verdeutlicht werden, dass der Versuch, Auslöser für Sorgen zu unterdrücken, nicht sehr effektiv ist. Der Therapeut kann fragen »Wenn diese Strategie nicht effektiv ist, was lernen Sie hinsichtlich der Kontrollierbarkeit von Gedanken?«

In einigen Fällen ist der Patient in der Lage, den Zielgedanken zu unterdrücken. In diesen Fällen sollte der Therapeut fragen »Es scheint, als könnten Sie den Gedanken unterdrücken. Können Sie das mit allen Auslösern Ihres Sich-Sorgens?« Die Antwort hierauf kann genutzt werden, um zu zeigen, dass die Strategie nicht immer effektiv ist.

Einführung in die Grundlagen der Metakognitiven Therapie

Nachdem der Patient sich mit dem metakognitiven Ansatz vertraut gemacht hat, wird er gebeten zusammenzufassen, was er über die Ursache des Sich-Sorgens gelernt hat. Der Therapeut gibt daraufhin wie folgt eine kurze Beschreibung der wesentlichen Eigenschaften der Metakognitiven Therapie:

Anleitung

»Die Behandlung wird sich darauf konzentrieren, mit Ihnen Verhaltensweisen zu erarbeiten, wie Sie mit Gedanken, die Sorgen auslösen, wirksam umgehen können. Sie werden entdecken, dass Sich-Sorgen kontrollierbar ist. Danach werden wir uns mit den negativen Überzeugungen, die Sie über die Gefährlichkeit des Sich-Sorgens haben, beschäftigen. Diese Überzeugungen führen zu Angst. Wir sollten uns deshalb bald mit ihnen befassen. Später werden wir in der Behandlung die positiven Überzeugungen, die Sie über das Sich-Sorgen haben, ansehen. Auch sollten wir neue Möglichkeiten im Umgang mit negativen Gedanken untersuchen.«

6.2.3 Kritische Überprüfung der Überzeugung: Sich-Sorgen ist unkontrollierbar

Auf der nächsten Behandlungsstufe wird verbale Reattribution eingesetzt, um Überzeugungen über die Unkontrollierbarkeit des Sich-Sorgens zu explorieren und abzuschwächen. Der Therapeut diskutiert mit dem Patienten modulierende Einflüsse auf den Sorgenprozess. Er erarbeitet Hinweise darauf, dass Sich-Sorgen kontrollierbar ist und verschoben werden kann, wenn alternative Anforderungen an die Verarbeitungsprozesse bestehen. Der Therapeut fragt:

Was passiert, wenn Sie sich gerade Sorgen machen und das Telefon klingelt und Sie den Hörer abheben? Was passiert mit Ihren Sorgen?

Wenn Sich-Sorgen wirklich unkontrollierbar ist, wie hört es dann jemals auf?

Diese Frage kann zu verblüffenden Antworten führen. Der Therapeut sollte, wie das folgende Beispiel illustriert, versuchen, das Kontrollkonzept des Patienten vorsichtig zu explorieren, und zwischen Kontrolle des Sich-Sorgens und Unterdrücken von Gedanken unterscheiden:

Th: Wie sehr sind Sie davon überzeugt, dass Sich-Sorgen unkontrollierbar ist?

P: 80 %.

Th: Wenn Sich-Sorgen unkontrollierbar ist, wie hört es dann jemals auf?

P: Es hört nicht auf, bis die Sache nicht mehr aktuell ist, über die ich mir Sorgen mache.

Th: Was passiert denn mit Ihren Sorgen, wenn Sie schlafen?

P: Die sind sogar noch da, wenn ich schlafe. Ich wache auf und fühle mich ganz erledigt.

Th: Ist Sich-erledigt-Fühlen dasselbe wie Sich-Sorgen?

P: Nein, nein, das ist schon etwas anderes, glaube ich.

Th: Wenn also Sich-Sorgen unkontrollierbar ist, wie können Sie dann jemals schlafen?

P: Nun, manchmal ist es schwer einzuschlafen, aber ich nehme an, dass es dann aufhört.

Th: Ja, das ist richtig. Was passiert denn mit dem Sich-Sorgen, wenn Sie etwas Wichtiges tun müssen, z. B. ans Telefon gehen? Bleibt es unverändert?

P: Nein, das wird häufig an- und ausgeschaltet.

Th: Richtig. Ist das ein Hinweis darauf, dass Sich-Sorgen unkontrollierbar ist?

P: Nein, ich habe etwas Kontrolle. Aber vielleicht nicht über große Sorgen.

Th: Wir müssen besprechen, was wir mit »Kontrolle« meinen. Sie können nicht immer die ersten Gedanken kontrollieren, die das Sich-Sorgen auslösen, aber Sie können sich entscheiden, nicht einen ausgiebigen Sorgenprozess folgen zu lassen. Diesen Aspekt würde ich mit Ihnen gerne als Nächstes betrachten.

Detached Mindfulness (DM, Losgelöste Achtsamkeit) und das Aufschieben des Sich-Sorgens

Auf dieser Behandlungsstufe ist es hilfreich zu überprüfen, ob der Patient verstanden hat, dass das Problem in seinen Überzeugungen über Sich-Sorgen und seinen problematischen Strategien zur Regulation von Gedanken begründet ist.

Der nächste Behandlungsschritt baut auf dem Experiment zur Unterdrückung von Gedanken auf und besteht in der Entwicklung von Fertigkeiten in Detached Mindfulness (vgl. Kap. 5). Bei der Behandlung der Generalisierten Angststörung besteht die Strategie darin, den Auslöser zu identifizieren, Detached Mindfulness auf diesen Auslöser anzuwenden und den auf den Auslöser normalerweise folgenden Sorgenprozess aufzuschieben.

Dies dient dazu, Intrusionen von der nachfolgenden Verarbeitung zu entkoppeln, so dass der Patient eine größere metakognitive Flexibilität entwickelt. Außerdem wird dieses Vorgehen als Teil eines späteren Verhaltensexperiments genutzt, um negative Überzeugungen über die Unkontrollierbarkeit des Sich-Sorgens zu überprüfen.

Detached Mindfulness

Der Therapeut erinnert den Patienten daran, dass seine Versuche, die Auslöser für das Sorgen zu kontrollieren, nicht effektiv waren. Der Patient braucht einen neuen Ansatz, um die Wahrheit bezüglich der Unkontrollierbarkeit des Sich-Sorgens herauszufinden. Die folgenden Fragen werden eingesetzt, um diese Behandlungsstufe einzuführen:

- Haben Sie jemals entschieden, sich keine Sorgen als Reaktion auf einen auslösenden Gedanken zu machen?
- Haben Sie jemals versucht, einen Auslöser einfach stehen zu lassen?

- ► Haben Sie Ihre negativen Gedanken jemals als vorübergehende innere Ereignisse angesehen?

Nach dieser Vorbereitung bittet der Therapeut den Patienten, Detached Mindfulness auf Gedanken anzuwenden. Dies wird zunächst mit neutralen Gedanken praktiziert und anschließend auf zwei oder drei typische Auslöser für den Sorgenprozess angewandt. Der Therapeut führt die Übung auf folgende Weise ein:

Anleitung

»Wir haben gesehen, dass der Versuch, auslösende Gedanken zu kontrollieren, keine langfristige Lösung für Ihr Sorgenproblem bedeutet. Es ist Zeit, etwas Neues auszuprobieren, nämlich Detached Mindfulness. Das wird Ihnen ermöglichen, einen neuen Bezug zu Ihren Gedanken zu entwickeln und die Wahrheit über das Sich-Sorgen zu entdecken. Ich werde Sie gleich bitten, an einen Tiger zu denken und diesem Gedanken zu erlauben, in seinem eigenen Raum in Ihrer Psyche zu existieren. Ich möchte, dass Sie den Gedanken nur beobachten und nichts unternehmen, um ihn zu kontrollieren oder ihn in irgendeiner Weise zu beeinflussen.

Okay, können Sie nun den Gedanken haben? Beobachten Sie den Tiger. Es kann sein, dass er sich bewegt, aber tun Sie nichts, damit er sich bewegt. Es kann sein, dass der Gedanke verschwindet, aber tun Sie nichts, damit er verschwindet. Es kann sein, dass Sie einen anderen Gedanken beobachten, aber führen Sie ihn nicht bewusst herbei. Beobachten Sie einfach den Gedanken auf eine losgelöste Art und Weise.«

Nach ungefähr zwei Minuten überprüft der Therapeut, ob die Aufgabe erfolgreich umgesetzt wurde. Auftretende Schwierigkeiten werden genauer exploriert. Manche Patienten berichten z. B., dass sie nicht in der Lage waren, »bei dem Gedanken zu bleiben«. Dieses Problem wird als ein Hinweis darauf diskutiert, dass der Patient versucht hat, etwas mit dem Gedanken zu machen, was nicht das Ziel der Übung war. Der Therapeut erinnert den Patienten freundlich daran, dass das Ziel der Aufgabe war, den Gedanken auf losgelöste Weise zu beobachten, unabhängig davon, was passiert. Die Übung wird wiederholt oder eine alternative Technik von Detached Mindfulness wie beispielsweise Freie Assoziation eingesetzt, bis der Patient die notwendigen Erfahrungen gemacht hat.

Der nächste Schritt besteht in der Anwendung von Detached Mindfulness auf einen kürzlich aufgetretenen Auslöser. Zuerst identifiziert der Therapeut einen solchen Auslöser:

»Denken Sie an das letzte Mal, als Sie sich Sorgen gemacht haben. Was war der auslösende Gedanke?« Jetzt wird eine negative Vorstellung oder ein »Was wäre, wenn ...?-Gedanke« erarbeitet. Der Therapeut wiederholt dann die Anwendung der Detached Mindfulness für diesen Auslöser:

»Ich möchte Sie bitten, an diesen Auslöser für Ihre Sorgen zu denken. Erlauben Sie dem Gedanken, präsent zu sein, aber machen Sie nichts mit ihm. Schieben Sie ihn nicht weg und versuchen Sie nicht, über ihn nachzudenken und ihn zu analysieren. Es ist nur ein Gedanke.«

Ein Experiment zum Aufschieben von Sich-Sorgen

Nach ersten Erfahrungen mit Detached Mindfulness wird die Idee eingeführt, den Sorgenprozess, der normalerweise mit den auslösenden Gedanken verbunden ist, aufzuschieben. Dies dient dazu, die Überzeugung, dass Sich-Sorgen unkontrollierbar ist, in Frage zu stellen. Dabei ist es äußerst wichtig, dass der Therapeut klar zwischen Gedankenunterdrücken (was nicht wünschenswert ist) und Sorgenaufschieben unterscheidet. Es wird die folgende Erklärung gegeben:

Anleitung

»Als Hausaufgabe bitte ich Sie, Detached Mindfulness auf jeden Ihrer auslösenden Gedanken anzuwenden. Anschließend schieben Sie jeglichen Sorgen- oder Analyseprozess auf. Vielleicht sagen Sie zu sich selbst »Da ist ein Sorgengedanke, ich brauche mich nicht mit ihm zu beschäftigen und nicht mit dem Sorgen zu beginnen. Ich werde abwarten und dies später tun«. Dann möchte ich Sie bitten, sich später am Tag eine Zeit freizuhalten, in der Sie sich über den Gedanken Sorgen machen können. Diese Zeitspanne sollte maximal 10 Minuten betragen und nicht direkt vor dem Schlafengehen sein. Sie sind nicht verpflichtet, sich während dieser Zeit Sorgen zu machen. Viele Patienten vergessen, dies zu tun. Ich sage deshalb nicht, dass Sie diese Zeit nutzen müssen. Durch das Aufschieben des Sorgenprozesses können Sie testen, wie unkontrollierbar Sorgen wirklich sind. Haben Sie jemals eine ähnliche Strategie benutzt?

Es ist wichtig, dass Sie den Unterschied zwischen dem Unterdrücken von Gedanken und dem Aufschieben des Sich-Sorgens kennen. Ich bitte Sie nicht, einen Gedanken nicht zu denken. Der Gedanke, der der Auslöser war, kann noch in Ihrem Kopf sein, aber Sie entscheiden sich dennoch, den Gedanken nicht weiter zu bearbeiten. Sie könnten beispielsweise einen Auslöser bezüglich Ihrer Arbeit haben, etwas wie »Was, wenn ich das nicht bewältigen kann?« Versuchen Sie nicht, Gedanken wie diesen zu unterdrücken. Sagen Sie zu sich selbst »Da ist ein Auslöser für Sorgen. Ich werde ihn in Ruhe lassen und mich jetzt nicht mit ihm beschäftigen. Das mache ich später«. Der Gedanke kann bleiben, und Sie entscheiden sich trotzdem nicht, mit Ihrem gewöhnlichen Sich-Sorgen auf ihn zu reagieren. Verstehen Sie, was ich Sie bitte auszuprobieren? Dies ist ein Experiment, um herauszufinden, wie unkontrollierbar das Sich-Sorgen wirklich ist.«

Der Therapeut lässt den Patienten dann einschätzen, wie ausgeprägt seine Überzeugung hinsichtlich der Unkontrollierbarkeit des Sich-Sorgens ist, und wiederholt dies nach einer Woche der Durchführung des Experimentes mit Aufschieben von Sich-Sorgen als Hausaufgabe. Eine Einschätzung der Veränderung von Überzeugungen im Bereich »Unkontrollierbarkeit« kann auch durch den Einsatz der GADS-R erhalten werden.

Verbale Methoden

Eine weitere Möglichkeit, Überzeugungen hinsichtlich Unkontrollierbarkeit des Sich-Sorgens kritisch zu überprüfen, ist die, die Gegenbeweise durchzugehen. Der Therapeut fragt beispielsweise, was mit den Sorgen des Patienten passiert, wenn er durch die Türklingel abgelenkt wird? Oder wenn sein Kind dringend Aufmerksamkeit benötigt? Er möchte damit aufzeigen, dass Sorgen durch diese konkurrierenden Anforderungen ersetzt und durch Verhalten und Prioritäten des Patienten beeinflusst werden können. Der Therapeut fragt, was mit den Sorgen geschieht, wenn der Patient schläft – ein weiterer Beleg dafür, dass sie kontrollierbar sind.

Kontrollverlustexperimente

Nach dem Aufschieben-Experiment wird mit forciertem Sich-Sorgen experimentiert. Hierzu werden sowohl Zeiträume mit aufgeschobenen Sorgen und die Zeit während einer Sorgenepisode genutzt. Das Ziel besteht darin zu zeigen, dass Sich-Sorgen selbst dann nicht unkontrollierbar wird, wenn der Patient versucht, die Kontrolle zu verlieren.

Das Kontrollverlustexperiment wird am besten während einer Behandlungssitzung vorgestellt und das erste Mal durchgeführt. Dieses Vorgehen reduziert die Angst des Patienten, die mit der Ausführung als Hausaufgabe verbunden sein kann, und verbessert seine Compliance.

Der Therapeut bittet den Patienten in der Sitzung, an eine kürzlich aufgetretene oder aktuelle Sorge zu denken und sich dann so intensiv wie möglich Sorgen zu machen. Das Ziel ist herauszufinden, ob es tatsächlich möglich ist, die Kontrolle über das Sich-Sorgen zu verlieren. Das Experiment wird wie folgt eingeführt:

Anleitung

»Beim Aufschieben des Sich-Sorgens haben Sie festgestellt, dass Sich-Sorgen nicht unkontrollierbar ist. Was würde aber passieren, wenn eine richtig große Sorge kommen würde? Wie sehr glauben Sie, dass Sie die Kontrolle verlieren könnten?

Es ist wichtig, sicher zu sein, dass Sie tatsächlich nicht die Kontrolle über das Sich-Sorgen verlieren können. Ein Weg, dies zu erreichen, ist, willentlich das Sich-Sorgen zu forcieren. Können Sie an eine aktuelle oder vor kurzem aufgetretene Sorge denken?

Ich möchte Sie bitten, bei dieser Sorge zu verweilen und sich Sorgen zu machen, soviel Sie können. Gehen Sie vom Schlimmsten aus und versuchen Sie, die Kontrolle über das Sorgen zu verlieren. Los geht´s, versuchen Sie das jetzt.«

Der Therapeut schlägt dann vor, das Kontrollverlustexperiment als Hausaufgabe während einer Zeitspanne aufgeschobener Sorgen und später noch einmal dann, wenn ein Auslöser für Sorgen auftritt, durchzuführen. Einige Patienten fühlen sich stark genug, um gleich in das Forcieren des Sich-Sorgens während einer Sorgenepisode zu gehen, so dass das Forcieren von Sorgen bei aufgeschobenem Sorgen entfallen kann. Der

Therapeut überwacht die Veränderung der Überzeugung während dieses Vorgehens durch den Einsatz von verbalen Einschätzungen der Überzeugung von der Unkontrollierbarkeit des Sich-Sorgens oder durch Anwendung der GADS-R.

Manche Patienten stellen die Nützlichkeit dieses Vorgehens in der Sitzung in Frage oder werten die Erfahrung als künstlich und nicht übertragbar auf reale Sorgen ab. Dies ist nachvollziehbar, da die Form der Übung tatsächlich nur zu dem Zweck eingesetzt wird, die Notwendigkeit des Übens zuhause zu unterstreichen. Erst durch das Üben zuhause können die Betroffenen ihre Überzeugungen in realen Situationen testen. Allerdings sollte sich der Therapeut der Möglichkeit bewusst sein, dass Widerstand dieser Art auch ein Zeichen für Vermeidung sein kann.

6.2.4 Kritische Überprüfung der Überzeugung: Sich-Sorgen ist gefährlich

Um Metakognitionen zu verändern, die sich auf die von Kognitionen ausgehenden Gefahren beziehen, werden verbale und verhaltensbezogene Reattributionsmethoden eingesetzt. Zunächst werden einige verbale Strategien genutzt, dann werden Verhaltensexperimente eingeführt. Zu den verbalen Methoden zählen
(1) das Erzeugen von Dissonanz,
(2) das kritische Überprüfen von Belegen,
(3) die Exploration von Gegenbeweisen,
(4) das kritische Überprüfen der den Gefahren zugrunde liegenden Mechanismen und
(5) das Bereitstellen von neuen Informationen.

Das Erzeugen von Dissonanz

Diese Strategie bietet eine Möglichkeit, den Konflikt zu verstärken, der zwischen positiven Überzeugungen zum Sich-Sorgen und den Metakognitionen über die Gefährlichkeit des Sich-Sorgens besteht. Kognitive Dissonanz hat das Potential, jede Seite der Gleichung zu verändern: Sie kann sowohl zu einer Abschwächung von positiven als auch von negativen Überzeugungen führen. Die folgenden Fragen dienen diesem Zweck:

- Sie glauben einerseits, dass Sich-Sorgen Vorteile hat, andererseits aber auch, dass es schädlich ist. Wie kann beides wahr sein?
- Stimmt es, dass Sich-Sorgen gleichermaßen gut und schlecht ist?
- Wenn Sich-Sorgen schädlich ist, wie kommt es dann, dass Sie glauben, dass es Ihnen bei der Bewältigung von Situationen hilft?
- Haben Sie jemals daran gedacht, dass Sich-Sorgen weder nützlich noch schädlich ist, sondern einfach nur irrelevant?

Kritische Überprüfung der Belege für Metakognitionen

Der Therapeut hinterfragt die Evidenz, die der Patient als Beleg für negative, auf Gefahren bezogene Metakognitionen anführt. Sich-Sorgen wird häufig mit Stress gleichgesetzt. Wenn der Patient glaubt, dass Stress schädlich ist, dann glaubt er auch, dass Sich-Sorgen schädlich ist. Wenn dies der Fall ist, ist es hilfreich zu erarbeiten, dass Stress und Sorgen zweierlei sind: Sich-Sorgen ist eine Bewältigungsstrategie von Stress und negativen Gedanken. Daher ist Sich-Sorgen nicht gleichbedeutend mit Stress, sondern ist eine Reaktion auf Stress.

Weiterhin sollte diskutiert werden, dass es nur begrenzte Belege dafür gibt, dass psychologischer Stress schädlich ist. Die Beziehung zwischen psychologischem Stress und schädlichen Folgen scheint eher subtil und eher indirekt durch Bewertung der Steuerungsfähigkeit und durch Aspekte der Persönlichkeit vermittelt zu sein. Die Stressreaktion kann als Element einer Angstreaktion im weiteren Sinne angesehen werden. Diese stellt einen Überlebensmechanismus im Umgang mit Bedrohungen dar. Wenn Stress schädlich wäre, dann hätte die natürliche Selektion vulnerable Menschen nicht überleben lassen. Einige für diesen Disput hilfreiche Fragen sind:

- Woher wissen Sie, dass Sich-Sorgen schädlich ist?
- Wie lange haben Sie sich schon Sorgen gemacht? Sind Sie bis heute zu Schaden gekommen?
- Was schätzen Sie, wie viele Menschen auf der Straße machen sich Sorgen und wie viele werden davon psychisch oder körperlich krank?
- Würde Ihre Überzeugung, dass Sich-Sorgen gefährlich ist, angesichts der vorliegenden Beweismittel vor einem Gericht standhalten?
- Wir halten das Buch »The Truth about Stress« (Patmore, 2006) für eine gute Informationsquelle für all diejenigen, die mit ihren Patienten den Stressmythos weiter explorieren wollen.

Die Exploration von Gegenbeweisen

Der Therapeut lenkt die Aufmerksamkeit des Patienten auf Belege, die gegen die Gefährlichkeit des Sich-Sorgens sprechen: Er fragt, wie lange sich der Patient schon Sorgen macht und ob psychische oder körperliche Katastrophen die Folge davon waren. Diese Strategie kann problematisch sein, wenn der Patient unter gesundheitlichen Problemen leidet und diese fälschlicherweise auf Sorgen zurückführt. In diesem Fall ist es notwendig zu verdeutlichen, dass hierfür nicht zwangsläufig Sorgen die Ursache sind. Ein Patient sorgt sich beispielsweise über seine Gesundheit, weil Symptome vorliegen.

Der Therapeut exploriert Beobachtungen, die Vorhersagen widersprechen. Er fragt beispielsweise den Patienten, ob er jemanden kennt, der sich häufig Sorgen mache, und ob dieser aufgrund seiner Sorgen unter wesentlichen körperlichen oder geistigen Problemen gelitten habe.

Da Sich-Sorgen oft mit Stress gleichgesetzt wird, kann die entsprechende Überzeugung, dass Stress oder Sich-Sorgen schädlich sind, überprüft werden, indem man den Patienten bittet, an Personen zu denken, die intensivem Stress ausgesetzt sind. Als Beispiele eignen sich Rennfahrer oder Soldaten im Kampftraining. Diese Personen erleben wahrscheinlich starke Ängste und Sorgen. Dennoch kommt es nicht zu dem körperlichen oder psychischen Zusammenbruch, der aufgrund der Überzeugungen des Patienten zu erwarten wäre. Direkter Gegenbeweis ist auch die Tatsache, dass psychische Erkrankungen in Kriegszeiten bei der zivilen Bevölkerung seltener vorkommen.

Kritische Überprüfung der den Gefahren zugrunde liegenden Mechanismen

Der Therapeut regt an, den Mechanismus, der Sorgen mit negativen Folgen verknüpft, kritisch zu überprüfen. Der Patient setzt sich möglicherweise mit dem Thema das erste Mal in dieser Art auseinander. Allein dieser Prozess kann bereits negative Überzeugungen aufweichen, wenn er zu der Einsicht führt, dass es keine entsprechende Erklärung für gefährliche Auswirkungen gibt. Der Therapeut überprüft kritisch die Gültigkeit eines jeglichen vom Patienten vorgebrachten Mechanismus. Hilfreiche Fragen sind in diesem Zusammenhang:

- Durch welchen Mechanismus verursacht das Sich-Sorgen die jeweilige Gefahr?
- Wie verursacht das Sich-Sorgen körperliche Schäden?
- Wie verursacht das Sich-Sorgen psychische Schäden?

Typischerweise werden diese Fragen mit Berichten über Symptome beantwortet.

Beispiel: Eine 53-jährige Patientin mit Generalisierter Angststörung wurde von ihrem Therapeuten gefragt »Wie verursacht Sich-Sorgen körperliche Schäden?«. Sie antwortete »Es erhöht den Blutdruck, und ich weiß, dass ein hoher Blutdruck schlecht für das Herz ist«. Der Therapeut betonte den Unterschied zwischen chronisch erhöhtem Blutdruck, der ein kardialer Risikofaktor ist, und vorübergehendem Blutdruckanstieg aufgrund von Sorgen oder körperlicher Aktivität. Die Parallele zwischen den Effekten des Sich-Sorgens und körperlicher Betätigung zeigt, dass ein vorübergehender Blutdruckanstieg durch Sorgen sogar die Widerstandsfähigkeit des Herzens verbessern kann.

Wenn Befürchtungen hinsichtlich negativer Auswirkungen von Sorgen oder Angst auf das kardiovaskuläre System bestehen, ist es hilfreich zu explorieren, wie – nach Vorstellung des Patienten – Angst den Körper beeinflusst. Mit diesem Wissen können dann Gegenbeweise generiert werden. Beispiel: Ein Patient befürchtet, dass sein Sich-Sorgen sein Herz schädigen könnte. Diese Angst beruht auf der Beobachtung, dass sich immer, wenn er sich Sorgen machte und Angst hatte, sein Herzrhythmus veränderte. Der Therapeut erläuterte den Effekt von Angst auf die Ausschüttung von Adrenalin. Er brachte den Patienten mit Hilfe des geleiteten Entdeckens zu der Erkenntnis, dass Adrenalin bei einem Herzinfarkt eingesetzt werden kann, um das Leben des Betroffenen zu retten:

Th: Wissen Sie, warum sich Ihr Herzschlag verändert, wenn Sie Angst haben?

P: Weil ich Angst habe.

Th: Das ist richtig. Wenn Sie Angst haben – welches Hormon produziert Ihr Körper, das Ihr Herz schneller schlagen lässt?

P: Ist das Adrenalin?

Th: So ist es, Sie produzieren Adrenalin, das auf Ihren Körper wirkt, damit Sie Gefahrensituationen überleben können. Haben Sie schon mal eine Medizinserie gesehen, wo sie jemanden nach einem Herzinfarkt wiederbeleben mussten?

P: Ja.

Th: Was machen die, damit das Herz wieder anfängt zu schlagen?

P: Sie geben Elektroschocks.

Th: Richtig. Und was injizieren sie direkt ins Herz?

P: Adrenalin.

Th: Auch richtig. Glauben Sie, die würden das tun, wenn Adrenalin das Herz schädigen könnte?

P: Nein.

Th: Sie sehen also, dass Adrenalin Ihr Leben retten kann. Sogar wenn Sie einmal einen Herzinfarkt gehabt haben und Ihr Herz daher schwächer ist, kann Adrenalin Ihr Leben retten. Glauben Sie, Ärzte würden Adrenalin benutzen, wenn es die Situation verschlimmern könnte?

P: Nein, ich verstehe, was Sie meinen. Adrenalin kann mir also keinen Schaden zufügen?

Th: Was denken Sie denn jetzt darüber? Wir haben uns die Belege angesehen.

P: Nein, wahrscheinlich nicht, es könnte sogar eher gut sein.

Th: Fällt Ihnen noch etwas anderes ein, das den Herzschlag erhöht?

P: Etwas wie körperliche Betätigung meinen Sie?

Th: Ja, ein gutes Beispiel. Würden Sie sagen, dass körperliche Aktivität schlecht für Ihr Herz ist?

P: Nein, sie wird als Schutz gegen Herzerkrankungen empfohlen.

Th: Das ist richtig. Sie sehen, dass ein erhöhter Herzschlag kein Hinweis darauf ist, dass Ihr Herz durch Ihr Sich-Sorgen geschädigt wird.

Die evolutionäre Perspektive kann ein wertvolles Hilfsmittel sein, um negativen Überzeugungen über Sich-Sorgen, Angst oder Stress entgegen zu wirken. Der Therapeut nutzt geleitetes Entdecken, um zu erarbeiten, dass die Evolution Stressreaktionen ausgelöscht hätte, wenn diese den Organismus durch psychologische und biologische Effekte benachteiligen würde. Der folgende Dialog beschreibt den Einsatz dieser Technik:

Th: Denken Sie an die Evolution des Menschen. Glauben Sie, dass die Lebensumwelt unserer Vorfahren belastend war?

P: Ja, das muss sie gewesen sein.

Th: In welcher Hinsicht, glauben Sie, war es belastend?

P: Ich nehme an, dass es vieles gab, was die Menschen damals nicht wussten. Viele Dinge, über die wir uns heute keine Sorgen mehr machen, müssen damals eine Ursache für Stress gewesen sein.

Th: Da haben Sie Recht! Glauben Sie, dass es Vieles gab, über das man sich Sorgen machen konnte?

P: Ja, viel mehr als heute.
Th: Wenn Sorgen und Stress psychische Störungen verursacht hätten, glauben Sie, dass die Menschen sich weiter entwickelt hätten und noch als Spezies auf der Erde wären?
P: Nein, wahrscheinlich nicht.
Th: Mit einem Blick auf diese Argumente, wie sehr sind Sie noch davon überzeugt, dass Sich-Sorgen Ihrer psychischen Gesundheit schadet?

Der Therapeut erklärt dem Patienten, dass die Angstreaktion angeboren ist und das Überleben sichert. Diese Mechanismen wären nicht effektiv, wenn sie gefährliche Folgen wie einen mentalen oder körperlichen Zusammenbruch hätten. Der folgende Dialog illustriert diesen Ansatz:

Th: Glauben Sie, dass Angst irgendwelche Vorteile haben könnte?
P: Nein, ich möchte sie einfach nicht haben. Wenn ich mir ohne Angst Sorgen machen könnte, das wäre eine Lösung, weil die Angst mir schadet.
Th: Haben Sie schon einmal von der Stressreaktion gehört?
P: Ich glaube schon, aber bin mir nicht sicher.
Th: Sie ist Teil des angeborenen Selbsterhaltungssystems. Angst spielt dabei eine zentrale Rolle. Wenn ein Mensch einer Gefahr ausgesetzt ist, wird Angst aktiviert. Dies verändert sein Denken und führt zu einem körperlichen Erregungszustand, der ihn in die Lage versetzt, schnell zu reagieren. Das Herz schlägt schneller und Blut wird von den Verdauungsorganen zu den Muskeln geleitet, um sie mit mehr Sauerstoff zu versorgen. Das Denken wird beschleunigt. Dies alles passiert, damit der Mensch schnell kämpfen oder flüchten kann. Angst ist also dazu da, Ihnen zu helfen, bei Gefahren zu überleben. Glauben Sie, Angst hätte den Menschen beim Überleben geholfen, wenn sie irgendwie schädlich gewesen wäre?
P: Nein, ich glaube nicht. Ich hatte nicht gedacht, dass Angst hilfreich sein könnte.
Th: Können Sie sich vorstellen, dass Angst noch auf irgendeine weitere Art und Weise hilfreich ist?
P: Meinen Sie für das Überleben?
Th: Ich hab mehr daran gedacht, ob ein gewisses Maß an Angst nicht unsere Leistungsfähigkeit verbessert.
P: Ich habe schon einmal gehört, dass Athleten versuchen, vor einem Wettkampf nicht zu entspannt zu sein.
Th: Das ist richtig. Ängstlich oder aufgedreht zu sein kann helfen, die Leistungsfähigkeit zu erhöhen. Das könnte ein weiterer Beleg dafür sein, dass Angst nicht schlecht für Sie ist.

Verhaltensexperimente

Im vorangegangenen Abschnitt wurden einige gebräuchliche verbale Reattributionstechniken vorgestellt, die zur Abschwächung von negativen Überzeugungen hinsichtlich der Gefährlichkeit des Sich-Sorgens eingesetzt werden. In der Therapie folgen auf diese Techniken Verhaltensexperimente, um das Gelernte zu festigen und die spezifischen Vorhersagen des Patienten oder der Patientin zu überprüfen. Der Therapeut sollte nicht davon ausgehen, dass verbale Strategien allein für die erforderliche stabile Veränderung der negativen Metakognitionen des Patienten ausreichen.

Verhaltensexperimente sind daher eine unverzichtbare Behandlungskomponente. In den folgenden Beispielen werden drei Verhaltensexperimente vorgestellt, die in der Metakognitiven Therapie häufig eingesetzt werden.

Beispiel

Mini-Umfragen

Ein 51-jähriger Patient, besorgt, dass sein Sich-Sorgen »nicht normal« und Zeichen eines schwachen, krankheitsanfälligen psychischen Zustands sei, hielt sein Sich-Sorgen für ein Vorzeichen, seine geistigen Fähigkeiten zu verlieren. Der Therapeut diskutierte mit ihm verschiedene Möglichkeiten, um diese Überzeugung zu überprüfen. Therapeut und Patient einigten sich darauf, dass der Patient in einem Verhaltensexperiment vier Menschen über das Sich-Sorgen befragen sollte. Wenn es »nicht normal« wäre, müssten andere Menschen berichten, dass sie kaum Sorgen und auch keine Schwierigkeiten mit der Kontrolle von Sorgen haben. Es wurden drei Fragen erarbeitet:

(1) »Machen Sie sich jemals Sorgen?«
(2) »Hatten Sie jemals Probleme, mit dem Sich-Sorgen aufzuhören?«
(3) »Wie häufig machen Sie sich Sorgen?«

Dem Patienten wurde vorgeschlagen, sowohl Menschen zu interviewen, von denen er annimmt, dass sie sich selten Sorgen machen, als auch Menschen, von denen er annimmt, dass sie sich häufig Sorgen machen. Der Patient sagte vorher, dass die meisten Menschen sagen würden, dass sie keine, allenfalls seltene oder gut kontrollierbare Sorgen hätten.

Die Ergebnisse seiner Umfrage überraschten ihn. Er hatte unter anderem seine Ehefrau befragt und war geschockt, dass sie sich mehr Sorgen machte als er. Zwar fand sie ihre Sorgen gelegentlich unkontrollierbar, hatte aber trotzdem keine Generalisierte Angststörung entwickelt. Diese Ergebnisse veränderten seine Überzeugung, dass er »nicht normal« sei und seine Fähigkeit zu denken verlieren werde. Er zog die Schlussfolgerung, dass er sich einfach zu viele Sorgen über das Sich-Sorgen machte.

Verrückt werden

Eine 27-jährige Patientin antwortete auf die Frage, was ihr schlimmstenfalls passieren könnte, wenn sie sich noch mehr Sorgen machte, »ich könnte einen Nervenzusammenbruch bekommen«. Der Therapeut erfragte die Symptome eines Nervenzusammenbruchs und entdeckte, dass die Patientin Angst vor dem Ausbruch einer Schizophrenie hatte. Genauer befragt, erklärte die Patientin, dass sie an visuellen Halluzinationen erkennen könne, eine Schizophrenie zu haben. ►

Mit der Patientin wurde daraufhin ein passendes Verhaltensexperiment erarbeitet: Sie sollte sich in der Therapiesitzung über ein aktuelles Thema so intensiv wie möglich Sorgen machen, um herauszufinden, ob sie dadurch Halluzinationen hervorrufen könnte. Dass keine Halluzinationen auftraten, reduzierte ihre Überzeugung von 65 auf 30 %. Was ließ sie immer noch etwas an der Überzeugung festhalten? Die Patientin hatte bei dem Experiment nicht, wie gewöhnlich, körperliche Angstsymptome gehabt. Die weitere Exploration ergab, dass ihre Hauptsymptome Gedankenrasen und Anspannung in den Armen waren. Der Therapeut veränderte daraufhin das Experiment und bat die Patientin, während des intensiven Sich-Sorgens die Armmuskeln anzuspannen, um herauszufinden, ob dadurch Halluzinationen hervorgerufen werden könnten. Nach diesem Experiment betrug ihre Überzeugung noch 20 %.

Dem Körper durch Sich-Sorgen schaden
Ein 31-jähriger Patient glaubte, dass er seinen Körper durch Sorgen schädigen und einen Herzinfarkt hervorrufen könne. Der Patient war gesundheitlich in einer guten körperlichen Verfassung und hatte keine Risikofaktoren, die eine intensive körperliche Aktivität verhinderten. Der Therapeut schlug vor, sich intensiv Sorgen zu machen, während er mit ihm um das Klinikgebäude joggte. Der Patient sagte vorher, dass er dadurch einen Kreislaufzusammenbruch oder sogar einen Herzinfarkt bekommen könnte. Nach diesem Experiment sank die Überzeugung des Patienten, dass Sich-Sorgen den Körper schädigt, um 30 %.

Überprüfung der Effekte des Sich-Sorgens auf den Körper

Wenn Patienten glauben, Sich-Sorgen habe schädliche Auswirkungen auf den Körper, bearbeitet der Therapeut diese Überzeugung zunächst mit verbalen Techniken. Im nächsten Schritt führt er ein Verhaltensexperiment durch, um mit dem Patienten zu prüfen, ob Sich-Sorgen Auswirkungen auf körperliche Reaktionen hat.

Eine Patientin machte sich Sorgen, dass ihr Sich-Sorgen ihren Körper schädigen könnte. Ihr Beleg dafür war, dass Sich-Sorgen ihren Puls erhöhen könnte. Der Therapeut zählte ihren Puls unter drei Bedingungen: (1) nach leichter körperlicher Aktivität, (2) auf einem Stuhl sitzend mit neutralen Gedanken und (3) sitzend mit Sorgen. Das Ergebnis: körperliche Aktivität führte zu einem Anstieg der Herzrate, zwischen Sitzen mit Sorgen und Sitzen mit neutralen Gedanken bestand jedoch nur ein minimaler Unterschied.

Der Therapeut verfeinerte das Experiment: Was würde mit dem Puls passieren, wenn sich die Patientin während körperlicher Aktivität Sorgen machte. Die Patientin machte die Vorhersage, dass ihre Herzrate um bis zu 20 Schläge pro Minute höher sein würde, wenn sie sich zusätzlich Sorgen machen würde. Der Therapeut bat die Patientin, zehn Kniebeugen zu machen und sich Sorgen zu machen und dann zehn Kniebeugen ohne Sorgen zu machen. Anschließend verglich er ihre Herzrate in den zwei Bedingungen. Die Patientin entdeckte, dass nur ein kleiner Unterschied zwischen den beiden Bedingungen bestand. Dies führte zu einer Veränderung ihrer Überzeugung.

6.2.5 Kritische Überprüfung positiver metakognitiver Überzeugungen

Positive metakognitive Überzeugungen hinsichtlich des Sich-Sorgens sind normal und nicht spezifisch für die Generalisierte Angststörung. Patienten mit Generalisierter Angststörung fehlt es allerdings an Flexibilität im Einsatz verschiedener Strategien im Umgang mit intrusiven Gedanken und Emotionen. Dies hat zur Folge, dass positive Überzeugungen über das Sich-Sorgen die kognitive Verarbeitung von negativen Gedanken und Emotionen dominieren. Im letzten Drittel der Behandlung werden daher die positiven Metakognitionen bearbeitet. Voraussetzung hierfür ist, dass negative Überzeugungen hinsichtlich Unkontrollierbarkeit und Gefährlichkeit des Sich-Sorgens in vorangegangenen Therapiesitzungen wirksam verändert wurden.

Die Modifikation von positiven Überzeugungen ist notwendig, um dem Patienten die Möglichkeit zu eröffnen, alternative Strategien im Umgang mit inneren Ereignissen einzusetzen. Patienten entwickeln so eine höhere Motivation, auf ausgiebige inhaltlich-konzeptuelle kognitive Verarbeitung von intrusiven Gedanken und Emotionen zu verzichten. Positive Überzeugungen erhöhen das Rückfallrisiko, da sie die Grundlage für einen erneuten Einsatz des Sich-Sorgens als Reaktion auf innere Ereignisse darstellen.

Die Metakognitive Therapie arbeitet mit verschiedenen Techniken, um positive Metakognitionen in Frage zu stellen: verbale Reattribution, Erzeugen kognitiver Dissonanz und Experimente zur Modulation von Sorgen.

Verbale Reattribution

Der Therapeut beginnt mit einer kritischen Überprüfung der Belege für die Vorteile des Sich-Sorgens. Dies wird auf die folgende Weise eingeführt:

Anleitung

»Wir haben Ihre negativen Überzeugungen über das Sich-Sorgen geprüft und Sie haben entdeckt, dass Sich-Sorgen steuerbar und nicht schädlich ist. Wir sollten unsere Aufmerksamkeit jetzt auf die positiven Überzeugungen richten, die Sie über den Nutzen des Sich-Sorgens haben. Solche Überzeugungen führen dazu, Sich-Sorgen zu oft als Bewältigungsstrategie einzusetzen. Wir sollten den Blick auf neue Möglichkeiten richten, wie Sie mit Ihren Gedanken umgehen können.«

Der Therapeut regt eine kritische Überprüfung der positiven Metakognitionen des Patienten an, indem er zunächst nach stützenden Belegen fragt und anschließend die Gegenargumente durchgeht. Typisch sind folgende Fragen:

- Haben Sie irgendeinen Hinweis darauf, dass Sich-Sorgen hilfreich ist?
- Wie kann man erklären, dass Sich-Sorgen hilfreich ist?
- Haben Sie jemals etwas getan, ohne sich vorher Sorgen machen zu können? Was war das Ergebnis?
- Was geschieht mit Ihrer Konzentration, wenn Sie sich Sorgen machen? Wie passt dazu, dass Sich-Sorgen hilfreich sein soll?

- Was geschieht mit Ihrer Stimmung, wenn Sie sich Sorgen machen? Wie hilfreich ist Sich-Sorgen in dieser Hinsicht?
- Wenn Sich-Sorgen hilft, Probleme zu vermeiden, bedeutet das, dass Menschen, die sich häufig Sorgen machen, weniger Probleme im Leben haben. Stimmt das?
- Wie oft sind Situationen tatsächlich so geworden, wie Ihre Sorgen sie vorher beschrieben haben? Wenn Ihre Sorgen also die Realität verzerren, wie nützlich sind sie dann?
- Hilft Ihnen Sich-Sorgen dabei, die Dinge von allen Seiten zu betrachten, inklusive der positiven? Wenn Sich-Sorgen-Machen zu einer verzerrten Sichtweise führt, wie hilfreich ist dann?

Der folgende Dialog gibt ein Beispiel für den Einsatz dieser Fragen während der Behandlung eines älteren Patienten mit einer Generalisierten Angststörung:

Th: Was glauben Sie, ist der größte Nutzen durch Sich-Sorgen?
P: Es bedeutet, dass ich keine großen Fehler mache. Die kann ich vermeiden.
Th: Gibt es irgendeinen Beleg dafür, dass Sich-Sorgen Sie daran hindert, Fehler zu machen?
P: Nun, ich habe mir zeit meines Lebens viele Sorgen gemacht und ich denke, dass ich keine wirklich großen Fehler gemacht habe.
Th: Waren Sie in der Lage, sich über alles in Ihrem Leben Sorgen zu machen?
P: Nein, ich denke nicht, dass es alles gewesen ist.
Th: Waren denn die Dinge, über die Sie sich keine Sorgen gemacht haben, rückblickend ein Fehler?
P: Nein. Manchmal kann man sogar positiv überrascht werden von Dingen, die man nicht vorhergesehen hat.
Th: Was ist also Ihr Beweis dafür, dass Sich-Sorgen nötig ist, um keine Fehler zu machen?
P: Ich denke, es gibt keinen. Aber es könnte manchmal helfen.
Th: Wie kann man erklären, dass Sorgen manchmal helfen?
P: Ich könnte ein Problem korrekt vorhersehen.
Th: Wie oft stellen sich Situationen exakt so heraus, wie Sie sie vorab eingeschätzt haben?
P: Manchmal.
Th: Sie sind also exakt so, wie Sie sie sich vorher vorgestellt haben, ist das richtig?
P: Nein, vielleicht nicht, weil Sorgen so negativ sind.
Th: Genau. Zeichnen Sorgen ein realitätsnahes Bild oder ist es irgendwie verzerrt?
P: Es ist pessimistisch, es ist nicht wirklich realistisch.
Th: Richtig. Wie sehr sind Sie also davon überzeugt, dass Sich-Sorgen hilfreich ist, um Fehler zu vermeiden?
P: Wahrscheinlich ist es nicht sehr hilfreich.

Diskrepanz zwischen Sorge und Wirklichkeit

Diese Methode wurde entwickelt, um dem Patienten zu zeigen, dass die Inhalte seiner Sorgen nicht gut mit der Realität übereinstimmen. Sie zielt nicht darauf ab, die Inhalte der Sorgen zu verändern, kann aber diesen Effekt haben. Sie überprüft kritisch die Überzeugungen zur Nützlichkeit des Sich-Sorgens (Metakognitionen) und kann auf ein zurückliegendes Ereignis (retrospektive Diskrepanz) oder ein zukünftiges Ereignis (prospektive Diskrepanz) eingesetzt werden. In beiden Fällen werden die Sorgeninhalte im Sorgenprozess Schritt für Schritt erhoben und anschließend mit den tatsächlichen Ereignissen abgeglichen.

In der retrospektiven Version identifiziert der Therapeut zuerst eine zurückliegende Situation, über die der Patient sich vorab Sorgen machte. Der Therapeut erhebt detailliert die inhaltlichen Schritte dieser Sorgenepisode und schreibt sie in die erste Spalte einer zweispaltigen Tabelle (s. Tab. 6.2) mit der Überschrift »Sorgenskript«. Die Schritte der Sorgensequenz werden erhoben, indem der Therapeut wiederholt fragt »und dann, was haben Sie dann gedacht?« oder »worüber haben Sie sich dann Sorgen gemacht?«. Alternativ kann der Therapeut auch auf jeder Stufe der Sorgensequenz fragen »Was, wenn das passiert wäre?«, bis er keine neuen Informationen mehr erhält.

In die zweite Spalte, überschrieben mit »Realitätsskript«, notiert der Therapeut eine Beschreibung des tatsächlichen Ablaufs der Ereignisse in der entsprechenden Situation. Er fragt wiederholt »und was ist tatsächlich in der Situation passiert?«. Anschließend nimmt er zusammen mit dem Patienten eine Bewertung der Übereinstimmung oder »Passung« der beiden Skripte vor, wobei er die bestehenden Unterschiede hervorhebt. Anschließend stellt er die Frage »Wenn Sich-Sorgen nicht genau mit der Realität übereinstimmt, wie nützlich ist es dann tatsächlich?«. Ein Beispiel für ein vollständiges Skript zeigt Tabelle 6.2.

Tabelle 6.2 Skript zur Diskrepanz zwischen Sorgen und Wirklichkeit

Sorgenskript	Realitätsskript
Situation: Am Wochenende Freunde besuchen Auslöser: »Was, wenn ich zu spät dort ankomme?«	
Ich werde den Zug verpassen.	Ich bin rechtzeitig angekommen.
Ich werde als Letzter ankommen.	Es waren nicht viele Leute da.
Alle werden betrunken sein.	Ich habe leckeres Essen gegessen und guten Wein getrunken.
Ich werde nicht in Kontakt kommen.	Ich habe einige nette Leute getroffen.

▶

Tabelle 6.2 (Fortsetzung)

Sorgenskript	Realitätsskript
Ich werde ängstlich werden.	Ich freue mich darauf, meine Freunde nächsten Monat wieder zu besuchen.
Ich werde die Situation verlassen müssen.	
Ich werde auf der Straße landen.	
Jemand wird mich angreifen.	
Ich könnte sterben.	

Der Therapeut nutzt die prospektive Strategie, wenn ein Patient beabsichtigt, eine Aktivität auszuführen, sich aber aktuell bereits Sorgen über sie macht. Sie ist ebenfalls sinnvoll, wenn der Patient Situationen vermeidet, weil bereits der Gedanke an die Situationen intensives Sich-Sorgen verursacht. Unter diesen Umständen wird das Sorgenskript in der Therapiesitzung protokolliert. Der Patient sucht als Hausaufgabe die vermiedene oder mit Sorgen verbundene Situation auf. Anschließend schreibt er das Realitätsskript und bringt es zur nächsten Sitzung mit. In der Sitzung wird auf der Grundlage der Notizen des Patienten ein detailliertes Realitätsskript geschrieben, das dann mit dem Sorgenskript verglichen werden kann.

Modulation von Sorgen

Wenn positive Überzeugungen über Sich-Sorgen korrekt wären, müssten verstärktes oder reduziertes Sich-Sorgen im Leben des Patienten beobachtbare Effekte haben. Da der Patient in der Therapie bereits eine Verminderung des Sich-Sorgens erlebt hat, können die Auswirkungen durch den Therapeuten erfragt werden:

»Vermutlich haben Sie schon eigene Belege dafür, ob Sich-Sorgen hilfreich ist. Können Sie sich an die Zeit in der Behandlung erinnern, als Sie Ihre Sorgen aufgeschoben haben? War das hilfreich oder nicht hilfreich? Hatten Sie den Eindruck, dass Sie in dieser Zeit Situationen schlechter bewältigen konnten oder Dinge nicht geklappt haben?«

Auf diese kritische Diskussion folgt ein Verhaltensexperiment. Dabei wird Sich-Sorgen sowohl verstärkt als auch reduziert. Ziel ist es, den Einfluss dieser Veränderungen auf die Arbeitsleistung oder die Bewältigung alltäglicher Ereignisse einzuschätzen. Der Therapeut sollte mit dem Patienten Kriterien festlegen, die bestimmen, ob Sich-Sorgen oder der Verzicht darauf hilfreich oder nicht hilfreich ist. Es soll die Vorhersage überprüft werden, dass Verzicht auf Sich-Sorgen zu schlechteren Ergebnissen führt.

Beispiel: Eine Patientin ist davon überzeugt, dass Sich-Sorgen ihre Arbeitsleistung steigert. Sie wurde gebeten, sich am ersten Arbeitstag nach der Therapiesitzung verstärkt Sorgen zu machen und am darauf folgenden Tag darauf zu verzichten. Die Patientin konnte keine Unterschiede in der Arbeitsleistung beobachten und stellte fest, dass sie ein in jeder Hinsicht vorsichtiger Mensch ist und Sich-Sorgen ihre Leistungsfähigkeit nicht verbessert.

6.2.6 Neue Pläne für die kognitive Verarbeitung

Der letzte Schritt der Behandlung besteht in der Festigung von alternativen metakognitiven Plänen, insbesondere von prozeduralem, auf Erfahrung beruhendem Wissen, das den Umgang mit intrusiven Gedanken und Stress steuert. Dieser Behandlungsschritt ist bereits ein Beitrag zur Rückfallprophylaxe.

Eine vertiefte Verarbeitung der neuen Pläne erfordert das wiederholte Üben neuer Verarbeitungsstrategien. Ein Bewusstsein für perseverierende Prozesse ist besonders wichtig, weil Änderungen im Inhalt der Kognitionen verschleiern können, dass der alte Verarbeitungsstil noch immer intakt ist.

Beispiel: Eine Patientin berichtete, dass sie sich nicht mehr als gewöhnlich Sorgen machte. Allerdings wollte sie mit dem Therapeuten über etwas sprechen, das sie beschäftigte: Sie hatte einen Film gesehen, in dem eine Frau in der Therapie Erinnerungen an einen Missbrauch in der Kindheit entdeckte, und begann nun, ihre eigenen Erfahrungen zu analysieren, um herauszufinden, ob ihre Generalisierte Angststörung auf einen Missbrauch zurück ginge, dessen Erinnerungen sie unterdrückt hat. Der Therapeut half ihr zu erkennen, dass die Analyse, ob sie möglicherweise missbraucht worden war, eine andere Form von Grübeln sei. Die Patientin hielt offenbar weiterhin an positiven Überzeugungen über den Nutzen von Sorgen und analysierendem Denken fest, wenn es darum ging, Lösungen für negative Emotionen zu finden. Sie benötigte weitere Fertigkeiten zur Entdeckung von Sorgenprozessen (unabhängig vom Inhalt), um zu einem alternativen Plan zu kommen. Dieser neue Plan beinhaltet das Wahrnehmen von Sorgenprozessen, die Anwendung von Detached Mindfulness auf den auslösenden Gedanken und die innere Erlaubnis, dass Emotionen kommen und gehen dürfen, ohne dass es notwendig ist, sie zu verstehen.

Einige Beispiele für neue alternative Plänen sind in Tabelle 6.3 dargestellt. Wichtig ist es, diesen Behandlungsabschnitt erst nach erfolgreicher Veränderung von negativen Überzeugungen über mögliche Gefahren des Sich-Sorgens einzuführen. Alternative Verarbeitungspläne sollen nicht unbeabsichtigt eine Quelle von Vermeidungsverhalten werden.

Tabelle 6.3 Beispiele für Elemente neuer Verarbeitungspläne

Alter Plan	Neuer Plan
Wenn Du einen negativen Gedanken hast, dann mache Dir Sorgen, was passieren könnte und wie Du es vermeiden kannst.	Wenn Du einen Gedanken hast, dann setze dich nicht weiter mit ihm auseinander und warte ab, was passiert.

▶

Tabelle 6.3 (Fortsetzung)

Alter Plan	Neuer Plan
Wenn Du einen negativen Gedanken hast, dann durchdenke alle Eventualitäten, um nicht überrascht werden zu können.	Wenn Du einen negativen Gedanken hast, dann setze dich mit einer Sache konkret auseinander, anstatt alle Eventualitäten zu durchdenken.
Wenn Du Dir Sorgen machst, dann konzentriere dich auf Informationen, die Deine Sorgen bestätigen oder entkräften.	Wenn Du Dir Sorgen machst, dann suche nicht nach irgendwelchen Informationen, die Deine Sorgen bestätigen oder entkräften. Lass das Sich-Sorgen los.
Wenn Du etwas Neues tun musst, dann versuche, Gedanken an mögliche Gefahren zu unterdrücken.	Wenn Du etwas Neues tun musst, dann erlaube Deinen Gedanken, zu kommen und zu gehen wie Ebbe und Flut.
Wenn Du Dir Sorgen machst, dann nutze Alkohol, um die Situation zu bewältigen.	Wenn Du Dir Sorgen machst, dann vermeide Alkohol.
Wenn Du Dir Sorgen machst, dann bitte Deinen Partner um Rückversicherung.	Wenn Du Dir Sorgen machst, dann verzichte auf Rückversicherung.
Wenn Du irgendetwas Neues tust, dann versuche, mögliche Probleme zu antizipieren.	Mache häufig neue Dinge; durchbreche Routinen, ohne anfangs groß nachzudenken.

6.2.7 Rückfallprophylaxe

Im Rahmen der Rückfallprävention verschaffen sich Therapeut und Patient einen Überblick, welche metakognitiven Variablen noch im Sinne einer Restsymptomatik vorhanden sind, die eine dauerhafte Vulnerabilität aufrechterhalten könnten. Bei der Generalisierten Angststörung sind Überzeugungen über Unkontrollierbarkeit und Gefährlichkeit von Gedanken die bedeutendsten Ursachen. Diese Überzeugungen sollten 0 % betragen oder möglichst nah an 0 % liegen. Aus diesem Grund ist für die letzten beiden Sitzungen eine ausgiebigere Evaluation mittels GADS-R und weiterer Fragebogen (MWQ) und dem MCQ-30 vorgesehen. Wenn Restüberzeugungen in diesen Bereichen bestehen, dann sollte an ihrer Veränderung gearbeitet werden, indem auf die früher in der Therapie eingesetzten Strategien zurückgegriffen wird.

Spätere Probleme entstehen, wenn der Patient weiterhin Sich-Sorgen oder Grübeln als Bewältigungsstrategie einsetzt. Der Therapeut exploriert deshalb noch bestehende subtile Formen des Sich-Sorgens und betont die Wichtigkeit des bewussten Verzichts auf diesen Prozess. In diesem Kontext sollten auch positive Überzeugungen über das Sich-Sorgen exploriert und wenn nötig an ihrer weiteren Veränderung gearbeitet werden.

Das Vermeiden von Situationen oder Rückversicherungsverhalten sind Hinweise für Restüberzeugungen über die Unkontrollierbarkeit und Gefährlichkeit des Sich-Sorgens, die auf Emotionen wie Angst beruhen. Diese Verhaltensweisen sollten vor dem Ende der Behandlung identifiziert und erneut therapeutisch behandelt werden.

Abschließend erarbeiten Therapeut und Patient eine zusammenfassende »Blaupause der Therapie«: Sie enthält Informationen über die Generalisierte Angststörung und Sich-Sorgen, das individuelle Fallkonzept, die Ergebnisse der Verhaltensexperimente bezüglich negativer und positiver Metakognitionen und den neuen Plan für den Umgang mit Stress und Intrusionen.

Nach drei und sechs Monaten kann jeweils eine Auffrischungssitzung stattfinden, um die Entwicklung des Patienten zu überwachen und das erarbeitete Wissen und die neuen Strategien zu stärken.

6.3 Behandlungsplan Generalisierte Angststörung

Im Folgenden zeigen wir einen Behandlungsplan für die Anwendung von Metakognitiver Therapie bei Generalisierter Angststörung über 10 Sitzungen. Er ist als Leitfaden hinsichtlich Struktur und Inhalt der Behandlung gedacht und sollte flexibel an die jeweiligen individuellen Bedingungen angepasst werden. Der Behandlungsplan sollte mit einem direkten Bezug zu den in diesem Kapitel vorgestellten Strategien eingesetzt werden.

Checkliste zur Behandlung der Generalisierten Angststörung

Sitzung 1

- Erstellung eines individuellen Fallkonzepts
- Den Patienten mit dem Störungsmodell vertraut machen.
- Experiment zur Unterdrückung von Gedanken durchführen.
- Beginnen, Überzeugungen über die Unkontrollierbarkeit von Gedanken kritisch zu überprüfen.
- Detached Mindfulness üben.
- Das Aufschieben von Sorgen einführen.
- Hausaufgabe: Detached Mindfulness und Aufschieben von Sich-Sorgen.

Sitzung 2

- Hausaufgaben durchgehen. GADS-R-Fragebogen durchgehen, insbesondere auf Überzeugungen hinsichtlich der Unkontrollierbarkeit von Gedanken.

- Wenn nötig, Einführung in das Störungsmodell fortsetzen.
- Verbale und behaviorale Reattribution von Überzeugungen zu Unkontrollierbarkeit von Gedanken
- Hausaufgabe: Das Aufschieben von Sich-Sorgen fortsetzen. Kontrollverlust-Experiment einführen.

Sitzung 3

- Hausaufgaben durchgehen. GADS-R-Fragebogen durchgehen, insbesondere auf Überzeugungen hinsichtlich der Unkontrollierbarkeit von Gedanken.
- Fortfahren, die Unkontrollierbarkeit von Gedanken kritisch zu überprüfen (Gegenargumente).
- Kontrollverlust-Experiment in der Sitzung durchführen.
- Dysfunktionales Kontrollverhalten und Vermeidungsverhalten explorieren und begrenzen.
- Hausaufgabe: Aufschieben von Sorgen fortsetzen, entgegengesetztes Handeln bei Vermeidungsverhalten in Zusammenhang mit Sorgen, Kontrollverlust-Experiment.

Sitzung 4

- Hausaufgaben durchgehen. GADS-R-Fragebogen durchgehen, insbesondere auf Überzeugungen hinsichtlich der Unkontrollierbarkeit von Gedanken und Verhaltensweisen.
- Falls notwendig fortfahren, die Unkontrollierbarkeit von Gedanken kritisch zu überprüfen.
- Beginnen, die Gefährlichkeit des Sich-Sorgens kritisch zu überprüfen.
- Verhaltensexperiment mit dem Versuch, durch Sich-Sorgen verrückt zu werden oder sich selbst zu schädigen.
- Hausaufgabe: Sich-Sorgen intensivieren, um die damit verbundene Gefahr zu testen.

Sitzung 5

- Hausaufgaben durchgehen. GADS-R-Fragebogen durchgehen, insbesondere auf Überzeugungen hinsichtlich Gefahren.
- Fortfahren, Überzeugungen über die Gefährlichkeit von Sich-Sorgen kritisch zu überprüfen.
- In der Sitzung ein Experiment durchführen, um die Gefahr des Sich-Sorgens kritisch zu überprüfen.
- Hausaufgabe: Verhaltensexperiment, um Gefahr des Sich-Sorgens kritisch zu überprüfen.

Sitzung 6

- Hausaufgaben durchgehen. GADS-R-Fragebogen durchgehen, insbesondere auf Überzeugungen hinsichtlich Gefährlichkeit des Sich-Sorgens und verbleibender dysfunktionaler Strategien.

- Fortfahren, Überzeugungen über die Gefährlichkeit des Sich-Sorgens kritisch zu überprüfen.
- Fokus auf entgegengesetztes Handeln bei verbliebenen dysfunktionalen Strategien.
- Hausaufgabe: Verhaltensexperimente, um Überzeugungen über Gefährlichkeit des Sich-Sorgens kritisch zu überprüfen.

Sitzung 7

- Hausaufgaben durchgehen. GADS-R-Fragebogen durchgehen, insbesondere auf Überzeugungen hinsichtlich Gefährlichkeit des Sich-Sorgens.
- Wenn negative Überzeugungen einen Wert von Null aufweisen, damit beginnen, positive Überzeugungen über Sich-Sorgen kritisch zu überprüfen.
- Hausaufgabe: Erstellung eines Skripts zur Diskrepanz zwischen Sorge und Wirklichkeit oder andere Strategie um positive Überzeugungen kritisch zu überprüfen.

Sitzung 8

- Hausaufgaben durchgehen. GADS-R-Fragebogen durchgehen, insbesondere auf positive Überzeugungen.
- Fortfahren, positive Überzeugungen kritisch zu überprüfen.
- Erstellung eines Skripts zur Diskrepanz zwischen Sorge und Wirklichkeit.
- Hausaufgabe: Verhaltensexperimente zur Modulation von Sich-Sorgen.

Sitzung 9

- Hausaufgaben durchgehen. GADS-R-Fragebogen durchgehen. Überprüfen, ob residuale Vermeidungsstrategien oder dysfunktionale Bewältigungsstrategien vorhanden sind.
- Entgegengesetztes Handeln bei residualen Vermeidungsstrategien oder dysfunktionalen Bewältigungsstrategien.
- Fortfahren, positive Überzeugungen bezüglich des Sich-Sorgen-Machens kritisch zu überprüfen.
- Arbeit an neuem Plan für die kognitive Verarbeitung beginnen.
- Hausaufgabe: Patienten bitten, eine kurze Zusammenfassung der aus seiner Sicht wesentlichen Punkte der Behandlung zu schreiben.

Sitzung 10

- Zusammenfassung durchgehen. Werte der GADS-R prüfen.
- Therapie-Blaupause erarbeiten (Rückfall-Prävention)
- Neuen Verarbeitungsplan bekräftigen und mit Beispielen illustrieren.
- Termin für die Sitzungen zur Wiederauffrischung des Erarbeiteten festlegen.
- Hausaufgabe: Kontinuierlichen Einsatz der neuen Strategien genau festlegen.

7 Posttraumatische Belastungsstörung (PTBS)

Wenn Stresssymptome nach einem traumatischen Ereignis länger als einen Monat anhalten, besteht möglicherweise eine Posttraumatische Belastungsstörung (PTBS). Eine Behandlung bereits während der akuten Stressphase zu beginnen, ist nicht ratsam, da die akute Belastungsstörung in den meisten Fällen spontan remittiert. Wir wissen nicht, ob Metakognitive Therapie während der akuten Belastungsreaktion die Genesung bei Patienten fördert, die eine Anfälligkeit für die Entstehung einer PTBS haben. Therapeutische Interventionen während dieser Phase können die Wahrscheinlichkeit erhöhen, an einer PTBS zu erkranken. Deshalb ist Vorsicht geboten. Studien belegen, dass insbesondere das sogenannte Debriefing unmittelbar im Anschluss an ein traumatisches Erlebnis die Situation der Betroffenen verschlimmert (z. B. Bisson, Jenkins, Alexander & Bannister, 1997).

Das metakognitive Modell der PTBS (Wells, 2000) beruht auf der Prämisse, dass die meisten Menschen über eine natürliche Anpassungsfähigkeit verfügen, die ihnen ermöglicht, Traumata zu bewältigen und ohne anhaltende Probleme weiterzuleben. Die Aktivierung des CAS (Cognitive Attentional Syndrome) nach einem Trauma erhöht die Wahrscheinlichkeit, länger persistierende Symptome zu entwickeln. Es ist möglich, dass Interventionen unmittelbar nach einem traumatischen Ereignis eine ungünstige konzeptuelle Verarbeitung verstärken. So wird unbeabsichtigterweise ein dem CAS ähnlicher Prozess intensiviert und damit die Wahrscheinlichkeit einer abnormen Stressreaktion erhöht.

Die in diesem Kapitel beschriebene metakognitive Behandlung wurde erfolgreich sowohl bei PTBS mit kurzem Verlauf (ein bis drei Monate) als auch bei chronischer PTBS (länger als drei Monate) angewandt. In unserer Studie zu den Effekten von Metakognitiver Therapie waren Patienten mit einem breiten Spektrum von Traumata eingeschlossen: körperliche und sexuelle Gewalt, Verkehrsunfälle, Terroranschläge und andere lebensbedrohliche oder kriminelle Ereignisse. Metakognitive Therapie wurde bislang nicht spezifisch für die Behandlung von Kriegstraumata oder belastenden Erinnerungen nach Missbrauch in der Kindheit untersucht.

Die Diagnose einer PTBS erfordert, dass die Person einem Ereignis ausgesetzt war, das tatsächlichen oder drohenden Tod beinhaltete und/oder schwere Verletzungen der eigenen Person oder anderer Personen nach sich zog und diese Person mit intensiver Angst/Furcht, Hilflosigkeit und Entsetzen reagiert (DSM-IV-TR; American Psychiatric Association, 2000). Zu dem Symptomcluster der PTBS gehören

(1) das Wiedererleben des traumatischen Ereignisses
(2) ein fortbestehendes Vermeidungsverhalten und
(3) anhaltende Symptome gesteigerter Erregbarkeit.

Die DSM-IV-TR- und ICD-10-Kriterien sind in Tabelle 7.1 zusammengefasst.

Tabelle 7.1 Diagnostische Kriterien für die Posttraumatische Belastungsstörung

DSM-IV-TR	ICD-10
Kriterium A: Die Person wurde mit einem Ereignis konfrontiert, bei dem die folgenden Kriterien vorhanden waren: 1. Die Person erlebte, beobachtete oder war mit einem oder mehreren Ereignissen konfrontiert, die tatsächlichen oder drohenden Tod oder ernsthafte Verletzungen oder eine Gefahr der körperlichen Unversehrtheit der eigenen Person oder anderer Personen beinhalteten. 2. Die Reaktion der Person umfasste intensive Furcht, Hilflosigkeit oder Entsetzen. **Kriterium B:** Das traumatische Ereignis wird beharrlich auf mindestens eine der folgenden Weisen wiedererlebt: 1. Wiederkehrende und eindringlich belastende Erinnerungen an das Ereignis, die Bilder, Gedanken oder Wahrnehmungen umfassen können. 2. Wiederkehrende, belastende Träume von dem Ereignis. 3. Handeln oder Fühlen, als ob das traumatische Ereignis wiederkehrt (beinhaltet das Gefühl, das Ereignis wiederzubeleben, Illusionen, Halluzinationen und dissoziative Flashback-Episoden, einschließlich solcher, die beim Aufwachen oder bei Intoxikationen auftreten). 4. Intensive psychische Belastung bei der Konfrontation mit internalen oder externalen Hinweisreizen, die einen Aspekt des traumatischen Ereignisses symbolisieren oder an Aspekte desselben erinnern. 5. Körperliche Reaktionen bei der Konfrontation mit internalen oder externalen Hinweisreizen, die einen Aspekt des traumatischen Ereignisses symbolisieren oder an Aspekte desselben erinnern. **Kriterium C:** Anhaltende Vermeidung von Reizen, die mit dem Trauma verbunden sind, oder eine Abfla-	Verzögerte oder protrahierte Reaktion auf ein schwer traumatisches Ereignis oder eine überaus bedrohliche Situation, die innerhalb von sechs Monaten danach auftritt. Zu den Merkmalen gehören die wiederholte unvermeidliche Erinnerung oder Wiederinszenierung des Traumas im Gedächtnis, Tagträumen oder Träumen, emotionaler Rückzug, Gefühlsabstumpfung und Teilnahmslosigkeit, Anhedonie, Vermeidung von Reizen, die an das Trauma erinnern, und Furcht vor den entsprechenden Reizen. Außerdem kommt es zu Übererregtheit, Schreckhaftigkeit und Schlaflosigkeit. Häufig treten Angst, Depression, Suizidgedanken und Substanzmissbrauch hinzu. **Leitlinien:** Die Diagnose wird nur gestellt, wenn die Symptome innerhalb von sechs Monaten nach einem traumatischen Ereignis auftreten. Die Erinnerung oder Wiederinszenierung des Ereignisses muss für eine Diagnose vorliegen; die emotionale Abstumpfung, die Vermeidung und die vegetativen Störungen müssen nicht unbedingt vorhanden sein. Folgen einer Belastung, die noch Jahrzehnte danach bestehen, werden als andauernde Persönlichkeitsänderungen nach einer Extrembelastung (F 62.0) klassifiziert. **Dazugehörige Begriffe:** Fremdneurose, traumatische Neurose

▶

Tabelle 7.1 (Fortsetzung)

DSM-IV-TR	ICD-10
chung der allgemeinen Reagibilität (vor dem Trauma nicht vorhanden). Mindestens drei der folgenden Symptome liegen vor: 1. Bewusstes Vermeiden von Gedanken, Gefühlen oder Gesprächen, die mit dem Trauma in Verbindung stehen 2. Bewusstes Vermeiden von Aktivitäten, Orten oder Menschen, die Erinnerungen an das Trauma wachrufen 3. Unfähigkeit, einen wichtigen Aspekt des Traumas zu erinnern 4. Deutlich vermindertes Interesse oder verminderte Teilnahme an wichtigen Aktivitäten 5. Gefühl der Losgelöstheit oder Entfremdung von anderen 6. Eingeschränkte Bandbreite des Affekts (z. B. Unfähigkeit, zärtliche Gefühle zu empfinden) 7. Gefühl einer eingeschränkten Zukunft (z. B. nicht erwarten, Karriere, Ehe, Kinder oder normal langes Leben zu haben). **Kriterium D:** Anhaltende Symptome erhöhten Arousals (vor dem Trauma nicht vorhanden). Mindestens zwei der folgenden Symptome liegen vor: 1. Schwierigkeiten, ein- oder durchzuschlafen 2. Reizbarkeit oder Wutausbrüche 3. Konzentrationsschwierigkeit 4. Übermäßige Wachsamkeit (Hypervigilanz) 5. Übertriebene Schreckreaktion **Kriterium E:** Das Störungsbild (Symptome unter Kriterium B, C und D) dauert länger als 1 Monat. **Kriterium F:** Das Störungsbild verursacht in klinisch bedeutsamer Weise Leiden oder Beeinträchtigungen in sozialen, beruflichen oder anderen wichtigen Funktionsbereichen. Bestimme, ob ▶ akut, d. h. weniger als 3 Monate ▶ chronisch, d. h. mehr als 3 Monate ▶ mit verzögertem Beginn, d. h. Beginn erst 6 Monate nach dem Ereignis	

7.1 Das CAS bei Posttraumatischer Belastungsstörung

Betrachten wir zunächst genauer die Art und Weise der Perseveration, des Bedrohungsmonitorings und der maladaptiven Selbstregulation, die das CAS bei dieser Störung ausmachen.

Perseveration: Grübeln, Sich-Sorgen und »Lücken füllen«

Die dominante Form der Perseveration bei Generalisierter Angststörung ist Besorgnis. Sich-Sorgen ist eine zukunftsorientierte konzeptuelle Aktivität mit dem Ziel, Was-wenn-Fragen zu beantworten, Gefahren vorauszusehen und zu bewältigen. Eine andere Form von Perseveration ist Grübeln. Es richtet sich hauptsächlich auf die Vergangenheit und fragt: »Warum?« oder »Was hat es zu bedeuten?«. Grübeln beinhaltet auch Wunschdenken, das durch Gedanken wie »Wenn doch nur …!« charakterisiert ist. Auch bei PTBS sind Sich-Sorgen und Grübeln wichtige Prozesse. Es gibt aber noch eine weitere Form der Perseveration bei dieser Störung, die wir »Lücken füllen« nennen: Der Betroffene geht das Erlebte in Gedanken durch und versucht dabei, Erinnerungslücken zu füllen, weil er glaubt, so zu genaueren Erkenntnissen bezüglich Schuld und Verantwortung für das negative Ereignis zu kommen und zukünftige Bedrohungen damit leichter vermeiden zu können.

Beispiel: Eine Frau, die von einem Fremden sexuell angegriffen wurde, analysierte alle Erinnerungen an Menschen, die ihr in letzter Zeit begegnet waren. Sie versuchte, sich zu erinnern, ob sie jemanden kannte, der wie der Täter aussah, um ihm in Zukunft aus dem Weg zu gehen. Dabei wurde sie immer ängstlicher. Alles, an was sie sich erinnern konnte, war sein dunkelbraunes Haar und ein bestimmter Dialekt, also Eigenschaften, die auf viele Menschen zutreffen.

Es ist normal, nur unvollständige Erinnerungen an ein Ereignis zu haben, unabhängig davon, ob es traumatisch ist oder nicht. Der metakognitive Ansatz beruht nicht auf der Annahme, dass fehlende oder nur fragmentarisch vorhandene Erinnerungen von zentraler Bedeutung für die Entwicklung einer PTBS sind. Dennoch können Metagedächtnisprozesse, wie jenes Erinnerungslücken-Füllen und negative Interpretationen von Erinnerungsphänomenen manchmal wichtige Faktoren sein.

Zusammenfassend beinhaltet die perseverative konzeptuelle Aktivität, die den Prozess des CAS bei einer PTBS ausmacht, Grübeln, Besorgnis und wiederholte Versuche, Erinnerungen durchzugehen und zu vervollständigen.

Bedrohungsmonitoring

Eine wichtige Komponente des CAS bei Posttraumatischer Belastungsstörung ist das Monitoring: eine erhöhte Aufmerksamkeit für potentielle Gefahren, um Risiken zu vermeiden. Manchmal überprüfen die Patienten ihre Umwelt ständig auf Reize, die denen des auslösenden Ereignisses ähnlich sind. Das Monitoring wird aber häufig auf ein breites Spektrum potentieller Gefahren ausgedehnt.

Beispiel: Ein Patient, der von einem Auto angefahren wurde und schwere Bein- und Schädelverletzungen davontrug, suchte die Straße ständig auf Wagen mit überhöhter

Geschwindigkeit ab. Die ausführliche Exploration seiner Strategie ergab, dass er seine Umgebung auf eine Vielzahl von Gefahrenquellen wie Schlaglöcher in der Straße, klapprige Baugerüste, wacklige Deckenventilatoren und unebene Gehwegpflasterungen überprüfte.

Bedrohungsmonitoring wird von den Patienten unterschiedlich ausgeführt. Einige beschreiben ein erhöhtes Bewusstsein für Gefahrensituationen, andere halten aktiv Ausschau nach Gefahren, wieder andere halten aktiv einen Zustand erhöhter Bereitschaft aufrecht und überprüfen ihre Umgebung auf Gefahren. Manchmal führt Bedrohungsmonitoring zu permanenter Kontrolle (Checking Behaviour). Beispiel: Ein Patient, der im Schlaf ausgeraubt worden war, versuchte daraufhin jedes Mal vor dem Zubettgehen, sich alle Geräusche im Haus bewusst zu machen. Hörte er etwas, stand er auf und kontrollierte, ob Einbrecher im Haus waren. Dies geschah mehrmals pro Nacht und störte seinen Schlafrhythmus erheblich.

Maladaptive Selbstregulation: Verhalten

Es gibt noch weitere nicht hilfreiche Bewältigungsstrategien: das Vermeiden von Situationen, in denen das Trauma geschah, und das Vermeiden von Situationen, die Erinnerungen an das Trauma heraufbeschwören können (z. B. Arztserien im Fernsehen). Dazu gehören auch Versuche, intrusive Gedanken oder Erinnerungen an das Trauma zu unterdrücken oder Symptome und Emotionen durch Alkohol- oder Drogenkonsum abzuschwächen. Bewältigungsstrategien können idiosynkratisch sein. Beispiel: Eine Patientin kontrollierte als Reaktion auf eine dissoziative Symptomatik regelmäßig ihren eigenen Puls, um sich selbst zu beweisen, »dass sie noch lebte«.

Metakognitive Überzeugungen

Welchen Inhalt haben metakognitive Überzeugungen bei einer PTBS? Positive Überzeugungen befassen sich mit Sich-Sorgen, Grübeln, Bedrohungsmonitoring, Erinnerungslücken-Füllen und Kontrolle traumabezogener intrusiver Gedanken. Negative metakognitive Überzeugungen befassen sich mit der Bedeutung und der Gefahr von Symptomen wie intrusiven Gedanken, Träumen und Furcht.

Überzeugungen in Bezug auf den Prozess des Sich-Sorgens beruhen auf der Annahme, dadurch zukünftige Bedrohungen vermeiden und Bewältigungsmöglichkeiten erkennen zu können. Beispiel: die Überzeugung »Wenn ich mir Sorgen über Überfälle mache, vermeide ich, dass es wieder passiert«.

Die Überzeugungen in Bezug auf den Prozess des Grübelns beruhen auf der Annahme, dadurch Schuld, Verantwortung und Ursachen für ein Ereignis zu erkennen. Die Betroffenen glauben typischerweise, durch ein besseres Verständnis des vergangenen Ereignisses bessere Bewältigungsmöglichkeiten zu entwickeln oder zukünftige Problemsituationen zu verhindern. Beispiel: die Überzeugung »Ich muss das Geschehene analysieren, um damit in Zukunft besser umgehen zu können«.

Der Prozess des Lückenfüllens hat ein ähnliches Ziel wie der Prozess des Grübelns. Er wird von Überzeugungen getragen wie »Ich muss mich an alles erinnern, was vor dem Unfall passiert ist. Ich muss wissen, ob es mein Fehler war«.

Strategien zum Bedrohungsmonitoring beruhen auf der Annahme, dass es notwendig ist, Aufmerksamkeit auf spezielle Weise zu bündeln oder die eigene Konzentrationsfähigkeit zu erhöhen. Beispiele dieser Überzeugung sind: »In einem Zustand erhöhter Bereitschaft bin ich auf Gefahren vorbereitet«. »Ich muss überall auf Anzeichen von Gefahr achten«. »Wenn ich auf verdächtige Personen besonders achte, erlebe ich keine böse Überraschung«. »Wenn ich besonders wachsam bin, kann ich Gefahren erkennen, bevor es zu spät ist«. »Wenn ich die Leute hinter mir beobachte, kann ich rechtzeitig reagieren«. »Wenn ich die Straße auf Gefahrenquellen hin beobachte, weiß ich, ob sie sicher ist«.

Positive Überzeugungen beziehen sich auch häufig auf die Notwendigkeit, Gedanken zu kontrollieren. Sowohl positive als auch negative Überzeugungen hinsichtlich Gedankenkontrolle werden durch die folgenden Patientenaussagen deutlich: »Ich darf nicht an das traumatische Ereignis denken, sonst komme ich nie darüber hinweg«. »Wenn ich nicht daran denke, werde ich auch nicht traurig«. »An manche Momente des Ereignisses darf ich nicht denken, denn das ist nicht zu ertragen«.

Negative metakognitive Überzeugungen befassen sich mit Bedeutung und Wichtigkeit von Gedanken und Symptomen. Dazu gehören folgende Überzeugungen: Intrusive Gedanken oder Flashbacks sind ein Zeichen ausgeprägter seelischer Instabilität, können einen »Nervenzusammenbruch« verursachen oder sind ein Hinweis auf die Schuld des Betroffenen, der dadurch bestraft wird. Patienten glauben weiterhin: Intrusionen sind Zeichen eines »Hirnschadens«, wiederholtes Denken an einen sexuellen Übergriff bedeutet, »dass ich es nicht anders gewollt habe« oder erhöhte Erregbarkeit ist »krank« und ein Zeichen von »Willensschwäche«.

Im Folgenden zeigen wir, auf welche Weise das CAS und Metakognitionen die Persistenz traumatischer Stresssymptome erklären können.

7.2 Das metakognitive Modell der Posttraumatischen Belastungsstörung

Das Modell (Wells, 2000; Wells & Sembi, 2004a) wird in Abbildung 7.1 graphisch dargestellt. Es beruht auf der Annahme, dass jeder Mensch nach einem traumatischen Ereignis einen metakognitiven Plan erstellt, der seine Kognitionen und Handlungen bei zukünftigen Begegnungen mit potentiellen Bedrohungen leitet. Dies dient dem Überleben. Phänomene wie Orientierungsreaktionen, ausgeprägte Schreckreaktionen, Erregungssymptome und wiederholte mentale Simulation verschiedener Verhaltensmöglichkeiten beeinflussen die Erstellung eines solchen Plans.

Dieser Prozess, der reflektorischer Adaptationsprozess (Reflexive Adaptation Process, RAP) genannt wird, verläuft meist ungestört. Er wird automatisch durch Intrusionen angestoßen. Wenn er vollständig abgelaufen ist, klingen die Symptome ab. Bestimmte Denkmuster und Bewältigungsstrategien können diesen normalen Prozess jedoch stören.

Insbesondere das CAS interferiert mit dem reflektorischen Adaptationsprozess und verhindert, dass die kognitiven Prozesse zur Beschäftigung mit einer normalen, bedrohungsfreien Umwelt zurückkehren. Metakognitive Überzeugungen liegen der Aktivierung des CAS zugrunde. Sie führen zu einer negativen Bewertung von Symptomen, Gedanken und Aufmerksamkeitsprozessen, welche die kognitive Verarbeitung von gefährlichen Ereignissen fördern. Dadurch werden ungünstige Bewältigungsstrategien angestoßen, die verhindern, dass die kognitiven Prozesse zu einem für eine gefahrenarme Umgebung angemessenen Zustand zurückkehren.

Das CAS führt zu anhaltenden bedrohungsorientierten kognitiven Prozessen, die blockierte Traumaverarbeitung (Trauma Lock) genannt werden (Wells & Sembi, 2004b). Der Patient haftet kognitiv an dem Trauma, er sorgt sich über zukünftige Bedrohungen, achtet aufmerksam auf Gefahren, bewertet gleichzeitig aber dieses Verhalten und die Symptome negativ. Dadurch verfestigt der Patient unbeabsichtigt seine metakognitiven Pläne, Gefahren zu entdecken und ihnen zu begegnen. Er wird auf diese Weise immer sensibler gegenüber Gefahren und reagiert auf eine Vielzahl von Situationen mit Angst.

Das CAS entwickelt sich aus dem Zusammenwirken von positiven und negativen metakognitiven Überzeugungen. Denken Sie zum Beispiel an die positive Überzeugung, dass Menschen sich Sorgen machen müssen, um auf Gefahren vorbereitet zu sein und die negative Überzeugung, dass Intrusionen Zeichen eines psychologischen »Schadens« sind. Für sich allein oder in Kombination prägen diese Metakognitionen den individuellen Verarbeitungs- und Interpretationsstil. Sie lassen ein fehlerhaftes intuitives Bewusstsein drohender Gefahr entstehen und halten auf diese Weise die Angststörung und die damit assoziierten Symptome aufrecht.

Im Störungsmodell (s. Abb. 7.1) produzieren traumatische Ereignisse eine Stressantwort mit den entsprechenden Symptomen. Zu dieser normalen Stressreaktion gehören Intrusionen, Übererregbarkeit, ausgeprägte Schreckreaktionen und Orientierungsreaktionen. Durch die Stressreaktion werden die kognitiven Prozesse vorübergehend einseitig ausgerichtet und Metakognitionen ausgewählt und verstärkt, welche die Anpassung des Denkens und Verhaltens an das Trauma fördern. Es ist wahrscheinlich adaptiv, dass solche Reaktionen Tage oder Wochen nach einem traumatischen Ereignis anhalten. Vorübergehend in einem Zustand erhöhter Aufmerksamkeit für Gefahr zu verbleiben, kann für den Organismus vorteilhaft sein.

Intrusionen in Form von Bildern regen dazu an, sich verschiedene Strategien im Umgang mit der erlebten traumatischen Situation vorzustellen. Dieser Prozess mentaler Simulation koppelt auf dynamische Weise Information und Verhalten mit dem Ziel, handlungsleitende Skripte oder Pläne zu entwerfen. Diese mentale Simulation hat wahrscheinlich einen hohen Wert für das Überleben. Sie legt ein rudimentäres motorisches Programm an, das bei zukünftigen Bedrohungen abgerufen werden kann. Es ist sicherer, den Umgang mit Gefahren zu simulieren, anstatt sich gefährlichen Situationen wirklich auszusetzen und erst auf diese Weise neue Reaktionsmuster zu erlernen.

Angstsymptome sind ein natürlicher Teil des reflektorischen Adaptationsprozesses (RAP) und klingen nach einiger Zeit spontan ab. Wenn jedoch metakognitive Über-

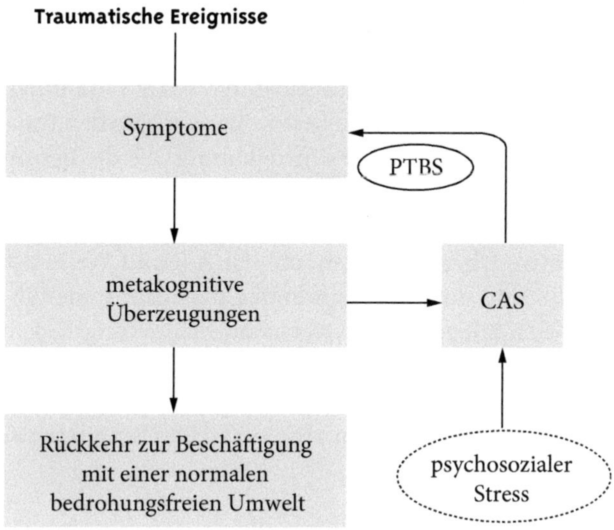

Abbildung 7.1 Das metakognitive Modell der PTBS

zeugungen dazu führen, dass Grübeln, Sich-Sorgen, Lückenfüllen, Bedrohungsmonitoring, Gedankenunterdrücken und Vermeidungsverhalten eingesetzt werden, dann entsteht eine bedrohliche Interpretation der Symptome. Die Wahrnehmung von Bedrohung und Angst wird dann aufrechterhalten, anstatt abzunehmen.

Welche Mechanismen verbinden die Komponenten des CAS mit dem Fortbestand der Symptome? Zunächst sind Sich-Sorgen und Grübeln vor allem verbale Verarbeitungsmechanismen. Sie nehmen Aufmerksamkeit in Anspruch, die für imaginative Simulationen gebraucht werden könnte. Der Mangel an Verarbeitungskapazität stört dann die mentale Simulation. Sich-Sorgen und Grübeln haben negative Inhalte. Sie halten so Angst oder andere negative Emotionen aufrecht und erhöhen damit die Wahrscheinlichkeit von emotionsbezogenen Intrusionen.

Der Prozess des Lückenfüllens führt dazu, dass der Patient eher damit beschäftigt ist, spezifische Aspekte des Traumas immer wieder durchzuspielen, statt traumabezogene Kognitionen und Emotionen im Zuge der Verarbeitung abklingen zu lassen. Bedrohungsmonitoring bringt den Patienten dazu, kognitive Prozesse auf potentielle Gefahren in der Umwelt auszurichten, und intensiviert dementsprechend die intuitive Annahme, dass Gefahr vorhanden ist. Das Unterdrücken von Gedanken und Erinnerungen erhöht die relative Bedeutung des Themas. Gedankenunterdrückung ist schwer durchzuhalten. Die trotzdem auftretenden Intrusionen vermitteln den Eindruck fehlender Selbstkontrolle. Negative Interpretationen von Symptomen führen zu Angst. Bereits emotionale Erregung jeder Art kann dann selbst Angst und die intuitive Annahme auslösen, dass Gefahr vorhanden ist. Schließlich verhindern Bewältigungsstrategien wie Vermeidung und Dissoziation eine normale Auseinandersetzung mit der tatsächlichen Umwelt. Der Patient überschätzt so weiterhin das Ausmaß von Gefahr.

Praktische Anwendung des metakognitiven Modells

Wie funktioniert das Störungsmodell in einem typischen Fall? Der reflektorische Adaptationsprozess wird durch intrusive Symptome ausgelöst, typischerweise durch Gedanken in Form von Bildern oder Erinnerungen, die bestimmte Aspekte des Traumas abbilden. Manchmal ist der Auslöser eine Körperwahrnehmung, die die Person an eine Verletzung oder eine Emotion erinnert, die einen engen zeitlichen Bezug zum Trauma hat, zum Beispiel ein Schmerzgefühl oder ein plötzlicher Erregungszustand.

Der Auslöser aktiviert metakognitive Überzeugungen, die die Art und Weise der Reaktion bestimmen. Bei einer PTBS sind die Metakognitionen maladaptiv. Sie führen dazu, dass der Patient grübelt, sich Sorgen macht, versucht, Erinnerungslücken zu füllen, aufmerksam auf Gefahrenquellen achtet und Gedanken an das Trauma unterdrückt oder vermeidet. Diese Strategien (das CAS) bewirken, dass die Symptome fortbestehen, da sie die emotionale Verarbeitung (den reflektorischen Adaptations-

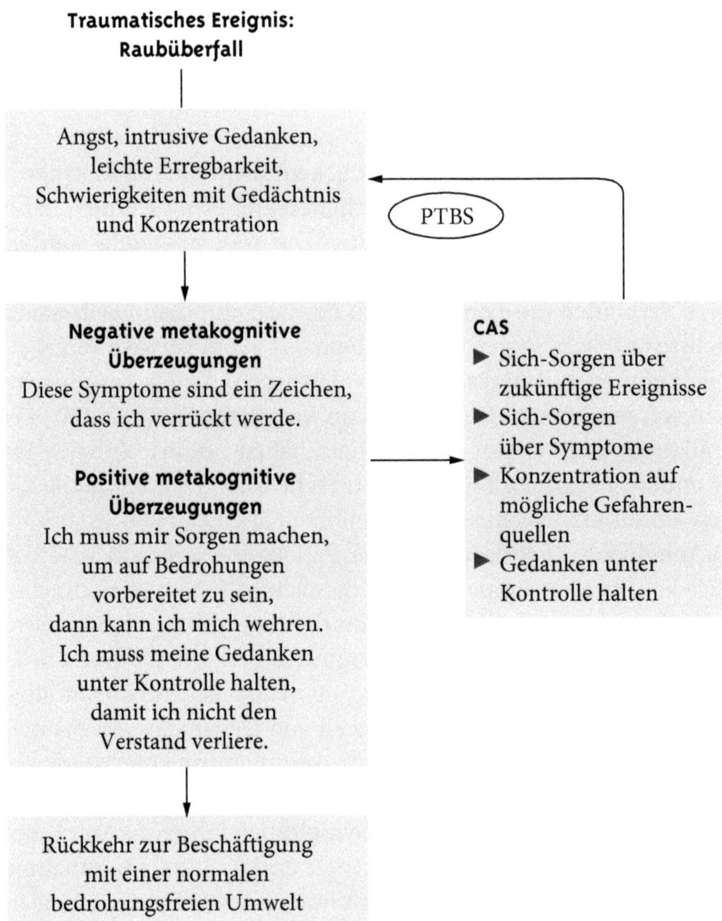

Abbildung 7.2 Ein individuelles Fallkonzept zur Posttraumatischen Belastungsstörung

prozess) verhindern. Die Angstsymptome werden aufrechterhalten, da die kognitive Ausrichtung auf bedrohungsrelevante Stimuli perpetuiert wird.

Neben den positiven Metakognitionen, die zu den genannten Bewältigungsreaktionen führen, hat der Patient typischerweise negative metakognitive Überzeugungen zur Bedeutung der Symptome. Dementsprechend werden die Symptome selbst als bedrohlich interpretiert. Dies intensiviert die Angst zusätzlich.

Psychosoziale Stressoren tragen ebenfalls zum Prozess des Sich-Sorgens, des Grübelns und zum Bedrohungsmonitoring bei. Zu diesen Stressoren gehören schwer kontrollierbare, fortdauernde Bedrohung oder Einschüchterung sowie der Mangel an sozialer Unterstützung und Schuldzuweisungen.

Das individuelle Fallkonzept, dargestellt in Abbildung 7.2, bezieht sich auf einen Patienten, der während eines Raubüberfalls bei der Arbeit mit einer Waffe bedroht wurde. Seine hervorstechenden Symptome waren wiederholte Angstgefühle, intrusive Gedanken, leichte Erregbarkeit und Schwierigkeiten mit Gedächtnis und Konzentration. Er interpretierte diese Symptome fehlerhaft als Zeichen, dass er »verrückt« werde. Diese Fehlinterpretationen brachten ihn dazu, sich über seine Symptome zu sorgen, was wiederum zur Aufrechterhaltung seiner Angst führte. Seine Sorgen beeinträchtigten die Gedächtnis- und Konzentrationsfähigkeit. Der Patient glaubte, er müsse sich über zukünftige Bedrohungen Sorgen machen, um auf diese besser vorbereitet zu sein. Er hoffte, dadurch mehr Sicherheit zu bekommen. Die Sorge über potentielle Bedrohungen in der Zukunft hielt seine intuitive Annahme aufrecht, dass auch gegenwärtig Gefahr besteht. Er glaubte, er müsse sich auf Gefahren konzentrieren, damit er in Zukunft einen Kampf besser bestehen würde. Diese Ausrichtung der Aufmerksamkeit verstärkte seine intuitive Annahme, in einer bedrohlichen Umgebung zu leben.

Der Patient glaubte, er müsse seine Gedanken bezüglich des Traumas unter Kontrolle halten. Dies führte zu dem Versuch, diese Gedanken zu unterdrücken. Die paradoxen Effekte dieser Bemühungen verlängerten aber die Häufigkeit und die Dauer seiner Intrusionen. Die Kontrollversuche und Sorgen beeinträchtigten seine Gedächtnis- und Konzentrationsleistungen. Zusammengefasst waren die Auswirkungen des CAS und damit verbundene Feedbackschleifen verantwortlich für die Aufrechterhaltung seiner Symptome, seiner Angst und der PTBS.

7.3. Die Struktur der Behandlung

Einzeltherapiesitzungen werden bei Metakognitiver Therapie gewöhnlich einmal wöchentlich durchgeführt. Die Behandlung ist meist kurz. Die ersten Sitzungen dauern meist zwischen 45 und 60 Minuten. Sobald der Patient die Technik der Detached Mindfulness beherrscht und sein Sich-Sorgen und Grübeln steuern kann, sind auch kürzere Sitzungen möglich.

Die Evaluation der Behandlungswirksamkeit ergab, dass 8 bis 11 Sitzungen nötig waren, bis eine Remission der PTBS erreicht wurde. Wie gewöhnlich bei Metakognitiver Therapie durchläuft die Behandlung mehrere Stadien. Die Abfolge der Behandlung bei PTBS wird im Folgenden erläutert:

(1) Erstellung des individuellen Fallkonzepts
(2) Einführung des Patienten in das Modell
(3) Übung der Technik der Detached Mindfulness
(4) Übung der Techniken des Aufschiebens von Grübeln und Sich-Sorgen, Stoppen des Lückenfüllens
(5) Kritische Überprüfung metakognitiver Überzeugungen
(6) Modifikation der Aufmerksamkeitslenkung
(7) Entwicklung neuer Pläne der kognitiven Verarbeitung
(8) Rückfallprävention

Die Behandlung beinhaltet keine Exposition in sensu, kein Wiedererleben des Traumas in der Imagination und keine kritische Überprüfung der Gedanken über das Trauma. Abgesehen von der Beschreibung des Traumas während der Diagnostik sollte das Trauma während der Behandlung nicht Gegenstand detailreicher Diskussionen sein.

7.3.1 Das individuelle Fallkonzept

Psychometrie

Zur Erstellung eines individuellen Fallkonzepts werden folgende Instrumente benötigt:

- Skala zur Posttraumatischen Belastungsstörung (PTSD-S, s. Anhang 8)
- Interview zum Fallkonzept der Posttraumatischen Belastungsstörung (s. Anhang 12)
- Sitzungscheckliste.

Der Therapeut beginnt mit der PTSD-S. Er untersucht damit die positiven und negativen metakognitiven Überzeugungen des Patienten. Er exploriert Überzeugungen und typisches Verhalten für das spätere Fallkonzept. Die PTSD-S gibt Aufschluss darüber, wie Patienten auf Intrusionen und Erinnerungen an das Trauma reagieren. Weiterhin sinnvoll zur Diagnostik vor Behandlungsbeginn sind:

- Beck-Angst-Inventar (BAI, Beck et al., 1988),
- Beck Depressionsinventar II (BDI, Beck et al., 1996)

und ein PTBS-spezifisches psychometrisches Instrument wie die

- Impact-of-Event-Scale (Horowitz, Wilner & Alvarez, 1979),
- Post-Traumatic Stress Diagnostic Scale (Foa, 1995),
- Penn Inventory (Hammarberg, 1992) oder die
- Davidson Trauma Scale (Davidson, 1996).

Agenda der ersten Sitzung

Die Agenda gibt die Ziele jeder Sitzung wieder. Ziele der ersten Sitzung sind: ein individuelles Störungsmodell zu erarbeiten, bei dem Patienten ein Bewusstsein dafür zu schaffen, welche Faktoren die Störung aufrechterhalten und erste spezifisch metakognitive Therapiestrategien anzuwenden. Die erste Veränderungsstrategie, die eingeführt wird, ist die Technik der Detached Mindfulness und das Üben der Technik des Aufschiebens von Grübeln und Sich-Sorgen. Die erste Sitzung beginnt etwa wie folgt:

Anleitung

»In der heutigen Sitzung möchte ich mit Ihnen zusammen genauer den Moment untersuchen, in dem Sie das letzte Mal sich aufdrängende Gedanken über das traumatische Ereignis erlebten. Dabei können wir herausfinden, welche Faktoren Ihre Stresssymptome aufrechterhalten, und nach Wegen suchen, wie Sie Ihr Problem überwinden. Ich würde Ihnen auch gerne etwas mehr über die Metakognitive Therapie erzählen und was Sie von dieser Behandlung erwarten können. Dann zeige ich Ihnen einige neue Techniken, wie Sie mit Ihren Symptomen umgehen können. Gibt es etwas, was Sie auf die Agenda setzen wollen und worüber Sie heute sprechen möchten?«

Erstellung eines individuellen Fallkonzepts

Im nächsten Schritt wird eine individuelle Version des metakognitiven Modells erstellt. Es beinhaltet, was als Reaktion auf einen intrusiven Gedanken, intrusive Erinnerungen oder Gefühle passiert. Da Intrusionen oder Emotionen wie Furcht ohne weiteres erkannt werden können, ist es in der Regel nicht schwierig, einen Auslöser herauszuarbeiten, der in das Fallkonzept integriert werden kann.

Die Fallkonzeptualisierung erfordert nicht notwendigerweise eine detaillierte Beschreibung des Traumageschehens, ein Vorteil, da Prozesse kognitiv-affektiver Vermeidung so umgangen werden können.

Der Therapeut beginnt damit, ein Ereignis aus der jüngsten Vergangenheit zu ermitteln, bei dem Symptome wie plötzliche emotionale Veränderung (Emotional Shifts) oder Intrusionen auftraten. Die plötzlich auftretende Emotion ist meist Furcht oder Angst, kann aber auch Traurigkeit oder Wut sein. Dieses bildet den Ausgangspunkt zur Erstellung des Fallkonzepts.

Anleitung

»Können Sie sich an ein Ereignis aus jüngster Zeit erinnern, bei dem Sie eine plötzliche Veränderung Ihrer Emotionen bemerkten und bei dem eine Verbindung mit Gedanken an das Trauma bestand? Wann war das? Welches innere Ereignis hat Ihre Emotionen ausgelöst? War es ein Gedanke, eine Erinnerung oder ein Gefühl?«

Effektiv lassen sich Informationen für das Fallkonzept gewinnen, indem man zuerst nach Symptomen und Emotionen fragt. Dann werden Strategien zur Bewältigung oder Vermeidung dieser Symptome erhoben. Der Therapeut fragt nach Bedrohungsmonitoring, nach Grübeln und Sich-Sorgen. Schließlich wird exploriert, welche Überzeugungen der Patient bezüglich der Symptome, des Grübelns, des Sich-Sorgens und des Bedrohungsmonitorings hat. Für Abfolge und Art der Fallkonzeptualisierung s. Anhang 12, PTBS-Interview)

Ein Beispieldialog könnte folgendermaßen ablaufen:

Th: Welche Symptome haben Sie im vergangenen Monat beeinträchtigt?
P: Ich habe mich verändert. Ich bin nicht mehr so wie früher.
Th: Können Sie erklären, inwiefern Sie sich verändert haben?
P: Ich bin nervös. Andere Menschen nerven mich.
Th: Sie sagen, Sie seien nervös. Soll das heißen, dass Sie die ganze Zeit schreckhaft und ängstlich sind?
P: Ja, plötzliche Geräusche erschrecken mich. Die meiste Zeit habe ich Angst.
Th: Hatten Sie andere Symptome, wie sich aufdrängende Gedanken oder Bilder vom traumatischen Ereignis?
P: Ja, die ganze Zeit. Ich denke ständig daran, wie ich auf dem Boden liege und glaube, ich werde sterben. Ich spüre, wie das Blut an meinem Kopf herunterläuft.
Th: Kommt das häufig vor?
P: Es passiert ständig.
Th: Wann wurden Sie das letzte Mal von solchen Gedanken belastet?
P: Heute Morgen hatte ich diese sich aufdrängenden Gedanken und Vorstellungen. Immer wenn ich das Haus verlassen will.
Th: Tun Sie etwas, um Ihre Symptome zu bewältigen oder damit umzugehen?
P: Ich weiß nicht genau.
Th: Versuchen Sie, Gedanken an das Trauma zu vermeiden oder zu kontrollieren?
P: Ich versuche, nicht daran zu denken. Ich sage mir, sobald du zu Hause bist, denkst du nicht mehr daran, was passiert ist.
Th: Wie stoppen Sie Ihre Gedanken?
P: Ich sage mir, dass ich nicht daran denken darf, und wenn ein Gedanke daran auftaucht, versuche ich, ihn zu unterdrücken.
Th: Geben Sie jetzt anders auf Dinge acht?
P: Was genau meinen Sie?
Th: Haben Sie gemerkt, dass Sie Ihre Aufmerksamkeit jetzt auf andere Dinge richten als vor dem Ereignis?
P: Ja, ich richte meine Aufmerksamkeit auf eine bestimmte Art von Leuten auf der Straße und ich achte auf Geräusche hinter mir. Wie das Geräusch von Schritten. Ich achte darauf, was die Menschen tragen, um Waffen an ihnen zu entdecken.
Th: Nennen wir das jetzt erstmal »Aufmerksamkeit auf Gefahren«. Verbringen Sie viel Zeit damit, darüber nachzudenken, was passiert ist?
P: Ich versuche, nicht daran zu denken.
Th: Denken Sie über die Geschehnisse nach und stellen sich Fragen wie »Was ist passiert?«, »Warum ich?«, »Was hat es zu bedeuten?«, »Wenn doch nur …?«
P: Ja, ich habe viele solche Gedanken.
Th: Wie viel Zeit verbringen Sie am Tag mit solchen Gedanken?

P: Jetzt, wo Sie so fragen, denke ich, sehr viel Zeit.
Th: Machen Sie sich Sorgen, dass in Zukunft schlimme Dinge passieren können?
P: Ja, viel mehr als vorher. Alles ist so gefährlich.
Th: Über welche Dinge machen Sie sich besonders Sorgen?
P: Ich habe Angst, in einen Unfall verwickelt zu werden, angegriffen zu werden und vor kurzem hatte ich Angst, einem Terroranschlag zum Opfer zu fallen. Was, wenn ich in die Luft gesprengt werde, wie es neulich passiert ist?
Th: Was wollen Sie durch Ihr Sich-Sorgen erreichen?
P: Ich versuche, vorbereitet zu sein, um gefährliche Situationen zu vermeiden.
Th: Machen Ihnen Ihre Symptome Angst?
P: Ich glaube, ich bin krank, wenn ich so denke.
Th: Was meinen Sie damit?
P: Ich glaube, ich bin auf dem besten Weg, einen Nervenzusammenbruch zu erleiden. Denken Sie, ich bin schon kurz davor?
Th: Kommt darauf an, was Sie meinen?
P: Ich glaube, ich verliere den Verstand.
Th: Was könnte schlimmstenfalls passieren, wenn Sie sich weiterhin so fühlen?
P: Vielleicht werde ich verrückt.
Th: Glauben Sie, es hat Vorteile, die Ereignisse immer wieder durchzugehen?
P: Ich glaube nicht.
Th: Bringt es Ihnen Vorteile, sich darüber Sorgen zu machen, was in der Zukunft passieren könnte?
P: Ja, ich kann auf diese Weise Gefahren vermeiden. Ich lebe sicherer.
Th: Bringt es Ihnen Vorteile, Ihre Aufmerksamkeit auf Gefahren zu richten?
P: Ja, dann bin ich vorbereitet und kann kämpfen.
Th: Hilft es Ihnen, Ihre Gedanken zu kontrollieren?
P: Es hilft mir, nicht verrückt zu werden.

7.3.2 Einführung des Patienten in das Modell

Beim Erstellen des individuellen Fallkonzepts wird der Patient mit dem Störungsmodell vertraut gemacht. Der Therapeut betont, dass die Symptome der Posttraumatischen Belastungsstörung ein normaler Teil der Anpassung an das traumatische Ereignis sind. Der Therapeut erklärt, dass die Symptome unter normalen Umständen mit der Zeit abklingen, da ein natürlicher psychologischer Heilungsprozess abläuft, dass aber der Heilungsprozess unterbrochen wird, wenn der Patient in bestimmten Denkmustern und Verhaltensweisen gefangen ist. Faktoren, die den Heilungsprozess blockieren, sind:

- Sich-Sorgen oder Grübeln über das Trauma oder über die Reaktion auf das Trauma,
- Sich-Sorgen über zukünftige Gefahren,
- Erinnerung an das Trauma immer wieder durchgehen,
- erhöhte Aufmerksamkeit auf Gefahren und Bedrohungen,

- Versuch, Gedanken an das Trauma zu vermeiden oder zu kontrollieren,
- negative Überzeugungen über Bedeutung und Konsequenz der Symptome,
- Vermeidung bestimmter Situationen.

Dann lenkt der Therapeut die Aufmerksamkeit auf Häufigkeit und Bedeutung von Grübeln und Sich-Sorgen. Er sagt zum Beispiel:

Anleitung

»Wenn wir Ihr Fallkonzept betrachten, sieht man, dass Sie sich andauernd mit den Geschehnissen der Vergangenheit und potentiellen Gefahren der Zukunft beschäftigen. Wir nennen diese Vorgänge Grübeln und Sich-Sorgen. Wie viel Zeit pro Tag verbringen Sie damit? Hilft es Ihnen, weniger ängstlich zu sein, oder hält es Ihr Gefühl von Bedrohung aufrecht?«

Der Therapeut hinterfragt die Konsequenzen dieser Denkstrategie. Er unterstützt den Patienten darin zu erkennen, wie er durch die intuitive Annahme allgegenwärtiger Gefahr seine Angst aufrechterhält:

- Ergeben sich irgendwelche neuen Probleme daraus, wenn Sie Ihre Erlebnisse immer wieder durchgehen?
- Wenn Sie die Erinnerung an das Vergangene immer wieder durchgehen, hilft Ihnen das, das Erlebte hinter sich zu lassen?
- Was ist die Folge Ihrer Besorgnis? Fühlen Sie sich dann weniger ängstlich? Fühlen Sie sich dann sicherer? Welche Folgen hat es für Ihr Gefühl von Gefahr, wenn Sie sich ständig Sorgen machen?
- Ergeben sich Nachteile daraus, wenn Sie andauernd auf mögliche Bedrohungen achten? Erhöht dies Ihr Gefühl der Sicherheit oder haben Sie das Gefühl, verletzbarer zu sein?
- Wie effektiv waren Ihre Versuche, jeglichen Gedanken an das Trauma zu unterbinden?

Vermittlung von Grundlagen und Prinzipien der Behandlung

Die Patienten werden an die Idee herangeführt, dass ihre Intrusionen, Erregungszustände, Flashbacks, Alpträume und Schreckreaktionen normal und nach einem Trauma notwendig sind.

Die Symptome werden als Zeichen gewertet, dass das kognitive System des Patienten versucht, das Trauma zu bewältigen und sich an das Erlebte anzupassen, um in Zukunft damit umgehen zu können. Die gegenwärtigen Bewältigungsstrategien des Patienten und seine Denkmuster verhindern jedoch den vollständigen Ablauf des Prozesses der Anpassung. Der Therapeut betont, dass es wichtig ist, die Symptome nicht zu vermeiden oder zu unterdrücken, da sie Teil des Genesungsprozesses sind. Die »Wundheilungsmetapher« veranschaulicht, dass spontane Genesung keine besonderen Anstrengungen erfordert.

Wundheilungsmetapher und die Ziele der Metakognitiven Therapie

Der Therapeut erklärt:

Anleitung

»Die Überwindung psychologischer Verletzungen, die durch ein Trauma verursacht werden, ähnelt dem Heilungsprozess einer körperlichen Verletzung wie z. B. einer Schnittwunde. Es handelt sich um einen natürlichen biologischen Prozess, der körperliche Verletzungen mit der Zeit heilt. Was würde passieren, wenn Sie den Heilungsprozess dadurch vorantreiben wollten, dass Sie die Narbe aufkratzen oder die Wunde ständig reinigen? Wie schnell würde die Wunde abheilen?

Mit Symptomen nach einem Trauma verhält es sich genau so. Auch seelische Verletzungen heilen von allein. Wenn Sie aber, wie beim Beispiel mit der Schnittwunde, den Heilungsprozess behindern, verlängert er sich und die Symptome bleiben bestehen. Sie behindern den Heilungsprozess, indem Sie viel Zeit mit Sich-Sorgen und Grübeln verbringen, Gedanken unterdrücken, Ihr Aufmerksamkeitsniveau erhöhen und auf alle möglichen Gefahrenquellen achten. Das Ziel dieser Behandlung ist es, alle nicht hilfreichen Verhaltensweisen zu stoppen, damit der normale Heilungsprozess ablaufen kann. Betrachten Sie das Fallkonzept! Wir werden Sie dabei unterstützen, die Verhaltensweisen – im Kästchen mit den maladaptiven Strategien (oder CAS, vgl. Abb. 7.2) – zu stoppen, und Ihnen andere Strategien zeigen, um den Kreislauf der Posttraumatischen Belastungsstörung zu durchbrechen.«

Das Fallkonzept veranschaulicht den Verlauf der Behandlung. In Abbildung 7.2 ist das Kästchen für die adaptiven Verarbeitungsmechanismen leer. Der Therapeut erklärt dem Patienten, dass dieses Kästchen für die nicht hilfreichen Mechanismen (CAS) während der Therapie geleert wird und neue Strategien während der Behandlung hinzugefügt werden. Diese neuen Strategien unterstützen den Heilungsprozess und helfen, den Kreislauf der Posttraumatischen Belastungsstörung zu durchbrechen.

7.3.3 Übung der Technik der Detached Mindfulness (DM)

Das Ziel des nächsten Behandlungsschritts ist es, dem Patienten die Prozesse von Grübeln, Sich-Sorgen und Lückenfüllen bewusst zu machen. Dies ist Voraussetzung dafür, dass der Patient alternative Strategien als Reaktion auf Intrusionen entwickeln kann. Der Patient wird gebeten, darüber nachzudenken, wie häufig und wie lange er in der letzten Woche an das Trauma gedacht hat oder sich Sorgen über zukünftige Katastrophen gemacht hat. Der Therapeut achtet auf kreisende negative Gedanken und Fragen wie »Was, wenn …?, »Wenn ich nur …!«, »Warum …?« und »Warum ich …?«

Diese individuellen Denkmuster des Patienten werden identifiziert. Interessant ist insbesondere, wie der Patient auf traumabezogene Intrusionen reagiert. Der Therapeut konzentriert sich dann darauf, dem Patienten neue alternative Verhaltensweisen vorzustellen. Dabei werden drei Ziele verfolgt:

(1) dem Patienten die Nachteile von Grübeln und Sich-Sorgen bewusst zu machen,
(2) die Technik der Detached Mindfulness einzuführen und
(3) die Technik des Aufschiebens von Grübeln und Sich-Sorgen und das Stoppen des Lückenfüllens zu üben.

Pro-Contra-Liste

Grübeln und Sich-Sorgen sind nur wenig zielführend. Der Patient verbringt viel Zeit damit, die negativen Aspekte des Traumas in Gedanken durchzuspielen und sich über zukünftige Bedrohungen Sorgen zu machen. Um diese Erkenntnis zu stärken, analysiert der Therapeut mit dem Patienten die Vorteile und die Nachteile von Grübeln und Sich-Sorgen. Der Patient hat die positive Überzeugung, dass es hilfreich ist, sich andauernd in dieser Weise mit dem Trauma zu beschäftigen. Der Therapeut zeigt dem Patienten, dass diese Bewertung nicht hilfreich ist. Das Ziel ist es, den Patienten erkennen zu lassen, dass die Nachteile eindeutig überwiegen. Dann kann die Technik des Aufschiebens von Grübeln und Sich-Sorgen leichter eingeführt werden. Der folgende Beispieldialog veranschaulicht dies:

Th: Ich möchte, dass wir gemeinsam die Vorteile und Nachteile von Grübeln und Sich-Sorgen herausarbeiten. Lassen Sie uns mit dem Prozess des Grübelns anfangen. Grübeln bedeutet, an die Vergangenheit zu denken, sich intensiv mit dem Erlebten zu beschäftigen und es zu analysieren. Zuerst werden wir die Vorteile des Grübelns und dann die Nachteile aufschreiben. Worin bestehen Ihrer Meinung nach die Vorteile, sich immer wieder intensiv mit dem Erlebten zu beschäftigen?
P: Es hilft mir zu erkennen, was wirklich passiert ist.
Th: Gut, ich schreibe das auf. Hilft Grübeln Ihnen noch auf andere Weise?
P: Es hilft mir herauszufinden, ob ich an der Sache schuld bin.
Th Ich füge dies auf der Liste dazu. Andere Vorteile?
P: Mir fallen keine ein.
Th: Können Sie vielleicht mithilfe des Grübelns ähnliche Situationen in der Zukunft vermeiden?
P: Ja, wenn ich verstehe, was vorgefallen ist, kann ich das nächste Mal vorsichtiger sein.
Th: Fällt Ihnen noch etwas ein?
P: Nein, ich glaube nicht.
Th: Betrachten wir die Nachteile des Grübelns. Wo liegen hier die Probleme?
P: Na ja, Sie haben mich auf den Gedanken gebracht, dass es meine Angstzustände aufrechterhält.
Th: Guter Punkt. Ich schreibe dies auf die Liste der Nachteile. Fallen Ihnen noch andere Nachteile ein?
P: Es lässt mich niemals vergessen, was passiert ist.

Th: Gut. Dadurch ist Ihre Aufmerksamkeit auf Bedrohungen gerichtet. Noch etwas?
P: Mehr fällt mir nicht ein.
Th: Fühlen Sie sich froh und zufrieden, wenn Sie grübeln?
P: Nein, im Gegenteil, ich fühle mich wütend und traurig.
Th: Okay, das fügen wir auf der Liste dazu.

Im nächsten Schritt widmet sich der Therapeut noch mal den Vorteilen des Grübelns und hinterfragt sie folgendermaßen

Th: Betrachten wir noch mal die Liste mit den Vorteilen. Haben Sie, seitdem Sie mit dem Grübeln begonnen haben, eine klarere Vorstellung von dem Erlebten?
P: Eigentlich nicht, ich glaube nicht, dass ich mich falsch verhalten habe, aber ich kann mich nicht an alles erinnern.
Th: Wie lange müssten Sie grübeln, um sich an alles zu erinnern?
P: Ich glaube, ich könnte ewig grübeln und mir würde nicht mehr einfallen.
Th: Hat Ihnen Grübeln also geholfen, die Geschehnisse richtig einzuordnen?
P: Vielleicht ein bisschen, aber nicht wirklich.
Th: Sind Sie durch das Grübeln vorsichtiger geworden?
P: Ja, auf jeden Fall.
Th: Um welchen Preis? Denken Sie an die Nachteile, die Grübeln mit sich bringt.
P: Ich verstehe, dass es problematisch ist.
Th: Glauben Sie, es ist möglich, vorsichtig zu sein, ohne über die Vergangenheit nachzugrübeln?
P: Ja, wahrscheinlich ist es möglich. Bisher habe ich nicht darüber nachgedacht.
Th: Wenn Sie jetzt genauer hinsehen, bringt es Ihnen bedeutsame Vorteile, wenn Sie grübeln?
P: Allem Anschein nach nicht, aber ich weiß nicht, ob ich so einfach damit aufhören kann.
Th: Tatsächlich ist Aufhören kein großes Problem. Darüber sprechen wir gleich.

Die Analyse der Vor- und Nachteile soll offenlegen, aus welchen Gründen (z. B. Überzeugung) der Patient eine nicht hilfreiche Bewältigungsstrategie ausübt. Genauer exploriert werden sollten die Themen: Sich-Sorgen, Gedankenunterdrücken, (und im weiteren Verlauf der Behandlung) Alkohol- oder Drogenmissbrauch und Vermeidungsverhalten.

Wenn es um Vermeiden und Unterdrücken von Gedanken geht, wird die Pro-Contra-Liste mit einem während der Sitzung durchgeführten Experiment ergänzt, das veranschaulicht, wie Vermeiden und Unterdrücken von Gedanken zum Problem werden. Der Therapeut bittet den Patienten zu versuchen, *nicht* an ein bestimmtes Objekt zu denken. Er sagt beispielsweise zu dem Patienten »Bitte versuchen Sie, in den nächsten fünf Minuten nicht an einen blauen Tiger zu denken«. Nachdem der Patient sich einige Minuten mit dieser Aufgabe beschäftigt hat, fragt ihn der Therapeut nach dem Ergebnis des Versuchs. Typischerweise berichtet der Patient, während der letzten

Minuten an einen blauen Tiger gedacht zu haben. Dieses Ergebnis veranschaulicht, dass der Versuch, eigene Gedanken zu kontrollieren, nicht effektiv ist, im Gegenteil oft sogar das Erleben von Intrusionen fördert.

Technik der Detached Mindfulness

Im nächsten Schritt wird das Konzept der Detached Mindfulness eingeführt. Es geht darum, bei negativen Gedanken oder Intrusionen die Technik der Detached Mindfulness anzuwenden, statt sich Sorgen zu machen oder zu grübeln.

Die Technik der Detached Mindfulness ermöglicht eine neue Perspektive auf Intrusionen (vgl. Kap. 5). Intrusionen werden wahrgenommen und beobachtet, ohne sie jedoch zu interpretieren, zu analysieren oder zu kontrollieren. Patienten werden angeleitet, auf negative Gedanken, Intrusionen, Flashbacks und Alpträume folgendermaßen zu reagieren:

Anleitung

»Wenn Sie einen sich aufdrängenden Gedanken erleben (Flashbacks etc.), verhalten Sie sich in folgender Weise: Gestehen Sie sich zuallererst ein, dass der Gedanke da ist. Erinnern Sie sich dann daran, dass dies ein Teil des Heilungsprozesses ist und dass es nicht hilfreich wäre, gegen diesen Gedanken anzuarbeiten. Sagen Sie sich ›Es ist nur ein Gedanke. Ich brauch nichts zu tun. Ich lasse ihn einfach an seinem Platz stehen‹«.

Analogien können helfen, das Konzept der Detached Mindfulness zu verstehen. Die Metapher des bockigen Kindes oder die Wolken-Metapher (vgl. Abschn. 5.5) sind besonders sinnvoll. Der Therapeut sagt zum Beispiel:

Anleitung

»Sie können mit sich aufdrängenden Symptomen genauso umgehen wie mit Wolken am Himmel. Wolken sind ein Teil des sich selbst regulierenden Wettersystems unserer Erde. Sie kommen und gehen, ohne dass wir darauf Einfluss nehmen können. Ob Sie versuchen, sie wegzuschieben, oder ob Sie sich Sorgen machen würden, wann sie auftauchen und abregnen, es würde nichts ändern. Es wäre weder sinnvoll noch hilfreich. Selbst wenn Sie sie beeinflussen könnten, würden Sie das Gleichgewicht unseres Klimas stören. Das Beste, was Sie tun können, ist, die Wolken an ihrem Platz zu lassen und sie von Zeit zu Zeit zu beobachten. Diese Herangehensweise können Sie auch bei sich aufdrängenden Gedanken und Symptomen anwenden. Behandeln Sie diese Gedanken wie Wolken, die vorüberziehen, und betrachten Sie sie aus der Distanz.«

An diese Erklärung schließt sich eine praktische Übung zur Detached Mindfulness an, die die Gedanken des Patienten neutralisiert und ihm hilft, ein erlebnisorientiertes

Bewusstsein zu entwickeln, zum Beispiel die Freie Assoziation oder die Tiger-Übung (vgl. Abschn. 5.5). Bei der Freien Assoziation bittet der Therapeut den Patienten, sich zurückzulehnen und seinen Gedanken freien Lauf zu lassen. Der Therapeut erklärt dies folgendermaßen:

Anleitung

»Wir üben jetzt die Technik der Detached Mindfulness, indem wir diese bei allgemeinen Gedanken und Gefühlen anwenden. Ich nenne Ihnen gleich ein paar Begriffe und möchte Sie bitten, sich zurückzulehnen und zu beobachten, welche Gedanken bei Ihnen ausgelöst werden. Vielleicht haben Sie viele verschiedene Gedanken und vielleicht gar keine. Das macht nichts. Es geht darum, sich diesen Vorgang bewusst zu machen, ohne ihn zu beeinflussen. Versuchen Sie nicht, absichtlich Gedanken, Gefühle oder Erinnerungen heraufzubeschwören. Achten Sie auf die spontane innere Erfahrung, die Sie machen, ohne diese zu beeinflussen. – Jetzt fangen wir an (Pause): Apfel (Pause), Meer (Pause), Baum (Pause), Geburtstag (Pause), Fahrrad (Pause), Heimat (Pause), Schokolade (Pause), Ferien (Pause). War es Ihnen möglich, innerlich einen Schritt zurückzutreten und die Gedanken und Erfahrungen zu beobachten, ohne sie zu beeinflussen?«

7.3.4 Übung der Techniken des Aufschiebens von Grübeln und Sich-Sorgen, Stoppen des Lückenfüllens

Nachdem der Patient das Konzept der Detached Mindfulness verstanden und während der Sitzung geübt hat, stellt der Therapeut dem Patienten die Technik des Aufschiebens von Grübeln und Sich-Sorgen vor. Der Therapeut erklärt dem Patienten das folgende Vorgehen: Wenn Intrusionen oder andere Symptome auftreten (z. B. Erschrecken), gesteht sich der Patient ein, dass er in diesem Moment eine Intrusion erlebt. Dann gibt er sich die Selbstinstruktion, nicht zu grübeln, sich keine Sorgen zu machen, das Trauma und die Symptome nicht sofort zu analysieren. Er instruiert sich, die Symptome einfach mit der Zeit abklingen zu lassen, und erst später aktiv darüber nachzudenken.

Dem Patienten wird vorgeschlagen, etwa 15 Minuten am Abend für aktives Nachdenken zu reservieren. Der Zeitpunkt sollte jedoch mindesten zwei Stunden vor dem Einschlafen sein. Während dieser Zeit kann der Patient, so viel er möchte, über das Trauma und seine Symptome nachdenken. Der Therapeut betont aber, dass es nicht verpflichtend ist, diese Zeit auch zu nutzen. Tatsächlich entscheiden sich viele Patienten dagegen. Dem Patienten wird empfohlen, nach diesen 15 Minuten das Sich-Sorgen zu beenden. Bei fortbestehenden Sorgen wird empfohlen, Techniken der Detached Mindfulness anzuwenden oder die Sorgen auf den nächsten Abend zu verschieben.

Detached Mindfulness und Aufschieben von Grübeln und Sich-Sorgen

Der Therapeut empfiehlt dem Patienten, bei jedem Auftreten von Intrusionen und Symptomen Techniken der Detached Mindfulness und des Aufschiebens von Grübeln und Sich-Sorgen anzuwenden. Es ist wichtig, dass der Therapeut die Ausübung dieser Strategien engmaschig begleitet und vorsichtig nachfragt, ob die Techniken zuhause angewendet werden.

Wenn die Übungen gerade in die Therapie eingeführt wurden, berichten die meisten Patienten, dass sie sie auch im Alltag anwenden. Vorsichtiges Nachfragen ergibt jedoch manchmal, dass sie nur unregelmäßig oder technisch unbefriedigend bei Intrusionen umgesetzt werden. Der folgende Dialog veranschaulicht, wie wichtig es ist, dass der Therapeut genau erfragt, wie der Patient die Techniken anwendet, dass er kleine Fehler erkennt und die Umsetzung verbessert:

Th: Haben Sie Detached Mindfulness und Aufschieben von Grübeln und Sich-Sorgen angewendet?
P: Ja, habe ich.
Th: Wie oft haben Sie diese Techniken angewendet?
P: Jeden Tag, wenn ich sich aufdrängende Gedanken erlebt habe. So wie Sie es mir empfohlen haben.
Th: Wie viel Zeit haben Sie damit verbracht, an das Trauma zu denken?
P: Na ja, ich denke immer noch daran.
Th: Wann haben Sie zum letzten Mal daran gedacht?
P: Heute, auf dem Weg zu unserer Therapiesitzung.
Th: Wie sahen diese Gedanken aus?
P: Ich habe mich gefragt, warum ich nicht selbst eine Lösung für meine Probleme gefunden habe.
Th: Sie haben also Ihre Probleme analysiert. Wie lange hat das angehalten?
P: Da bin ich mir nicht sicher. Ich habe immer mal wieder daran gedacht, während ich hierher gefahren bin.
Th: Welcher Gedanke war der Auslöser hierfür?
P: Der Gedanke, dass ich eine Therapie brauche. Nicht jeder braucht eine Therapie, nur weil er einen Unfall hatte.
Th: Also war der Gedanke »Was stimmt nicht mit mir?«
P: Ja, so ungefähr.
Th: Das klingt, als ob Sie angefangen haben zu grübeln?
P: Ja, ich glaube auch. Aber ich wäre nicht darauf gekommen, wenn Sie mich nicht darauf gebracht hätten.
Th: Wie oft haben Sie in der letzten Woche auf diese Weise gegrübelt?
P: Schon manchmal, ich muss mir das mehr bewusst machen.
Th: Gut, Sie müssen sich bewusst machen, wenn Sie für längere Zeit über das Trauma nachdenken und diese Handlung verschieben. Wenn ein Gedanke wie »was ist falsch mit mir?« auftaucht, wenden Sie die Technik der Detached Mindfulness an und befreien Sie sich vom Grübeln. Sie brauchen solche Fragen nicht beantworten.

Es ist wichtig, dass der Therapeut überprüft, ob die Technik der Detached Mindfulness effektiv durchgeführt wird. Dies erreicht er, indem er folgende Punkte beachtet:

1. Der Therapeut bittet den Patienten abzuschätzen, in wie viel Prozent der Zeit er in der Lage war, die Technik beim Auftreten intrusiver Gedanken anzuwenden. Es ist wichtig, dass der Patient dies nicht als Bewertung seiner seelischen Belastung missversteht. Ziel ist es nicht herauszufinden, wie oft der Patient Intrusionen erlebt hat, ohne sich schlecht zu fühlen. Der Therapeut betont, dass es nicht das primäre Ziel der Technik ist, die seelische Belastung zu verringern, sondern die normale Verarbeitung ablaufen zu lassen. Als Faustregel gilt: Die Technik der Detached Mindfulness wird bei mindestens 75 % der Intrusionen angewendet. Bei einer Intrusion werden nicht mehr als ein bis zwei Minuten mit Grübeln und Sich-Sorgen verbracht. Normalerweise dauert es einige Sitzungen und bedarf weiterer Verfeinerung der Technik, bis das Ziel erreicht ist.
2. Der Patient wird gefragt, ob er die Technik im Laufe der Woche weniger angewendet hat und wenn ja, warum dies so war. Der Patient berichtet dann oft, dass die erlebten Intrusionen weniger belastend waren und er aus diesem Grund die Technik weniger angewendet hat. Der Therapeut betont dann, dass die Technik bei allen erlebten Intrusionen, unabhängig vom Ausmaß der Belastung, durchgeführt werden muss.
3. Wird die Technik der Detached Mindfulness weniger angewendet, weil der Patient nur noch selten Intrusionen erlebt, so ist diese Entwicklung natürlich erwünscht. Dennoch ist es nicht das Ziel der Technik, die Intrusionen aktiv zu beenden. Der Therapeut fragt deshalb den Patienten, ob er versucht hat, das Erleben der Intrusionen zu stoppen oder ob sie spontan zurückgegangen sind.
4. Der Therapeut fragt den Patienten, in welchem Umfang er die Technik der Detached Mindfulness angewendet hat. Es ist wichtig, dass er diese Technik bei allen erlebten Intrusionen anwendet, die in Verbindung mit dem Trauma und dessen Konsequenzen stehen. Manche Patienten berichten zunächst, dass sie überwiegend eine spezifische Art von Intrusionen erleben. Nach der Anwendung der Technik der Detached Mindfulness bemerken sie andere Formen von Intrusionen, wenden aber auf diese nicht die Technik der Detached Mindfulness an.
5. Der Therapeut fragt den Patienten auch danach, ob er die Technik überhaupt anwendet. Eine verminderte Anwendung ist zu erwarten, wenn der Patient weniger Zeit mit Sich-Sorgen verbringt. Wenn der Patient aber in frühen Stadien der Therapie bei einer bestimmten Intrusion die Technik der Detached Mindfulness nicht anwendet, sollte dies ein Signal sein, die Technik auf weitere Bereiche, auszudehnen (s. Generalisationstraining im nächsten Abschnitt). Wenn die Technik überhaupt nicht umgesetzt wird, kann dies ein Hinweis auf bestimmte starke metakognitive Überzeugungen sein. Beispielsweise betrachtet der Patient es als Notwendigkeit, das Trauma aktiv zu analysieren oder sich über zukünftige Bedrohungen Sorgen zu machen, um Gefahren zu bewältigen oder zu vermeiden. Unter diesen Umständen kann ein sokratischer Dialog helfen, die positiven metakognitiven Überzeugungen in Bezug auf das Sich-Sorgen zu hinterfragen und so die Umsetzung dieser Technik erleichtern.

Übertragung der Techniken auf weitere Bereiche

Im nächsten Behandlungsschritt schlägt der Therapeut vor, dass die Techniken des Aufschiebens von Grübeln und Sich-Sorgen bei allen Formen von anhaltenden negativen Gedanken angewendet werden. Die Anwendung soll unabhängig davon sein, ob die Gedanken in Verbindung mit dem Trauma stehen. In dieser Phase ist es sinnvoll, eine Liste der aktuellen Sorgen zu erstellen, um ein Bewusstsein dafür zu entwickeln, wie sehr kreisendes negatives Denken das Leben des Patienten durchdringt. Alle Formen von ausgedehnter Beschäftigung mit einem Thema, Sich-Sorgen und Grübeln sind dann Gegenstand der täglichen Anwendung der Techniken.

Der Therapeut überprüft die Anwendbarkeit von Detached Mindfulness auf die Nachwirkungen von Alpträumen. Nach traumabezogenen Träumen oder Alpträumen beschäftigen sich viele Patienten intensiv mit den Gedanken und Gefühlen, die durch sie hervorgerufen werden. Der Therapeut erklärt dem Patienten, dass negative Gedanken und Gefühle eine natürliche Folge von Träumen oder Alpträumen sind. Es ist wichtig, diese Gedanken und Gefühle anzuerkennen, ohne sie aber aktiv zu analysieren oder zu unterdrücken. Dem Patienten wird empfohlen, Detached Mindfulness bei den Nachwirkungen von derartigen Träumen anzuwenden.

7.3.5 Auseinandersetzung mit maladaptiven Bewältigungsstrategien

Im nächsten Schritt überprüft der Therapeut, ob noch andere maladaptive, kontraproduktive Bewältigungsstrategien bestehen. Der Therapeut verschafft sich vorsichtig einen Überblick über weitere Strategien, die zur Kontrolle von Symptomen und Gedanken, zur Reduktion des Gefühls der Bedrohung und zur Angstminderung eingesetzt werden.

Typische maladaptive Strategien sind: Konsum von Alkohol oder anderen Drogen, Unterdrücken von Gedanken, Meiden von Dingen, die an das Trauma erinnern (z. B. Fernsehsendungen), Meiden von Menschen und Plätzen, Vermeiden von Aktivitäten wie Autofahren und Checking Behaviour, also ständiges Überprüfen des eigenen Körpers, der Erinnerung oder der Umwelt.

Nachdem diese Verhaltensweisen identifiziert sind, erklärt der Therapeut dem Patienten, warum diese ein Problem sind. Einige der Verhaltensweisen sind zum Beispiel eine Form der Vermeidung von Gedanken und Erinnerungen. Dies führt zu einer Diskussion über die Probleme, welche durch kognitive Meidung ausgelöst werden. Wenn die nicht hilfreichen Konsequenzen jeder einzelnen dieser Strategien erarbeitet wurden, schlägt der Therapeut dem Patienten vor, auf diese Strategien zu verzichten. Tabelle 7.2 zeigt, mit welchen Problemen die jeweilige Bewältigungsstrategie verbunden ist.

Tabelle 7.2 Konsequenzen nichthilfreicher Bewältigungsstrategien

Bewältigungs-strategie	Fragen des Therapeuten	Nichthilfreiche Konsequenzen
1. Vermeidung bestimmter Situationen	▶ Vergessen Sie das traumatische Ereignis, wenn Sie Dinge vermeiden, die Sie an das Trauma erinnern? ▶ Inwiefern hilft Ihnen Vermeidungsverhalten, wieder zu dem Menschen zu werden, der Sie früher waren? ▶ Wenn Sie bestimmte Situationen vermeiden, warum bleibt das intuitive Gefühl, sich in Gefahr zu befinden?	▶ Um bestimmte Situationen vermeiden zu können, muss ich mir ständig bewusst sein, was ich tue und welchen Bedrohungen ich mich aussetze. ▶ Das bedeutet, dass ich mich als Person verändert habe und mich weiterhin verändere. ▶ Mein Denken ist in der Vergangenheit verankert. Es ist viel Zeit vergangen – ich ängstige mich vor einer Erinnerung.
2. Alkoholkonsum	▶ Worin bestehen die Nachteile, Alkohol zur Bewältigung einzusetzen? ▶ Wie lange müssen Sie Alkohol trinken, damit Sie langfristige Veränderungen erzielen?	▶ Ich befasse mich nicht mit mir selbst. Ich verdränge das Problem und störe die natürliche Erholung. ▶ Alkohol bewirkt nur eine kurzfristige Verbesserung. ▶ Alkohol stört mich dabei, langfristige Veränderungsmöglichkeiten wahrnehmen zu können.
3. Kontrollverhalten (Checking Behaviour)	▶ Wenn Sie sich durch das Kontrollverhalten besser fühlen, warum führen Sie es immer noch durch? ▶ Verstärkt Kontrollverhalten die intuitive Annahme, ständig in Gefahr zu schweben?	▶ Ich fühle mich nur durch mein Kontrollverhalten manchmal sicherer, aber es hält nie lange an. ▶ Ich habe durch mein Kontrollverhalten immer das Gefühl, in Gefahr zu schweben. So ging es mir früher nicht.

▶

Tabelle 7.2 (Fortsetzung)

Bewältigungs-strategie	Fragen des Therapeuten	Nichthilfreiche Konsequenzen
4. Unterdrückung von Gedanken	► Wie effektiv gelingt es Ihnen, Ihre Gedanken zu unterdrücken? ► Worin bestehen die Nachteile, mit einer Strategie fortzufahren, die nicht funktioniert?	► Manchmal kann ich meine Gedanken wegschieben, aber sie kommen immer wieder. ► Ich schaffe es nicht, meine Gedanken konsequent zu unterdrücken, und bekomme so das Gefühl, die Kontrolle zu verlieren.

7.3.6 Modifikation der Aufmerksamkeit

Die Therapiekomponente Modifikation der Aufmerksamkeit wird eingeführt, sobald die Patienten Detached Mindfulness und die Technik des Aufschiebens von Grübeln und Sich-Sorgen erfolgreich mindestens eine Woche lang umgesetzt haben. Dabei sollte Detached Mindfulness bei mehr als 75 % der Intrusionen eingesetzt worden sein und pro Intrusion nicht mehr als ein bis zwei Minuten für Grübeln und Sich-Sorgen aufgewendet worden sein.

In dieser Phase der Behandlung richtet sich das Hauptaugenmerk auf die Hypervigilanz und das Bedrohungsmonitoring des Patienten, welche das Gefühl der Bedrohung und die damit verbundenen Ängste aufrechterhalten. Zwei Strategien der Aufmerksamkeit und des Monitorings sind relevant:

(1) die gesteigerte Aufmerksamkeit auf innere Prozesse, die als bedrohlich interpretiert werden (z. B. Wahrnehmungen, körperliche Vorgänge, Emotionen, Gedanken) und
(2) die gesteigerte Aufmerksamkeit gegenüber möglichen externen Bedrohungen, z. B. das systematische Absuchen der Umwelt, um mögliche Gefahrenquellen auszumachen.

Diese Aufmerksamkeitsmuster können nebeneinander existieren, einzeln vorkommen oder je nach Situation hin und her gehen. Es ist wichtig, dass die Patienten lernen, auf das Bedrohungsmonitoring zu verzichten. In dem Bedrohungsmodus der Informationsverarbeitung entstehen nämlich ständig Gefahrenmeldungen in einer Umwelt, die vorher als ungefährlich bewertet wurde. Es besteht die Gefahr, in einem Teufelskreis der Verarbeitung von Gefahren steckenzubleiben, der die Empfindlichkeit für unwahrscheinliche Bedrohungsszenarien steigert. Der Patient wird stattdessen darin unterstützt, einen neuen Plan zur Steuerung seiner Aufmerksamkeit zu entwickeln, der es zulässt, dass die Informationsverarbeitung nicht mehr auf Bedrohung ausgerichtet wird.

Die Modifikation der Aufmerksamkeit wird in vier Schritten eingeführt:

(1) Einführung und Darstellung der Grundlagen

Der Therapeut erklärt, inwiefern Aufmerksamkeitsprozesse die PTBS aufrechterhalten. Bedrohungsmonitoring ist ebenso wenig hilfreich wie Sich-Sorgen-Machen. Für den Patienten ergibt sich so eine Brücke zur Anfangsphase der Therapie. Dann werden die Grundprinzipien erklärt:

Anleitung

»Sie sehen, wie Sich-Sorgen, Grübeln und der Versuch, Ihre Symptome zu kontrollieren, dazu beitragen, Ihre Probleme aufrecht zu erhalten. Sie haben diese nicht-hilfreichen Verhaltensweisen bereits erfolgreich reduziert. Jetzt ist es an der Zeit, einige andere nicht-hilfreiche Verhaltensweisen zu betrachten. Diese Reaktionen verstärken die intuitive Annahme, dass Gefahr vorhanden ist und Sie bedroht werden. Hat sich Ihr Gefühl für Gefahr seit dem traumatischen Erlebnis verändert?

Es ist normal, nach einem Trauma ein erhöhtes Bewusstsein für mögliche Gefahren zu haben. Diese Art der Aufmerksamkeitsfokussierung ist aber ein Grund für die intuitive Annahme, in Gefahr zu sein, und hält Sie davon ab, die Welt wieder in einem ausgewogenen Verhältnis zu sehen.«

Die Grundlagen und Prinzipien der Behandlung werden konkretisiert, indem Fragen nach den Konsequenzen des Bedrohungsmonitorings gestellt werden. Am Besten werden die Fragen so ausgerichtet, dass die spezifischen Strategien des Patienten deutlich werden. Der Therapeut kann zum Beispiel fragen:

- Welche Probleme ergeben sich, wenn Sie die Umwelt ständig auf Gefahren überprüfen?
- Erhöht oder verringert es Ihre Angst, wenn Sie Ihre Umwelt ständig auf Gefahren überprüfen?
- Können Sie eine Situation ausgewogen beurteilen, wenn Sie auf Gefahren achten?
- Inwiefern beeinflusst es Ihre Angst, wenn Sie Ihre Aufmerksamkeit auf Bedrohungen richten?
- Bewältigen Sie eine Situation in der Regel besser, wenn Sie Ihre Aufmerksamkeit auf Bedrohungen richten?

Auf diese Weise erstellt der Therapeut ein Fallkonzept. Hypervigilanz und Bedrohungsmonitoring sind problematische Bewältigungsstrategien, die typischerweise genauso wenig konstruktiv sind wie Grübeln und Sich-Sorgen. Der folgende Dialog illustriert die Verwendung dieser Fragen:

Th: Hat sich der Fokus Ihrer Aufmerksamkeit verändert, seitdem Sie ausgeraubt wurden?

P: Ich verstehe nicht ganz.

Th: Bemerken Sie zum Beispiel, wenn Sie durch die Stadt gehen, Dinge, die Sie vorher nicht bemerkt haben?

P: Ja, ich achte auf Menschen mit Fahrrädern und auf Leute, die Kapuzen tragen. Ich achte auf jeden, der sich möglicherweise verdächtig verhält.

Th: Gibt es noch etwas, dem Sie mehr Aufmerksamkeit schenken?

P: Ich reagiere dünnhäutiger auf Dinge, die ich in der Zeitung lese. Ich prüfe, ob Verbrechen in meiner Umgebung oder an Orten, die ich regelmäßig besuche, stattgefunden haben.

Th: Ergeben sich Probleme, wenn Sie Ihre Umwelt auf diese Weise systematisch überprüfen.

P: Nein, denn so kann ich in Zukunft diesen Problemen besser aus dem Weg gehen.

Th: Bewältigen Sie eine Situation in der Regel besser, wenn Sie Ihre Aufmerksamkeit auf Bedrohungen richten?

P: Ich glaube, man kann nicht auf alles achten.

Th: Wenn Sie vor dem traumatischen Ereignis besser auf Ihre Umgebung geachtet hätten, wäre es dann möglich gewesen, das Ereignis zu verhindern?

P: Nein, weil sie mich von hinten angegriffen haben. Ich nehme an, ich müsste dafür Augen am Hinterkopf haben.

Th: Inwiefern beeinflusst es Ihre Angst, wenn Sie Ihre Aufmerksamkeit auf Bedrohungen richten?

P: Ich bin ängstlicher und mir ist schmerzlich bewusst, wie viel Kriminalität es in der Gegend gibt.

Th: Gibt es mehr Kriminalität, seitdem Sie überfallen wurden, oder hat sich etwas anderes verändert?

P: Nein, ich bemerke es einfach stärker.

Th: Sind Sie sicherer, wenn Sie es stärker bemerken?

P: Vielleicht schon.

Th: Was ist mit den Dingen, die Sie nicht bemerken?

P: Na ja, das sind die wirklich gefährlichen Sachen.

Th: Also müssen Sie alles bemerken, auch wenn es noch gar nicht passiert ist.

P: Ja, ich versuche an Dinge zu denken, die schief laufen könnten.

Th: Das hört sich an, als ob Sie sich wieder Sorgen machen. Erkennen Sie die Ähnlichkeit?

P: Ja, wenn Sie es so beschreiben.

Th: Was sind die langfristigen Folgen Ihrer Angst?

P: Ich werde einfach immer ängstlich sein.

Th: Genau. Wir müssen also Ihr Bedrohungsmonitoring reduzieren, damit Sie die Dinge wieder im richtigen Verhältnis sehen.

(2) Die positiven metakognitiven Überzeugungen des Patienten werden abgeschwächt

Damit ein Patient die Bereitschaft entwickelt, das Bedrohungsmonitoring aufzugeben, braucht er die Unterstützung des Therapeuten bei der Überwindung der positiven metakognitiven Überzeugungen. Hier einige Beispiele:

- Wenn ich auf Bedrohungen achte, werde ich in der Lage sein, mich selbst zu schützen.
- In Alarmbereitschaft zu sein, ermöglicht mir, Probleme zu vermeiden, bevor es zu spät ist.
- Ich muss immer auf alle Eventualitäten vorbereitet sein.
- Wenn ich auf alles vorbereitet bin, kann mich nichts überraschen.

Um diese Überzeugungen zu hinterfragen, bittet der Therapeut den Patienten, sich zu überlegen, ob erhöhte Aufmerksamkeit und ein intensiveres Bedrohungsmonitoring das traumatische Ereignis verhindert hätten. Wie hätte der Patient genau wissen können, auf welche Gefahr er vor dem Ereignis hätte achten müssen?

Die Betonung der Nachteile und negativen Konsequenzen des Bedrohungsmonitorings mindert ebenfalls die Bedeutung der positiven Überzeugungen. Der Therapeut unterstützt den Patienten bei der Erkenntnis, dass erhöhte Aufmerksamkeit für Gefahr die intuitive Annahme verstärkt, dass tatsächlich Gefahr droht. Dazu kann ein Experiment gemacht werden, bei dem der Patient gebeten wird, seine Aufmerksamkeitsstrategie zu ändern und besonders nach Unfällen Ausschau zu halten, die »jeden Augenblick passieren können«. Der Patient kann zum Beispiel auf Autos mit hoher Geschwindigkeit achten, die dicht auffahren. Der Therapeut stellt die Frage »Können Sie durch Ihre erhöhte Aufmerksamkeit für Bedrohungen die tatsächliche Gefahr genau einschätzen, oder haben Sie dadurch den fehlerhaften Eindruck, ständig in großer Gefahr zu schweben? Wenn dadurch eine fehlerhafte Einschätzung entsteht, brauchen Sie eine Veränderung beim Bedrohungsmonitoring.«

(3) Aufgeben des Bedrohungsmonitorings

Dieser Schritt erfolgt, sobald der Patient verstanden hat, welche Probleme das Bedrohungsmonitoring mit sich bringt. Der Therapeut empfiehlt dem Patienten, in Situationen, in denen er Angst erlebt, bewusst darauf zu achten, worauf der Fokus der Aufmerksamkeit liegt. Dann beendet der Patient das Bedrohungsmonitoring, indem er seine Aufmerksamkeit auf neutrale Stimuli richtet. Hierzu kann er beispielsweise alle blauen Objekte in seiner Umgebung zählen. Um diese Strategie anzuwenden, wird der Patient aufgefordert, zu den Alltagsabläufen, die er vor dem Trauma hatte, zurückzukehren und die Situation, in der das Trauma stattfand, nicht mehr zu vermeiden.

Anschließende Therapiesitzungen sollten in diesem Stadium untersuchen, inwieweit der Patient zu seinem Alltag vor dem traumatischen Ereignis zurückfindet. Wenn die Vermeidung von Situationen mit niedrigem Risiko ein Problem ist, wird der Patient ermutigt, als Hausaufgabe sich speziellen Situationen auszusetzen und damit zu üben, das Bedrohungsmonitoring nicht mehr anzuwenden.

(4) Refokussierung der Aufmerksamkeit – Sicherheitssignale

Nachdem das Bedrohungsmonitoring aufgegeben wurde, ist die Refokussierung der Aufmerksamkeit in Situationen, die an das Trauma erinnern, das nächste Ziel. Dem Patienten wird empfohlen, seine Aufmerksamkeit bewusst weg von sich selbst oder von Bedrohungen zu lenken und sich auf Sicherheitssignale in der Umgebung zu konzentrieren. Der Therapeut führt das Konzept auf folgende Weise ein: »Um Ihr Denken wieder auf die Wahrnehmung der normalen Umgebung einzustimmen, ist eine Übung hilfreich. Sie üben, Ihre Aufmerksamkeit in wohlwollender Weise auf Dinge zu richten. Dies bedeutet, auf Zeichen der Sicherheit zu achten, anstatt auf Zeichen wenig wahrscheinlicher Bedrohungen«.

Dieses Ziel wird durch Üben der Refokussierungsstrategien während der Therapiesitzungen umgesetzt. Zuerst soll der Patient im Wartezimmer bleiben und seine Aufmerksamkeit auf Aspekte der Umgebung zu richten, die diese zu einem sicheren Ort machen. Dann wird der Patient aufgefordert, mit dem Therapeuten die Straße entlang zu gehen und dort seine Aufmerksamkeit auf Zeichen der Sicherheit zu lenken.

Beispiel: Ein Patient, der von einem mit überhöhter Geschwindigkeit fahrenden Motorrad umgefahren worden war, beschreibt, wie unruhig es ihn macht, die Straße zu überqueren und dabei ständig auf schnell fahrende Wagen zu achten (Bedrohungsmonitoring). Der Therapeut fragt ihn, ob schnelle Wagen die besten Ziele der Aufmerksamkeit sind, wenn man eine Straße überquert und welche besseren Informationen es geben könnte. Nach einer kurzen Besprechung schlägt der Therapeut vor, sich auf Lücken im Verkehr zu konzentrieren, um zu beurteilen, ob es sicher ist, die Straße zu überqueren. Der Patient stimmt zu, dass dies vermutlich günstiger ist. Nach Erprobung dieser alternativen Aufmerksamkeitsstrategie berichtet der Patient, sich beim Überqueren der Straße sicherer zu fühlen. Wenn nötig können weitere metakognitive Anleitungen (vgl. Abschn. 5.5) in diesen Situationen angewendet werden.

Umgang mit Restsymptomen

In diesem Stadium der Therapie identifiziert der Therapeut Situationen, die der Patient noch vermeidet. Er unterstützt den Patienten dabei, auch dieses Vermeidungsverhalten zu ändern. Manche Patienten vermeiden den Ort des Traumas. Unter diesen Umständen werden sie gebeten, den Ort des Traumas aufzusuchen und die gegenwärtig sichere Umgebung bewusst wahrzunehmen. In dieser Situation besteht häufig die Neigung, Bilder oder Erinnerungen an das Trauma kognitiv zu verarbeiten. Der Therapeut empfiehlt dem Patienten, bei Intrusionen die Technik der Detached Mindfulness anzuwenden, »durch die Intrusion hindurchzusehen« und die im Moment sichere äußere Umgebung wahrzunehmen.

7.3.7 Neue Pläne für die kognitive Verarbeitung

Voraussetzung für diesen Schritt ist, dass die maladaptiven Strategien nicht mehr angewendet werden und die zugrunde liegenden positiven metakognitiven Überzeugungen verändert wurden. Der abschließende Schritt der Therapie ist dann die Verfestigung und Vertiefung der alternativen kognitiven Pläne, die in Zukunft im Umgang mit traumabezogenen inneren Ereignissen verwendet werden. Damit wird auch ein Rückfall weniger wahrscheinlicher.

Besonders wichtig ist, dass dem Patienten die Problematik von Grübeln, Sich-Sorgen, Bedrohungsmonitoring und Vermeidung bewusst bleibt. Der neue Plan, um das Trauma zu verarbeiten, sollte neue Bewältigungsstrategien beinhalten, die mit diesen alten Verhaltensweisen inkompatibel sind. Um dies zu erleichtern, kann das Arbeitsblatt »Neuer Plan« (s. Anhang 15) ausgefüllt werden. Dieses Arbeitsblatt fasst den maladaptiven alten Plan zusammen und benennt die neuen Verhaltensweisen, die als Reaktion auf die individuellen Auslöser geübt werden sollen.

Die Durchführung dieser Strategie hat drei wichtige Komponenten: Zuerst müssen alle Auslöser der Symptome benannt werden, um das Bewusstsein dafür zu erhöhen. Dann sollte der Patient detaillierte Aussagen in Ich-Form schriftlich ausarbeiten. Er sollte dabei sowohl den alten Plan wie den neuen, jetzt zu übenden Plan erfassen. Drittens sollte der Patient ermutigt werden, den neuen Plan als Alternative zu dem alten Plan regelmäßig zu üben. Lassen Sie uns die Komponenten näher betrachten:

»Meine Auslöser« ist eine Liste typischer innerer Ereignisse, die alte Verarbeitungs- und Bewältigungsstrategien aktiviert. Typische Beispiele sind:

(1) Intrusive Gedanken (z. B. Flashbacks und Erinnerungsfragmente).
(2) Negative Gedanken (z. B. bevor der Patient das Haus verlässt, denkt er »Ist das wirklich sicher?«).
(3) Erregungssymptome (z. B. Erschrecken oder Angstgefühle).
(4) Kognitive Symptome (z. B. Schwierigkeiten sich zu konzentrieren).
(5) Körperliche Symptome (z. B. Schmerzen und andere Beschwerden).
(6) Ereignisse im Umfeld (z. B. ein unerwartetes Geräusch).

Die Liste »Denkmuster« beinhaltet eine Beschreibung des alten, grübelnden Denkprozesses. Zum Beispiel »Ich versuche herauszufinden, warum mir das passiert ist, warum ich so fühle, was dies über mich als Mensch aussagt, was wenn es anders gekommen wäre«. Der neue Plan sollte alle Anweisungen erfassen, die alternative, in der Therapie erlernte Verhaltensweisen zusammenfasst: »Ich stoppe das Grübeln und verschiebe die Analyse der Ereignisse auf später. Wenn negative Gedanken auftreten, wende ich Detached Mindfulness an und mache mit dem weiter, was ich gerade tue«.

Die Liste »Verhalten« sollte eine Aussage über Vermeidungs- und maladaptive Bewältigungsstrategien wie z. B. Alkoholmissbrauch enthalten. Zum Beispiel: »Ich muss gefährliche Orte vermeiden, ich muss versuchen, mehr zu schlafen, mit einer Flasche Wein kann ich meine Gedanken betäuben«. Der neue Plan könnte so lauten: »Ich führe meinen bisherigen Lebensstil weiter, ich stoppe das Sich-Sorgen und wende die Technik der Detached Mindfulness an«.

Die Liste »Aufmerksamkeitsfokus« bezieht sich auf die alte Tendenz, die Umgebung auf Zeichen einer Bedrohung zu überprüfen. Dies sollte durch einen neuen Plan für die Aufmerksamkeit ersetzt werden. Wir haben gesehen, dass Patienten Bedrohungsmonitoring betreiben, wenn sie Symptome erleben oder andere Gefahrenquellen zu erkennen glauben. Zum Beispiel suchte ein Patient die Straße auf Jugendgangs ab, bevor er das Haus verließ oder zu Bett ging. Er überprüfte seine Erinnerungen auf Details wie das Gesicht des Täters. Der alte Plan lautete folgendermaßen: »Ich muss sehen, ob Jugendliche unterwegs sind. Nur wenn keine Gruppen von jungen Menschen auf der Straße sind, fühle ich mich sicher. Ich muss meine Erinnerung immer wieder auffrischen, damit ich auch in Zukunft auf der sicheren Seite bleibe«. Der neu entwickelte Plan las sich so: »Ich konzentriere mich auf Sicherheitssignale. Ich höre auf, die Gegend auf Gefahren zu überprüfen und lasse meine Erinnerungen in Frieden«.

7.3.8 Rückfallprophylaxe

Bei der Rückfallprophylaxe bespricht der Therapeut die noch erhöhten Werte auf dem PTSD-S. Dabei achtet der Therapeut besonders auf Frequenz und Dauer des Grübelns, Sich-Sorgens, positiver Überzeugungen in Bezug auf Vermeidungsstrategien und Bedrohungsmonitoring. Bleibend erhöhte Werte in diesen Bereichen sind bedeutsam, da sie zu einem Rückfall beitragen können.

Der Therapeut überprüft, ob andere subtile Formen des Grübelns oder perseverativer Prozesse existieren, die sich erst vor kurzem entwickelt haben oder während der bisherigen Therapie nicht berücksichtigt wurden.

Während der zwei letzten Sitzungen arbeiten Therapeut und Patient zusammen an der Erstellung einer »Blaupause der Therapie«. Der Therapeut schlägt dem Patienten vor, im Rahmen einer Hausaufgabe mit einem Entwurf zu beginnen, der dann in der Sitzung ergänzt werden kann. Die Blaupause enthält das individuelle Fallkonzept, Beispiele für positive Überzeugungen in Bezug auf Grübeln, Sich-Sorgen und Bedrohungsmonitoring sowie die Gründe, die gegen diese Verhaltensweisen sprechen. Sie beinhaltet auch Aussagen, die negative Überzeugungen hinsichtlich der Symptome hinterfragen: z. B. »Ich habe gelernt, dass meine Symptome ein Teil eines natürlichen Heilungsprozess sind und kein Zeichen dafür, dass ich meinen Verstand verliere«. Die Blaupause beinhaltet auch die Endversion des neuen Plans, der detaillierte neue Strategien für den Umgang mit häufigen Auslösern des CAS aufführt.

Therapiesitzungen zur Wiederauffrischung des Erarbeiteten werden in der Regel nach drei und sechs Monaten angeboten, um Fortschritte zu überprüfen und Wissen und Strategien, die in der Behandlung erworben wurden, zu stärken.

7.4 Behandlungsplan Posttraumatische Behandlungsstörung

Ablauf, Struktur und Inhalt der Behandlung der PTBS mit Metakognitiver Therapie ist in der folgenden Checkliste zusammengestellt. Diese Anleitung sollte flexibel den individuellen Umständen angepasst werden und mit direktem Bezug auf die Strategien, die in diesem Kapitel beschrieben wurden, umgesetzt werden.

Checkliste zur Behandlung der Posttraumatischen Belastungsstörung (PTBS)

Sitzung 1

- Individuelles Fallkonzept erstellen.
- Den Patienten mit dem Modell vertraut machen.
- Metapher mit Gleichsetzung von Wundheilung und Heilung psychischer Traumata einsetzen.
- Negative Überzeugungen über PTBS-Symptome kritisch überprüfen.
- Detached Mindfulness (DM) üben.
- Aufschieben von Sich-Sorgen einführen.
- Hausaufgabe: DM und Aufschieben von Sich-Sorgen.

Sitzung 2

- Hausaufgabe durchgehen. PTSD-S-Fragebogen durchgehen, insbesondere Item 2 und 3.
- Pro-Contra-Liste zu Sich-Sorgen und Grübeln erstellen und durchgehen.
- DM üben.
- Fortfahren, negative Überzeugungen über PTBS-Symptome kritisch zu überprüfen.
- Hausaufgabe: DM und Aufschieben von Sich-Sorgen fortsetzen.

Sitzung 3

- Hausaufgabe durchgehen. PTSD-S-Fragebogen durchgehen, insbesondere Item 2 und 3.
- Positive Überzeugungen über Sich-Sorgen und Grübeln kritisch überprüfen.
- Erfolg des Aufschiebens von Sich-Sorgen durchgehen und Anwendung ausweiten.
- Gedankenunterdrückung explorieren und begrenzen.
- Hausaufgabe: DM üben. Aufschieben von Sich-Sorgen mit einer Ausweitung der Anwendung fortsetzen. Unterdrückung von Gedanken begrenzen.

Sitzung 4

- Hausaufgabe durchgehen. PTSD-S-Fragebogen durchgehen, insbesondere Item 2, 3 und 4.
- Anwendung des Aufschiebens von Sich-Sorgen und Grübeln erweitern.
- Verbleibende positive Überzeugungen über Sich-Sorgen und Grübeln und negative Überzeugungen über PTBS-Symptome kritisch überprüfen.
- Andere dysfunktionale Bewältigungsstrategien explorieren und beginnen, diese zu begrenzen (siehe Item 4 im PTSD-S-Fragebogen).
- Hausaufgabe: Generalisierung des Aufschiebens von Sich-Sorgen und Grübeln fortsetzen. Dysfunktionale Bewältigungsstrategien begrenzen.

Sitzung 5

- Hausaufgabe durchgehen. PTSD-S-Fragebogen durchgehen.

- Liegt weiterhin irgendeine Form konzeptueller kognitiver Verarbeitung vor? Hat sie ihre Form verändert? (Weitere Bearbeitung, wenn nötig.)
- Residuales Vermeidungsverhalten und dysfunktionale Bewältigungsstrategien explorieren und begrenzen.
- Arbeit an residualen Überzeugungen über Sich-Sorgen und Grübeln.
- Hausaufgabe: Weiterhin Sich-Sorgen und Grübeln begrenzen. Einstellung von dysfunktionalem Bewältigungsstrategien, insbesondere Vermeidung.

Sitzung 6
- Hausaufgabe durchgehen. PTSD-S-Fragebogen durchgehen.
- Pro-Contra-Liste zu Bedrohungsmonitoring aufstellen und durchgehen.
- Positive Überzeugungen über Bedrohungsmonitoring kritisch überprüfen.
- Bedrohungsmonitoring begrenzen. Alternativen vorschlagen.
- Hausaufgabe: Weiterhin Sich-Sorgen und Grübeln begrenzen. Bewusste Wahrnehmung und Verzicht auf Bedrohungsmonitoring üben.

Sitzung 7
- Hausaufgabe durchgehen. PTSD-S-Fragebogen durchgehen.
- Modifikation des Fokus der Aufmerksamkeit einführen.
- Verbleibende positive und negative Überzeugungen kritisch überprüfen.
- Hausaufgabe: Rückkehr zu den regelmäßigen Verhaltensweisen aus der Zeit vor dem Trauma. Anwendung der neuen Strategien. Verbleibende dysfunktionale Bewältigungsstrategien durchgehen.

Sitzung 8
- Hausaufgabe durchgehen. PTSD-S-Fragebogen durchgehen.
- Arbeit an residualem Sich-Sorgen, Grübeln, dysfunktionalen Bewältigungsstrategien, dysfunktionalem Aufmerksamkeitsfokus.
- Arbeit an residualen Überzeugungen.
- Beginn der Arbeit an der Therapie-Blaupause
- Hausaufgabe: Patient schreibt eine kurze Zusammenfassung der aus seiner Sicht wichtigen Punkte der Behandlung. Weiterhin Sich-Sorgen, Grübeln und Bedrohungsmonitoring begrenzen.

Sitzung 9
- Hausaufgabe durchgehen. PTSD-S-Fragebogen durchgehen.
- Arbeit an verbleibenden Themen, auf die der PTSD-S-Fragebogen hinweist.
- Neue kognitive Verarbeitungspläne für den Umgang mit Intrusionen und aktuellen PTBS-Symptomen erstellen.
- Therapie-Blaupause fertig stellen.
- Hausaufgabe: Üben, die neuen Verarbeitungspläne einzusetzen.

Sitzung 10

- Hausaufgabe durchgehen. PTSD-S-Fragebogen durchgehen.
- Neue Verarbeitungspläne verstärken und mit einem hypothetischen Beispiel aus der Zukunft illustrieren.
- Überprüfen, ob irgendwelche residualen Überzeugungen bestehen.
- Termin für Auffrischungssitzung festlegen.
- Hausaufgabe: Fortgesetzte Anwendung des neuen Plans genau festlegen.

8 Zwangsstörungen

Das zentrale Charakteristikum von Zwangsstörungen ist das Auftreten von Zwangshandlungen und Zwangsgedanken.

Zwangsgedanken sind sich aufdrängende Denkinhalte, Bilder und Impulse, die gegen den Willen des Patienten auftreten. Sie werden als abstoßend und für die eigene Person uncharakteristisch empfunden. Den Zwangsgedanken wird aktiv Widerstand entgegengesetzt. Der Patient weiß, dass Zwangsgedanken seinen eigenen seelischen Prozessen entspringen. Zwangsgedanken haben oft gewalttätigen, sexuellen oder religiösen Inhalt. Sie können auch in Form von Zweifeln oder Kontaminationsangst auftreten. Grübeln dagegen tritt nicht gegen den Willen des Betroffenen auf. Der Betroffene wehrt sich meist nicht dagegen und empfindet es auch nicht als abstoßend. Im metakognitiven Modell ist Grübeln ein Teil der individuellen Strategien, um Bedrohungen zu erkennen und sich davor zu schützen.

Zwangshandlungen sind offene oder versteckte repetitive Handlungen, die als Reaktion auf Zwangsgedanken ausgeführt werden. Der Patient will auf diese Weise sein Leiden und sein Unbehagen lindern oder ein gefürchtetes Ereignis von sich abwenden. Versteckte Zwangshandlungen sind Zählen, Beten oder an etwas Bestimmtes Denken. Offene Zwangshandlungen sind zum Beispiel Waschzwänge, Kontrollverhalten (Checking Behaviour) und die Durchführung bestimmter Handlungen mit einer bestimmten Zahl von Wiederholungen. Patienten folgen spezifischen Regeln oder Systemen, um ihre Rituale auszuführen. Die DSM-IV-TR-Kriterien (American Psychiatric Association, 2000) sind mit den ICD-10-Diagnosekriterien in Tabelle 8.1 zusammengestellt.

Tabelle 8.1 Diagnostische Kriterien einer Zwangsstörung

DSM-IV-TR	ICD-10
Kriterium A: Zwangsgedanken, wie durch 1., 2., 3., und 4. definiert: 1. Wiederkehrende und anhaltende Gedanken, Impulse oder Vorstellungen, die zeitweise während der Störung als aufdringlich und unangemessen empfunden werden und die ausgeprägte Angst und großes Unbehagen hervorrufen. 2. Die Gedanken, Impulse oder Vorstellungen sind nicht nur übertriebene Sorgen über reale Lebensprobleme. 3. Die Person versucht, diese Gedanken, Impulse oder Vorstellungen zu ignorieren	Hauptmerkmale der Störung sind wiederholte Zwangsgedanken und Zwangshandlungen. Bei Ersteren handelt es sich um immer wieder auftauchende Ideen oder Impulse, die den Betroffenen quälen. Zwangshandlungen oder -rituale sind stereotype Verhaltensweisen, die ein objektiv unwahrscheinliches negatives Ereignis verhindern sollen. Da das Verhalten meistens als sinnlos erlebt wird, versuchen die Betroffenen Widerstand zu leisten. Häufig treten auch depressive Symptome auf. **Leitlinien:** Mindestens zwei Wochen an den meisten Tagen Zwangsgedanken und/oder

▶

Tabelle 8.1 (Fortsetzung)

DSM-IV-TR	ICD-10
oder zu unterdrücken oder sie mit Hilfe anderer Gedanken oder Tätigkeiten zu neutralisieren. 4. Die Person erkennt, dass die Zwangsgedanken, -impulse oder -vorstellungen ein Produkt des eigenen Geistes sind (nicht von außen auferlegt wie bei Gedankeneingebung). Zwangshandlungen, wie durch 1. und 2. definiert: 1. Wiederholte Verhaltensweisen (z. B. Händewaschen, Ordnen, Kontrollieren) oder gedankliche Handlungen (z. B. Beten, Zählen, Worte leise wiederholen), zu denen sich die Person als Reaktion auf einen Zwangsgedanken oder aufgrund von streng zu befolgenden Regeln gedanklich gezwungen fühlt. 2. Die Verhaltensweisen oder gedanklichen Handlungen dienen dazu, Unwohlsein zu verhindern oder zu reduzieren oder gefürchteten Ereignissen oder Situationen vorzubeugen; diese Verhaltensweisen oder gedanklichen Handlungen stehen jedoch in keinem realistischen Bezug zu dem, was sie zu neutralisieren oder verhindern suchen, oder sie sind deutlich übertrieben. **Kriterium B:** Zu irgendeinem Zeitpunkt im Verlauf der Störung hat die Person erkannt, dass die Zwangsgedanken oder Zwangshandlungen übertrieben und unbegründet sind. **Kriterium C:** Die Zwangsgedanken oder Zwangshandlungen verursachen erhebliche Belastungen, sind zeitaufwendig (benötigen mehr als 1 h/Tag) oder beeinträchtigen deutlich die normale Tagesroutine der Person, ihre beruflichen (oder schulischen) Funktionen oder die üblichen Aktivitäten und Beziehungen. **Kriterium D:** Falls eine Achse-I-Störung vorliegt, ist der Inhalt der Zwangsgedanken oder Zwangsstörungen nicht auf diese beschränkt (z. B.	Zwangshandlungen, die quälend sind und die normalen Aktivitäten beeinträchtigen: 1. Die Zwangssymptome sind als eigene Gedanken oder Impulse erkennbar. 2. Der Betroffene versucht, mindestens einem Gedanken oder einer Handlung Widerstand zu leisten, sogar wenn er sich gegen andere nicht mehr wehrt. 3. Der Gedanke oder die Handlung sind an sich nicht angenehm. 4. Wiederholung der Gedanken, Vorstellungen oder Impulse auf unangenehme Art. **Dazugehörige Begriffe:** anankastische Neurose, Zwangsneurose

Tabelle 8.1 (Fortsetzung)

DSM-IV-TR	ICD-10
starkes Beschäftigtsein mit Essen bei Vorliegen einer Essstörung, Haareausziehen bei Vorliegen einer Trichotillomanie, Sorgen um das Erscheinungsbild bei Vorliegen einer Körperdysmorphen Störung, starkes Beschäftigtsein mit Drogen bei Vorliegen einer Störung im Zusammenhang mit psychotropen Substanzen, starkes Beschäftigtsein mit einer schweren Krankheit bei Vorliegen einer Hypochondrie, starkes Beschäftigtsein mit sexuellen Bedürfnissen oder Phantasien bei Vorliegen einer Paraphilie, Grübeln über Schuld bei Vorliegen einer Major Depression).	
Kriterium E: Das Störungsbild geht nicht auf die direkte körperliche Wirkung einer Substanz (z. B. Drogen, Medikamente) oder eines medizinischen Krankheitsfaktors zurück.	

8.1 Objektmodus vs. metakognitiver Modus

Metakognitive Therapie bei Zwangsstörungen verlangt vom Therapeuten, noch aktiver auf metakognitiver Ebene zu arbeiten als bei Generalisierter Angststörung oder Posttraumatischer Belastungsstörung. Manche Patienten mit Zwangsstörungen sind besonders intensiv an den Objektmodus gebunden. Ein Patient mit Kontaminationsangst glaubt typischerweise, sein Problem sei die Verschmutzung mit Bakterien (Objektmodus), nicht seine Gedanken über Kontamination (metakognitiver Modus). Metakognitive Therapie konzentriert sich auf die Überzeugungen des Patienten bezüglich seiner inneren Erfahrungswelt, vor allen Dingen Gedanken und Emotionen. Überzeugungen hinsichtlich externer Bereiche werden nicht fokussiert.

Beispiel: Eine 41-jährige Patientin litt unter dem Zwangsgedanken, mit Kot verschmutzt zu sein. Die Behandlung konzentrierte sich nicht darauf, kritisch zu überprüfen, wie wahrscheinlich eine Verunreinigung tatsächlich ist, sondern überprüfte vielmehr die metakognitiven Überzeugungen in Bezug auf die Verschmutzungsgedanken.

Es ist in der Therapie wichtig, sich vom Objektmodus weg, hin zum metakognitiven Modus zu bewegen. Weitere Fallbeispiele veranschaulichen diesen Schwerpunkt Metakognitiver Therapie.

Ein 27-jähriger Patient hatte Angst vor dem Weg zu seiner Arbeitsstelle. Wenn er zu Hause oder am Arbeitsplatz ankam, verbrachte er viel Zeit damit, seine Hände gründlich zu waschen, dies so intensiv, dass er nach einiger Zeit eine Dermatitis entwickelte.

Sein Weg zur Arbeit führte an ein paar alten Garagen vorbei, in denen er Rattengift vermutete. Er hatte Angst, mit dem Rattengift in Berührung zu kommen und somit sich und anderen Menschen zu schaden.

In der traditionellen KVT würde die kritische Überprüfung der Überzeugungen in Bezug auf Kontamination und Verantwortungsbewusstsein im Vordergrund stehen. KVT setzt Expositionstraining und Reaktionsverhinderung ein, um Habituation zu erreichen. Verhaltensexperimente überprüfen, ob die Vorhersagen des Patienten zutreffen, dass andere Menschen erkranken, sobald er seine Waschrituale aufgibt. Bei der Metakognitiven Therapie besteht der Schwerpunkt darin, die Beziehung des Patienten zu seinen Kontaminationsgedanken zu verändern und seine Überzeugung in Bezug auf die Bedeutung dieser Intrusionen kritisch zu überprüfen.

Der Unterschied zwischen dem Zugang auf der Objektebene und der metakognitiven Ebene wird anhand der Fragen deutlich, die der Therapeut im Rahmen eines sokratischen Dialogs stellt. In der KVT fragt der Therapeut zum Beispiel »Woher wissen Sie, dass die Garage wirklich Rattengift enthält?« und »Woher wissen Sie, dass Sie andere Leute damit vergiften werden?«.

In der Metakognitiven Therapie fragt der Therapeut stattdessen »Besteht das Problem darin, dass in der Garage Rattengift lagert, oder besteht das Problem darin, dass Sie denken, in der Garage gäbe es Rattengift?«. Diese erste Frage wird von weiteren Fragen ergänzt, die die Bedeutung des Zwangsgedankens hinterfragen »Wenn Sie glauben, kontaminiert zu sein, bedeutet dies, dass es wirklich so ist?«. Bei Metakognitiver Therapie geht es darum, welche Beziehung der Patient zu seinen Gedanken hat und wie er auf sie reagiert. Der oben beschriebene Patient hatte die metakognitive Überzeugung »Gedanken sind Fakten. Wenn ich glaube, etwas ist kontaminiert, dann muss es kontaminiert sein« und »Es ist besser, sich über Rattengift Sorgen zu machen, als sich in Gefahr zu begeben«. Bei der Behandlung richtet sich das Hauptaugenmerk auf Metakognitionen über die Bedeutung von Gedanken.

Eine 36-jährige Patientin berichtete von extremem Leidensdruck durch Zwangsgedanken. Sie erlebte sich aufdrängende Gedanken über Sex mit Tieren. Die Rolle von Metakognitionen war hier sofort deutlich: Sie versuchte die sexuellen Gedanken zu unterdrücken und zu vermeiden, indem sie sich romantische Szenen mit ihrem Freund vorstellte. Die Vorstellungen gingen jedoch hin und her, da sie immer wieder absichtlich an sexuelle Handlungen mit Tieren dachte, um sich selbst zu testen, ob sie »auf Sodomie stünde«. Der Therapeut fragte sie in der Metakognitiven Therapie »Was bedeuten diese Gedanken für Sie?«. Die Patientin glaubte, dass das Erleben dieser Gedanken bedeutet, dass sie »pervers« ist oder »pervers« werden würde. Nur so konnte sie sich diese Gedanken erklären. Der Therapeut unterstützte sie dabei, ihre Beziehung zu diesen Gedanken zu verändern und ihre Überzeugungen hinsichtlich dieser Gedanken zu überprüfen.

Ein 44-jähriger Patient beschrieb, dass er alle seine Handlungen mehrere Male überprüfte. Er kontrollierte wiederholt seine Arbeit, um sicher zu sein, dass er keine Fehler gemacht hatte, die dem Ruf seiner Firma schadeten. Er fuhr die Strecken, die er mit seinem Auto zurücklegte, mehrmals ab, um sicher zu sein, dass er mit keinem

Fußgänger zusammengestoßen war und ihn getötet hatte. Um in den metakognitiven Modus zu gelangen, fragte ihn der Therapeut »Wenn Sie Ihre Handlungen überprüfen, wie oft stellen Sie dann einen Fehler fest?«. Selten. Der Therapeut fragte weiter »Besteht das Problem darin, dass Sie zu Fehlern neigen? Oder besteht das Problem darin, dass Sie glauben, dass ein Gedanke an einen Fehler bedeutet, dass Ihnen bereits ein Fehler unterlaufen ist?«.

8.2 Zwei Arten metakognitiver Veränderung

Wie bereits in den vorangegangenen Störungsbildkapiteln gesehen (vgl. Kap. 6 und 7), sind zwei grundlegende Arten metakognitiver Veränderung zentral bei Metakognitiver Therapie:

(1) die Veränderung der Beziehung des Patienten zu seinen Gedanken und sein Erleben der Gedanken (z. B. die Art der bewussten Erfahrung) und

(2) die Veränderung der Bedeutung der Gedanken für den Patienten.

Diese beiden Faktoren stehen miteinander in Beziehung, sind aber keine Synonyme.

In den oben beschriebenen Beispielen erlebt der Patient Gedanken und Realität als fusioniert. Er reagiert dementsprechend maladaptiv mit der Entwicklung eines CAS. Auf Ebene der metakognitiven Überzeugungen glaubt jeder Patient, dass seine Gedanken, Triebe oder Impulse wichtig sind und eine spezielle Bedeutung und Macht haben.

Die Metakognitive Therapie hilft dabei, alternative Möglichkeiten, Gedanken zu erleben, zu entwickeln, und verändert so metakognitive Überzeugungen bezüglich Gedanken und Emotionen. Die Behandlung modifiziert auch Überzeugungen in Bezug auf Rituale sowie unangemessene intrinsische Kriterien und Bewältigungsstrategien, die Patienten für notwendig halten, um das Ausmaß von Bedrohung in einer Situation zu erfassen.

Das metakognitive Modell führt zu innovativen Therapieansätzen, die sich signifikant von früheren unterscheiden. Zum Beispiel sind keine ausgedehnten oder wiederholten Expositionsübungen erforderlich, um kognitive und emotionale Veränderungen zu bewirken. Exposition wird metakognitiv konfiguriert, um Vorhersagen auf der Basis von metakognitiven Überzeugungen zu testen.

Metakognitive Therapie verändert die Strategien, die Patienten nutzen, um ihr Verhalten und Informationsverarbeitung zu steuern. Die Therapie hinterfragt kritisch die metakognitiven Überzeugungen in Bezug auf die eigenen Gedanken und Intrusionen. Dabei ergeben sich neue Techniken wie die Exposure and Response Commission (ERC). Bei der ERC werden Zwangsgedanken und Zwangshandlung zusammengebracht. Die Patienten werden aufgefordert, ihre Zwangshandlungen in einer Weise auszuführen, die ihre Beziehung zu den Intrusionen verändert.

Bei der ERC führt der Patient seine Zwangshandlungen aus und hält sie gleichzeitig ständig mental präsent. Dies eröffnet die Möglichkeit, die Technik der Detached Mindfulness einzuüben und zu einem metakognitiven Modus des Erfahrens zu wechseln. ERC schwächt die Überzeugung des Patienten bezüglich der Notwendigkeit der Zwangshandlungen ab. Manche Zwangshandlungen wie das Kontrollverhalten (Checking Behaviour) werden in diesem Zusammenhang genutzt, um zu zeigen, wie unwichtig Gedanken sind.

8.3 Das CAS bei Zwangsstörungen

Die konzeptuelle Komponente des CAS manifestiert sich bei einer Zwangsstörung als Grübeln, Sich-Sorgen und analytischem Denken als Reaktion auf Gedanken und Zweifel. Bedrohungsmonitoring bei Zwangsstörungen bedeutet, bestimmte ungewollte Gedanken oder Emotionen zu überwachen oder die Aufmerksamkeit auf mögliche bedrohliche Aspekte der Umgebung gerichtet zu halten (z. B. auf eine mögliche Kontamination). Die maladaptiven Bewältigungsstrategien, die das CAS bei einer Zwangsstörung ausmachen, sind Gedankenunterdrückung, offene und versteckte Verhaltensweisen, um Zwangsgedanken zu neutralisieren, sowie rituelle Verhaltensweisen.

Das CAS beinhaltet, dass Patienten ihren Gedanken eine überhöhte Bedeutung geben und somit niederschwellig das Gefühl haben, in Gefahr zu schweben. Gedanken wie »Ich bin kontaminiert« werden noch bedrohlicher, wenn der Patient systematisch nach möglichen Quellen der schädlichen Kontamination sowie Situationen sucht, in denen er andere Menschen kontaminiert haben könnte. Diese Verhaltensweisen halten den Patienten in einem Zustand, in dem er seine Gedanken mit tatsächlichen Ereignissen fusioniert. Die Alternative, nämlich Gedanken als Produkt mentaler Aktivität zu sehen, bleibt unbeachtet.

Kognitive Perseveration: Grübeln, Sich-Sorgen und verdeckte Rituale

Patienten nutzen Grübeln, Sich-Sorgen und verdeckte Rituale instrumentell, um Gefahren oder Bedrohungen zu vermeiden. Diese Prozesse sind die konzeptuellen Komponenten des CAS und werden durch metakognitive Überzeugungen oder Regeln geleitet. Der Patient erwartet, dadurch einen bestimmten emotionalen Zustand zu erreichen. Sich-Sorgen, Grübeln und verdeckte Rituale sind Beispiele für individuelle Bewältigungsstrategien und werden im Fallkonzept unter dem Begriff »Verhaltensstrategien« zusammengefasst.

Beispiel: Eine Studentin hatte den Zwangsgedanken, ihre Bücher mit Körperflüssigkeiten zu verunreinigen. Sie machte sich darüber ständig Sorgen und glaubte, durch diese Besorgnis vorsichtiger zu werden und das Risiko zu verringern. Bevor sie sich zum Arbeiten hinsetzte, plante sie ihren Tag. Sie wollte sicher gehen, ungestört lernen zu können, ohne von Gedanken an Schmutz oder das Risiko einer Kontamination gestört zu werden. Diese gedankliche Planung nahm mehrere Stunden in Anspruch. Die Zeit des Lernens durfte nicht von Toilettenbesuchen unterbrochen werden, weil dies eine anschließende gründliche Händereinigung erfordert hätte. Sie versuchte, ihre Lernumgebung perfekt zu gestalten, um ihre Bücher benutzen zu können, ohne Angst zu haben, sie zu verschmutzen. Denn sonst wäre sie in der »Totenwelt« gefangen, einem Zustand andauernder Unruhe.

In diesem Fall besteht die Perseveration aus Sorgen über mögliche Kontamination und Plänen, wie sie vermieden werden könnte. Die positiven metakognitiven Überzeugungen der Patientin bestanden in der Annahme, dass sie keine unreinen Gedanken haben durfte und ihre Lernumgebung perfekt sein musste. Die negativen metakognitiven Überzeugungen lauteten, dass bestimmte Gedanken an Schmutz sehr bedeutsam sind und die Macht haben, sie in einen Zustand permanenter Unruhe zu versetzen.

Bedrohungsmonitoring

Bei Zwangsstörungen ist Bedrohungsmonitoring ein Teil der individuellen Bewältigungsstrategien. Es kann unterschiedliche Formen annehmen. Manche Patienten überprüfen sich auf Zeichen möglicher Kontamination oder bestimmte »schlechte« Gedanken. Andere kontrollieren sich auf bestimmte emotionale Zustände, symmetrische Ausrichtung ihrer persönlichen Gegenstände, Sauberkeit oder Vorhandensein bestimmter Erinnerungen.

Beispiel für Bedrohungsmonitoring in Bezug auf Erinnerungen: Eine Patientin überprüfte ihre Erinnerung, sobald sie den intrusiven Gedanken hatte, dass ihre Kinder erstochen wurden. Sie versuchte, sich dann an alle Tätigkeiten zu erinnern, die sie verrichtet hatte, seitdem sie ihre Kinder zum letzten Mal gesehen hatte. Gab es keine Lücken in ihrer Erinnerung, konnte sie ohne Angst weiter ihren Alltag verrichten. Erinnerungslücken bedeuteten jedoch, dass sie ihre Kinder möglicherweise umgebracht hatte. Sie hatte dann das Bedürfnis ihre Kinder zu sehen, um sicher zu sein, dass sie ihnen nichts getan hatte. Die Patientin kontrollierte ihre Erinnerungslücken als Reaktion auf einen für sie bedrohlichen Gedanken.

Rituale

Eine weitere nicht hilfreiche Bewältigungsstrategie bei Zwangsstörungen sind offene oder verdeckte Rituale, die Angst und Schaden von den Betroffenen abhalten sollen. Verdeckte Rituale sind zum Beispiel das Aufsagen von Zaubersprüchen, Beten, die Imagination »sicherer Bilder«, das Zurückholen von Erinnerungen, das Wiederholen von Wörtern und Zahlen. Offene Rituale sind Waschzwänge, Kontrollverhalten (Checking Behaviour), Aufräumen, Wiederholen, Säubern, das symmetrische Anordnen von Gegenständen und Vermeidungsverhalten. Diese Verhaltensweisen erweisen sich aus folgenden Gründen als Bumerang:

(1) Intrusiven Gedanken und Emotionen wird eine übersteigerte Bedeutung beigemessen. Die Betroffenen sind überzeugt, dass Gedanken und Emotionen über Macht, Bedeutung und Wichtigkeit für die Realität verfügen und sie entscheidend beeinflussen können.
(2) Sie blockieren den metakognitiven Modus. Gedanken werden so nicht als vorübergehende Ereignisse der mentalen Aktivität betrachtet.
(3) Sie stützen sich auf unangemessene intrinsische Kriterien, die als Folge Zwangsgedanken verschärfen und zu Perseveration beitragen. Im Fallbeispiel überprüfte

die Patientin ihre Erinnerung auf Lücken. Sie deutete jede Unsicherheit als Hinweis, möglicherweise ihre Kinder umgebracht zu haben. Erinnerungslücken sind normalerweise kein Kriterium dafür, etwas getan zu haben. Je öfter jemand seine Erinnerungen überprüft, desto bewusster werden ihm die ganz normalen Erinnerungslücken. Die Kriterien, die diese Bewältigungsstrategien steuern, sind folglich ungeeignet und führen zu weiteren Intrusionen und Unbehagen.

8.4 Metakognitive Überzeugungen

Das metakognitive Konzept von Zwangsstörungen und ihrer Behandlung enthält zwei wichtige Bereiche metakognitiver Überzeugungen:

(1) metakognitive Überzeugungen über die Bedeutung von Gedanken und Emotionen und

(2) metakognitive Überzeugungen über die Notwendigkeit von Ritualen.

Metakognitive Überzeugungen in Bezug auf Gedanken und Intrusionen

Rachman (1993) führte den Begriff des Fusion Beliefs als Bezeichnung für kognitive Verzerrungen bei Zwangsstörungen ein, bei denen Gedanken, Ereignisse, Handlungen oder Objekte ineinander aufgehen. Im metakognitiven Modell (Wells 1997) wurden drei Bereiche kognitiver Fusion beschrieben. Diese drei Bereiche beschreiben das Phänomen der kognitiven Fusion jedoch nicht erschöpfend:

Gedanken-Ereignis-Fusion (Thought Event Fusion, TEF): Es besteht die Überzeugung, dass ein intrusiver Gedanke ein bestimmtes Ereignis zur Folge hat oder dass das Erleben einer Intrusion bedeutet, dass ein bestimmtes Ereignis bereits geschehen ist. Wenn sich ein Patient fragt »Habe ich jemanden getötet?«, dann führt Gedanken-Ereignis-Fusion zu der Überzeugung, wirklich jemanden umgebracht zu haben. Anderes Beispiel: die intrusive Vorstellung des Unfalls eines Freundes. Der Patient glaubt, dass der Unfall nun mit hoher Wahrscheinlichkeit tatsächlich stattfindet.

Gedanken-Handlung-Fusion (Thought Action Fusion, TAF): Die Überzeugung, dass Intrusionen, Emotionen oder Impulse die Kraft haben, die Ausführung unerwünschter Handlungen gegen den Willen des Betroffenen Wirklichkeit werden zu lassen. Ein Patient, der den Impuls hat, seine Frau mit dem Messer niederzustechen, ist überzeugt, dass diese Intrusion tatsächlich die Macht hat, ihn zu einer unkontrollierbaren Handlung zu verleiten. Gedanken-Handlungs-Fusion kann auch zu der Befürchtung führen, dass der Gedanke, in der Öffentlichkeit Schimpfwörter zu benutzen, diese Handlung tatsächlich auslöst. Eine andere Variante von Gedanken-Handlungs-Fusion ist die Überzeugung, dass bestimmte Handlungen während einer Intrusion die Wahrscheinlichkeit erhöhen, dass diese Intrusion wahr wird. Ein Patient glaubte an einen Zusammenhang zwischen einer Mordphantasie und seiner Art zu gehen. Er war der Meinung, dass das Betreten der Rillen zwischen den Pflastersteinen die Ausführung des Mordes sehr viel wahrscheinlicher machen würde.

Gedanken-Objekt-Fusion (Thought-Object-Fusion, TOF): Die Überzeugung, dass Gedanken und Emotionen auf Objekte übertragen werden können. In der Folge werden Gedanken und Emotionen zu realen Gegenständen, haben mehr Macht, Schaden auszulösen, werden unvermeidbar und können Objekte verderben. Beispielsweise kann ein Gefühl der inneren Unruhe mit einem Buch in Zusammenhang gebracht werden. Dieses Gefühl kommt dann immer wieder auf, sobald das Buch benutzt wird. Ein Patient beschrieb, wie er während des Rasierens an pädophile Handlungen dachte. Er dachte, dass sich diese Gedanken auf den Rasierapparat übertrugen. Schließlich befürchtete er, durch die Benutzung dieses Rasierapparats zu einem Pädophilen zu werden.

Manche dieser Überzeugungen wirken bizarr, sie sind aber nur eine Steigerung von in unserer Kultur häufigem Aberglauben. Manche Menschen tragen Glücksbringer und glauben an ihre schützenden Kräfte. In Gottesdiensten werden Objekte gesegnet, denen hinterher eine größere Bedeutung, Reinheit und Kraft zugemessen wird. Viele Menschen empfinden es als unangenehm, einem geliebten Menschen etwas Schlechtes zu wünschen, und versuchen, diesen Gedanken zu unterdrücken. All diesen Verhaltensweisen liegt kognitive Fusion zugrunde.

Überzeugungen in Bezug auf Rituale, Sich-Sorgen und Grübeln

Eine weitere wichtige Kategorie metakognitiver Überzeugungen sind Rituale und andere Verhaltensweisen, um Gedanken zu neutralisieren. Für die Patienten ist es wichtig, ihre Gedanken und Impulse zu kontrollieren und emotionale Zustände wie Aufregung und Angst zu vermeiden. Sie denken beispielsweise »Ich muss den Herd überprüfen, sonst werde ich die ganze Zeit unruhig sein«. Zu dieser Gruppe von Metakognitionen gehört die Überzeugung, dass bestimmte Emotionen und körperliche Zustände beibehalten werden müssen. Die Patienten stellen idiosynkratische Regeln zur Selbstregulation auf wie »Ich muss mental ganz ruhig sein, bevor ich anfangen kann zu arbeiten!« oder »Nur, wenn ich meine seelischen Abläufe genau kontrolliere, bleibe ich auf der sicheren Seite«. Überzeugungen in Bezug auf Rituale steuern diese Art von Bewältigungsstrategie. Der Plan dabei ist, einen erwünschten inneren Zustand zu erreichen und dann das Ritual zu beenden.

Stoppsignale

Die Bedeutung intrusiver Gedanken wird aufgrund von Metakognitionen bestimmt. Es gibt aber kein objektiv unterscheidbares Gefahrensignal. Patienten mit Zwangsstörungen stehen deshalb vor dem Problem, eine Situation ohne objektive Anhaltspunkte auf ihre Sicherheit hin einschätzen zu wollen. Wie kann ein Mensch wissen, ob er seine Hände richtig gewaschen hat, wenn Keime unsichtbar sind?

Folglich vertrauen die Patienten blind auf intrinsische oder ungeeignete Signale, die sie als Stoppsignale für ihre offenen oder verdeckten Rituale verwenden. Ein Patient mit Kontaminationsangst beispielsweise hört immer auf, sich die Hände zu waschen, wenn er vier Minuten lang keine intrusiven Gedanken erlebt hat, d. h. alle Zweifel verschwunden sind. Ein Patient, der befürchtet einen Unfall verursacht zu haben, überprüft seine Erinnerung auf Lücken, da Lücken der Zeitraum für mögliche Unfälle sein können. Wenn es keine Erinnerungslücken gibt, kann das Ritual beendet werden. Leider ist dieses Kriterium nur schwer zu erreichen, es führt meist zu weiteren Intrusionen und unbehaglichen Zweifeln oder Sich-Sorgen, ob die Erinnerungen verlässlich sind.

8.5 Das metakognitive Modell der Zwangsstörungen

Wir haben gesehen, wie sich CAS und metakognitive Überzeugungen bei einer Zwangsstörung äußern. Im folgenden Abschnitt betrachten wir das metakognitive Modell der Zwangsstörungen, das Grundlage von individuellem Fallkonzept und Behandlung ist. Das metakognitive Modell der Zwangsstörung (Wells, 1997) wird in Abbildung 8.1 dargestellt.

Es gibt einen Auslöser für das Unbehagen des Patienten. Meistens ist dies ein Gedanke, ein Gefühl oder ein Impuls. Gedanken beinhalten Fragen oder Zweifel (z. B. »Habe ich jemanden verletzt?«) und intrusive Vorstellungen (z. B. das Bild einer unerwünschten sexuellen Handlung). Gefühle beinhalten sowohl Emotionen als auch Anspannungszustände und verwandte Symptome. Manchmal hat der Patient den Impuls, unerwünschte Handlungen durchzuführen, wie etwa in ein anderes Auto hin-

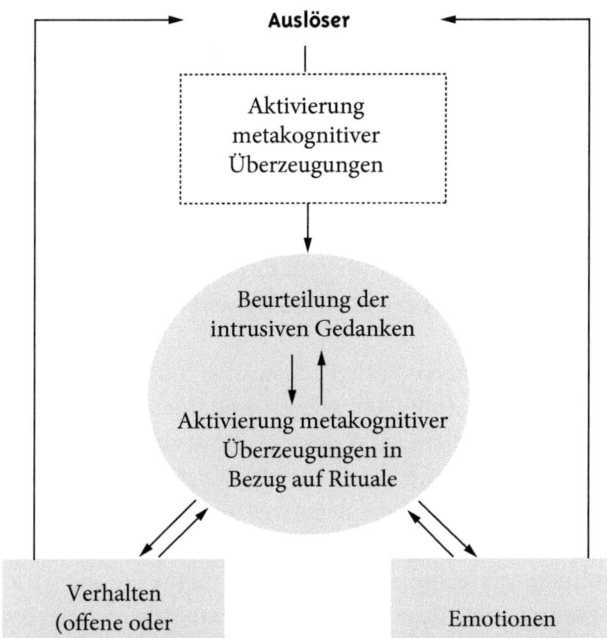

Abbildung 8.1 Das metakognitive Modell der Zwangsstörung

einzufahren, während er mit hoher Geschwindigkeit fährt. Diese Intrusionen sind für sich genommen normativ, Zwangsgedanken werden von der Mehrheit der Menschen berichtet (z. B. Rachman & DeSilvia, 1979).

Intrusionen aktivieren metakognitive Überzeugungen. Bei einer Zwangsstörung sind diese Überzeugungen dysfunktional und verleihen den Intrusionen eine exzessive negative Bedeutung. Die Patienten glauben, dass ihre inneren Erfahrungen einen direkten Einfluss auf die Außenwelt haben, kognitive Fusion steht also im Vordergrund der Überzeugungen.

Überzeugungen können folgende Formen annehmen: Gedanken-Ereignis-Fusion (»Wenn ich an einen Unfall denke, findet er wirklich statt«), Gedanken-Handlung-Fusion (»Wenn ich daran denke, das Baby zu erwürgen, habe ich mich nicht unter Kontrolle und tue es wirklich«) und Gedanken-Objekt-Fusion (»Schlechte Gedanken und Gefühle beeinflussen meine Bücher. Deshalb kann ich sie nicht lesen, ohne von meinen Intrusionen verfolgt zu werden«).

Die Aktivierung dieser dysfunktionalen metakognitiven Überzeugungen führen zu einer negativen Beurteilung der Intrusion. Sie wird als Gefahr gewertet. Es kommt zu einer Intensivierung von negativen Emotionen, besonders Angst, aber auch Schuld und Wut.

Je höher das Erregungsniveau, desto eher werden Emotionen bewusst wahrgenommen. Die Intensität und Art der emotionalen Reaktionen hängt auch davon ab, ob der Patient überzeugt ist, dass seine Rituale wirksam sind, um die Situation sicher zu machen.

Wenn Intrusionen negativ interpretiert werden, werden metakognitive Überzeugungen in Bezug auf Rituale aktiviert. Die Rituale und andere neutralisierende Verhaltensweisen werden eingesetzt, um die Bedrohung zu vermindern. Überzeugungen in Bezug auf Rituale beinhalten Regeln zur Kontrolle von Gedanken (»Ich muss an Jesus denken, dann kann mir nichts passieren«), Kontrolle von Gefühlen (»Ich muss mich ruhig fühlen, sonst mache ich einen Fehler«) und Verhalten (»Ich muss mir so lange die Hände waschen, bis sie zweifelsfrei sauber sind«). In jedem Fall werden Rituale in Übereinstimmung mit spezifischen intrinsischen Regeln durchgeführt und durch Stoppsignale beendet. Metakognitive Pläne steuern die Rituale und spezifizieren die Kriterien für Erfolg oder Misserfolg.

Das Problem dieser Regeln ist, dass sie keine realistischen oder nützlichen Standards zur Bewertung von Gefahr sind. Die Regeln sind schwer und nur zu einem subjektiv hohen Preis zu erfüllen. Sie erlauben nicht, dass der Patient in den metakognitiven Modus übergeht und seine Gedanken einfach als innere Ereignisse betrachtet. Deshalb bleiben das Gefühl, bedroht zu sein, und die negativen Emotionen bestehen. Ein Patient mit Waschzwängen war der Überzeugung »Ich muss mich heute noch länger waschen als letztes Mal, damit ich mir sicher sein kann, dass meine Hände wirklich sauber sind«. Diese Überzeugung und diese Regel führten zu immer längeren Waschritualen, bis der Patient keine anderen Aktivitäten mehr ausführen konnte und depressiv wurde. Die metakognitive Regel »mehr ist sicherer« zur Lenkung der Strategien ist besonders destruktiv, da sie verdeckte und offene Rituale eskalieren lässt.

Aktivierte metakognitive Überzeugungen sind der Grund für die Ausübung von verdeckten oder offenen Ritualen. Diese Verhaltensweisen sollen Bedrohung minimieren, Unbehagen reduzieren und Emotionen kontrollieren. Offene Rituale sind Kontrollverhalten (Checking Behaviour), Aufräumen, Ordnen, repetitive Handlungen, Waschzwänge, das zwanghafte Berühren von Objekten, das Einhalten bestimmter Reihenfolgen, Vermeidungsverhalten und zwanghafte Langsamkeit. Versteckte Rituale sind das lautlose Sprechen von Sätzen oder Wörtern, Zählen, Konzentration, das Vorstellen neutralisierender, »sicherer« Bilder und der Versuch, bestimmte Gedanken aus dem Bewusstsein zu streichen. Diese Verhaltensweisen bewirken jedoch genau das Gegenteil: Sie bringen unerwünschte Intrusionen und Gedanken noch stärker ins

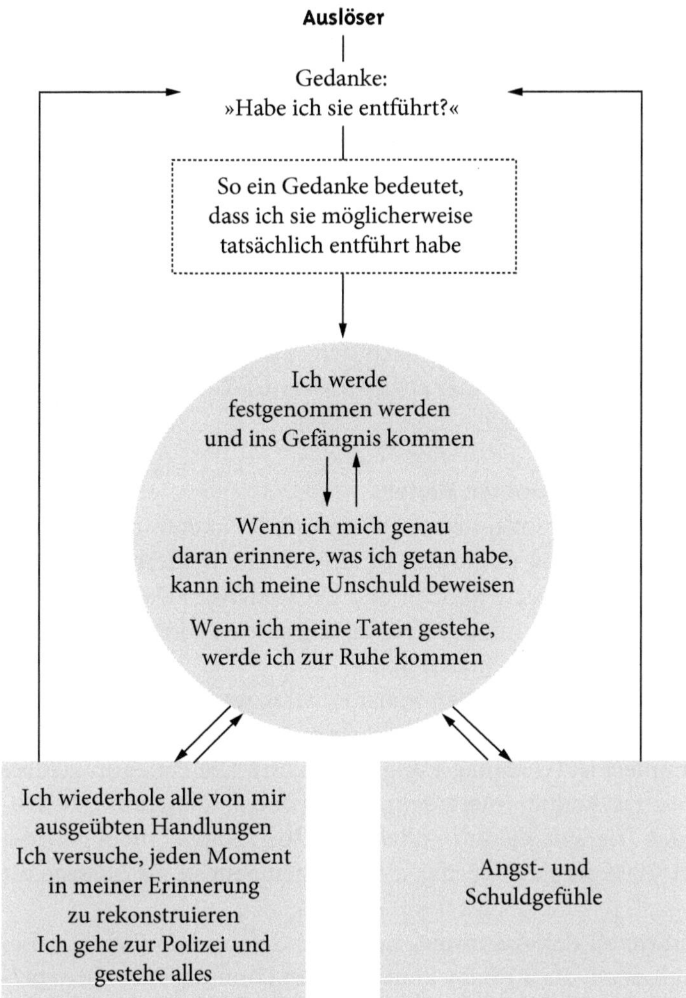

Abbildung 8.2 Individuelles Fallkonzept bei einer Zwangsstörung

Bewußtsein. Ein Patient versuchte herauszufinden, ob seine Bewältigungsstrategie erfolgreich war, indem er überprüfte, ob der intrusive Gedanke noch einmal wiederkehren würde. Meist reichte jedoch dieses Monitoring aus, um genau diese Intrusion wieder aufleben zu lassen. Man versuche einmal, sein Bewusstsein auf einen Gedanken an rosarote Tiger zu überprüfen, ohne an einen rosaroten Tiger zu denken!

Die genannten Verhaltensweisen verhindern die Erkenntnis bei dem Patienten, dass seine Überzeugungen bezüglich Intrusionen (z. B. TEF, TAF, TOF) und der Notwendigkeit von Ritualen ungenau und fehlerhaft sind. Das Beschwören positiver innerer Bilder als Antwort auf einen intrusiven Gedanken hindert den Patienten zu erkennen, dass die negativen Bilder keine realen negativen Folgen haben. Der Betroffene attribuiert das Nichteintreffen des gefürchteten Ereignisses darauf, gerade ein Ritual durchgeführt zu haben, nicht auf die Fehlerhaftigkeit seiner metakognitiven Überzeugungen über die Bedeutung seiner Intrusionen.

Die Patienten bauen im Laufe der Zeit immer mehr Zusammenhänge zwischen Intrusionen und Situationen auf. Zum Beispiel wäscht sich ein Patient als Reaktion auf den Gedanken »Ich bin kontaminiert« die Hände. In der Folge erinnert ihn das Badezimmer an seine intrusiven Kontaminationsgedanken.

Ein Schlüsselproblem der Neutralisation ist, dass der Patient immer wieder so handelt, als ob der intrusive Gedanke wichtig und bedeutungsvoll ist. Das stärkt die Verarbeitung im Objektmodus und mindert die Flexibilität des bewussten Erlebens. Das metakognitive Modell und die metakognitive Erfahrungsmöglichkeit des Betroffenen werden immer stärker eingeschränkt.

Beispielhaft ist ein individuelles Fallkonzept nach dem metakognitiven Modell in Abbildung 8.2 dargestellt. Der Auslöser ist hier ein intrusiver Gedanke über das Begehen eines Verbrechens.

Praktische Anwendung des metakognitiven Modells

Sehen wir uns das individuelle Fallkonzept einer Patientin mit Kontaminationsangst (s. Abb. 8.3) genauer an. Die Patientin fühlte sich in ihrer Küche wiederholt unwohl. Auslöser hierfür war ein Blick zum Küchenboden und der Gedanke »Da lag mal eine tote Maus«, manchmal in Verbindung mit der Erinnerung an eine tote Maus, die die Katze vor einiger Zeit mit in die Küche gebracht hatte.

Diese intrusiven Gedanken aktivierten die implizite metakognitive Überzeugung, dass Gedanken, kontaminiert zu sein, sehr wichtig sind und bedeuteten, dass ihre Küche tatsächlich kontaminiert ist (Gedanke-Ereignis-Fusion). Die Patientin glaubte »Wenn ich denke, der Boden ist kontaminiert, dann ist der Boden kontaminiert«. Obwohl sie sich zu Anfang der Therapie dieser implizierten Überzeugung nicht bewusst war, bewertete sie diese zu 70 % als glaubwürdig, als der Therapeut sie als Aussage für sie formulierte.

Diese Überzeugung führte zu der Annahme, sie sei in Gefahr. Die Patientin befürchtete, Bakterien auszubreiten, die ihr Baby krankmachen könnten. Diese Interpretation steigerte ihre Angst und rief Ekelgefühle in ihr hervor.

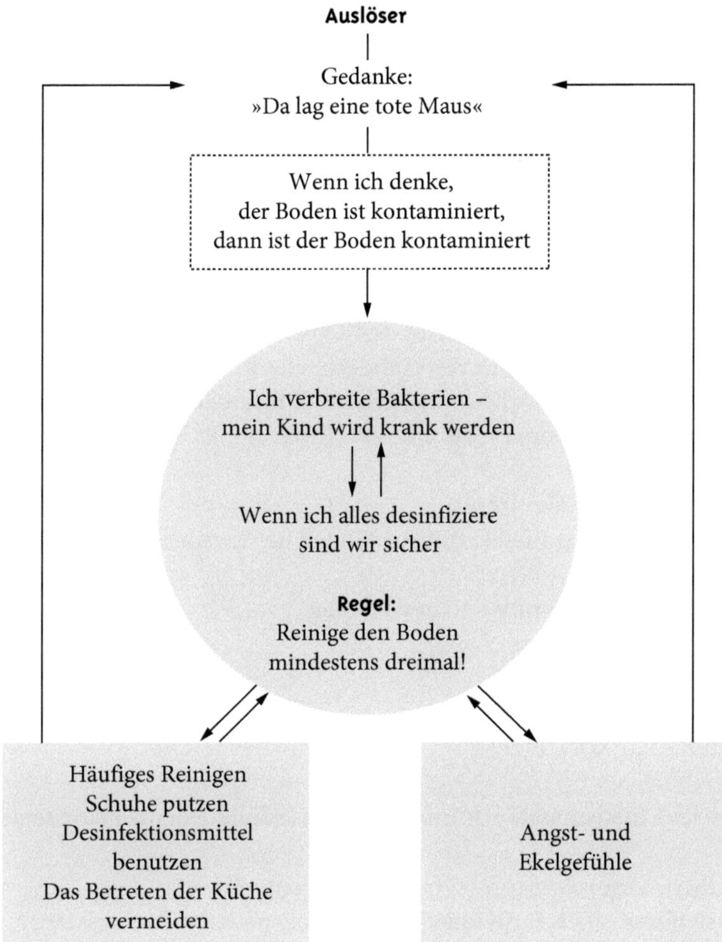

Abbildung 8.3 Fallkonzept einer Patientin mit Zwangsgedanken im Bereich Kontamination

Weiterhin wurden Überzeugungen aktiviert, wie die Situation am besten zu bewältigen sei. Ihre Überzeugung war, dass es am sichersten sei, alles zu desinfizieren. Sie verfügte jedoch über keine klar überprüfbaren Kriterien dazu, wann der Boden genügend gereinigt war. Dieses Problem löste die Patientin durch die Regel »Reinige den Boden mindestens dreimal täglich«. Das dritte Mal bildete das Stoppsignal des Rituals.

Wegen des langwierigen Rituals beschäftigte sie sich den Großteil der Zeit mit dem Gedanken, kontaminiert zu sein. Sie begünstigte hierdurch weitere Intrusionen. Sie verknüpfte die Intrusionen mit anderen Stimuli wie ihrem Wischmob und ihrem Eimer, die wiederum zu Auslösern für neue Intrusionen wurden. Ihr Ekel trug zu dieser Einschätzung bei, denn sie wertete ihn als Krankheitssymptom und somit als Beweis, sich mit Bakterien infiziert zu haben. Sie konnte die Erfahrung, dass es keine

Konsequenzen haben würde, wenn sie das Ritual nicht ausführte, nicht machen. Ihr Ritualverhalten wurde dadurch aufrechterhalten.

8.6 Die Struktur der Behandlung

Die Therapiesitzungen werden typischerweise einmal pro Woche abgehalten. Meistens sind 12 Therapiesitzungen notwendig. Tritt die Zwangsstörung im Rahmen von perfektionistischen Persönlichkeitszügen auf, sind jedoch mehr als 12 Therapiesitzungen angebracht. Die erste Aufgabe besteht darin, den Objektmodus des Patienten in einen metakognitiven Verarbeitungsmodus zu verändern. Hierfür setzt der Therapeut die Technik der Detached Mindfulness (DM – Losgelöste Achtsamkeit) und verwandte Strategien wie Exposure and Response Commission (ERC) ein. Es ergeben sich folgende fünf Therapieschritte:
(1) Erstellung des individuellen Fallkonzepts
(2) Einführung des Patienten in das metakognitive Modell der Zwangsstörung
(3) Metakognitive Modifikation
(4) Entwicklung neuer Pläne zur kognitiven Verarbeitung
(5) Rückfallprophylaxe

8.6.1 Das individuelle Fallkonzept

Hilfreiche psychometrische Instrumente zur Erstellung des individuellen Fallkonzepts sind:
(1) Obsessive-Compulsive-Disorder-Scale (OCD-S, s. Anhang 9)
(2) Interview zur Erstellung eines individuellen Fallkonzepts der Zwangsstörung (s. Anhang 13)
(3) Therapie-Checkliste
Mit der OCD-S gewinnt der Therapeut einen Überblick über die metakognitiven Überzeugungen und Verhaltensweisen des Patienten, die dann genauer exploriert und in das Fallkonzept integriert werden. Andere mögliche psychometrische Instrumente sind BAI (Beck et al., 1988), BDI-II (Beck et al., 1996) und spezifische Skalen für Zwangsstörungen wie die Y-BOCS (Goodman, Price, Rasmussen, Mazure, Fleischmann et al., 1989), das Maudsley-Obsessive-Compulsive-Inventory (Hodgson & Rachman, 1977) und das Padua Inventory (Sanavio, 1988). Für eine detaillierte Exploration der metakognitiven Überzeugungen eignet sich das Thought-Fusion-Instrument (TFI; Anhang 3).

Agenda der ersten Sitzung

Ziel der ersten Sitzung ist es, ein individuelles Störungsmodell zu erstellen. Damit soll das Bewusstsein des Patienten für die aufrechterhaltenden Faktoren gesteigert werden. Als erste Behandlungsstrategie der Metakognitiven Therapie wird die Technik der Detached Mindfulness eingeführt, um zukünftig anders mit Zwangsgedanken und Intrusionen umgehen zu können. Die erste Sitzung wird wie folgt begonnen:

Anleitung

»In der heutigen Sitzung möchte ich mit Ihnen zusammen genauer den Moment untersuchen, in dem Sie das letzte Mal sich aufdrängende Gedanken erlebten oder sich gedrängt gefühlt haben, eine Zwangshandlung auszuführen. Dabei können wir herausfinden, welche Faktoren Ihre Symptome aufrechterhalten und wie Sie Ihr Problem überwinden können. Ich würde Ihnen auch gerne die Metakognitive Therapie erklären und was genau Sie von dieser Behandlung erwarten können. Wenn wir noch Zeit haben, zeige ich Ihnen eine neue Technik, mit der Sie auf Zwangsgedanken reagieren können. Gibt es etwas, das Sie auf die Agenda setzen wollen und worüber Sie heute sprechen möchten?«.

Erstellung eines individuellen Fallkonzepts

Dann erarbeiten Therapeut und Patient eine individuelle Version des metakognitiven Modells, die zeigt, wie der Patient aktuell auf intrusive Gedanken, Impulse oder Gefühle reagiert.

Eine effektive Strategie der Informationsgewinnung ist es, Fragen in einer bestimmten Reihenfolge zu stellen. Ein Leitfaden hierzu findet sich im Interview zur Erstellung eines individuellen Fallkonzepts der Zwangsstörung (s. Anhang 13).

Zuerst wird nach einem vor kurzem erlebten Zwangsgedanken oder Impuls gefragt und ob der Patient versuche, diesen Gedanken durch eine Handlung zu neutralisieren. Dann fragt der Therapeut nach den Emotionen, die diesen Auslöser begleitet haben. Er eruiert, wie der Patient die Intrusion bewertet und welche Überzeugungen in Bezug auf Intrusionen vorliegen. Schließlich erkundigt er sich nach der Art der Reaktionen auf der Verhaltensebene und welche Überzeugungen in Bezug auf die Notwendigkeit dieser Verhaltensweisen vorliegen. Diese Schritte werden genauer in den nächsten Abschnitten beschrieben.

Exploration der auslösenden Intrusion

Der Therapeut fragt den Patienten zu Beginn nach einer Intrusion, die von emotionaler Aktivierung oder dem Drang, neutralisierendes Verhalten zu zeigen, begleitet wurde: »Können Sie sich an ein Ereignis aus jüngster Zeit erinnern, bei dem Sie einen quälenden sich aufdrängenden Gedanken oder Gefühl bemerkten? Wenn das nicht zutrifft: Wann haben Sie sich das letzte Mal gezwungen gesehen, Handlungen auf eine bestimmte Weise auszuführen oder wiederholt zu tun? Wann war das? Welches innere Ereignis hat Ihre Emotionen oder Ihr Verhalten ausgelöst? War es ein Gedanke, ein Gefühl oder ein Handlungsimpuls?«.

Exploration der Emotionen

Der Therapeut fragt nach emotionalen Reaktionen und Unbehagen, um herauszufinden, wie der Patient seine Intrusionen (explizit oder implizit) metakognitiv verarbeitet: »Als Sie den auslösenden Gedanken oder das auslösende Gefühl erlebten, was war Ihre emotionale Reaktion? Fühlten Sie sich ängstlich, angespannt, schuldig, besorgt oder abgestoßen?«.

Wie bewertet der Patient seine Intrusionen?

Der Therapeut erfragt, wie der Patient seine Intrusionen und die dazugehörigen Emotionen bewertet: »Es klingt so, wie wenn die sich aufdrängenden Gedanken und Gefühle für Sie eine negative Bedeutung hätten. Was bedeutet der Gedanke oder das Gefühl genau? Wie sehr sind Sie davon überzeugt, dass Ihre Gedanken oder Gefühle genau diese Bedeutung haben?«. »Was könnte schlimmstenfalls passieren, wenn Sie weiterhin diesen intrusiven Gedanken haben?«. »Dieser Gedanke scheint wichtig für Sie. Warum hat er eine spezielle Bedeutung?«. »Was sagt dieser Gedanke über Sie als Person aus?«. »Ist es schädlich oder gefährlich, diesen Gedanken zu haben? Inwiefern?«. »Kam Ihnen noch ein anderer Gedanke in den Sinn, als Sie gerade Angst hatten?«. »Waren Sie intuitiv der Annahme, in Gefahr zu schweben? Hatten Sie ein Gefühl von Bedrohung?«

Bestimmung der metakognitiven Überzeugungen in Bezug auf die Intrusion

Die Frage nach den metakognitiven Überzeugungen ist häufig eine Abwandlung der Frage nach der Bewertung der Intrusion. Auf diese Weise gewinnt der Therapeut einen Überblick über die metakognitiven Überzeugungen bezüglich der Intrusion: »Glauben Sie, diese Gedanken haben eine große Bedeutung?«. »Es klingt, als ob Sie diesen Gedanken große Bedeutung beimessen. Im Einzelnen glauben Sie, dass … (Weiterführung des Satzes entsprechend der genauen Form der kognitiven Fusion einsetzen). Wie sehr glauben Sie das?«.

Exploration von Ritualen und des Neutralisationsverhaltens

Der Therapeut ermittelt die Art des offenen oder versteckten neutralisierenden Verhaltens als Reaktion auf die Intrusion: »Haben Sie etwas getan, um ein negatives Ereignis zu verhindern?«. »Als dieser Gedanke aufkam, was haben Sie getan, um ein schlimmes Ereignis zu verhindern?«. Ergänzungsfragen zeigen, in welchem Umfang der Patient dieses Verhalten ausübt: »Haben Sie bestimmte Handlungen mehrmals wiederholt, sich an feste Abläufe gehalten, Situationen vermieden?«. »Haben Sie versucht, Ihre Gedanken zu kontrollieren und wenn ja, wie?«. »Wie oft zeigen Sie dieses Verhalten. Wie viel Zeit nimmt es am Tag in Anspruch?«.

Exploration der Überzeugungen in Bezug auf Rituale und Stoppsignale

Schließlich erkundigt sich der Therapeut nach den Überzeugungen in Bezug auf Zwangshandlungen in Form von Ritualen und neutralisierendem Verhalten: »Was sind die Vorteile dieses Verhaltens? Was könnte schlimmstenfalls passieren, wenn Sie Ihre Rituale nicht mehr ausüben?«. Ein wichtiger Aspekt der Rituale und ihrer Steuerung durch Metakognitionen sind die damit verbundenen Stoppsignale. Der Therapeut fragt: »Woher wissen Sie, wann Sie aufhören können (zu kontrollieren, waschen, neutralisieren, wiederholen)?«. »Woher wissen Sie, dass Sie auf der sicheren Seite sind, wenn Sie das Ritual beenden?«. »Was ist Ihr Ziel bei der Durchführung des Rituals und woher wissen Sie, ob Sie erfolgreich waren?«. »Haben Sie eine Regel dafür, wie oft Sie das Ritual ausüben müssen?«.

Der folgende Beispieldialog veranschaulicht diese Fragen; das daraus resultierende Fallkonzept ist in Abbildung 8.4 dargestellt.

Th: Wann haben Sie zum letzten Mal einen sich aufdrängenden Gedanken oder ein quälendes Gefühl erlebt?
P: Heute Morgen. Ich habe mir Sorgen um die Kinder gemacht.
Th: Beschreiben Sie den quälenden Gedanken.
P: Ich habe die Kinder nicht gehört und gedacht, dass ich ihnen vielleicht Schaden zugefügt habe.
Th: War es eine bildliche Vorstellung oder ein lautlos ausgesprochener Gedanke?
P: Es war ein Gedanke.
Th: Wie haben Sie sich emotional gefühlt, als Sie diesen Gedanken erlebten?
P: Ich fühlte mich angespannt und ängstlich.
Th: Das klingt, als ob der Gedanke eine bestimmte Bedeutung für Sie hätte. Was bedeutet dieser Gedanke?
P: Na ja, es wäre schrecklich, wenn es wirklich geschehen würde.
Th: Bedeutet dieser Gedanke, dass es wahrscheinlich wirklich passiert ist?
P: Ja. Wenn dieser Gedanke aufkommt, ist es vielleicht wirklich geschehen.
Th: Wie sehr glauben Sie, dass der Gedanke, Ihren Kindern etwas anzutun, bedeutet, dass Sie ihnen wirklich geschadet haben? Bewerten Sie es bitte auf einer Skala von 0–100 %.
P: 60 %.
Th: Welche Befürchtungen wurden in Ihnen wach, als Sie diesen Gedanken zum ersten Mal hatten?
P: Ich dachte, »Was, wenn ich es dieses Mal getan habe?«.
Th: Wie sind Sie mit dem Gedanken umgegangen?
P: Ich habe nachgesehen, ob es meinen Kindern gut geht.
Th: Haben Sie schon mal etwas anderes getan?
P: Ich habe meine Frau gebeten, nach den Kindern zu sehen.
Th: Wie oft schauen Sie nach Ihren Kindern?
P: Ich muss mehrmals zurückgehen, um sicher zu sein. Ungefähr vier oder fünf Mal.
Th: Woher wissen Sie, dass Sie aufhören können?
P: Wenn ich mir sicher bin, dass es ihnen gut geht.
Th: Woher wissen Sie, dass es ihnen gut geht?
P: Wenn ich weggehen kann, ohne einen quälenden Gedanken zu erleben. Manchmal habe ich die bildliche Vorstellung, wie sie in ihrem Kissen ersticken.

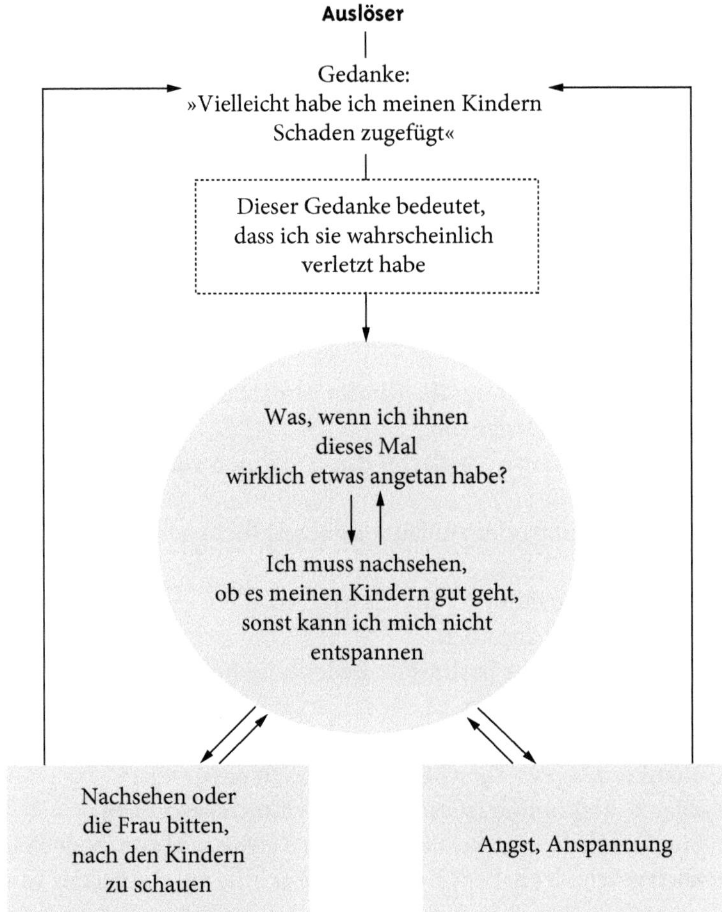

Abbildung 8.4 Fallkonzept eines Patienten mit zwanghaftem Grübeln

Th: Was würde passieren, wenn Sie nicht nach Ihren Kindern sehen?
P: Ich könnte mich nicht entspannen.
Th: Das klingt, als ob Sie der Überzeugung sind, nach Ihren Kindern sehen zu müssen, wenn Sie sich entspannen wollen. Ist das richtig?
P: Ja, ich würde umkommen vor Angst.

8.6.2 Einführung des Patienten in das metakognitive Modell der Zwangsstörung

Beim Erstellen des individuellen Fallkonzepts wird der Patient mit dem metakognitiven Modell vertraut gemacht. Der Therapeut führt den Patienten an die Idee heran, dass die Zwangsgedanken nicht das zentrale Problem sind.

Der Therapeut erklärt, dass Zwangsgedanken häufig auftretende Phänomene sind und bei ungefähr 80 % aller Menschen hin und wieder auftreten. Der Therapeut betont, dass die Überzeugungen des Patienten in Bezug auf Zwangsgedanken und die Art und Weise, wie der Patient mit diesen Gedanken umgeht, die Zwangsstörung aufrechterhalten. Der Therapeut erläutert, was die logische Konsequenz hieraus ist: Um das Problem zu lösen, sind eine Veränderung der Überzeugungen in Bezug auf Zwangsgedanken und ein anderer Umgang mit inneren Ereignissen erforderlich.

Der Therapeut erklärt die wichtige Rolle der Überzeugungen und Verhaltensweisen in der Aufrechterhaltung der Symptome. Er bezieht sich dabei auf das individuelle Fallkonzept. Er sagt zum Beispiel:

Anleitung

»Lassen Sie uns Ihr Fallkonzept betrachten. Es beginnt mit einem sich aufdrängenden Gedanken oder Zweifel. Sie haben eine besondere Beziehung zu diesem Gedanken. Sie verhalten sich, wie wenn er wahr und richtig wäre, einfach weil Sie diesen Gedanken gedacht haben. Sie glauben, ›wenn ich diesen Gedanken habe, ist tatsächlich etwas Schlimmes passiert‹. Wenn Sie diesen Gedanken nicht für wichtig und bedeutsam hielten, hätten Sie dann Angst?

Ihre Überzeugungen in Bezug auf Zwangsgedanken beeinflussen also Ihren emotionalen Zustand. Was geschieht, wenn Sie Angst haben? Dann erhöht sich die Häufigkeit des Auftretens Ihrer Zwangsgedanken und Sie messen Ihren Gedanken eine immer größere Bedeutung zu. Dabei entsteht ein Teufelskreis: Sie geben Ihren Zwangsgedanken eine große Bedeutung und das macht Ihnen Angst. Diese Angst lässt Sie glauben, tatsächlich in Gefahr zu sein.

Es besteht noch ein Teufelskreis: Was passiert, wenn Sie versuchen, diesen Gedanken abzuschütteln und Ihre Angst loszuwerden? Haben Sie das schon mal geschafft? Ihre Bewältigungsstrategie verursacht Probleme: Wenn Sie zum Beispiel versuchen, einen bestimmten Gedanken nicht zu denken, setzt sich der Gedanke erst recht in Ihrem Kopf fest. Dazu machen wir etwas später ein Experiment. Es gibt noch weitere Probleme: Kontrollverhalten verringert Ihr Selbstbewusstsein. Das Vermeiden von Situationen, die mit bestimmten Gedanken verbunden sind, führt dazu, dass Sie den Gedanken beim nächsten Mal in dieser Situation mit hoher Wahrscheinlichkeit erneut erleben. Neutralisationsverhalten und Kontrollieren verhindern, dass Sie erkennen, dass Zwangsgedanken auch nur Gedanken sind. Sie verhalten sich jedes Mal, als ob der Gedanke stimmen würde. Folglich entwickeln Sie keine alternativen Strategien, um mit inneren Ereignissen besser zurechtzukommen«.

Der Therapeut überprüft kritisch die Konsequenzen der Bewältigungsstrategien. Der Patient hat so die Möglichkeit zu erkennen, dass durch sein gegenwärtiges Verhalten und seine intuitive Annahmen über die Zwangsgedanken die Angst aufrechterhalten wird.

Um herauszuarbeiten, dass die Rituale langfristig nutzlos sind, fragt der Therapeut »Wenn Ihre Rituale und neutralisierenden Verhaltensweisen Sie tatsächlich schützen, warum haben Sie dann ein Problem mit der Zwangsstörung?«. Weitere hilfreiche Fragen sind »Wie oft haben Sie den Kontrollzwang schon durchgeführt, seitdem Sie das Problem haben?«, »Wie oft hat Ihr Kontrollverhalten gezeigt, dass Ihre Zweifel begründet waren?« und »Was hat bisher die Erfahrung verhindert, dass Zwangsgedanken folgenlos ignoriert werden können?«.

Um den Patienten mit dem Modell vertraut zu machen, veranschaulicht der Therapeut die nicht hilfreichen Aspekte bestimmter Formen von Bewältigungsstrategien anhand von Verhaltensexperimenten. Zwei nützliche Experimente beschäftigen sich mit Gedankenunterdrücken und dem Monitoring von Gedanken. Bei Ersterem wird der Patient gebeten, einen bestimmten Gedanken – z. B. den an weiße Kaninchen – zu unterdrücken. Das Experiment zeigt, dass man an dieser Aufgabe regelmäßig scheitert.

Beim nächsten Experiment wird der Patient gebeten, seinen Gedankenstrom für eine Minute genau zu beobachten. Dann soll er als Gedankenexperiment davon ausgehen, dass der Gedanke an einen blauen Elefanten, schädlich ist und es erforderlich ist, das eigene Bewusstsein nach diesem schädlichen Gedanken abzusuchen. Anschließend wird er erneut gebeten, seinen Gedankenstrom für eine Minute zu beobachten. Anschließend fragt der Therapeut den Patienten, wie oft er an blaue Elefanten denken musste. Auf diese Weise wird veranschaulicht, wie durch das Gedankenmonitoring bestimmte Gedanken noch öfter auftreten.

Vorstellung der Prinzipien der Behandlung

Wir haben gesehen, auf welche Weise der Therapeut im Kontext der Erstellung des Fallkonzepts erklärt, warum die Symptome bleiben oder sogar zunehmen. Nun werden die Prinzipien der Metakognitiven Therapie vorgestellt. Dieser Schritt bildet eine Brücke zwischen Erstellung des Fallkonzepts und dem neuen Umgang mit Zwangsgedanken.

Das Erlernen eines neuen Umgangs mit Zwangsgedanken beinhaltet folgende Elemente:

- Erlernen der Technik der Detached Mindfulness,
- Veränderung von Metakognitionen bezüglich kognitiver Fusion und Überzeugungen, dass Rituale notwendig sind.

Der Therapeut erläutert die allgemeinen Grundlagen der Metakognitiven Therapie etwa so:

Anleitung

»Wenn ich Ihr persönliches Fallkonzept betrachte, dann fallen mir zwei zentrale Punkte auf. Der erste Punkt betrifft die Einstellungen, die Sie in Bezug auf Ihre sich aufdrängenden Gedanken haben. Der zweite Punkt ist die Überzeugung, dass ►

Sie auf diese Gedanken reagieren müssen. Beide Überzeugungen veranlassen Sie, Ihre Zwangsgedanken als bedeutsam einzustufen. Sie behandeln diese Gedanken nicht wie Gedanken. Nein, Ihre Gedanken und die Realität sind zu einer Einheit verschmolzen. Wenn Sie sich aufdrängende Zwangsgedanken wie andere Gedanken behandeln könnten, also wie Gedanken, die keine Auswirkungen auf die Realität haben, würden Ihnen diese Intrusionen dann noch Probleme bereiten? Ziel der Behandlung ist es, diese Gedanken wieder richtig einzuordnen und sie als vorübergehende psychische Ereignisse zu betrachten«.

Einbindung des Patienten: Entkatastrophisierung und Destigmatisierung

Der Therapeut achtet darauf, dass der Patient sich wirkungsvoll in den therapeutischen Prozess einbringt. Manche Zwangsgedanken haben einen extrem peinlichen Inhalt. Die Patienten empfinden es als bedrohlich, solche Zwangsgedanken offenzulegen. Es ist deshalb hilfreich, wenn der Therapeut zu Beginn der Therapie Zwangsgedanken entkatastrophisiert und entpathologisiert. Der Therapeut sagt zum Patienten:

Anleitung

»Zwangsgedanken sind meistens merkwürdige Gedanken. Sie können von Kindesmisshandlungen, Sex mit Tieren oder sexueller Gewalt handeln. Haben Sie keine Angst, mir von dem Inhalt Ihrer Zwangsgedanken zu erzählen, wie unangemessen sie Ihnen auch erscheinen mögen. Zwangsgedanken sind nun mal so und ich werde nicht überrascht sein, wenn Sie mir davon erzählen. Sie sollten wissen, dass die meisten Menschen Zwangsgedanken haben und dass die Inhalte sehr ungewöhnlich und extrem sein können«.

8.6.3 Metakognitive Modifikation

Bewusste Wahrnehmung von Zwangsgedanken

Anfangs unterstützt der Therapeut den Patienten dabei, Beispiele für Zwangsgedanken zu finden. Manche Patienten haben keine bewusste Wahrnehmung für den initialen Gedanken, für Zweifel, Emotion oder Impulse in der Verhaltenskette, die ihre Zwangsstörung ausmachen. Manche Patienten halten Zweifel (z. B. »Habe ich jemanden verletzt?«) nicht für Zwangsgedanken. Um das Bewusstsein hierfür zu schärfen, geht der Therapeut aktuelle Episoden von neutralisierendem Verhalten oder Unbehagen genau durch und überprüft spezifische Intrusionen (Gedanken oder Emotionen). Der Therapeut unterstützt den Patienten, Gedanken oder Emotionen zu erkennen, die Auslöser für ihre Verhaltensketten sind und bei denen die Technik der Detached Mindfulness angewendet werden kann.

Technik der Detached Mindfulness

Die Technik wird zuerst mit einem neutralen Gedanken, dann mit einem Zwangsgedanken geübt. Der Therapeut verwendet die Übung Freie Assoziation (vgl. Abschn. 5.5) und erläutert die Technik auf folgende Weise:

Anleitung

»Ich möchte, dass Sie neue Erfahrungen mit Ihren Gedanken machen. Versuchen Sie, von Ihren Gedanken innerlich einen Schritt zurückzutreten, sie zu betrachten, nicht an die Gedanken anzuhaften oder in sie einzugreifen. Wir nennen diese Technik Detached Mindfulness, das bedeutet losgelöste Achtsamkeit. Ich werde Ihnen gleich eine Serie von Worten aufsagen. Ich bitte Sie, dass Sie dabei Ihre Gedanken betrachten, ohne auf sie Einfluss zu nehmen. Vielleicht denken Sie gar nichts, vielleicht verbinden Sie mit diesen Worten Erinnerungen, Bilder oder Gefühle. Ich möchte, dass Sie den Lauf Ihrer Gedanken beobachten, ohne zu reagieren. Setzten Sie sich bequem hin und lassen Sie Ihre Augen offen. Wir fangen an: Baum (Pause), blau (Pause), Fahrrad (Pause), Geburtstag (Pause), Schokolade (Pause), Meer (Pause), Orangensaft (Pause), Freund (Pause). Konnten Sie Ihre Gedanken auf losgelöste Weise betrachten, ohne auf sie Einfluss zu nehmen?«

Diese Übung muss wiederholt, erläutert und genau ausgearbeitet werden. Wenn sie erfolgreich durchgeführt wurde, kann im nächsten Schritt die Technik der Detached Mindfulness bei Zwangsgedanken angewendet werden:

»Nun üben wir die Technik der Detached Mindfulness mit einem Zwangsgedanken. Denken Sie einen Gedanken, der Ihnen in mittlerem Ausmaß Unbehagen bereitet. Lassen Sie Ihren Gedanken freien Lauf. Lassen Sie alle Gedanken, auch Ihre Zwangsgedanken bewusst zu. Nehmen Sie keinen Einfluss auf Ihre Gedanken, betrachten Sie sie auf losgelöste Weise, lassen Sie auch Ihre Zwangsgedanken zu, aber bleiben Sie losgelöst. Der Gedanke verändert sich vielleicht, aber greifen Sie nicht ein, vielleicht passiert gar nichts, das ist nicht wichtig, betrachten Sie Ihre Gedanken einfach auf losgelöste Weise. Sie sind der Beobachter Ihrer Gedanken, Ihre Gedanken sind unabhängig von Ihnen, ein Gedanke ist nur ein Ereignis in Ihrer Psyche«.

Dann wird die Übung intensiviert. Dem Patienten soll bewusst werden, dass sein Selbst und der intrusive Gedanke keine Einheit bilden. Dies kann zuerst mit einem neutralen, dann mit einem Zwangsgedanken geübt werden:

»Schließen Sie Ihre Augen und denken Sie an einen Apfel. Ich möchte, dass Sie sich dieses Gedankens gewahr sind, aber von diesem Gedanken Abstand gewinnen. So als würden Sie von diesem Gedanken weggehen. Nun konzentrieren Sie sich darauf, in welchem Verhältnis Sie zu dem Apfel stehen. Betrachten Sie, dass Sie von dem Gedanken getrennt sind: Der Apfel ist ein inneres seelisches Ereignis, nicht ein Teil von Ihnen.

Lassen Sie uns nun das Gleiche mit einem Zwangsgedanken versuchen. Schließen Sie Ihre Augen und lassen Sie einen Zwangsgedanken bewusst zu. Sie sind sich dieses Gedankens gewahr, aber Sie nehmen Abstand, treten einen Schritt zurück. In welchem Verhältnis stehen Sie nun zu dem Gedanken? Beachten Sie, dass Ihr Selbstkonzept und der Gedanke getrennt sind und keine Einheit bilden. Der Zwangsgedanke ist nur ein inneres Ereignis, kein wichtiger Teil von Ihnen«.

Bei Zwangsstörungen ist es wichtig, Detached Mindfulness intensiver zu üben als bei anderen Störungen. Es muss ausreichend Zeit darauf verwendet werden, über mehrere Therapiesitzungen hinweg die Technik zu üben.

Exposure and Response Commission (ERC)

Im nächsten Schritt wird der Patienten dabei unterstützt, bewusst wahrzunehmen, dass er auf Zwangsgedanken mit offenen oder verdeckten Ritualen reagiert, welche die Gedanken beseitigen und die Bedrohung verringern sollen. Tatsächlich verleihen diese Rituale den Zwangsgedanken nur noch mehr Bedeutung und halten den Patienten im Objektmodus. Der Therapeut schlägt eine Alternative zu dem Plan, die Gedanken loszuwerden, vor. Eine Möglichkeit, Distanz zu gewinnen und die tatsächliche Bedeutung der Zwangsgedanken zu erleben, ist es, die Rituale weiterzuführen, den intrusiven Gedanken aber währenddessen die ganze Zeit aufrechtzuerhalten. Die Technik wird Exposure and Response Commission (ERC) genannt. Dabei werden Exposition gegenüber Zwangsgedanken (Exposure) und Zwangshandlungen (Response) zusammengeführt (Commission).

Der Therapeut macht dem Patienten den Vorschlag, die Rituale aktiv auszuführen und währenddessen den intrusiven Gedanken aktiv im Bewusstsein zu halten. Entweder wird der Zwangsgedanke bildlich vorgestellt oder lautlos wiederholt. Bei einer Patientin, die intrusive Gedanken an den Teufel erlebte, bestand das Ritual darin, dass sie betete, während sie das Haus putzte. Ihr wurde vorgeschlagen, den Gedanken an den Teufel aktiv in ihrem Bewusstsein zu halten, während sie das Gebet aufsagte. Ein Patient mit Kontaminationsangst wusch und trocknete seine Hände so lange, bis er dieses Waschritual ausüben konnte, ohne an eine Verseuchung mit Bakterien zu denken. Er wurde gebeten, den Satz »ich bin mit Bakterien verseucht« während der Dauer des Waschens die ganze Zeit leise zu wiederholen.

Bei Exposure and Response Commission wird es dem Patienten erlaubt, seine Rituale auszuüben, aber der Zweck der Rituale wird modifiziert. Anstatt das Ritual durchzuführen, um die Intrusion abzuschütteln oder die Gefahr zu vermindern, soll der Patient das Ritual im vollen Bewusstsein des Zwangsgedankens ausüben. Dies erleichtert die Loslösung vom Gedanken und stärkt den metakognitiven Modus beim Erleben von Intrusionen.

Exposition in der Metakognitiven Therapie

Exposition mit Reaktionsverhinderung (ERP) ist ein traditionell kognitiv-behavioraler Behandlungsansatz bei Zwangsstörungen. Sie beinhaltet langandauernde Exposition gegenüber gefürchteten Stimuli oder Gedanken und die Verhinderung von Ritualen als Instrument der Habituation. Demgegenüber haben wir im vorherigen Abschnitt gelernt, dass in der Metakognitiven Therapie Rituale erlaubt und zum Nutzen der Therapie eingesetzt werden. Aber auch in der Metakognitiven Therapie kann Exposition mit Reaktionsverhinderung angewendet werden: erstens als Instrument, um dem CAS die Grundlage zu entziehen, zweitens als Verhaltensexperiment, das dazu dient, metakognitive Überzeugungen in den Bereichen der kognitiven Fusion kritisch zu überprüfen. Folglich ist keine lang andauernde oder ausgedehnte Exposition wie bei traditionell kognitiv-behavioralen Ansätzen erforderlich.

Neutralisierendes Verhalten, um Bedrohungen abzuwenden und Gedanken zu stoppen, ist Teil des CAS und hindert den Patienten daran, seine Überzeugungen in Bezug auf die Bedeutung seiner Zwangsgedanken kritisch zu überprüfen. Deshalb ist es notwendig, neutralisierendes Verhalten einzuschränken. Alle neutralisierenden oder konzeptuellen Bewältigungsstrategien wie Grübeln oder Sich-Sorgen werden im Rahmen der Verhaltensexperimente gestoppt oder verschoben.

Der Therapeut exploriert sowohl offene als auch versteckte Bewältigungsstrategien. Dann schlägt er dem Patienten vor, dieses Verhalten zu verschieben und stattdessen die Technik der Detached Mindfulness anzuwenden. Neutralisierendes Verhalten wird so lang wie möglich aufgeschoben. Um die Mitarbeit zu verbessern, kann die Zeitspanne graduell gesteigert werden. Ziel ist ein 10-minütiger Zeitraum am Abend, der für die Rituale bestimmt ist. Der Therapeut betont, dass dieser Zeitraum für die Rituale nicht verpflichtend eingehalten werden muss und viele Patienten ihn ganz weglassen.

Die Verhinderung von Ritualen entzieht dem CAS die Grundlage, da Rituale maladaptive Bewältigungsstrategien sind. In der Metakognitiven Therapie werden zusätzlich die konzeptuellen Prozesse und das Bedrohungsmonitoring des Patienten kritisch überprüft und gegebenenfalls gestoppt. Ohne CAS schätzen Patienten das Ausmaß der Bedrohung wieder korrekt ein. Eine Patientin, die fürchtete, am Gesäß mit Bakterien kontaminiert zu sein, verbot ihrem Mann, diesen Körperteil zu berühren. Sie wusch sich exzessiv nach jedem Toilettengang und reinigte alle Klinken und Wasserhähne, die sie möglicherweise berührt hatte. Der Therapeut entdeckte, dass der Gedanke »mein Gesäß ist voll schädlicher Bakterien« die Ursache für das Vermeidungsverhalten und ihren Waschzwang war. Der Therapeut und die Patientin erörterten, dass wahrscheinlich viele Menschen diesen Satz für zutreffend halten würden, aber er nur wenigen wirklich Angst macht. Der Therapeut fragte die Patientin, warum er gerade für sie so wichtig wurde. Die Patientin beschrieb, dass sie darüber nachdachte, ob sie Bakterien in ihrem Umfeld verbreitet hatte (dieses Verhalten ist Grübeln und Sich-Sorgen und Teil des CAS). Dies führte zu der Frage, ob Nachdenken über mögliche Kontamination zu einer realistischen oder übertriebenen Einschätzung der Gefahr führte. Der Patientin wurde klar, dass die Waschrituale, die Vermeidung und das Grübeln die Situation für sie bedrohlicher erscheinen ließen, als sie tatsächlich war.

Um der Patientin zu ermöglichen herauszufinden, wie groß die Gefahr tatsächlich war, machte ihr der Therapeut folgenden Vorschlag: Er bat sie, das Händewaschen zu reduzieren, keine Türklinken und Wasserhähne mehr abzuwischen und nicht mehr nachzudenken, ob sie Bakterien verbreitet haben könnte. Dies wurde als Test definiert, um zu sehen, ob die Verhaltensänderung innerhalb der nächsten drei Tage Krankheiten in der Familie zur Folge hätte. Wenn nicht, könnte die Patientin ihre Intrusionen vernachlässigen.

Wenn Exposition mit Reaktionsverhinderung als Verhaltensexperiment angewendet wird, bittet der Therapeut den Patienten, eine Vorhersage auf der Grundlage der eigenen metakognitiven Überzeugungen zu treffen. Die Vorhersagen werden überprüft, indem der Patient auf Zwangsgedanken kein nachfolgendes neutralisierendes Verhalten zeigt. Eine Patientin hatte Gedanken homosexueller Natur. Sie glaubte, diese Gedanken würden sie zu »einer Lesbe« machen (Gedanken-Ereignis-Fusion). Um diese Verwandlung zu verhindern, reagierte sie auf »lesbische Gedanken«, indem sie sich vorstellte, ihren Freund zu küssen. Sie versuchte, sich dieses Bild möglichst intensiv vorzustellen. Der Therapeut erarbeitete mit der Patientin ein Experiment: Die Patientin sollte sich als Antwort auf die »lesbischen Gedanken« das Bild zweier sich küssender Frauen vorstellen, um zu sehen, ob sie dadurch ihren Freund für weniger attraktiv halten würde.

Maßnahmen zur Verbesserung der Compliance

Rituale aufzugeben oder zu verschieben, ist für viele Patienten, wie wenn sie eine Ritterrüstung ablegten. Folglich ist es nicht ungewöhnlich, wenn das Aufgeben der Rituale zunächst auf Widerstand stößt. Diese Abwehr kann vermindert werden, indem der Therapeut das Vorgehen klar begründet und erklärt, dass das bestehende Verhalten die Bedeutung der Zwangsgedanken unangemessen steigert. Bei Widerstand sollte der Therapeut zunächst noch einmal das Fallkonzept mit dem Patienten durchgehen und die Rolle des Verhaltens bei Aufrechterhaltung der Probleme besprechen.

Dann kann der Therapeut auf die Hilfe einer Pro-Contra-Liste zurückgreifen. Allgemeine Vorteile und Nachteile des Aufgebens von Ritualen sind in Tabelle 8.2 aufgeführt.

Tabelle 8.2 Vorteile und Nachteile des Aufgebens von Ritualen

Nachteile	Vorteile
»Es ist schwierig, eine Veränderung zu erreichen.«	»Ich kann herausfinden, ob es wirklich so schwer ist, und Möglichkeiten suchen, die es mir erleichtern.«
»Das wird anstrengend und stressig.«	»Ich werde sehen, dass es nur eine Zeitlang anstrengend sein wird.«

Tabelle 8.2 (Fortsetzung)

Nachteile	Vorteile
»Ich könnte jemandem Schaden zufügen, indem ich keine Rituale mehr durchführe.«	»Ich werde herausfinden, dass meine Überzeugungen in Bezug auf die Schädlichkeit meiner Gedanken nicht der Wahrheit entsprechen.«
»Ich werde meine Gedanken niemals loswerden.«	»Ich werde herausfinden, dass ich meine Gedanken nicht wegschieben muss, und ich werde meine Gedanken nicht als anhaltend belastend erleben.«
»Etwas Schlimmes wird passieren.«	»Ich werde sehen, dass nichts Schlimmes passieren wird und alle Gedanken machtlos sind.«
»Ich werde zu einem Menschen werden, der ich nie sein wollte.«	»Ich werde herausfinden, dass Gedanken nicht die Macht haben, meine Persönlichkeit zu verändern.« **Ergebnis** = (»Warum sollte ich meine Rituale ablegen?«): »Ich habe vor Gedanken keine Angst mehr.«

Die Patienten erledigen die Hausaufgaben besser, wenn sie das erwünschte Verhalten während der Therapiesitzung üben können. Der Patient kann gebeten werden, einen Zwangsgedanken zuzulassen und in der Folge das Ritual auszuführen, während der Gedanke aktiv im Bewusstsein gehalten wird (Exposure and Response Commission). Dann lässt der Patient einen Zwangsgedanken zu und verschiebt das neutralisierende Verhalten auf eine auf 3 Minuten festgelegte Zeitspanne, deren Beginn und Ende vom Therapeuten bestimmt wird.

Die Idee, sich bewusst einem Zwangsgedanken zu stellen, kann Angst auslösen und Widerstand provozieren. In diesem Fall sollte der Therapeut das Grundprinzip betonen »Gedanken sind gutartige Ereignisse. Nehmen Sie sie nicht als besonders wichtig«. Manchmal müssen die metakognitiven Überzeugungen in Bezug auf Zwangsgedanken noch mal gründlich überprüft und besprochen werden, bevor die oben beschriebenen Strategien eingesetzt werden können.

8.6.4 Kritische Überprüfung spezifischer metakognitiver Überzeugungen

Sobald der Patient gelernt hat, seine Zwangsgedanken im Sinne der Detached Mindfulness mit Abstand zu betrachten, geht die Therapie einen Schritt weiter. Jetzt geht es um die Veränderung von Überzeugungen in Bezug auf die Bedeutung und Macht der eigenen Gedanken. Der Fokus der Therapie verändert sich. Er verschiebt sich vom Erlernen metakognitiven Erlebens zur Veränderung metakognitiver Bewertungen und metakognitiven Wissens.

Es wird empfohlen, die Technik der Detached Mindfulness über zwei oder drei Therapiesitzungen mit dem Patienten zu üben. Sie ist Voraussetzung für die Veränderung der Überzeugungen. Sie darf kein neutralisierendes Verhalten und kein neues Ritual werden. Der nächste Therapieschritt konzentriert sich auf Überzeugungen in Bezug auf kognitive Fusion. Anfangs werden verbale Reattribuierungstechniken angewendet, später werden Verhaltensexperimente durchgeführt.

Verbale Methoden: Isolierung und Verbalisierung der Überzeugung

Überzeugungen in Bezug auf Zwangsgedanken sind häufig implizit und werden vom Patienten möglicherweise nie artikuliert. Die meisten Patienten sind überzeugt, dass ihre Intrusionen wichtig sind und Macht besitzen. Therapeut und Patient sollten den Kern der Überzeugung stichwortartig zusammenfassen. Die Überzeugung kann mithilfe der folgenden Fragen exploriert werden:

- Wenn Sie diesen Gedanken denken, muss er dann einen wahren Kern haben?
- Haben alle Gedanken über das Thema X eine besondere Bedeutung?
- Sind Gedanken über das Thema X immer zutreffend?
- Sind alle Gedanken über das Thema X immer wichtig?

Anschließend werden die Bewältigungsstrategien des Patienten mithilfe der OCD-S (Anhang 9) oder des TFI (Anhang 3) überprüft. Diese Skalen ergänzen die oben genannten analytischen Fragen und geben Aufschluss über weitere wichtige metakognitive Überzeugungen.

Verbale Methoden zur Veränderung der kognitiven Fusion

Um Metakognitionen bezüglich kognitiver Fusion kritisch zu überprüfen, können kognitive Standardtechniken angewendet werden. Man fragt den Patienten, welche Beweise er für die Fusion zwischen Gedanken, Ereignissen, Handlungen und Objekten hat, welche Mechanismen dieser Fusion zugrunde liegen und welche Gegenbeweise es gibt. Hier einige Beispielfragen:

- Welchen Beweis haben Sie dafür, dass Gedanken in der Lage sind, reale Ereignisse zu verursachen?
- Welchen Beweis haben Sie dafür, dass Ihre Zwangsgedanken bedeuten, dass tatsächlich etwas Schlimmes passiert ist?
- Wie oft haben Sie überprüft, ob Ihr Gedanke wahr ist. Was sagt Ihnen das über die Bedeutung Ihrer Zwangsgedanken?
- Wie kann ein Gedanke oder eine Emotion auf ein unbelebtes Objekt übertragen werden?
- Wie kann es sein, dass manche Ihrer Gedanken eine spezielle Macht und Bedeutung haben und andere nicht?
- Gibt es Gegenbeweise, die dafür sprechen, dass Gedanken allein keine besondere Macht oder Bedeutung haben?

- Konnten Sie schon einmal einen Gedanken nicht neutralisieren? Was war die Folge und was sagt Ihnen das über diese Gedanken?

Eine weitere Strategie ist die, Unstimmigkeiten und Konflikte in das Überzeugungssystem des Patienten einzubringen. Beispiel: Ein Patient wurde gefragt, wie es denn sein könne, dass seine Zwangsgedanken, dass seiner Familie etwas zustoßen könnte, die Macht hätten, ein solches Ereignis tatsächlich hervorzurufen. Er sagte, dass Gott ihn für seine Gedanken bestrafen könnte. Der Therapeut fragte, ob er glaube, dass Gott allwissend sei. Der Patient bejahte dies. Der Therapeut wollte dann wissen, wie der Patient diese beiden Überzeugungen in Einklang bringen könnte. Wenn Gott allwissend ist, muss ihm auch bekannt sein, dass die Gedanken des Patienten lediglich Zwangsgedanken sind. Der Therapeut machte den Patienten auf eine weitere Unstimmigkeit aufmerksam: Er habe den Eindruck, der Patient könne Gottes Verhalten durch die Macht seiner Gedanken kontrollieren.

Der Therapeut kann auch Unstimmigkeiten zwischen der Selbstwahrnehmung des Patienten und dessen metakognitiven Überzeugungen ansprechen. Diese Technik zeigt auf, wie widersprüchlich die Überzeugungen in Bezug auf Zwangsgedanken sind. Der folgende Dialog veranschaulicht die Technik:

Th: Was glauben Sie, wird passieren, wenn Sie denken, Ihrer Tochter etwas anzutun?
P: Ich mache mir Sorgen, dass ich etwas Schlimmes tue.
Th: Was könnte schlimmstenfalls passieren, wenn Sie diesen Gedanken erleben?
P: Ich habe Angst, dass ich tatsächlich ein Messer nehme und ihr die Brust aufschlitze.
Th: Betrachten wir die Überzeugung, dass Sie Ihren Gedanken befolgen werden. Was für ein Mensch sind Sie im Allgemeinen? Sind Sie eine gewalttätige Person?
P: Nein, ich verabscheue Gewalt.
Th: Wollen Sie Ihrer Tochter etwas antun?
P: Nein, überhaupt nicht, das ist ja das Problem.
Th: Besteht das Problem darin, dass Sie Ihrer Tochter nichts antun wollen?
P: Nein, das Problem besteht darin, dass ich nicht so ein Mensch bin, aber trotzdem solche Gedanken habe.
Th: Was für ein Mensch würde Ihre Tochter auf diese Weise verletzen?
P: Ein Verrückter, der gerne andere verletzt.
Th: Sind Sie so ein Mensch?
P: Nein, das bin ich nicht!
Th: Es klingt, als ob Sie wüssten, dass Sie Ihrem Gedanken niemals Folge leisten würden, weil Sie nicht der Mensch sind, der so etwas machen würde. Was sagen Sie dazu?
P: Wenn ich so darüber nachdenke, weiß ich, dass es nur ein schlimmer Gedanke ist, den ich aber nicht immer wieder erleben möchte.
Th: Es ist nicht so wichtig, ob Sie diesen Gedanken gerne denken oder nicht. Sie müssen erkennen, dass es nur ein Gedanke ist, der keinerlei Bedeutung für Sie hat.

8.6.5 Verhaltensexperimente

Gedanken-Ereignis-Fusion (TEF)

Es gibt zwei Typen der Gedanken-Ereignis-Fusion. Beim auf die Zukunft ausgerichteten Typus glaubt der Patient, dass ein schlimmer Gedanke ein schlimmes Ereignis in der Zukunft nach sich zieht, z. B. »Wenn ich an einen Unfall denke, wird ein Unfall passieren«. Beim auf die Vergangenheit ausgerichteten Typus glaubt der Patient, dass ein bestimmter Gedanke bedeutet, dass ein Ereignis in der Vergangenheit stattgefunden haben muss, z. B. »Wenn ich daran denke, wie ich einen Mord begehe, dann habe ich wahrscheinlich wirklich jemanden getötet«, »Wenn ich glaube, dass der Boden mit Kot verunreinigt ist, dann muss er verunreinigt sein«.

Auf die Zukunft ausgerichtete Gedanken-Ereignis-Fusion kann mit Verhaltensexperimenten kritisch überprüft werden. Wenn es um zukünftige Bedrohungen geht, ist es möglich, die Intrusion experimentell zu verändern und alle nachfolgenden Konsequenzen zu beobachten. Das funktioniert nur, wenn die Eintreffgeschwindigkeit der Katastrophe innerhalb einer bestimmten Zeitspanne abläuft – z. B. ein oder zwei Wochen. Wenn der Patient hingegen glaubt, dass das negative Ereignis jederzeit in der entferntesten Zukunft eintreffen kann, handelt es sich um eine Vermeidungsstrategie. Der Therapeut geht damit so um, dass er Beweise für die Meinung sucht, dass die Katastrophe nur verschoben würde, und führt dann das Verhaltensexperiment durch. Eine Strategie ist, den Inhalt des Zwangsgedankens experimentell zu verändern und einen direkten Bezug zu einem möglichen Ereignis in der unmittelbaren Zukunft herzustellen. Der Therapeut kann beispielsweise sagen »Was haben Sie sich für diesen Samstag vorgenommen? Versuchen Sie sich vorzustellen, dass Ihr Partner an diesem Tag einen Unfall haben wird.«

Um die Compliance bei Gedanken-Ereignis-Fusion-Experimenten zu erleichtern, wird zuerst die Idee eingeführt, durch positive Gedanken positive Ereignisse auszulösen. Der Therapeut bittet den Patienten, den Jackpot zu gewinnen, indem er daran denkt. Wenn er mehr auf der negativen Seite bleiben möchte, kann der Therapeut den Patienten bitten, das Auto des Therapeuten durch die Kraft seiner Gedanken nicht mehr anspringen zu lassen.

Bei retrograder Gedanken-Ereignis-Fusion hinterfragt der Therapeut die Beweise, bespricht die Gegenbeweise und ruft Unstimmigkeiten hervor. Beispielsweise kann er fragen »Ist ein Gedanke ein guter Beweis dafür, ein Verbrechen begangen zu haben, oder wäre die Erinnerung an die Tat ein besserer? Sind Sie ein Mensch, der so eine Tat begehen würde?«.

Adaptive Checking

Kontrollverhalten (Checking Behaviour) gilt in der kognitiv-behavioralen Therapie der Zwangsstörung als maladaptiv. Folglich wird dieses Verhalten in der Regel verhindert. Der metakognitive Ansatz legt jedoch nahe, das Kontrollverhalten zur Veränderung metakognitiver Überzeugungen und zur Distanzierung von Zwangsgedanken zu gebrauchen. Die Ziele des Kontrollverhaltens werden verändert. Es dient nun dazu,

Daten zu sammeln, um die Gültigkeit der metakognitiven Überzeugungen zu evaluieren. Bei in die Vergangenheit gerichteter kognitiver Fusion (z. B. »Wenn ich denke, ich habe jemanden getötet, habe ich auch jemanden getötet«) wird Kontrollverhalten genutzt, um Daten zu sammeln, die unmissverständlich zeigen, dass »denken, ich habe jemanden getötet« einfach ein irrelevanter Gedanke ist.

Wenn das bedrohliche Ereignis in der Vergangenheit ist, wird der Patient ermutigt, Kontrollverhalten anzuwenden, das belegt, dass das Ereignis nicht wirklich stattgefunden hat und der Gedanke nur in seinem Kopf existierte. Typischerweise nutzt der Patient Kontrollverhalten, um seine Sorgen und sein Unbehagen zu lindern. Bei Adaptive Checking wird das explizite Ziel des Kontrollverhaltens verändert und wenn nötig das Verhalten selbst modifiziert. So wird es möglich, nützliche Informationen zu sammeln, um metakognitive Überzeugungen über die Bedeutung der intrusiven Gedanken zu hinterfragen.

Gedanken-Handlung-Fusion (TAF)

Bei der Gedanken-Handlung-Fusion geht der Patient davon aus, dass Gedanken die Macht haben, den Betroffenen zu ungewollten Handlungen zu veranlassen. Um diese Gedanken zu verändern, werden Verhaltensexperimente eingesetzt. Dabei werden unerwünschte Gedanken im Kontext der Exposition gegenüber angstauslösenden Situationen hervorrufen. Angstauslösende Situationen sind solche, in denen eine erhöhte subjektive Wahrscheinlichkeit besteht, die unerwünschte Handlung auszuführen. Ein Fallbeispiel veranschaulicht diesen Prozess.

Beispiel

Eine 28-jährige Patientin befürchtete, jemanden mit einem Messer niederzustechen. Daher kontrollierte sie, ob alle Messer in der Küche weggeschlossen waren, bevor sie die Haustür öffnete und ihre Kinder von der Schule nach Hause kamen. Für diese Patientin aktivierte die bildliche Vorstellung (Zwangsgedanke), wie sie jemanden niederstach, die Überzeugung »Wenn ich so etwas denke, werde ich es auch tun«. Diese Überzeugung wurde nur aktiviert, wenn sie Zugang zu Messern hatte. Der Therapeut initiierte ein Verhaltensexperiment. Er bat sie, den Zwangsgedanken zu aktivieren, während sie einen Kugelschreiber in der Hand hielt, damit sie überprüfen konnte, ob sie den Therapeuten stechen würde. Dann forderte der Therapeut sie auf, das Kugelschreiber-und-Gedanken-Experiment zuhause zu wiederholen. In der nächsten Woche brachte der Therapeut ein Messer mit und bat die Patientin, ihren Zwangsgedanken zu aktivieren, während sie auf das Messer blickte. Als Hausaufgabe sollte sie ein Messer auf dem Küchentisch liegen lassen und absichtlich ein paar Mal den Zwangsgedanken aktivieren, wie sie ihren Partner niederstach. Auf diese Weise gelang es der Patientin, Distanz zu ihrer Überzeugung zu gewinnen, dass ein Gedanke sie zu einer bestimmten Handlung zwingen könnte.

Auf ähnliche Weise hatte ein Patient Angst, dass der Gedanken an ein nacktes Kind ihn zu einem sexuellen Delikt veranlassen könnte. Er vermied es, an Schulen vorbei zu fahren oder sonst in Kontakt mit Kindern zu kommen. Der Therapeut versuchte zunächst, seine Überzeugung durch verbale Methoden abzuschwächen. Er fragte nach Beweisen für die Überzeugung, er versuchte Unstimmigkeiten hervorzurufen und den Mechanismus in Frage zu stellen. Dann bat er ihn, ein Experiment durchzuführen. Er sollte bei einer Schule in der Nähe vorbeifahren und gleichzeitig an ein nacktes Kind denken.

Es ist wichtig, dass zweifelsfrei kein Risiko vorliegt. Die Gedanken sollten eindeutig ichdyston sein und das aggressive Verhalten vom Patienten als abstoßend empfunden werden, ohne Verlangen es jemals auszuüben. Diese Experimente sollten nicht durchgeführt werden, wenn Zweifel an der tatsächlichen Motivation des Betroffenen bestehen.

Gedanken-Objekt-Fusion (TOF)

Bei der Gedanken-Objekt-Fusion geht der Patient davon aus, dass Gedanken und Gefühle auf Objekte und Orte übertragen werden können. Dadurch kann man den Gedanken auch in Zukunft nicht entkommen. Die Verbindung von Gedanken und Objekten gibt den Gedanken noch mehr Einfluss und macht sie damit noch realer. In diesen Fällen konzentrieren sich Verhaltensexperimente auf die Überprüfung der folgenden Vorhersagen:

(1) Gedanken und Gefühle können auf Objekte übertragen werden,
(2) unter diesen Umständen bleiben Gedanken und Gefühle dauerhaft bestehen und
(3) wenn ein Gedanke oder Gefühl auf ein Objekt übergegangen ist, führt dies zu spezifischen negativen Ereignissen.

Um die Überzeugung zu hinterfragen, dass Gedanken und Gefühle auf Objekte übertragen werden können, bittet der Therapeut den Patienten, die Geschichte einiger Objekte zu erraten. Wem haben die Gegenstände vorher gehört und wo kamen sie her? Es ist nützlich, eine kleine Sammlung von Dingen wie alte Bücher, alte Füller und Ähnliches mit Geschichte und Bildern ihres vorherigen Besitzers im Büro zu haben. Die Patienten werden dann gebeten, die Geschichte des Objekts aus der Berührung des Gegenstandes heraus zu erraten. Die Diskrepanz zwischen der Geschichte des Patienten und dem wahren Hintergrund ist so leicht aufzuzeigen.

In einem anderen Verhaltensexperiment wird der Patient gebeten, absichtlich eine leere Karteikarte zu kontaminieren. Er wird instruiert, seine Hand auf die Karteikarte zu legen und dabei einen seiner Zwangsgedanken zuzulassen. Die Karte wird auf der Rückseite markiert und zu einem Stapel von 50 identischen Karten zugemischt. Anschließend wird der Patient gebeten, seine Augen zu schließen und die kontaminierte Karte zu erkennen, indem er jede Einzelne in die Hand nimmt.

Manchmal ist es günstig, den Patienten zu bitten, einige kontaminierte und einige nichtkontaminierte Objekte mit in die Therapiestunde zu bringen. Die Herausforderung besteht für den Patienten darin, die infizierten Objekte verlässlich zu erkennen, ohne sie sehen zu können. Eine Patientin hatte Angst, dass ihre Kleidung mit dem

Gefühl »unrein« kontaminiert war. Sie wurde gebeten, eine Socke, die mit diesem Gefühl kontaminiert war und eine »reine« Socke mit zur Therapiesitzung zu bringen. Der Therapeut forderte sie auf, ihre Arme hinter ihrem Rücken auszustrecken und berührte mit der »reinen« Socke wiederholt ihre rechte Hand. Die Patientin sollte angeben, wann sie die »unreine« Socke fühlte. Nur ein einziges Mal wurde tatsächlich die »unreine« Socke verwendet. Diese Übung wurde auf Video aufgenommen. Als sie die Videoaufzeichnung ansah, erkannte die Patientin, dass sie nicht genau angeben konnte, wann die »unreine« Socke sie berührt hatte. Dieses Ergebnis wurde als Beweis angeführt, dass Kleidung nicht mit Gefühlen kontaminiert sein kann. Das Gefühl, kontaminiert zu sein, entspricht einfach der Angst, die die Patientin erlebte, als sie den Zwangsgedanken »es ist kontaminiert« hatte.

Die Überprüfung der Überzeugung, dass die Gedanken und Gefühle niemals aufhören, solange der Patient Kontakt mit dem kontaminierten Objekt hat, wird mit verschiedenen Techniken angegangen. Eine Möglichkeit ist, so viele Objekte wie möglich mit Gedanken und Gefühlen zu kontaminieren, damit der Patient testen kann, ob die emotionalen Reaktionen kontinuierlich weiter auftreten. Allen Vorhersagen zum Trotz gehen Emotionen und Gedanken eher zurück, anstatt sich zu steigern. Diese Erkenntnis ist inkompatibel mit der Überzeugung, dass Gedanken und Gefühle auf Objekte übertragen werden. Die Übertragung auf mehrere Objekte hätte eine Intensivierung statt einer Verminderung der Gedanken und Emotionen zur Folge haben müssen.

Die Überzeugung, dass die Verschmelzung von Gedanken mit Objekten zu negativen Ergebnissen führt, kann ebenfalls getestet werden. Der Patient wird aufgefordert, aktiv »gefährliche« Gedanken und Gefühle zu haben, während er mit bestimmten Gegenständen in Kontakt ist, und dann abzuwarten, ob eine Katastrophe eintritt. Hierfür ist es wichtig, die befürchtete Katastrophe anhand von beobachtbaren spezifischen Ereignissen zu definieren. Eine Patientin glaubte, dass sie, wenn sie während ihrer Bibellektüre blasphemische Gedanken hatte, die Bibel dadurch verunreinigen würde und jeden, der sie daraufhin berührte, negativ beeinflussen könnte. Der Therapeut arbeitete mit ihr daran, die Art und den Zeitverlauf der befürchteten Katastrophe genau zu definieren. Sie entschieden sich, dass es möglich sein müsste, innerhalb einer Woche ein negatives Ergebnis hervorzurufen. Dazu sollte die Tochter gebeten werden, die Bibel zu berühren, nachdem die Patientin während der Lektüre aktiv blasphemische Gedanken hatte. Diese Vorhersage wurde dann praktisch überprüft.

Kontaminationsangst: Ein spezieller Fall?

Eine häufig gestellte Frage ist, wie das metakognitive Modell mit kontaminationsbezogenen Zwangsstörungen umgeht. Therapeuten haben oft Schwierigkeiten zu verstehen, wie das Modell auf diesen Subtyp anzuwenden ist. Tatsächlich ist dieser Subtyp kein spezieller Fall, für den das Modell modifiziert werden müsste. Die entscheidende Frage an den Patienten ist »Besteht Ihr Problem darin, dass Objekte kontaminiert sind, oder besteht das Problem darin, dass Sie denken, die Objekte seien kontaminiert?«.

Zentral für das individuelle Fallkonzept sind implizite metakognitive Überzeugungen über die Bedeutung von Kontaminationsgedanken oder die Notwendigkeit, sich über Kontamination Sorgen zu machen. Zwei Gedanken sind charakteristisch »Ich habe den Gedanken, also muss es so sein« (Gedanke-Ereignis-Fusion) oder »Ich muss daran denken, dass es kontaminiert sein könnte, um wachsam zu bleiben und auf der sicheren Seite zu bleiben« (Sich-Sorgen). Der folgende Dialog veranschaulicht diesen Sachverhalt:

Th: Sie haben häufig den Gedanken, dass Sitzplätze in der Öffentlichkeit mit Spucke oder anderen Körperflüssigkeiten verunreinigt sind. Habe ich das richtig verstanden?
P: Wenn ich einen Fleck sehe oder der Sitz nicht sauber aussieht, dann denke ich, es könnte Spucke oder so etwas sein.
Th: Ist Ihr Problem, dass der Sitz verunreinigt ist, oder besteht das Problem darin, dass Sie nicht aufhören zu denken, der Sitz wäre verunreinigt.
P: Nun, ich denke so, aber der Sitz könnte ja auch wirklich verschmutzt sein, also trifft beides zu, glaube ich.
Th: Gab es eine Zeit, in der Sie nicht so dachten?
P: Ja, ich habe früher nicht viel vermieden und auch meine Kleidung nicht so oft gewaschen. Ich habe mich wie jeder andere Mensch verhalten.
Th: Was hat sich also geändert? Gibt es heutzutage mehr Körperflüssigkeiten auf öffentlichen Sitzen oder hat sich Ihr Denken verändert?
P (lacht): Nein, offensichtlich denke ich anders über manche Dinge.
Th: Es klingt für mich, als ob das Problem darin besteht, welche Bedeutung Sie Ihren Kontaminationsgedanken zumessen. Sind das für Sie nur Gedanken oder Fakten?
P: Ich tue so, als seien sie real, es wäre ja auch gefährlich, sie zu ignorieren.
Th: Wenn es nur Gedanken sind, wie könnte es gefährlich sein, sie zu ignorieren?
P: Ich könnte meine Familie anstecken, wenn ich mir eine Krankheit einfange.
Th: Also betrachten Sie sie nur als Gedanken, oder verteidigen Sie sie als reale Fakten?
P: Ich betrachte sie als real.
Th: Sie haben gerade eine wichtige Entdeckung gemacht. Sie sind der Überzeugung, dass diese Kontaminationsgedanken wichtig sind und Sie nach ihnen handeln müssen. Ich frage mich, ob Sie diese Gedanken absichtlich haben. Ich meine, wenn Sie sich aktiv fragen, ob etwas kontaminiert ist?
P: Ja, das ist ein Teil des Problems. Ich frage mich »Ist es verunreinigt oder nicht?«. Ich werde dann in diesen Strudel hineingezogen, und dann wird alles noch schlimmer.
Th: Sie glauben, dass das Erleben dieses Gedankens bedeutet, dass der Inhalt des Gedankens wahrscheinlich zutreffend ist. Gleichzeitig fragen Sie aktiv, ob Gegenstände verunreinigt sind oder nicht. Sie tun dies, um sich sicher zu fühlen. Da entsteht ein richtiges Problem. Wie kann man einen Gedanken ignorieren, wenn

der Gedanke bedeutet, dass etwas verunreinigt ist und Sie ihn auch weiter denken müssen, um sicher zu sein?

P: Indem ich meine Kleidung wasche oder sie wegwerfe.

Th: Haben die Gedanken dadurch aufgehört?

P: Nein.

Th: Also brauchen Sie Hilfe dabei, Ihre Art zu denken zu verändern. Ein erster möglicher Schritt wäre, diese Gedanken an Körperflüssigkeiten als bloße Gedanken in Ihrem Kopf zu betrachten. Nicht als Handlungsanweisung. Wie wäre es, wenn Sie auf die Frage, ob etwas verunreinigt ist oder nicht, verzichten würden?

Dieses Beispiel zeigt, welches Problem der Patient mit impliziten Überzeugungen über seine kognitiven Prozesse hat. Das Bedürfnis, bestimmte Gedanken zu denken, ist Teil einer Sicherheitsstrategie. Das Problem liegt offensichtlich auf der Ebene der Metakognition. Es geht nicht darum, dass der Patient ein falsches Konzept über die Schädlichkeit von Verunreinigungen unterhält. Das Konzept des Patienten über die Natur des Problems ist fest im Objektmodus der Verarbeitung verankert. Es gilt, den Patienten zu unterstützten, in der Auseinandersetzung mit dem Thema auf die metakognitive Ebene zu wechseln.

Das magische Spray

Kontaminationsangst wird traditionell mit Exposition gegenüber Verunreinigungen in Verbindung mit Reaktionsverhinderung behandelt. Die Ansätze der Expositionstherapie sind sehr erfinderisch. Beispielsweise kann ein »magisch« kontaminiertes Spray hergestellt werden, mit dem sich eine weitreichende und nur schwer durch neutralisierendes Verhalten aufhebbare Kontamination herstellen lässt. Für einen Patienten mit Kontaminationsangst vor Bakterien kann ein Spray in folgender Weise generiert werden: Der Therapeut berührt mit einem Stück Papier die Wand einer Toilette und taucht dieses Papier in eine Sprühflasche mit frischem Wasser. Auf diese Weise entsteht eine »kontaminierte« Lösung. Der Therapeut und der Patient versprühen diese Lösung dann auf Kleidung, im Büro oder im Haus. Dies erleichtert die Exposition gegenüber der befürchteten Kontamination, erschwert eine vollständige Reinigung und dient somit der Reaktionsverhinderung.

In der metakognitiven Anwendung dieser Expositionsübung wird der Ablauf als Verhaltensexperiment genutzt, um

(1) Überzeugungen in Bezug auf die Beständigkeit der Gedanken und Gefühle kritisch zu überprüfen oder
(2) dem Patienten zu helfen, in den metakognitiven Modus der Verarbeitung zu wechseln.

Im ersten Fall bittet der Therapeut den Patienten, die »kontaminierte« Lösung möglichst weit zu verbreiten, um zu sehen, was mit den Sorgen, Zweifeln und Ängsten passiert. Dieses Experiment kann auch so ausgestaltet werden, dass spezifische Überzeugungen in Bezug auf emotionalen Kontrollverlust oder die Befürchtung, von Sorgen völlig gelähmt zu sein, überprüft werden.

Im zweiten Fall bittet der Therapeut den Patienten, das Spray zu gebrauchen, um zu überprüfen, ob das Problem in den Gedanken über Kontamination besteht oder darin, tatsächlich kontaminiert zu sein. Der Therapeut sagt beispielsweise »Für Sie ist es wichtig, herauszufinden und sich sicher zu sein, worin das Problem wirklich besteht. Sind es Ihre Überzeugungen in Bezug auf die Kontaminationsgedanken oder ein Problem mit tatsächlicher gefährlicher Kontamination? Ich schlage deshalb vor, dass Sie dieses Spray überall verteilen, um herauszufinden, ob eine wirkliche Gefahr besteht oder ob Sie nur denken, dass eine Gefahr besteht«.

8.6.6 Veränderung von Überzeugungen in Bezug auf Rituale

Überzeugungen in Bezug auf Rituale sollten im Verlauf der Metakognitiven Therapie überprüft und in Frage gestellt werden. Dies wird normalerweise nach der Anfangsphase der Arbeit an Intrusionen durchgeführt, kann aber auch schon früher nötig werden, um Verhaltensexperimente zu unterstützen.

Grundprinzipien

Der Therapeut bringt dem Patienten das individuelle Fallkonzept in Erinnerung. Dort spielen Rituale typischerweise keine hilfreiche Rolle. Der Therapeut beginnt dann einen sokratischen Dialog mit dem Ziel, das Bewusstsein des Patienten für die Konsequenzen von Ritualen zu erweitern. Dies verdeutlicht der folgende Dialog.

Th: In Ihrem Fallkonzept wird ersichtlich, dass Rituale, Zwangsgedanken und negative Überzeugungen in Bezug auf Ihre Gedanken in engem Zusammenhang stehen. Erinnern Sie sich, was vor ein paar Sitzungen geschehen ist, als ich Sie bat, den Gedanken an ein weißes Kaninchen zu unterdrücken?

P: Ja, es fiel mir sehr schwer.

Th: Stimmt. Es zeigt, dass Rituale, um Gedanken zu unterdrücken oder zu kontrollieren, nicht funktionieren oder sogar das Gegenteil bewirken. Wenn Sie die ganze Zeit etwas tun, um gegen einen Gedanken anzukämpfen, trägt dies dazu bei, den Gedanken als unwichtig wahrzunehmen?

P: Nein, eher nicht.

Th: Merken Sie, dass nichts Schlimmes passiert, wenn Sie glauben, die Situation durch ein Ritual gerettet zu haben?

P: Na ja, ich glaube, ich würde mich schlechter fühlen, wenn ich nichts täte.

Th: Also glauben Sie, dass Ihre Rituale hilfreich sind?

P: Sie können hilfreich sein.

Th: Wie lange führen Sie Ihre Rituale schon aus?

P: Lange. Ungefähr fünf Jahre.

Th: Warum wirken sie dann nicht? Warum leiden Sie immer noch unter einer Zwangsstörung?

P: Na ja, sie wirken kurzfristig, aber nicht vollkommen.

Th: Das stimmt. Sie glauben, dass Ihre Rituale unmittelbare Gefahr bannen können. Aber das nimmt Ihnen gleichzeitig die Möglichkeit zu entdecken, dass Ihre Gedanken und Emotionen nicht gefährlich sind und keinerlei Bedeutung haben. Was würde passieren, wenn Sie Ihre Rituale wegließen?

P: Ich würde ein schlechter Mensch werden. Meine Gedanken würden meine Persönlichkeit verändern.

Th: Also glauben Sie, dass Ihre Rituale verhindern, dass Sie ein schlechter Mensch werden?

P: Ich weiß nicht. Vielleicht.

Th: Wenn wir die Beweise betrachten, über die wir gerade gesprochen haben, wie sehr glauben Sie, dass Ihre Rituale Ihnen helfen?

P: Ich bin mir nicht sicher.

Th: Wie sehr tragen Sie zu Ihrer Zwangsstörung bei?

P: Sie sind schon ein Problem.

Th: Was würde passieren, wenn Sie Ihre Rituale wegließen?

P: Ich bin nicht darauf vorbereitet. Ich werde total durcheinander kommen.

Th: Für Sie klingt das riskant. Lassen Sie uns zuerst die Vorteile und Nachteile Ihrer Rituale betrachten.

Pro-Contra-Liste

Die Betrachtung der Vor- und Nachteile von Ritualen schafft ein Bewusstsein für die Probleme, die durch dieses Verhalten verursacht werden. Der Therapeut möchte das Bewusstsein für die Nachteile verstärken und die Gültigkeit der Vorteile kritisch überprüfen, um den Patienten zu einer Verhaltensänderung zu bewegen. Die folgenden Fragen dienen zur Erhebung der Nachteile:

- ▶ Welche Probleme werden durch Rituale verursacht?
- ▶ Sind Rituale hilfreich, um eine Zwangsstörung zu überwinden?
- ▶ Inwiefern halten Rituale Ihre Zwangsstörung aufrecht?
- ▶ Welche negativen Effekte haben Rituale auf Ihre Umgebung?
- ▶ Welche negativen Effekte haben Rituale auf Sie selbst?
- ▶ Woher wissen Sie, welche Auswirkungen Ihre Gedanken und Gefühle haben, wenn Sie sie durch Rituale vermeiden?
- ▶ Was könnte schlimmstenfalls passieren, wenn Sie Rituale weiterhin durchführen?
- ▶ Auch wenn Rituale Ihr Unbehagen kurzfristig lindern, gilt das auch langfristig?
- ▶ Helfen Rituale, Situationen realistisch einzuschätzen?
- ▶ Wie beeinflussen Rituale Ihre Lebensqualität?

Vorteile in neuem Licht betrachten (Reframing)

Um die Vorteile der Rituale zu erheben, werden die folgenden Fragen gestellt. In unmittelbarem Zusammenhang werden weitere Fragen gestellt, die die Gültigkeit der Vorteile umdeuten (Reframe Questions):

- ▶ Welche Vorteile bringt die Ausübung eines Rituals mit sich? (Reframe: Ist es eine kurzfristige oder langfristige Lösung?)

- Helfen Ihnen Rituale noch auf andere Weise? (Reframe: Halten Sie möglicherweise Ihre Probleme aufrecht?)
- Was ist positiv an Ritualen? (Reframe: Könnten Sie diesen Vorteil auch auf andere Weise erreichen?)
- Glauben Sie, dass Rituale Unheil von Ihnen fernhalten? (Reframe: Haben Sie überprüft, ob es sich um wirklichen Schaden handelt oder um Befürchtungen?)
- Verhindern Rituale, dass Sie die Kontrolle verlieren? (Reframe: Haben Sie Ihre Rituale einmal nicht ausüben können? Was ist dann passiert?)
- Geben Ihnen Rituale Ihren Seelenfrieden wieder? (Reframe: Wenn Rituale wirklich helfen, sollten Sie sich langfristig keine Sorgen mehr machen müssen. Ist das so?).

Verhaltensexperimente und Überzeugungen in Bezug auf Rituale

Experimentelle Strategien sind ein Instrument zur Modifikation von Überzeugungen in Bezug auf Rituale und ihre Notwendigkeit. Sie stärken alternative Strategien, die dem Patienten helfen, mit Intrusionen umgehen zu lernen. Diese Experimente wurden hauptsächlich entwickelt, um Erwartungen über die Konsequenzen nicht durchgeführter Rituale zu überprüfen.

Patienten verbinden die Nichtausübung von Ritualen mit einer Reihe von unerwünschten Konsequenzen: Sie würden sich selbst oder andere in Gefahr bringen. Sie müssten sich unaufhörlich Sorgen machen. Sie könnten nicht mehr richtig funktionieren. Beispielsweise sich nicht fünf Minuten lang die Hände mit heißem Wasser zu waschen, würde bedeuten, dass die Kinder krank werden. Gegenstände nicht in Richtung des Krankenhauses auszurichten, führt zu erdrückender Sorge über die Gesundheit der Familie. Gedanken nicht zu kontrollieren, führt zu geistigem Chaos und der Unfähigkeit, im Job gute Arbeit zu leisten.

In jedem dieser Beispiele versucht der Therapeut, den Patienten mit der Situation zu konfrontieren, die Unbehagen und beim Patienten den Drang auslöst, ein Ritual auszuüben. Der Therapeut identifiziert den Zwangsgedanken oder die Emotion, die den Handlungsdrang auslöst, und schlägt dem Patienten dann vor, das Ritual zu unterlassen. Verhaltensexperimente mit Exposition und Reaktionsverhinderung führen zu einer kritischen Überprüfung von Überzeugungen in Bezug auf Zwangsgedanken, Rituale und ihrer Notwendigkeit. Überzeugungen in Bezug auf Rituale können aber auch neben den Überzeugungen in Bezug auf Zwangsgedanken und Emotionen als unabhängige Wissenseinheiten existieren. Die Patientin, die glaubte, dass Gedanken mit lesbischem Inhalt sie zu einer homosexuellen Frau werden ließen, neutralisierte diese Gedanken, indem sie sich ihren Freund vorstellte. Es gelang ihr während der Therapie, ihre metakognitive Überzeugung, dass Gedanken die Macht hätten, ihre sexuelle Orientierung zu ändern, kritisch zu überprüfen. Die Patientin berichtete, dass sie ihre Gedanken generell in »schlecht« oder »gut« einteilte, um ihren »Verstand rein und ordentlich zu halten«. Sie hielt diese Einteilung für notwendig, um Freude empfinden zu können. Sie hatte Gedanken auf diese Art schon lange, bevor die Zwangsgedanken mit sexuellem Inhalt auftraten, klassifiziert. Es handelte sich um eine eigenständige Gruppe von Überzeugungen (Strategien) zur Steuerung mentaler

Abläufe. Die Behandlung konzentrierte sich darauf, dass die Patientin diese Strategie ablegte und ihre Gedanken nicht mehr etikettierte. Der Therapeut forderte sie auf, »Unordnung« in ihren Gedankenablauf zu bringen, während sie erfreulichen Aktivitäten nachging, z. B. las oder fernsah. Auf diese Weise entdeckte die Patientin, dass sie angenehmen Beschäftigungen nachgehen konnte, auch ohne ihre Gedanken in »gut« oder »schlecht« einzuteilen.

8.6.7 Neue Pläne zur kognitiven Verarbeitung

Das metakognitive Modell geht davon aus, dass Patienten mit einer Zwangsstörung unangemessene Kriterien verwenden, um ihr Verhalten und Bewertungsprozesse zu steuern. Rituale bei einer Zwangsstörung werden solange durchgeführt, bis spezifische individuelle Kriterien erfüllt sind.

Ein 51-jähriger Patient beschäftigte sich wiederholt mit dem Gedanken, er habe vielleicht eine sexuelle Beziehung mit seinem Chef unterhalten. Er wollte seine Gedanken zur Ruhe kommen lassen, um seinen Job nicht kündigen zu müssen. Deshalb durchforstete er seine gesamten Erinnerungen an die letzte Party im Büro, um sicher zu sein, dass es keine Erinnerungslücken gab. Eine Erinnerungslücke interpretierte er als den Zeitraum, in dem er möglicherweise Sex gehabt haben könnte.

Die Überprüfung der Erinnerung war eine Strategie, um mit Zweifeln und möglichen Sorgen umzugehen. Der Patient wollte sichergehen, dass er ein bestimmtes Verhalten nicht ausgeübt hatte. Der Therapeut entwarf zusammen mit dem Patienten neue Strategien: Der Patient entschied sich, die Überprüfung von Erinnerungen aufzugeben. Das neue Kriterium, ob ein Ereignis stattgefunden hatte oder nicht, war, dass er positiv eine Erinnerung an das Ereignis hatte. Die Technik der Detached Mindfulness wurde bei Zweifeln und Intrusionen angewendet.

Neben dysfunktionalen Kriterien für Erinnerungen gebrauchen manche Menschen Aufmerksamkeitsstrategien als Teil eines Plans, Bedrohungen zu reduzieren. Sie kontrollieren ihre Umgebung auf Zeichen der Verschmutzung oder Kontamination (z. B. Flecken auf einem Sitz) oder kontrollieren bestimmte mentale Ereignisse. Diese Strategien haben paradoxe Wirkungen. Sie führen zu einer verstärkten Wahrnehmung von Gefahrensignalen, zu einem Gefühl der Bedrohung und steigern den Drang, Rituale oder anderes neutralisierende Verhalten auszuüben. Die metakognitive Perspektive verändert diese Art der Informationsverarbeitung.

Ein 40-jähriger Patient überprüfte im Spiegel, ob er wie ein bestimmter Mann aussah, der wegen Vergewaltigung gesucht wurde und in den Nachrichten gezeigt worden war. Der Patient wurde von intrusiven Bildern mit dem Gesicht des Mannes heimgesucht. Er glaubte, dieser Gedanke bedeute, er würde langsam die Eigenschaften des Vergewaltigers übernehmen. Sein alter Plan zur kognitiven Verarbeitung sah vor, sich im Spiegel nur schnell und flüchtig zu betrachten. Er wollte in diesem Moment keinen Zwangsgedanken haben. Der Patient überprüfte beim Blick in den Spiegel nicht sein eigenes Spiegelbild, sondern die Anwesenheit oder Abwesenheit des Gedankens an den wegen Vergewaltigung gesuchten Mann. Der neue Plan sah vor, dass der Patient langsam und bewusst in den Spiegel blickte und sich gleichzeitig erlaubte, den Zwangsgedanken zu erleben. Er bekam die Empfehlung, durch den Gedanken hindurch auf sein Spiegelbild zu sehen (vgl. Kap. 5).

Eine weitere Form von dysfunktionalem Monitoring bei Zwangsstörungen ist es, sehr viel Aufmerksamkeit auf die Durchführung einer Handlung zu verwenden. Der Patient will sicher sein, dass die Handlung vollständig ausgeführt wurde und damit allen Zweifeln oder Intrusionen zuvorkommen.

Ein Patient erklärte, wie er überprüfte, ob alle Türen und Fenster geschlossen waren, indem er versuchte, ein »sicheres Gefühl« nach der Handlung zu haben. Auf diese Weise wollte er sicher sein, alle Handlungen ordentlich ausgeführt zu haben. Der Therapeut entwarf mit dem Patienten einen alternativen Plan, der vorsah, zu »sehen«, dass die Türen geschlossen waren, anstatt es zu fühlen, und weitere Überprüfung zu unterlassen. Bei anschließenden Zweifeln sollte die Technik der Detached Mindfulness angewendet werden. Später wurde auch Exposure and Response Commission angewandt. Der Patient überprüfte dabei alle Türen und Fenster und zweifelte gleichzeitig ständig daran, dass er es ordentlich erledigt hatte.

Bei jedem dieser Beispiele entwickeln Therapeut und Patient alternative Pläne für Aufmerksamkeit, Verhalten und Verarbeitung von Intrusionen und Zweifeln, die anstelle des alten Plans eingeübt werden. Beispiel:

Alter Plan

- Ich konzentriere mich ganz auf das Abschließen des Autos und versuche, das Gefühl dabei festzuhalten.
- Ich versuche, dieses Gefühl zu erinnern, während ich weggehe.
- Wenn ich das Gefühl nicht lebhaft erinnere, ist das ein Zeichen, dass ich nicht richtig abgeschlossen habe.
- Ich gehe zurück, überprüfe und versuche, das Gefühl herzustellen.

Neuer Plan

- Ich konzentriere mich und sehe, dass ich gerade das Auto zuschließe.
- Ich unterlasse den Versuch, mich daran zu erinnern, ob ich zugeschlossen habe, während ich weggehe.
- Ich toleriere meine Zweifel und sage mir, dass es keine Fakten, sondern Gedanken sind.
- Ich wende die Technik der DM auf die Gedanken an.

8.6.8 Rückfallprophylaxe

Während der letzten zwei Therapiesitzungen erarbeitet der Therapeut mit dem Patienten eine »Blaupause der Therapie«. Sie besteht aus dem individuellen Fallkonzept, einer Liste der metakognitiven Überzeugungen in Bezug auf Intrusionen und einer Zusammenfassung der Ergebnisse der in der Therapie erarbeiteten kritischen Überprüfung dieser Überzeugungen. Sie enthält eine Zusammenfassung der Aussagen zu den Nachteilen der Rituale und eine detaillierte Gegenüberstellung des alten und neuen Plans für kognitive Verarbeitung und Verhalten.

Therapeut und Patienten überprüfen an dieser Stelle, ob noch residuale Überzeugungen zur kognitiven Fusion, Ritualen oder Vermeidungsverhalten vorhanden sind, die eine weitere Bearbeitung benötigen. Das OCD-S kann hierzu als Erhebungsinstrument verwendet werden.

8.7 Behandlungsplan Zwangsstörungen

Ablauf, Struktur und Inhalt der Behandlung über zehn Sitzungen mit Metakognitiver Therapie bei Zwangsstörungen sind in der folgenden Checkliste zusammengestellt. Dies ist als Leitfaden für Struktur und Inhalt der Behandlung gedacht, der den individuellen Umständen angepasst werden soll.

Checkliste zur Behandlung von Zwangsstörungen

Sitzung 1

- Individuelles Fallkonzept erstellen.
- Den Patienten mit dem Störungsmodell vertraut machen.
- Verhaltensexperiment zur Unterdrückung von Gedanken durchführen.
- Detached Mindfulness (DM) üben – neutraler Gedanke.
- DM üben – Zwangsgedanke.
- Hausaufgabe: DM auf intrusive Gedanken anwenden.

Sitzung 2

- Hausaufgabe durchgehen. OCD-S-Fragebogen durchgehen.
- Fortsetzung: Vertraut machen mit dem Störungsmodell: Das Problem besteht in Überzeugungen in Bezug auf Gedanken.
- Weiteres Üben von DM.
- Technik der Exposure and Response Commission (ERC) einführen. Aufschieben von Ritualen.
- Hausaufgabe: ERC und Aufschieben von Ritualen anwenden.

Sitzung 3

- Hausaufgabe durchgehen. OCD-S-Fragebogen durchgehen, insbesondere Überzeugungen zu kognitiver Fusion.
- Weiteres Üben von DM und ERC.
- Verbale kritische Überprüfung von kognitiver Fusion.
- Durchführung von Verhaltensexperimenten zu kognitiver Fusion.
- Hausaufgabe: DM auf Intrusionen anwenden. Verhaltensexperimente durchführen.

Sitzung 4

- Hausaufgabe durchgehen. OCD-S-Fragebogen durchgehen, insbesondere Überzeugungen zu kognitiver Fusion.
- Verbale kritische Überprüfung von kognitiver Fusion fortsetzen.
- Durchführung von Verhaltensexperimenten zu kognitiver Fusion.
- Hausaufgabe: DM fortsetzen. Spezifische Verhaltensexperimente durchführen.

Sitzung 5

- Hausaufgabe durchgehen. OCD-S-Fragebogen durchgehen, insbesondere Überzeugungen zu kognitiver Fusion.
- Verbale kritische Überprüfung von kognitiver Fusion fortsetzen.
- Weitere Verhaltensexperimente in der Sitzung durchführen.
- Überzeugungen in Bezug auf Rituale explorieren.
- Hausaufgabe: Spezifische Verhaltensexperimente durchführen (z. B. Exposition mit Reaktionsverhinderung).

Sitzung 6

- Hausaufgabe durchgehen. OCD-S-Fragebogen durchgehen, insbesondere Überzeugungen zu kognitiver Fusion.
- Verbale kritische Überprüfung von kognitiver Fusion fortsetzen.
- Überzeugungen in Bezug auf Rituale kritisch überprüfen.
- Hausaufgabe: Rituale stoppen, um Vorhersagen über Konsequenzen zu testen. Verstärkte Exposition gegenüber Gedanken.

Sitzung 7

- Hausaufgabe durchgehen. OCD-S-Fragebogen durchgehen, insbesondere Überzeugungen zu kognitiver Fusion.
- Arbeiten an kognitiver Fusion fortsetzen (Einsatz von Expositionsexperimenten).
- Überzeugungen in Bezug auf Rituale weiter modifizieren.
- Stoppsignale explorieren und anfangen, diese zu verändern.
- Hausaufgabe: Rituale stoppen, Entwicklung von alternativen Kriterien für sicheres Wissen, weitere Exposition

Sitzung 8

- Hausaufgabe durchgehen. OCD-S-Fragebogen durchgehen, insbesondere verbleibende Vermeidungsstrategien und Überzeugungen.
- Arbeiten an kognitiver Fusion fortsetzen (Einsatz von Expositionsexperimenten).
- Veränderung von Stoppsignalen, Veränderung von Kriterien für sicheres Wissen.
- Neuen Plan zum Umgang mit Intrusionen erstellen.
- Hausaufgabe: Neuen Plan implementieren, Exposition erhöhen/verstärken.

Sitzung 9

- Hausaufgabe durchgehen. OCD-S-Fragebogen durchgehen, insbesondere verbleibende Vermeidungsstrategien und Rituale.
- Arbeit an verbleibender kognitiver Fusion.
- Arbeit am Begrenzen von residualen Ritualen und residualem Vermeidungsstrategien.
- Arbeit an der Therapie-Blaupause beginnen.
- Hausaufgabe: Patienten bitten, an Therapie-Blaupause zu arbeiten. Neue kognitive Verarbeitungspläne implementieren.

Sitzung 10

- Hausaufgabe durchgehen. OCD-S-Fragebogen durchgehen, insbesondere verbleibende Überzeugungen, Vermeidungsstrategien und Rituale.
- Arbeit an verbleibenden Überzeugungen und Verhaltensweisen.
- Rückfallprophylaxe: Neue Pläne zur kognitiven Verarbeitung für den Umgang mit Zwängen in der Zukunft konsolidieren.
- Therapie-Blaupause fertig stellen.
- Termine für Auffrischungssitzungen festlegen
- Hausaufgabe: Fortgesetzte Anwendung der Therapietechniken genau festlegen.

9 Schwere depressive Störung (Major Depressive Disorder)

Für die Behandlung schwerer Depressionen ist es wichtig, die Ursachen des Grübelns zu verstehen und den Patienten dabei zu unterstützen, diesen Prozess zu beenden. Grübeln ist das zentrale Element des CAS der Depression. Es wird als Reaktion auf negative Gedanken, Traurigkeit und Verlusterlebnisse aktiviert. Das CAS intensiviert die Traurigkeit und die negativen Gedanken und führt zu depressiven Episoden.

Die Major Depression wird durch eine oder mehrere depressive Episoden definiert. Eine schwere depressive Episode wird im DSM IV (American Psychiatric Association, 1994) beschrieben als »mindestens zweiwöchiger Zeitraum mit depressiver Stimmung oder Interessenverlust für fast alle Aktivitäten«. Zusätzlich müssen mindesten vier weitere Symptome vorliegen, und zwar entweder Appetitverlust, Gewichtsverlust, Schlaflosigkeit oder Hypersomnie, psychomotorische Veränderungen, Erschöpfung oder Energielosigkeit, Gefühl der Wertlosigkeit oder extreme Schuldgefühle, Schwierigkeiten, sich längere Zeit zu konzentrieren oder Entscheidungen zu treffen, wiederkehrende Gedanken an den Tod oder Suizidalität. Die Symptome halten fast den ganzen Tag an und treten fast jeden Tag in mindestens zwei aufeinanderfolgenden Wochen auf. Die DSM-IV-TR- Kriterien (American Psychiatric Association, 2000) einer schweren depressiven Episode sind in Tabelle 9.1 zusammengefasst.

Tabelle 9.1 Kriterien für eine Episode der Major Depression

DSM-IV-TR	ICD-10
Kriterium A: Mindestens fünf der folgenden Symptome bestehen während derselben Zwei-Wochen-Periode und stellen eine Änderung gegenüber der vorher bestehenden Leistungsfähigkeit dar; mindestens eines der Symptome ist entweder 1. Depressive Verstimmung oder 2. Verlust an Interesse oder Freude. 1. Depressive Verstimmung an fast allen Tagen, für die meiste Zeit des Tages, vom Patienten selbst berichtet (z. B. fühlt sich traurig oder leer) oder von anderen beobachtet (z. B. scheint den Tränen nahe). 2. Deutlich vermindertes Interesse oder Freude an allen oder fast allen Aktivitäten, an fast allen Tagen, für die meiste Zeit des	Gleichzeitiges Vorliegen von mindestens zwei der folgenden Symptome über mindestens zwei Wochen (1): – depressive Stimmung in einem für die Betroffenen deutlich ungewöhnlichen Ausmaß über die meiste Zeit des Tages – Verlust des Interesses oder der Freude an normalerweise angenehmen Aktivitäten – verminderte Energie und erhöhte Ermüdbarkeit Zusätzlich mindestens zwei Symptome bis zu einer Gesamtzahl von vier (leichte Episode) bis acht (schwere Episode) aus der folgenden Gruppe (2): 1. Konzentrations- und Aufmerksamkeitsprobleme

Tabelle 9.1 (Fortsetzung)

DSM-IV-TR	ICD-10
Tages (entweder nach subjektivem Ermessen oder von anderen beobachtet). 3. Deutlicher Gewichtsverlust ohne Diät oder Gewichtszunahme (mehr als 5 % des Körpergewichts in einem Monat) oder verminderter oder gesteigerter Appetit an fast allen Tagen. 4. Schlaflosigkeit oder vermehrter Schlaf an fast allen Tagen. 5. Psychomotorische Unruhe oder Verlangsamung an fast allen Tagen (durch andere beobachtbar, nicht nur das subjektive Gefühl von Rastlosigkeit oder Verlangsamung). 6. Müdigkeit und Energieverlust an fast allen Tagen. 7. Gefühle von Wertlosigkeit oder übermäßige oder unangemessene Schuldgefühle (die auch wahnhaftes Ausmaß annehmen können) an fast allen Tagen (nicht nur Selbstvorwürfe oder Schuldgefühle wegen des Krankseins). 8. Verminderte Fähigkeit, zu denken oder sich zu konzentrieren, oder verringerte Entscheidungsfähigkeit an fast allen Tagen (entweder nach subjektivem Ermessen oder von anderen beobachtet). 9. Wiederkehrende Gedanken an den Tod (nicht nur Angst vor dem Sterben), wiederkehrende Suizidvorstellungen ohne genauen Plan, tatsächlicher Suizidversuch oder genaue Planung eines Suizids. **Kriterium B:** Die Symptome erfüllen nicht die Kriterien einer gemischten Episode. **Kriterium C:** Die Symptome verursachen in klinisch bedeutsamer Weise Leiden oder Beeinträchtigung in sozialen, beruflichen oder anderen wichtigen Funktionsbereichen. **Kriterium D:** Die Symptome gehen nicht auf die direkte körperliche Wirkung einer Substanz	2. Verlust des Selbstvertrauens oder des Selbstwertgefühls 3. Schuld- und Wertlosigkeitsgefühle 4. negatives Zukunftsdenken und Pessimismus 5. Selbstverletzung, suizidale Handlungen oder Gedanken an Suizid 6. Schlafstörungen jeder Art 7. Appetitverlust eventuell somatisches Syndrom, das folgende typische Merkmale aufweisen kann: 1. Verlust von Freude oder Interesse 2. mangelnde Reaktionsfähigkeit auf positive Ereignisse 3. mindestens zwei Stunden zu frühes Erwachen 4. Morgentief 5. psychomotorische Hemmung oder Agitiertheit 6. Appetitverlust 7. Gewichtsverlust 8. Libidoverlust

►

Tabelle 9.1 (Fortsetzung)

DSM-IV-TR	ICD-10
(z. B. Droge, Medikament) oder eines medizinischen Krankheitsfaktors (z. B. Hypothyreose) zurück. **Kriterium E:** Die Symptome können nicht besser durch Einfache Trauer erklärt werden, d. h. nach dem Verlust einer geliebten Person dauern die Symptome länger als zwei Monate an oder sie sind durch deutliche Funktionsbeeinträchtigungen, krankhafte Wertlosigkeitsvorstellungen, Suizidgedanken, psychotische Symptome oder psychomotorische Verlangsamung charakterisiert.	

Ohne Behandlung dauern schwere depressive Episoden meistens 6 Monate oder länger. In den meisten Fällen remittieren sie vollständig, aber in ungefähr 20–30 % der Fälle verbleiben Symptome, die die Kriterien der Major Depression allerdings nicht vollständig erfüllen. Manche Menschen erleben während ihres Lebens wiederholt depressive Episoden. Manche Episoden remittieren nicht. Bestehen die Symptome seit zwei Jahren, wird die Episode als chronisch bezeichnet.

Grübeln und depressives Denken

Grübeln ist ein zentrales Element des CAS bei einer Depression. Grübeln wird unterschiedlich definiert, bezieht sich aber meist auf schwer zu kontrollierende perseverierende Gedanken über persönliche Probleme. Nolen-Hoeksema (1991) bezeichnet Grübeln in ihrer Response Style Theory als perseverierendes, passives Nachdenken über die Symptome der Depression sowie die möglichen Ursachen und Konsequenzen dieser Symptome. Laut dieser Theorie besteht Grübeln aus »perseverierender Konzentration auf die Tatsache, dass man depressiv ist, auf die eigenen Symptome und auf die Ursachen, die Bedeutung und Konsequenzen der depressiven Symptomatik« (Noelen-Hoeksema, 1991, S. 569).

Martin und Tesser (1989, 1996) gebrauchen den Begriff »Grübeln« ein wenig umfassender. Sie beziehen ihn auf alle Gedanken, die wiederkehrend auftreten. Sie beschreiben Grübeln als »bewusste Gedanken, die um ein gewöhnliches instrumentelles Thema kreisen und wiederkehren, ohne dass sich die Notwendigkeit hierfür aus der unmittelbaren Umgebung ergibt« (1996, S. 7).

Zusammenfassend kann Grübeln in einem weiteren Sinn als repetitives Nachdenken im Zusammenhang mit Depressionen definiert werden (Papageorgiou & Wells, 2004). Der metakognitive Ansatz (Wells & Matthes, 1994) sieht sowohl Grübeln als auch Sich-Sorgen bei Depression als freiwillige und aktive Bewältigungsstrategien. Sie sind auf die Bewältigung von Emotionen und bedrohlichen Ereignissen ausgerichtet. Grübeln ist eine mentale Verarbeitungsstrategie mit dem Ziel, die Ursachen für Traurigkeit zu verstehen und mit störenden Gedanken und Emotionen umzugehen. Im Gegensatz hierzu dient Sich-Sorgen dazu, Bedrohung vorauszusehen und Ideen zu entwickeln, wie die Gefahr vermieden oder bewältigt werden kann. Grübeln sucht Antworten auf Fragen wie »Warum fühle ich mich so?«, »Was sagt das über mich aus?« und »Wie kann ich mich besser fühlen?«. Sich-Sorgen sucht Antworten auf die Fragen »Was soll ich in Zukunft machen?«, »Wie kann ich Gefahren vermeiden?« und »Wie kann ich mich darauf vorbereiten?«.

Im metakognitiven Modell dienen beide Strategien dazu, innere Ereignisse wie negative Gedanken und Emotionen zu regulieren. Beispielsweise wird Sich-Sorgen oft durch gefahrenbezogene Gedanken wie »Was tue ich, wenn mich jemand angreift?« ausgelöst. Grübeln wird typischerweise durch Gedanken wie »Niemand mag mich« getriggert. Es ist wichtig, zwischen automatischen negativen Gedanken einerseits und dem darauf folgenden Sich-Sorgen bzw. Grübeln zu unterscheiden. In der traditionellen KVT werden negative automatische Gedanken als besonders wichtig erachtet. In der Metakognitiven Therapie dagegen werden negative automatische Gedanken hauptsächlich als Auslöser für dysfunktionale kognitive Verarbeitungsprozesse (z. B. Grübeln) betrachtet. Diese Prozesse werden als bedeutsamer für die Psychopathologie angesehen und stellen den Fokus der Behandlung dar.

Obwohl es Überschneidungen zwischen Sich-Sorgen und Grübeln gibt, existieren auch Unterschiede. Grübeln bezieht sich auf Vorgänge in der Vergangenheit, die genau analysiert werden. Sich-Sorgen ist eher zukunftsorientiert und bezieht sich auf die Vermeidung und Verhütung von Gefahren. Patienten grübeln, weil sie bestimmte Situationen verstehen und deren Bedeutung richtig einschätzen wollen. Beides steht in Zusammenhang mit der Vermeidung negativer Erlebnisse.

Empirische Studien zeigen, dass es Überschneidungen gibt. Grübeln und Sich-Sorgen korrelieren mit 16–21 % gemeinsamer Varianz (z. B. Segerstrom, Tsao, Alden & Craske, 2000). Bei der Untersuchung der Gemeinsamkeiten und Unterschiede von Sich-Sorgen und Grübeln in einer Gruppe von gesunden Versuchspersonen fanden Papageorgiou und Wells (1999a, 1999b, 2004), dass Grübeln im Vergleich zu Sich-Sorgen weniger verbalen Inhalt besitzt. Grübeln ist mit einem geringerem Antrieb zu handeln, geringeren Bemühungen, Probleme zu lösen und weniger Vertrauen in eigene Problemlösefähigkeiten assoziiert. Es zeigte sich, dass Grübeln ein eher vergangenheitsorientierter Prozess ist. In einer Studie wurde Grübeln bei Patienten mit Major Depression mit Sich-Sorgen bei Patienten mit Panikstörung verglichen. Grübeln hielt in dieser Untersuchung länger an, wurde als weniger kontrollierbar und weniger leicht zu stoppen eingeschätzt, es richtete sich auf Vorgänge in der Vergangenheit, stand in Beziehung zu verminderter Anstrengung bei der Lösung von Problemen und geringerem Vertrauen in eigene Problemlösefähigkeiten.

Fresko, Frankel, Mennin, Turk und Heimberg (2002) führten Faktorenanalysen mit dem Penn-State-Worry-Questionnaire und dem Ruminative-Response-Style-Questionnaire durch. Sie beschreiben zwei Faktoren in Zusammenhang mit Grübeln: andauernde Beschäftigung mit einem Thema und aktive kognitive Bewertung. In Zusammenhang mit Sich-Sorgen ergaben sich zwei Faktoren: aktives Sich-Sorgen und Abwesenheit von Sich-Sorgen.

Grübeln und Sich-Sorgen sind überlappende, aber unterscheidbare Subtypen einer perseverierenden, negativen und selbstbezogenen Denkstrategie. Diese Denkstrategien sind auf die Bewältigung von Ereignissen, Gedanken und Emotionen ausgerichtet. Es handelt sich um konzeptuelle Prozesse, denen ähnliche Metakognitionen zugrunde liegen. Daher weist die Behandlung von Grübeln und Sich-Sorgen viele Gemeinsamkeiten auf.

9.1 Das CAS bei Depression

Der zentrale Prozess des CAS bei Depression ist Grübeln. Doch auch Sich-Sorgen ist ein Element des CAS bei Depression. Die Patienten sorgen sich beispielsweise über das Wiederauftreten depressiver Symptome und ihre Fähigkeit, in Zukunft Probleme zu bewältigen (z. B. »Was, wenn meine Depression niemals aufhört?«, »Was, wenn dieses Symptom ein Zeichen meiner Krankheit ist?«). Das folgende Beispiel veranschaulicht eine Sequenz von Grübeln und Sich-Sorgen.

Beispiel

»Ich fühle mich schrecklich. Warum fühle ich mich so? Vielleicht hört es niemals auf. Ich komme mit nichts mehr klar, ich habe nichts, auf das ich mich freuen könnte. So ist es immer. Jeder kommt im Leben weiter, aber ich kann es einfach nicht. Warum geht mir das so? Was sagt das über mich als Person aus? Ich muss krank sein. Ich sollte glücklich sein, aber ich bin es nicht. Warum? Ich finde keine Lösung, ich habe keine Antwort. Es ist wie eine Krankheit, die mich überkommt. Ich glaube ich werde sie niemals los«.

In diesem Beispiel fragt der Patient wiederholt nach Gründen, warum er sich so niedergeschlagen fühlt, was es bedeutet und wie er eine Antwort darauf finden kann. Der Prozess ist zirkulär und führt zu negativen, hoffnungslosen Schlussfolgerungen.

Neben dem Grübeln ist Bedrohungsmonitoring eine weitere Komponente des CAS. Während einer depressiven Episode richtet der Patient seine Aufmerksamkeit auf mögliche Symptome einer Depression und auf das Auftreten von Stimmungsschwankungen. Die Patienten überprüfen, wie viel Energie sie haben, und achten auf Zeichen von Erschöpfung. Sie versuchen auf diese Weise, den Schweregrad ihrer Probleme einzuschätzen und ihre Fähigkeit zur Bewältigung zu überprüfen.

Zu den maladaptiven Bewältigungsstrategien gehören die Reduktion von Aktivitäten und die Vermeidung von sozialen Kontakten. Aktivitäten werden reduziert, um mehr Zeit für Grübeln freizuhalten oder mehr Zeit zur Erholung zu haben. Die Patienten glauben fälschlicherweise, sich auf diese Weise von der depressiven Episode besser erholen zu können. Manchmal werden Substanzen als Mittel zur Stimmungsregulation eingesetzt. Manche Patienten versuchen, durch Selbstverletzungen oder Selbstbestrafungen wieder in Kontakt mit anderen Gefühlen als Trauer oder Gefühllosigkeit zu kommen.

9.2 Das metakognitive Modell der Depression

Das metakognitive Modell bildet die Grundlage des individuellen Fallkonzepts und ist in Abbildung 9.1 dargestellt. Schlüsselelemente dieses Modells sind

(1) positive metakognitive Überzeugungen in Bezug auf die Notwendigkeit von Grübeln als Mittel, um depressive Stimmung zu überwinden und Lösungen für Probleme zu finden,

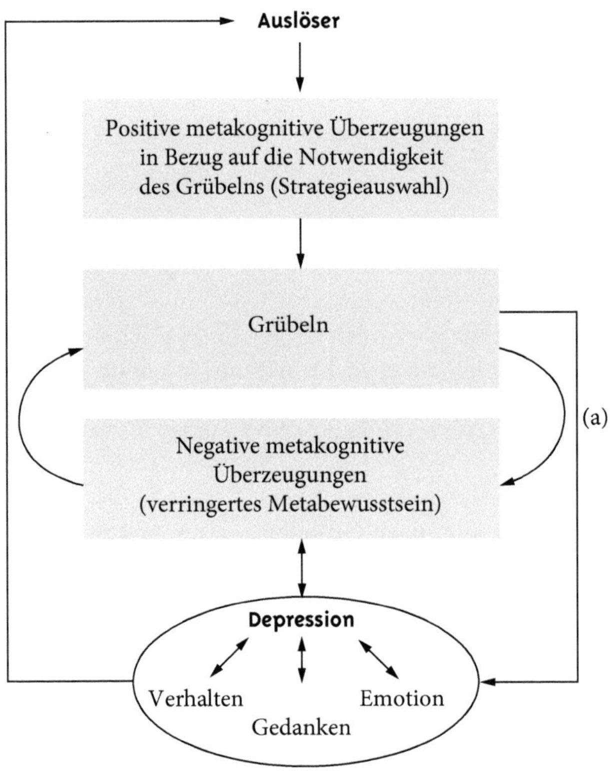

Abbildung 9.1 Das metakognitive Modell der Depression

(2) negative metakognitive Überzeugungen in Bezug auf die fehlende Steuerbarkeit des Grübelns, die eigene psychologische Vulnerabilität und die Gefahr durch depressive Erlebnisweisen,
(3) verringertes Metabewusstsein für den Prozess des Grübelns und
(4) das CAS (Grübeln, Bedrohungsmonitoring und nicht-hilfreiche Bewältigungsstrategien).

Das Modell zeigt die Metakognitionen und Prozesse, die eine depressive Episode aufrechterhalten. Im Verlauf depressiver Störungen können typischerweise Episoden von intensiverer Traurigkeit oder ausgeprägtem Interessenverlust auftreten, die sich auf eine allgemein negative Stimmung auflagern. Das Modell bewertet diese Exazerbationen als situationsabhängige Reaktion auf individuelle Auslöser.

Depressive Episoden werden durch Grübeln und nicht hilfreiche Verhaltensmuster aufrechterhalten und intensiviert. Ein typischer Auslöser ist ein negativer Gedanke über die eigene Person, die Zukunft, die Welt oder ein Symptom wie Erschöpfung, Motivationsmangel oder Traurigkeit. Der Auslöser aktiviert positive metakognitive Überzeugungen in Bezug auf die Notwendigkeit, über die Bedeutung und Gründe für diese Auslöser zu grübeln. Positive Metakognitionen beziehen sich auch auf die Selbstüberprüfung nach Symptomen als Vorzeichen einer Depression. Manche Patienten glauben, dass es notwendig ist, das eigene emotionale Erleben flach zu halten und emotionale Fluktuationen zu vermeiden. Ein Patient beschrieb, wie er versuchte, auf niedrigem Niveau traurig zu bleiben, weil er nicht das Risiko eingehen wollte, sich mit nachlassender Fröhlichkeit auseinanderzusetzen.

Beispiele für positive metakognitive Überzeugungen sind:

- Wenn ich über die Gründe für meine Traurigkeit nachdenke, kann ich Traurigkeit in Zukunft vermeiden.
- Wenn ich mich mit meinen früheren Fehlern beschäftige, werde ich ein besserer Mensch.
- Wenn ich daran denke, was für ein schlechter Mensch ich bin, kann ich darunter endlich einen Schlussstrich ziehen.
- Eine pessimistische Grundeinstellung bewahrt mich vor Enttäuschungen.
- Das Grübeln und meine schlechte Stimmung sind eine Strafe, die ich verdient habe.
- Wenn ich mich darauf konzentriere, traurig zu sein, bin ich weniger labil.

Positive metakognitive Überzeugungen führen zu anhaltendem Grübeln über Bedeutung und Ursachen der Symptome und die eigenen Lebensumstände. Dieses Verhalten verlängert und intensiviert die depressiven Symptome. Dieser direkte Wirkmechanismus ist besonders im Frühstadium der Depression wichtig, weil die Beeinträchtigung der Stimmung dadurch aufrechterhalten bleibt (in Abb. 9.1 durch den Pfeil a veranschaulicht).

In der Folge werden durch die Persistenz der Symptome und psychosozialen Faktoren negative Metakognitionen aktiviert oder verstärkt. Die Überzeugungen tragen zu einer Aufrechterhaltung des Grübelns und maladaptiven Bewältigungsstrategien bei. Die Patienten glauben, dass depressive Gedanken und Symptome nicht steuerbar und Zeichen einer schweren Krankheit sind.

Beispiele für negative metakognitive Überzeugungen sind:

- Ich habe meinen Verstand und meine Stimmung nicht unter Kontrolle.
- Meine Psyche hat sich verändert. Ich bin nicht mehr ich selbst.
- Ich verliere die Kontrolle. Ich habe eine Gehirnkrankheit.
- Man muss einen Schaden haben, wenn man so denkt wie ich.
- Ich kann nur abwarten und hoffen, dass es vorbei geht.
- Ich kann nicht aufhören zu grübeln.

Negative Metakognitionen zeichnen sich durch ein vermindertes Bewusstsein für den Prozess des Grübelns aus. Grübeln wird zu einer vertrauten Gewohnheit, dessen Problematik nicht bewusst ist. Im Gegensatz dazu betrachtet der Patient die Depression selbst als zunehmende Gefahr. Auch die depressionsbedingt entstehenden Unterbrechungen des metakognitiven Monitorings und der Aufmerksamkeit verringern das Bewusstsein des Patienten für das Ausmaß des Grübelns.

Reduzierte Aktivitäten, Motivationsverlust und Veränderung von Denkmustern tragen ebenfalls zu dem Prozess des Grübelns bei. Manche Patienten verringern ihre Aktivitäten, um mehr Zeit zum Nachdenken zu haben. Weniger Aktivitäten und fehlende Auseinandersetzung mit Problemen haben aber soziale Konsequenzen, die wiederum die negativen Gedanken verstärken. Gedanken von Schuld und Unzulänglichkeit aufgrund von unerledigten Aufgaben werden zu Auslösern des Grübelns.

Nach einer ersten depressiven Episode entwickelt der Patient häufig Angst vor weiteren Episoden. Diese Angst wird durch negative Metakognitionen untermauert: »Stress ist schlecht für mein Seelenleben«. Sie ist häufig mit der Überzeugung verbunden, dass es notwendig ist, auf Vorzeichen einer Depression zu achten. Hieraus ergeben sich aber Sorgen über ein mögliches Wiederauftreten einer depressiven Episode und eine Mischung von Angst und Depression. Die Sensitivität für Auslöser des Grübelns und der Depression steigt. Normale Schwankungen von innerer Energie, Stressbelastung, Stimmung und Motivation werden als Rückfall in eine »depressive Krankheit« fehlgedeutet.

Praktische Anwendung des metakognitiven Modells

Betrachten wir diese Prozesse nun eingehend. Ein individuelles Fallkonzept einer Episode mit intensivem Grübeln veranschaulicht, wie die einzelnen Komponenten zusammenarbeiten (s. Abb. 9.2).

Vermehrtes Grübeln wird durch negative Gedanken, Erinnerungen oder Emotionen ausgelöst. Gibt es einen klaren externen Auslöser, folgen auf das auslösende Ereignis negative Intrusionen oder Emotionen. Diese wiederum sind die intrinsischen Auslöser für positive Metakognition und führen zu anhaltendem Grübeln.

Negative Gedanken, die als Auslöser fungieren, sind häufig negative Selbstbewertungen wie »Ich bin ein Versager«, »Ich bin nutzlos«, »Ich bin nicht in Ordnung«, »Ich schaffe es nicht«, »Niemand mag mich« oder »Ich bin unattraktiv«. Im Beispiel des individuellen Fallkonzepts (s. Abb. 9.2) berichtet eine Patientin, wie sie sich für eine Party zurechtmachte. Ihre Mutter sagte »du hast zugenommen«. Diese Aussage löste sofort die negative Intrusion »Ich bin zu dick« aus.

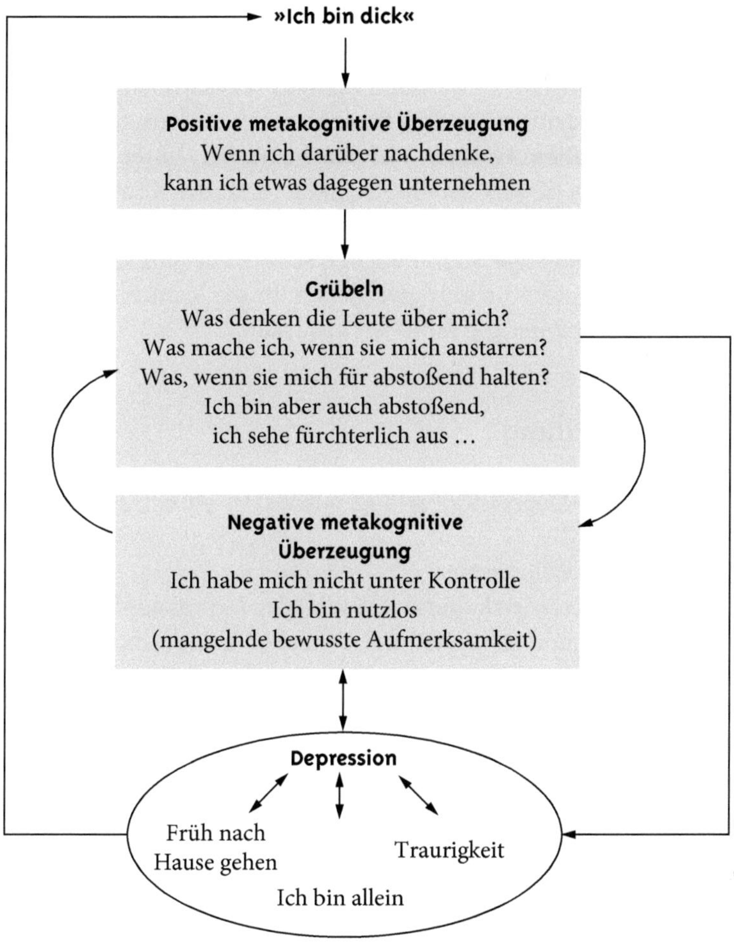

Abbildung 9.2 Ein individuelles Fallkonzept der Depression

Dieser negative intrusive Gedanke aktivierte positive metakognitive Überzeugungen in Bezug auf Grübeln als Instrument zur Lösung von Problemen. In diesem Fall war die positive Metakognition »Wenn ich darüber nachdenke, dass ich zu dick bin, wird es mir leichter fallen, etwas dagegen zu tun«. Dieser Metakognition folgt ein anhaltender Prozess des Grübelns: »Was denken die Leute? Was, wenn sie mich anstarren? Sie werden mich für abstoßend halten. Ich bin abstoßend. Ich sehe schrecklich aus«.

Während des Grübelns intensivierten sich negative Emotionen wie Traurigkeit. Diese Emotionen aktivierten metakognitive Überzeugungen wie »Ich habe mich nicht unter Kontrolle. Ich bin zu nichts zu gebrauchen«. Auf diese Weise entstand ein geschlossener Kreislauf des Grübelns. Die Patientin versuchte, ihre negativen Gedanken und Emotionen zu bewältigen, indem sie Menschen auf Partys mied und früher nach Hause ging. Alle diese Aktivitäten gaben ihr zusätzlich Zeit zu grübeln und stießen weitere negative Gedanken über das »Alleinsein« an, was dann wieder als neuer Trigger für das Grübeln fungierte.

Die Patientin war sich nicht bewusst, in welchem Ausmaß das Grübeln zu einem Problem geworden war. Sie gebrauchte diese Strategie seit vielen Jahren, um mit ihren negativen Emotionen umzugehen. Grübeln war das Instrument ihrer Versuche, sich selbst zu ändern. Folglich war sie sich der Eigenschaften und der Konsequenzen des Grübelns nicht bewusst. Die Patientin war der Überzeugung, »außer Kontrolle zu sein«. Sie verwendete aber ungünstige Methoden der Selbststeuerung. Sie glaubte fälschlicherweise, dass Grübeln und Vermeidungsverhalten ihr die Kontrolle über ihr Leben zurückgeben und sie zu Veränderung motivieren würden.

9.3 Die Struktur der Behandlung

Die Metakognitive Therapie bei Depression erfolgt wieder in einer Abfolge von Schritten:
(1) Erstellung eines individuellen Fallkonzepts
(2) Einführung des Patienten in das metakognitive Modell der Depression
(3) Üben des Aufmerksamkeitstrainings (ATT) und Detached Mindfulness (Losgelöste Achtsamkeit)
(4) Kritische Überprüfung negativer metakognitiver Überzeugungen (fehlende Steuerbarkeit, Krankheitsmodell)
(5) Kritische Überprüfung positiver metakognitiver Überzeugungen in Bezug auf Grübeln
(6) Aufgeben von Bedrohungsmonitoring und anderen maladaptiven Bewältigungsstrategien
(7) Erarbeiten neuer Pläne zur kognitiven Verarbeitung
(8) Rückfallprophylaxe.

Die Behandlung integriert Aufmerksamkeitstraining, um das metakognitive Bewusstsein zu fördern, flexible Kontrolle zu steigern und kognitive Ressourcen frei zu setzen. Das regelmäßige Training wirkt auch dem depressiven Aktivitätsmangel entgegen. Metakognitive Therapie konzentriert sich darauf, das Grübeln zu beheben und die positiven wie negativen metakognitiven Überzeugungen zu verändern. Die Behandlung dauert ca. 5–10 Sitzungen.

9.3.1 Das individuelle Fallkonzept

Hilfreiche psychometrische Instrumente zur Erstellung des individuellen Fallkonzepts sind:

- Skala zur Schweren Depressiven Störung (MDD-S, s. Anhang 10)
- Interview zur Erstellung eines individuellen Fallkonzepts (s. Anhang 14)
- Checkliste zum Ablauf (s. Abschn. 9.4, Behandlungsplan).

Der Therapeut beginnt mit der MDD-S und untersucht die negativen und positiven metakognitiven Überzeugungen des Patienten. Er gewinnt einen Überblick über die metakognitiven Überzeugungen und Denkmuster. Er exploriert diese Überzeugungen und Denkmuster genauer und integriert sie in das individuelle Fallkonzept. Die MDD-S zeigt, welche Verhaltensweisen der Patient zeigt, wenn er niedergeschlagen ist. Andere Instrumente sind der BAI und der BDI-II. Für eine umfassende Beurteilung des Grübelns kann die Rumination-Response-Scale (Nolen-Hoeksema & Morrow, 1991) angewendet werden. Weitere Instrumente zur Erfassung der positiven und negativen metakognitiven Überzeugungen in Bezug auf Grübeln sind die Positive-Beliefs-about-Rumination-Scale (PBRS, Papageorgiou & Wells, 2001a, 2001b) und die Negative-Beliefs-about-Rumination-Scale (NBRS, Papageorgiou, Wells & Meina, 2008).

Agenda der ersten Sitzung

Die erste Sitzung kann wie folgt begonnen werden:

Anleitung

»In der heutigen Sitzung möchte ich mit Ihnen eine Episode aus der unmittelbaren Vergangenheit untersuchen, in der Sie sich niedergeschlagen gefühlt oder darüber nachgedacht haben, wie schlecht Sie sich fühlen. Ich möchte mit Ihnen zusammen herausfinden, welche Faktoren Ihre Depression aufrechterhalten und wie Sie Ihre Probleme überwinden können. Ich würde Ihnen gerne eine Technik zeigen, die Aufmerksamkeitstraining genannt wird. Gibt es irgendetwas, das Sie auf die Agenda setzen wollen und worüber Sie heute sprechen möchten?«.

Erstellung eines individuellen Fallkonzepts

Nun wird eine individuelle Version des metakognitiven Modells erstellt. Es gibt die Abfolge der Ereignisse in einer vor kurzem stattgefundenen belastenden Grübelepisode wieder. Wenn ein Patient zu Beginn der Therapie noch kein ausreichendes Bewusstsein für den Prozess des Grübelns hat, fragt der Therapeut nach Stimmungsverschlechterung und nutzt diese als Marker für intensiviertes Grübeln. Der Therapeut fragt, »Wann hat sich Ihre Stimmung in letzter Zeit deutlich verschlechtert? Erinnern Sie sich an einen Moment?«. Manchmal sind Stimmungsveränderungen schwer zu identifizieren: Patienten berichten, ständig schlechter Stimmung zu sein oder sich in einem Zustand verminderter emotionaler Schwingungsfähigkeit zu befinden. Unter diesen Umständen sind Zeiträume von Inaktivität mögliche Hinweise, dass Grübeln stattgefunden hat. Der Therapeut kann auch direkt nach den Eigenschaften des Denkprozesses fragen:

- Wann haben Sie zuletzt einfach nichts getan und über Ihre Gefühle und Ihre Situation nachgegrübelt?
- Haben Sie in letzter Zeit darüber nachgedacht, wie schlecht es Ihnen geht?
- Merken Sie, wenn Sie Ihren alltäglichen Aktivitäten nachgehen, dass Sie sich mit negativen Gedankeninhalten beschäftigen?

Zunächst fragt der Therapeut gezielt nach Erlebnissen und Erfahrungen, die als Ansatzpunkt für die Erstellung des individuellen Fallkonzepts genutzt werden können. Dann stellt er eine Reihe von Fragen, die im Interview zur Erstellung eines individuellen Fallkonzepts der schweren depressiven Episode aufgeführt sind (s. Anhang 14).

Der Therapeut sucht nach einem inneren Auslöser, der mit Stimmungsveränderung oder dem Prozess des Grübelns im Zusammenhang steht, typischerweise ein negativer automatischer Gedanke wie »Was bringt das noch, ich habe eh versagt«, »Keiner kümmert sich um mich«, »Ich bin hässlich«, »Ich fühle mich kraftlos« oder »Ich bin schwach«.

Dann ermittelt der Therapeut das individuelle Muster des Grübelns. Der Therapeut fragt »Worüber haben Sie im Anschluss an diesen Gedanken nachgedacht?«. Durch die wiederholte Frage »An was haben Sie als Nächstes gedacht?« gelingt eine Beschreibung der Kette grüblerischer Gedanken. Der Therapeut erhebt, wie lange der Grübelprozess andauert: »Wie lange haben Sie auf diese Weise gegrübelt?«. Dies veranschaulicht der folgende Beispieldialog.

Th: Worüber haben Sie im Anschluss an den Gedanken »Ich bin hässlich« nachgedacht?
P: Ich dachte, alle starren mich an.
Th: Was haben Sie dann gedacht?
P: Ich dachte, die anderen halten mich für einen Freak.
Th: An was haben Sie dann gedacht?
P: Ich habe nur gedacht, ich sehe übel aus und bin ein Versager.
Th: Was haben Sie als Nächstes gedacht?
P: Ich weiß nicht mehr – wie ich das jemals schaffen soll und wie erbärmlich ich bin.
Th: Ketten negativer Gedanken wie diese werden Grübeln genannt. Wie lange haben Sie auf diese Weise gegrübelt?
P: Es ging die ganze Nacht, bis ich irgendwann eingeschlafen bin.

Nun fragt der Therapeut, welche Auswirkungen das Grübeln auf die Emotionen des Patienten hat. Er will damit zeigen, dass Grübeln den Zustand der Traurigkeit intensiviert und verlängert: »Als Sie so gegrübelt haben, wie haben Sie sich gefühlt?«. Der Therapeut fragt spezifisch nach Auswirkung des Grübelns auf die Emotionen Traurigkeit oder Depression: »Wie veränderte sich Ihr Zustand der Niedergeschlagenheit, als Sie grübelten?«. Die charakteristischen Merkmale von Depression werden erläutert und erhoben. Vermeidungsverhalten, sozialer Rückzug, kognitive Symptome und emotionale Symptome werden in das Fallkonzept einbezogen.

Der Therapeut nutzt die Informationen über den emotionalen Zustand und exploriert die negativen Überzeugungen in Bezug auf die Steuerbarkeit von Grübeln. »Es scheint, als ob Grübeln zu einer Verschlechterung Ihres Zustandes führt. Könnten Sie mit dem Grübeln aufhören?« und »Wie viel Kontrolle haben Sie über den Prozess des Grübelns?«. Das Krankheitsmodell wird durch folgende Frage exploriert: »Können Sie irgendetwas gegen Ihre Symptome unternehmen? Glauben Sie, Ihre Depression hat eine biologische oder psychologische Ursache?«.

Dann exploriert der Therapeut die positiven metakognitiven Überzeugungen in Bezug auf den Prozess des Grübelns »Was sind die Vorteile von Grübeln?«, »Worin bestehen die Vorteile, Ihre Probleme und Ihre Befindlichkeit wiederholt zu analysieren?«, »Was ist Ihr Ziel beim Grübeln?«, »Ist Grübeln ein hilfreiches Verhalten als Reaktion auf negative Gedanken und Emotionen?«.

Das Fallkonzept des im folgenden Beispieldialog explorierten Patienten zeigt Abbildung 9.3.

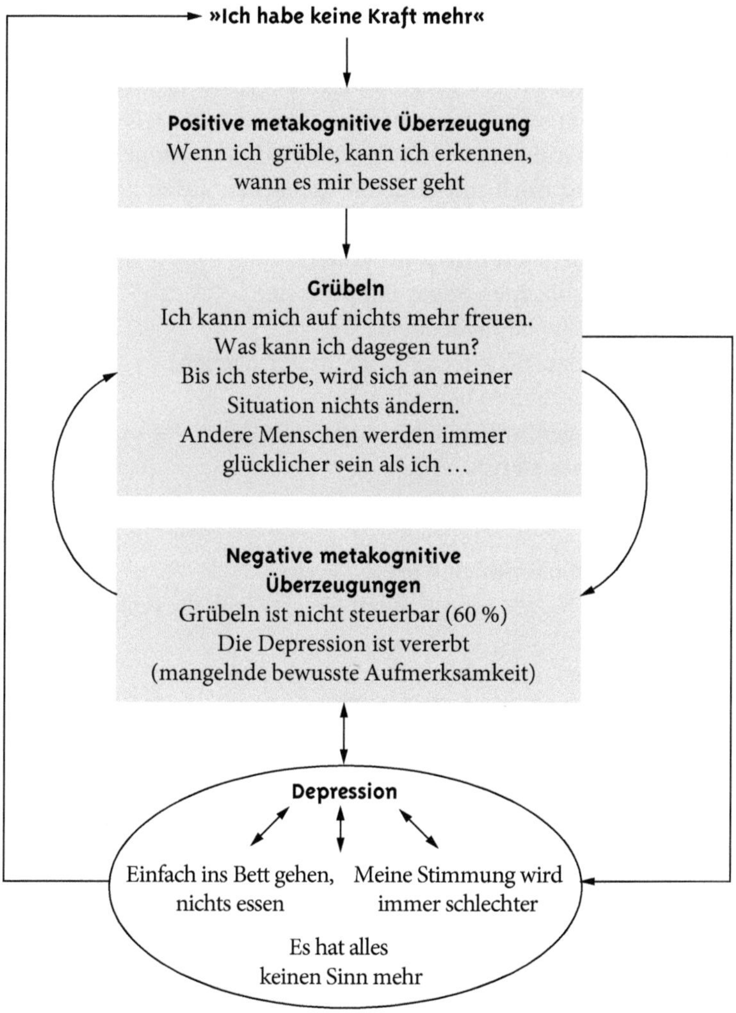

Abbildung 9.3 Individuelles Fallkonzept der Depression (siehe Dialog)

Th: Gab es in jüngster Zeit einen Moment, in dem Sie darüber nachgrübelten, wie miserabel Sie sich fühlten?

P: Gestern Morgen fühlte ich mich schrecklich.

Th: Was war Ihr erster Gedanke, als Sie begannen, über Ihre Gefühle nachzugrübeln?

P: Ich habe gedacht, dass ich keine Kraft habe, zur Arbeit zu gehen.

Th: Also war der Gedanke »Ich habe keine Kraft mehr«. Stimmt das?

P: Ja, ich fühlte mich vollkommen erschöpft.

Th: Was war Ihr nächster Gedanke?

P: Ich dachte, dass ich mich auf nichts mehr freuen kann. Was kann ich dagegen tun? Ich überlegte mir, dass sich bis zu meinem Tod an meiner Situation nichts ändern würde. Andere Menschen werden immer glücklicher sein als ich.

Th: An was haben Sie als Nächstes gedacht?

P: Ich weiß nicht. Ich habe mich auf die Frage konzentriert, warum ich mich so schrecklich fühle.

Th: Diese Art des Denkens wird Grübeln genannt. Wie lange hat das angehalten?

P: Bis ich zur Arbeit musste und mich mit anderen Menschen auseinandersetzen musste.

Th: Welche Auswirkung hat Grübeln auf Ihre Emotionen?

P: Ich fühle mich zunehmend schlechter. Sogar deprimierter.

Th: Zu welchem Ergebnis kamen Sie beim Grübeln?

P: Dass alles keinen Sinn mehr hat. Warum sollte ich weitermachen?

Th: Wie hat dieser Gedanke Ihr Verhalten beeinflusst?

P: Ich bin einfach ins Bett gegangen, sobald ich zuhause war. Ich hatte keinen Hunger und keine Lust, irgendetwas zu tun.

Th: Grübeln scheint Ihre Situation zu verschlimmern. Glauben Sie, Sie könnten damit aufhören?

P: Ich weiß nicht. Es ergießt sich über mich wie eine Welle.

Th: Auf einer Skala von 0 bis 100 %, wie sehr glauben Sie, ist Grübeln steuerbar?

P: 60 %.

Th: Glauben Sie, etwas gegen Ihre Depression unternehmen zu können?

P: Mein Vater war betroffen, und ich glaube, ich habe es von ihm geerbt.

Th: Hat Grübeln auch Vorteile?

P: Ich bin mir nicht sicher. Ich hoffe, eines Tages werde ich aufwachen und mich besser fühlen.

Th: Was würde passieren, wenn Sie nicht mehr grübeln würden?

P: Ich glaube, ich würde mich besser fühlen, aber vielleicht würde ich es auch gar nicht merken.

Th: Also hilft Ihnen Grübeln zu erkennen, wann Sie sich besser fühlen?

P: Ja, es hilft mir zu erkennen, wann eine Stimmungsverbesserung eintritt.

9.3.2 Einführung des Patienten in das metakognitive Modell der Depression

Beim Erstellen des individuellen Fallkonzepts wird der Patient mit dem Störungsmodell vertraut gemacht. Der Therapeut lenkt die Aufmerksamkeit des Patienten auf das Grübeln. Es ist wichtig, dass der Patient versteht, welch zentrale Rolle dem Grübeln für die Aufrechterhaltung der Depression zukommt. Eine gute Metapher ist die »Grab dich selbst aus dem Loch«-Metapher. Der Therapeut fragt »Ist es möglich, sich selbst aus einem Loch auszugraben und gleichzeitig das Loch zuzuschaufeln? Grübeln ist wie der Versuch, sich selbst aus einem Loch auszugraben. Das Loch wird immer größer, je stärker Sie graben. Grübeln lässt Sie tiefer versinken und ist kein guter Weg, um aus der Depression heraus zu kommen«.

Der Therapeut gebraucht diese und weitere Metaphern, um die Rolle des Grübelns zu veranschaulichen und eine Grundlage für das Bewusstsein bezüglich metakognitiver Prozesse zu schaffen. Der Therapeut bespricht das Fallkonzept und erklärt, wie das Modell funktioniert:

Anleitung

»Wenn wir das Fallkonzept betrachten, sehen wir, dass es wichtige Faktoren gibt, die es uns ermöglichen, die Gründe für Ihre Depression zu verstehen. Wir sehen insbesondere, was Ihre Depression aufrechterhält. Ein wichtiger Faktor ist die andauernde Beschäftigung mit negativen Gedanken und Gefühlen. Wir nennen diese Art des Denkens Grübeln. Es scheint, als ob Sie überzeugt davon sind, dass es notwendig ist zu grübeln, um Ihre Erlebnisse zu verstehen und Probleme zu lösen. Sie sind sich dieses Prozesses nicht ausreichend bewusst und bezweifeln, dass er steuerbar ist. Auch Ihr Verhalten trägt zur Aufrechterhaltung der Depression bei. Depression geht mit verminderter Aktivität einher und daraus ergeben sich eigene Probleme. Ungelöste Probleme stauen sich auf. Sie haben einfach mehr Zeit, um im Grübeln zu versinken.

Grübeln verlängert und intensiviert Ihre Depression und führt zu einem zunehmend negativen Zustand. Wie oft sind Sie beim Grübeln zu einem zufriedenstellenden Ergebnis gekommen? Trägt es zu einer positiven oder zu einer negativen Selbsteinschätzung bei? Sie sehen: Grübeln verstärkt Ihre nicht-hilfreichen negativen Überzeugungen in Bezug auf Ihre eigene Person und Ihre Situation«.

Diese Einführung ins Modell wird durch Fragen ergänzt, die die Auswirkungen des Grübelns, der metakognitiven Überzeugungen und des ungünstigen Verhaltens veranschaulichen:

- Wie lange grübeln Sie schon über Ihre Probleme? Haben Sie auf diese Weise schon Probleme gelöst? Was erwarten Sie, wie lange wird es dauern, bis Sie zu einer Lösung kommen?

- Sie glauben, dass Grübeln Ihnen hilft, Ihre Depression zu überwinden. Das klingt vielversprechend, weil es bedeutet, dass Sie einfach noch mehr grübeln müssen, um sich besser zu fühlen. Glauben Sie das?
- Es scheint, als ob Sie versuchten, sich davon zu überzeugen, dass Sie sich mit Hilfe des Grübelns besser fühlen werden. Warum hat es bisher nicht geklappt?
- Hilft Grübeln Ihnen, Ihre Situation in ausgewogener Weise zu bewerten?
- Was passiert mit Ihrem Gefühl der Traurigkeit, wenn Sie vom Grübeln abgelenkt werden und sich mit etwas anderem beschäftigen müssen? Was sagt dies über die Auswirkungen des Grübelns auf Ihre Befindlichkeit und Gefühle?

Die Motivation stärken

Manche Patienten mit einer depressiven Störung stehen einer Stimmungsverbesserung und Beendigung des Grübelns ambivalent gegenüber. Sie betrachten die Depression als Strafe, die sie verdienen, oder sie haben eine Persönlichkeitsstruktur, die sie einen perseverierenden, konzeptuellen und analytischen Ansatz im Umgang mit Emotionen und Aktivitäten bevorzugen lässt. Unter diesen Umständen nutzt der Therapeut Techniken, um die kognitive Dissonanz zu verstärken und die Motivation zu steigern, den Prozess des Grübelns zu verändern. Der Therapeut sagt beispielsweise:

Anleitung

»Es klingt, als ob Sie glaubten, die Depression als Strafe verdient zu haben. Entspricht die Strafe dem Verbrechen? Wenn Sie jemanden ständig bestrafen, wird er sich dann ändern? Wie entscheiden Sie, ob Sie genug gestraft sind?«.

Oder: »Es klingt, als ob Sie zweigeteilter Meinung über den Prozess des Grübelns seien. Einerseits glauben Sie, dass Grübeln nützlich sein kann, andererseits sind Sie der Meinung, dass Grübeln nicht steuerbar ist und unvorhergesehen über Sie hereinbricht. Meistens nehmen Sie Ihr Grübeln auch gar nicht wahr. Wie hilfreich ist etwas, das Sie glauben nicht steuern zu können und dessen Sie sich nicht ausreichend bewusst sind?«

Manchmal geht eine niedrige Motivation für die Behandlung mit einem hohen Maß an subjektiv empfundener Hoffnungslosigkeit einher. Der Patient glaubt, dass seine Probleme sich niemals ändern werden. In diesen Fällen sollte der Therapeut das Suizidrisiko überprüfen und, wenn nötig, für Sicherheit sorgen. Der Patient reagiert auf Gedanken von Hoffnungslosigkeit, ohne sie kritisch zu überprüfen. Der Therapeut zeigt dem Patienten, wie er auf Gedanken von Hoffnungslosigkeit mit strukturierter Aktivität reagieren kann. Das ergibt eine realistischere Betrachtung der Veränderungsmöglichkeiten. Reagiert der Patient auf das Gefühl der Hoffnungslosigkeit mit Grübeln und Inaktivität, so beraubt er sich der Möglichkeiten zur Veränderung.

Hoffnungslosigkeit und geringe Motivation können häufig auf negative metakognitive Überzeugungen zurückgeführt werden, etwa dass eine depressive Episode eine unheilbare Erkrankung ist und die damit verbundenen depressiven Gedanken nicht steuerbar sind.

Entwicklung des Verständnisses für die Rolle des Verhaltens

Es ist sehr wichtig, dass der Patient versteht, welche Rolle sein eigenes Verhalten für die Aufrechterhaltung der Depression spielt. Der Therapeut fragt den Patienten nach den Auswirkungen seines Verhaltens. Er hilft dem Patienten zu erkennen, dass sein Verhalten den Zustand der Traurigkeit nicht ändert und die Symptome der Depression nicht lindert. Wir haben bereits gesehen, dass versteckte Bewältigungsstrategien wie Grübeln zu einem Problem werden können. Ähnliches gilt für beobachtbare Verhaltensweisen wie verminderte Aktivität und soziales Vermeidungsverhalten. Der Therapeut nutzt eine Reihe von Fragen, um das Verständnis des Patienten für die Problematik dieses Verhaltens zu erhöhen:

- Wie effektiv sind Ihre Verhaltensweisen, um Ihre Depression zu überwinden?
- Ändert sich Ihre Stimmung, wenn Sie aktiver sind?
- Beeinflusst es das Grübeln, wenn Sie weniger aktiv sind?
- Fühlen Sie sich besser, wenn Sie aktiver oder wenn Sie weniger aktiv sind?

9.3.3 Üben des Aufmerksamkeitstrainings und der Detached Mindfulness

Aufmerksamkeitstraining hilft dem Patienten, ein Bewusstsein für den Prozess des Grübelns zu entwickeln und diesen Denkstil flexibler steuern zu können.

Patienten werden angehalten, mit Intrusionen und Wahrnehmungen als »Störgeräusche« im Rahmen einer flexiblen Steuerung der Aufmerksamkeit umzugehen. Aufmerksamkeitstraining dient nicht als Ablenkung von den Auslösern. Es geht um die Möglichkeit, sich dieser Stimuli bewusst zu sein, ohne die Aufmerksamkeit an diese Stimuli zu binden oder zu grübeln. Die Anwendung des Aufmerksamkeitstrainings wird typischerweise so erklärt:

Anleitung

»Wir haben bereits besprochen, dass sich im depressiven Zustand Ihre Denkmuster verändern. Ihre Konzentration nimmt ab. Grübeln steht im Vordergrund, wenn Sie aktiv nach Antworten auf Ihre Probleme suchen. Grübeln geht auch im Hintergrund weiter, wenn Sie versuchen, Ihren alltäglichen Aktivitäten nachzugehen. Sie sind sich des Grübelns nicht immer bewusst, aber selbst wenn Sie es sind, haben Sie den Eindruck, dass dieser Prozess für Sie nicht steuerbar ist. Ich möchte Sie dabei unterstützen, Bewusstsein für das Grübeln zu entwickeln und in Ihrem Denken Flexibilität und Steuerbarkeit wiederzuerlangen. Sie werden eine Technik lernen, die Aufmerksamkeitstraining (ATT) heißt und ich bitte Sie, diese Technik täglich zu üben«.

Der Therapeut stellt dann das Aufmerksamkeitstraining vor. Der Patient muss vor und nach der Übung das Ausmaß der auf sich selbst gerichteten Aufmerksamkeit einschätzen. Zusätzlich wird besprochen, wann, wo und wie oft der Patient zuhause Aufmerksamkeitstraining anwendet. Das vollständige Protokoll des Aufmerksamkeitstrainings findet sich in Kapitel 4. Aufmerksamkeitstraining wird ungefähr 12 Minuten lang während jeder Therapiesitzung geübt.

Die Technik der Detached Mindfulness (DM) und das Aufschieben des Grübelns

Der Therapeut erklärt, wie Detached Mindfulness (losgelöste Achtsamkeit) gegenüber Stimuli angewendet wird, die zwischen den Übungszeiten des Aufmerksamkeitstrainings auftreten. Patienten sollen Detached Mindfulness auf kognitive und emotionale Reaktionen anwenden, die typischerweise Auslöser für den Prozess des Grübelns sind. Das Ziel ist es, sich dieser Auslöser bewusst zu werden, ohne eine aufwändige konzeptuelle Analyse von deren Bedeutung durchzuführen. Detached Mindfulness wird zusammen mit der Technik des Aufschiebens des Grübelns auf folgende Weise eingeführt:

Anleitung

»Ich würde mit Ihnen gerne eine neue Möglichkeit der Reaktion auf Gedanken und Gefühle üben, die bei Ihnen Auslöser für Grübeln sind. Wenn Sie einen negativen Gedanken oder Gefühl bemerken, zum Beispiel … (Beispiel aus dem individuellen Fallkonzept nehmen), würde ich Sie bitten, das Vorhandensein dieses Gedankens anzuerkennen, aber sich nicht mit ihm auseinanderzusetzen. Vielleicht können Sie sich sagen »Es gibt einen negativen Gedanken, ich werde mich jetzt nicht mit ihm beschäftigen, ich werde nicht anfangen zu grübeln«. Erlauben Sie dem Gedanken, seinen eigenen Weg zu gehen, stoßen Sie ihn nicht weg, aber setzen Sie sich auch nicht mit ihm auseinander. Verschieben Sie stattdessen das Grübeln auf einen Moment am Abend, der speziell für diese Gedanken reserviert ist. Erlauben Sie sich abends zehn Minuten, in denen Sie über Ihre Probleme grübeln können, z. B. zwischen 19.00 Uhr und 19.10 Uhr. Sie müssen diese Möglichkeit nicht zwangsläufig nutzen. Die meisten Menschen entscheiden sich, einfach gar nicht zu grübeln.«

Der Therapeut achtet darauf, dass der Patient die Technik des Aufschiebens von Grübeln nicht mit Gedankenunterdrückung verwechselt: »Das Ziel ist nicht, die negativen Gedanken und Gefühle aus dem Kopf zu bekommen, sondern auf negative Gedanken nicht mit Grübeln zu reagieren. Es gibt einen großen Unterschied zwischen dem Versuch, Gedanken loszuwerden, und dem Verzicht auf langes Grübeln«.

Einübung der Detached Mindfulness

Mehrere Techniken, die dem Patienten das Konzept der Detached Mindfulness veranschaulichen und erleben lassen, sind in Kapitel 5 beschrieben. Der Therapeut kann zum Beispiel die Freie Assoziation anwenden, um einen ersten Eindruck der Detached Mindfulness zu vermitteln:

Anleitung

»Ich würde Ihnen gerne zeigen, wie es sich anfühlt, die Technik der losgelösten Achtsamkeit auf seelische und körperliche Ereignisse anzuwenden. Sie bekommen einen neuen Bezug zu inneren Erlebnissen und werden es weniger notwendig finden zu grübeln. Ich nenne Ihnen gleich ein paar Begriffe und möchte Sie bitten, sich zurückzulehnen und zu beobachten, welche Gedanken Sie bei Ihnen auslösen. Versuchen Sie, den Inhalt Ihrer Gedanken nicht zu beeinflussen, betrachten Sie einfach passiv, was passiert. Vielleicht haben Sie eine Reihe von Gedanken, vielleicht gar keine. Möglicherweise lösen diese Begriffe Bilder, Erinnerungen oder Emotionen in Ihnen aus. Es ist nicht wichtig, was ausgelöst wird – betrachten Sie das, was passiert, ohne es zu beeinflussen. Ich nenne Ihnen jetzt ein paar Begriffe (Pause): Apfel (Pause), Fahrrad (Pause), Sommer (Pause), Schokolade (Pause), Geburtstag (Pause), Rose (Pause), Wolken (Pause). Was haben Sie beim Beobachten Ihrer Gedanken bemerkt? Die grundlegende Idee ist, negative Gedanken und Emotionen, die sonst Grübeln auslösen, auf ähnliche Weise zu erleben. Erlauben Sie diesen Gedanken, da zu sein, ohne sich in sie zu verstricken«.

Manchmal ist der Unterschied zwischen »sich mit einem Gedanken verstricken« und Detached Mindfulness nicht klar. Der Therapeut arbeitet dann anhand des Beispiels die Unterschiede heraus. Eine Patientin berichtete, dass Grübeln bei ihr durch den Gedanken »ich bin eine Versagerin« ausgelöst wurde. Der Therapeut bat sie, die Augen zu schließen und diesen Gedanken in die Therapiesitzung zu holen. Dann instruierte er die Patientin, innerlich einen Schritt zurückzutreten und diesen Gedanken aus der Distanz zu betrachten. Er bat sie, sich bewusst zu werden, dass sie eigenständig von diesem Gedanken existierte und hauptsächlich die Beobachterin dieses Gedankens sei. Dann forderte er sie auf, sich nun von dem Gedanken vollständig einnehmen zu lassen und alle Gründe systematisch durchzugehen, weshalb sie eine Versagerin war. Dann sollte sie wiederum Abstand von dem Gedanken nehmen und den Grübelprozess unterbrechen.

9.3.4 Modifikation negativer metakognitiver Überzeugungen

Verbale Methode

Der Therapeut geht mit dem Patienten systematisch die Anhaltspunkte durch, die für und gegen die Überzeugung sprechen, dass der Prozess des Grübelns nicht steuerbar ist. Er fasst die Hinweise zusammen, die belegen, dass der Prozess des Grübelns steuerbar ist. Wenn die Technik des Aufschiebens des Grübelns bereits erfolgreich durchgeführt wurde, zeigt dies, dass Grübeln gesteuert werden kann. Der Therapeut setzt sich aktiv mit den Argumenten auseinander, die aus Sicht des Patienten belegen, dass er sein Grübeln nicht steuern kann. Eine Patientin nahm ihre Depression als Beleg für ihre Unfähigkeit, Gedanken zu steuern. Der Therapeut argumentierte, dass sie keine wirksame Form der Steuerung angewendet habe und so ihre Depression unbeabsichtigt durch Inaktivität und Grübeln aufrechterhalten hatte.

Wenn der Patient weiterhin von der Unkontrollierbarkeit des Grübelns überzeugt ist, schlägt der Therapeut vor zu versuchen, das Grübeln noch zu intensivieren. Wenn der Patient die Erfahrung macht, dass sich Grübeln intensivieren lässt, muss er sich gleichzeitig eingestehen, dass dieser Prozess seiner Kontrolle unterliegt. Bei manchen Patienten hilft es, zwischen Überzeugungen in Bezug auf Steuerbarkeit und eigenen Erfahrungen hinsichtlich der Steuerbarkeit zu unterscheiden. Ein Patient kann zum Beispiel von der Unkontrollierbarkeit von Grübeln überzeugt sein, einfach weil er noch nie oder nur halbherzig versucht hat, es zu steuern.

Der Therapeut stellt Fragen, die Hinweise darauf erbringen können, dass der Prozess des Grübelns steuerbar ist. Er fragt zum Beispiel »Wenn Grübeln nicht steuerbar ist, wieso hört es dann aber irgendwann auf?« und dann »Wenn Sie gerade grübeln und es passiert ein Notfall, geht das Grübeln dann weiter? Ist das ein Beweis dafür, dass es steuerbar oder nicht steuerbar ist?«.

Experiment zur Modulation des Grübelns

Der Therapeut stellt ein Experiment vor, um die Überzeugung des Patienten in Bezug auf die fehlende Steuerbarkeit des Grübelns zu überprüfen:

Anleitung

»Sie grübeln, um Lösungen für Ihre Probleme zu finden, und unterbrechen diesen Prozess nicht wirksam. Diese Beobachtung untermauert Ihre Überzeugung, dass Grübeln nicht gesteuert werden kann. Ich würde Ihnen gerne ein Experiment vorstellen. In einer Minute werde ich Sie bitten, mit Grübeln anzufangen, dann diesen Prozess wieder zu unterbrechen und Ihre seelischen Vorgänge in einen Zustand achtsamer, beobachtender Ruhe zu bringen.

Erinnern Sie sich an einen aktuellen Auslöser für Grübeln? Ich möchte, dass Sie jetzt an diesen Auslöser denken. Wenn Sie den Auslöser präsent haben, können Sie dann darüber nachgrübeln? Stellen Sie sich alle Fragen, die Sie sich in der Regel stellen, und versuchen Sie, eine Antwort zu finden. Wenn ich ›Stopp‹ sage, möchte ich, dass Sie das Grübeln unterbrechen, sich aber des Auslösers des Grübelns bewusst bleiben. Lassen Sie uns das versuchen«.

Dieses Experiment ist sehr raffiniert und muss wiederholt werden, wenn der Patient die Steuerbarkeit des Grübelns immer noch in Frage stellt. Dann bittet der Therapeut den Patienten, wieder mit dem Grübeln anzufangen, dieses Mal jedoch zu versuchen, die Intensität des Grübelns zu erhöhen und dann die Kontrolle über das Grübeln zu verlieren. Während dieser Übung lässt der Therapeut den Patienten wiederholt die

Steuerbarkeit des Grübelns einschätzen. Im Anschluss an diese Experimente wird zu Hause das Aufschieben des Grübelns geübt.

Die Wirksamkeit der Interventionen zu den Überzeugungen bezüglich Nichtsteuerbarkeit kann durch Befragung des Patienten und durch veränderte Scores auf der MDD-S überprüft werden. Sobald hier eine relevante Veränderung erreicht wurde, exploriert der Therapeut die metakognitiven Überzeugungen in Bezug auf die Bedeutung der Symptome.

Der Therapeut setzt sich mit allen Tendenzen des Patienten auseinander, Veränderungen der Motivation, der inneren Energie oder der Stimmung sowie Erschöpfungszustände als Zeichen von Krankheit, seelischen Verfalls oder Abnormalität fehlzudeuten.

Verbale und behaviorale Methoden der Reattribution schwächen diese negativen Überzeugungen. Der Therapeut unterstützt den Patienten bei einer kritischen Überprüfung der Annahme, dass die genannten Symptome immer ein Zeichen einer depressiven Störung sind. Er schlägt vor, diese Symptome als normale tägliche Schwankungen von Stimmung, Motivation und innerer Energie zu verstehen.

Manche Patienten berichten, dass Energielosigkeit der Auslöser für den Prozess des Grübelns ist. Der Therapeut bespricht den Zusammenhang zwischen Aktivitätsniveau und innerer Energie. Die Einschätzung der eigenen Energie hängt unter anderem von der Ernährung ab. Ein niedriges Aktivitätsniveau führt zu niedriger Energie und Erschöpfung, umgekehrt führt hohe körperliche und mentale Aktivität ebenfalls zu Erschöpfung. Der Therapeut geht mit dem Patienten eine Reihe gutartiger alternativer Erklärungen für die Symptome durch. Er untersucht mit ihm die Symptommuster, ihre natürlichen Schwankungen und ihre Beziehung zu Alltagsereignissen im Rahmen von Hausaufgaben. Dies wirkt der Überzeugung entgegen, dass alle Symptome durch eine Abnormalität des Gehirns verursacht werden.

Der Therapeut spricht mit dem Patienten über die Tatsache, dass Stimmungsschwankungen normal und natürlich sind. Tortendiagramme können dazu verwendet werden, das Spektrum der Erklärungsmöglichkeiten von Stimmungsschwankungen darzustellen. Ein Patient glaubte, dass seine Stimmungsschwankungen Anzeichen für besondere Anfälligkeit für seelische Störungen sind. Der Therapeut erstellte mit ihm eine Liste möglicher Erklärungen für seine Stimmungsschwankungen:

Th: Eine Ihrer Überzeugungen besteht darin, dass tägliche Stimmungsschwankungen Zeichen einer Anfälligkeit für seelische Störungen sind. Haben Sie schon einmal nach anderen Erklärungen für Stimmungsschwankungen gesucht?

P: Nein, ich kann mir einfach nicht vorstellen, dass Emotionen sich normalerweise so oft ändern.

Th: Vielleicht können wir eine Liste von Gründen für emotionale Schwankungen erstellen. Weshalb wird Ihre Stimmung schlechter?

P: Ich weiß nicht, ich dachte immer, weil ich krank bin.

Th: Wir haben über Grübeln gesprochen. Könnte das ein Grund sein?

P: Ja, stimmt. Grübeln macht es schlimmer.

Th: Gut, dann setze ich es auf die Liste.
P: Aber Grübeln erweckt bei mir zuerst ganz andere Erwartungen.
Th: Welche anderen Dinge lassen Ihre Stimmung absinken? Was passiert, wenn Sie von anderen Menschen etwas Negatives hören?
P: Ja, wenn ich kritisiert werde, fühle ich mich schlechter.
Th: Gut, dann schreibe ich Kritik auf die Liste. Was passiert, wenn Sie müde werden?
P: Ja, Erschöpfung beeinflusst meine Stimmung.
Th: Wenn Sie hungrig sind? Manche Menschen werden launisch, wenn sie Hunger haben.
P: Ja, das klingt nach mir. Ich bin dann leicht reizbar.
Th: Was geschieht, wenn Sie Alkohol trinken?
P: Das betrifft mich nicht, ich trinke selten.
Th: Was passiert, wenn Sie Ihren eigenen Erwartungen nicht gerecht werden.
P: Ich werde eher nervös, wenn andere Menschen meine Erwartungen nicht erfüllen.
Th: Könnte es sein, dass die Stimmung einfach normalen Schwankungen unterliegt?
P: Das kann sein. Aber geht es anderen Menschen genauso?
Th: Das könnten wir später mithilfe einer Umfrage herausfinden. Fällt Ihnen jetzt noch ein anderer Grund für die Liste ein?
P: Nein.
Th: Was passiert, wenn Sie Ihre Aufmerksamkeit auf Ihr Innenleben richten? Tun Sie das häufig?
P: Ja, ich überprüfe morgens, wie ich mich fühle. Meistens fühle ich mich müde, wenn ich aufstehe.
Th: Gut, ich schreibe auf die Liste, dass Sie Ihre Stimmung überprüfen. Fällt Ihnen noch etwas ein?
P: Nein, ich glaube nicht.
Th: Gut, ich muss Ihre eingangs geäußerte Aussage noch auf die Liste aufnehmen »Ich bin anfällig für seelische Störungen«. Wenn Sie die Liste der Ursachen betrachten, wie sehr sind Sie davon überzeugt, dass Ihre Stimmungsschwankungen ein Zeichen einer ernsten seelischen Störung sind?
P: Na ja, vielleicht nehme ich immer gleich das Schlimmste an. Aber ich kann immer noch nicht glauben, dass es anderen Menschen genauso geht.
Th: Das können wir herausfinden. Wir können ein kleines Experiment durchführen und andere Leute fragen, ob sich ihre Stimmung auch schnell verändert und sie nicht wissen, warum dies so ist.

Der Patient wurde gebeten, zu Hause ein Verhaltensexperiment durchzuführen. Der Therapeut und der Patient entwarfen eine Serie von Fragen, die dem Patienten für die Überprüfung seiner Überzeugungen sinnvoll schienen:

(1) »Erleben Sie täglich Stimmungsschwankungen? Schwankt Ihre Energie oder verändert sich Ihr Interesse für manche Dinge im Laufe des Tages?«
(2) »Fühlen Sie sich manchmal traurig und niedergeschlagen, ohne zu wissen weshalb?«

(3) »Fühlen Sie sich müde, obwohl Sie gerade erst aufgestanden sind?«
Der Patient vereinbarte, diese Fragen fünf Menschen in seinem Umfeld zu stellen. In der nächsten Therapiesitzung stellte er die Resultate vor. Er entdeckte zu seiner Überraschung, dass jeder, den er fragte, von Stimmungsschwankungen, Schwankungen des Ausmaßes von innerer Energie oder Erschöpfung berichtete. Die meisten Befragten gaben auch an, sich manchmal traurig zu fühlen, ohne zu wissen weshalb.

9.3.5 Modifikation positiver metakognitiver Überzeugungen

Positive metakognitive Überzeugungen sind entweder deklaratives Wissen (z. B. »Grübeln hilft mir, eine Lösung zu finden«), prozedurales Wissen oder Pläne zur kognitiven Verarbeitung. Es ist notwendig, diese positiven Überzeugungen zu verändern, weil sie Patienten sonst zu weiterem Grübeln motivieren. Weiterhin ist es wichtig, neue alternative Pläne für die Lenkung von Denkmustern und Verhalten als Reaktion auf bisherige Auslöser von Grübeln zu stärken.

Es gibt mehrere Strategien, um positive metakognitive Überzeugungen in Bezug auf den Prozess des Grübelns zu modifizieren, die miteinander kombiniert werden können. Zuerst werden die Überzeugungen des Patienten mit verbalen Strategien kritisch überprüft. Dann werden Verhaltensexperimente durchgeführt

Pro-Contra-Liste

Der Therapeut beginnt eine Analyse der Vor- und Nachteile des Grübelns. Er betont die Nachteile, indem er aufzeigt, dass Grübeln immer problematisch ist. Dann überprüft er die Gültigkeit der vom Patienten genannten Vorteile und exploriert alternative Methoden, mit denen diese Vorteile auch auf andere Weise erreicht werden können.

Ein Patient erwähnte zum Beispiel, dass er über seine Probleme nachgrübeln müsse, weil er sie sonst vergessen würde. Der Therapeut fragte ihn, ob es möglich sei, auf andere Weise über seine Probleme nachzudenken. Eine Diskussion ergab, dass der Patient eine dichotome Einstellung zum Grübeln hatte: entweder er grübelte oder er fand gar keine Lösung. Interessanterweise grübelte er nicht bei der Arbeit und konnte sich auf seine Arbeit konzentrieren, auch wenn er abgelenkt wurde. Der Therapeut fragte ihn, ob er dieselbe Strategie bei seinen körperlichen Symptomen anwenden könnte: Sich auf seine Aufgabe zu konzentrieren, auch angesichts von Symptomen und ohne deren Bedeutung zu analysieren.

Kritische Überprüfung der Beweise

Der Therapeut fragt »Wenn Grübeln hilfreich ist, warum sind Sie noch nicht wieder gesund geworden? Warum haben Sie Ihr Depressionsproblem noch nicht gelöst? Was sagt dies über die Nützlichkeit des Grübelns aus?«.

Zusätzlich oder als Alternative fragt der Therapeut nach den Mechanismen, die dem angeblichen Nutzen des Grübelns zugrunde liegen »Wie funktioniert Grübeln? Wie ermöglicht es Ihnen, Ihre Probleme zu lösen und die Gründe für Ihre Traurigkeit herauszufinden? Worauf stützt sich Ihre Vermutung, dass das Grübeln hilft, Schwierigkeiten zu überwinden?«.

Der Therapeut hinterfragt ebenfalls die Ziele des Patienten beim Grübeln »Welche Ziele verfolgen Sie beim Grübeln? Wenn Grübeln wirksam ist, warum müssen Sie dann immer wieder grübeln? Woher wissen Sie, wann Sie genügend gegrübelt haben? Wie sehr hat Ihnen Grübeln bisher bei der Überwindung der Depression geholfen?«.

Grübel-Experimente

Der Therapeut schlägt Verhaltensexperimente vor, um die Nützlichkeit des Grübelns zu überprüfen. Der Patient wird beispielsweise gebeten, einen Tag lang sehr intensiv zu grübeln und dann am nächsten Tag das Grübeln den ganzen Tag zu unterlassen. Der Therapeut bittet den Patienten zu beobachten, ob sich seine Probleme an dem Grübel-Tag lösen, ob seine Stimmung sich bessert, wenn er grübeln darf. Dieses Verhaltensexperiment mit der Modulation von Grübeln ähnelt dem Verhaltensexperiment aus Kapitel 6, in dem Sorgen moduliert werden.

Modifizierung des Bedrohungsmonitorings

Patienten richten oft ihre gesamte Aufmerksamkeit auf die Symptome der Depression, um ihre Belastbarkeit einzuschätzen. Eine Patientin beschrieb, wie sie morgens beim Aufwachen in sich hineinhorchte, um zu entscheiden, ob sie heute ein Gefühl der Leere empfand oder nicht. Jeden Morgen nach dem Aufwachen überlegte sie, ob sie im Bett bleiben sollte, um sich besser zu fühlen. Auf ähnliche Weise überprüfte eine junge Mutter mit einer depressiven Störung ihre Denkprozesse. Fühlte sich ihr Kopf »wie Baumwolle« an, nahm sie das als Zeichen, dass sie heute nicht in der Lage war, sich um ihre Kinder zu kümmern. Ein 40-jähriger Patient überprüfte ständig, ob eine glückliche Stimmung, die er erlebt hatte, wieder vorhanden war, um zu entscheiden, ob sich seine Depression gebessert hatte.

Bei der Behandlung mit Metakognitiver Therapie exploriert der Therapeut das Bedrohungsmonitoring und unterstützt den Patienten dabei, auf Bedrohungsmonitoring zu verzichten. Er analysiert mit dem Patienten die Vor- und Nachteile und macht ihm bewusst, dass es zu seiner Depression beitragen kann.

Maladaptive Bewältigungsstrategien bei Stimmungsschwankungen

Außer mit Grübeln und Bedrohungsmonitoring reagieren Patienten meist mit problematischen Bewältigungsstrategien auf Stimmungsschwankungen. Patienten reduzieren ihre Aktivitäten, schlafen lange, essen zu viel, verletzen sich selbst oder trinken vermehrt Alkohol. Der Therapeut betont die Nachteile dieser Reaktionen und gibt Hilfestellung, um sie zu verändern.

Der Aufbau von angenehmen Aktivitäten wirkt dieser Tendenz entgegen und gibt dem Tag eine bessere Struktur. Der Therapeut exploriert die metakognitiven Überzeugungen, die den Patienten veranlassen, auf Traurigkeit, mit verminderter Aktivität zu reagieren. Eine Patientin glaubte zum Beispiel »Ich muss weniger arbeiten, wenn ich mich traurig fühle, sonst halte ich die Traurigkeit nicht aus«. Diese Überzeugungen verstärkten ihren Eindruck, vulnerabel zu sein. Sie hatte eine hohe Aufmerksamkeit auf das Gefühl von Traurigkeit. Der Therapeut hinterfragte ihre Überzeugungen und schlug ihr als Verhaltensexperiment vor, ihr Arbeitspensum das nächste Mal, wenn sie sich traurig fühlte, zu erhöhen. Entgegen der Erwartung, es nicht aushalten zu könnte, entdeckte die Patientin, dass sich ihre Stimmung mit mehr Arbeit verbesserte.

9.3.6 Neue Pläne zur kognitiven Verarbeitung

Der letzte Schritt der Behandlung, der auch zur Rückfallprophylaxe beiträgt, ist die Festigung alternativer metakognitiver Pläne. Neue Pläne steuern in Zukunft die Reaktionen auf bisher depressiogene Stimuli. Wie erwähnt, kann der Prozess des Grübelns eine jahrelange Strategie gewesen sein, der sich der Patient nur wenig bewusst war. Um in Zukunft nicht mehr zu grübeln, braucht der Patient neue Pläne zur Steuerung seines Denkens.

Damit sich die kognitiven Pläne festigen, müssen die neuen Verarbeitungsstrategien konsequent geübt werden. Besonders wichtig ist, dass der Patient sich der Problematik des Grübelns und nicht hilfreicher Bewältigungsstrategien (z. B. Inaktivität) bewusst bleibt. Die neuen Pläne beinhalten Verhaltensweisen, die mit dem Prozess des Grübelns, mit Vermeidungsverhalten und verminderter Aktivität unvereinbar sind. Der Therapeut erstellt auf Basis des Fallkonzepts einen individuellen Plan. Um eine kompakte Darstellung des Plans zu erleichtern, findet sich im Anhang 15 ein Arbeitsblatt. Diese Zusammenfassung beinhaltet den maladaptiven alten Plan und benennt neue alternative Verhaltensweisen, die als Reaktion auf bisherige individuelle Auslöser von Grübeln geübt werden.

Diese zusammenfassende Darstellung hat drei wichtige Komponenten. Zuerst wird eine vollständige Liste von Auslösern für Symptome zusammengestellt, damit das Bewusstsein des Patienten für diese Auslöser geschärft wird. Dann wird ein detaillierter Satz von Aussagen in der ersten Person zusammengestellt, die den alten und den neuen Plan abbilden. Drittens wird der Patient ermutigt, den neuen Plan immer wieder als Alternative zum alten Plan einzusetzen. Jede dieser Komponenten wird im Folgenden besprochen.

Die Liste »Meine Auslöser« enthält alle typischen inneren Ereignisse, die alte Verarbeitungs- und Bewältigungsstrategien aktivieren. Typische Beispiele sind negative Gedanken (z. B. »Ich bin ein Versager«), körperliche Symptome (z. B. Kraftlosigkeit, Motivationsmangel, Schmerzen), kognitive Symptome (z. B. Konzentrationsschwierigkeiten). Auslöser sind auch externe Ereignisse (z. B. kritisiert werden, nicht beachtet werden), die jedoch praktisch immer an einen inneren Auslöser gebunden sind wie zum Beispiel den Gedanken »Was habe ich falsch gemacht?«.

Die Liste »Denkmuster« enthält die Metakognitionen hinter dem alten grüblerischen Denkprozess. Zum Beispiel »Ich muss darüber nachdenken und analysieren, warum mir das passiert, warum ich mich so fühle, was das über mich als Person aussagt und warum ich immer versage«. Der neue Plan beinhaltet eine Selbstinstruktion zu alternativen Reaktionen: »Ich unterbreche das Grübeln und verschiebe die Analyse des Problems auf später. Wenn negative Gedanken auftreten, wende ich Detached Mindfulness an und setze meine Tätigkeit fort«.

Die Liste »Verhaltensweisen« enthält eine Aussage, die das alte Vermeidungsverhalten und Inaktivität mit neuem Verhalten kontrastiert. Zum Beispiel »Ich muss die Begegnung mit anderen Menschen vermeiden, mehr schlafen und meine täglichen Aufgaben aufschieben« wird zu »Ich arbeite und treffe mich mit anderen Menschen, auch wenn mir nicht danach ist. Ich vertraue darauf, dass es mir gelingt, aktiv zu sein, auch wenn ich traurig bin«.

Die Liste »Aufmerksamkeitsfokus« bezieht sich auf das Bedrohungsmonitoring. Eine Patientin erzählte, wie sie jeden Morgen überprüfte, ob sie sich erschöpft fühlte, um zu entscheiden, ob dies ein guter oder schlechter Tag werden würde. Sie verschob Aktivitäten, bis »mir danach ist«. Ihre alte Strategie bestand darin, das Ausmaß ihrer Motivation zu überprüfen, um zu entscheiden, ob sie ihre Aufgaben bewältigen würde. Ihr alter Plan wurde folgendermaßen zusammengefasst »Ich muss das Ausmaß meiner Müdigkeit einschätzen, um entscheiden zu können, was für ein Tag es werden wird«. Der neue Plan lautete »Ich verzichte darauf, meine Müdigkeit zu bewerten. Ich konzentriere mich jeden Morgen auf die positiven Aspekte meines Zustands. Ich konzentriere mich auf die tatsächliche Durchführung meiner Aufgaben, nicht darauf, ob ich Lust habe, die Aufgaben zu erledigen. Ich beweise mir, dass ich meine Aufgaben auch dann durchführen kann, wenn ich mich müde fühle«.

9.3.7 Rückfallprophylaxe

Die Erstellung der neuen Pläne zur kognitiven Verarbeitung ist Teil der Rückfallprophylaxe. Eine weitere Komponente ist das Besprechen von Residualsymptomen, die sich in der MDD-S zeigen. Die besondere Aufmerksamkeit gilt dabei der Häufigkeit und Dauer des Grübelns und den negativen und positiven metakognitiven Überzeugungen. Residualsymptome in diesen Bereichen sollten Gegenstand der Therapie werden, da sie ein Rückfallrisiko darstellen.

Der Therapeut überprüft, ob noch subtile Formen des Grübelns oder ähnliche perseverierende Prozesse existieren, die neu entstanden sind oder noch nicht entdeckt wurden.

In den letzten zwei Therapiesitzungen arbeiten Therapeut und Patient an der Erstellung einer Blaupause der Therapie. Der Patient wird gebeten, mit der Anfertigung zu Hause zu beginnen und dies in der Therapiesitzung mit dem Therapeuten fortzusetzen. Die Blaupause enthält das Fallkonzept, Beispiele für negative und positive Überzeugungen in Bezug auf den Prozess des Grübelns und die Sachverhalte, die diesen Überzeugungen entgegenstehen. Die Blaupause beinhaltet ebenfalls eine Zusammenfassung der neuen kognitiven Pläne, der neuen Strategie im Umgang mit Auslösern (z. B. Gedanken, Symptomen, Traurigkeit).

Therapiesitzungen zur Wiederauffrischung des Gelernten werden drei und sechs Monate nach Beendigung der Therapie angesetzt. Sie bieten Gelegenheit, den Therapieerfolg zu überprüfen und das Wissen über die neuen Strategien zu verstärken.

Angst vor Rückfall

Zukünftige Stimmungsschwankungen und Traurigkeit werden als normale Ereignisse umgedeutet. Beeinträchtigungen der Stimmung können als Gelegenheit wahrgenommen werden, die in der Therapie erlernten Strategien zu üben. Jede Möglichkeit zu üben bietet die Chance, alternative hilfreiche Verhaltensweisen zu festigen.

Der letzte Abschnitt der neuen kognitiven Pläne enthält eine Neubewertung der Symptome. Jedes Auftreten von Symptomen wird als Gelegenheit betrachtet, den Einsatz der neuen kognitiven Pläne zu üben. Die Neubewertung enthält Aussagen wie »Stimmungsveränderungen sind normal, ich werde sie nicht komplizierter machen, indem ich den alten kognitiven Plan anwende. Jede Stimmungsschwankung bietet mir die Chance, meine neuen kognitiven Pläne zu festigen«.

Bemerkungen zu Suizidalität und Selbstverletzungen

Bei Patienten, die selbstverletzende Verhaltensweisen zeigen oder suizidale Absichten äußern, ist es wichtig, dass der Therapeut eine professionelle Risikoeinschätzung vornimmt. Er trifft entsprechende Vorsichtsmaßnahmen, zieht weitere Personen hinzu und stellt so Sicherheit her. Selbstverletzungen werden als Folge lang andauernden Grübelns konzeptualisiert. Manchen Patienten gelingt es, ihre durch Grübeln hervorgerufene Emotionen und Gedanken durch selbstverletzende Verhaltensweisen zu vermeiden. Der Therapeut erstellt ein Fallkonzept zu dieser Funktion. Er erörtert mit dem Patienten alternative Möglichkeiten, um das Grübeln zu verschieben und zu einem günstigeren Emotionsmanagement zu kommen.

Hoffnungslosigkeit ist ein wichtiger Faktor bei Suizidalität. In der Metakognitiven Therapie wird Hoffnungslosigkeit als eine Manifestation des Grübelns konzeptualisiert. Die Unabänderlichkeit der Dinge und die eigene Machtlosigkeit stehen im Zentrum des Grübelns. Der Therapeut macht den Patienten darauf aufmerksam, dass Hoffnungslosigkeit eine Manifestation des Grübelns ist. Er schlägt ihm vor, das Grübeln zu unterbrechen und seine Aufmerksamkeit auf spezifische Lösungsmöglichkeiten seiner Probleme zu lenken oder wichtige Bereiche seines Lebens zu reorganisieren, die vernachlässigt wurden.

9.4 Behandlungsplan Major Depression

Im Folgenden wird ein Behandlungsplan für acht Therapiesitzungen in Form einer Checkliste vorgestellt. Es handelt sich um einen Leitfaden für die Struktur und den Inhalt der Therapiesitzungen, er sollte den individuellen Umständen angepasst werden. Der Behandlungsplan wird in direktem Bezug zu den in diesem Kapitel beschriebenen Strategien eingesetzt.

Checkliste zur Behandlung der Major Depression

Sitzung 1

- Individuelles Fallkonzept erstellen.
- Den Patienten mit dem Störungsmodell vertraut machen.
- Grübel-Episoden identifizieren und markieren (Verbesserung der bewussten Aufmerksamkeit für diesen Prozess).
- Aufmerksamkeitstraining (ATT).
- ATT-Arbeitsblatt bearbeiten.
- Hausaufgabe: ATT üben (zwei Mal pro Tag), ATT-Arbeitsblatt führen.

Sitzung 2

- Hausaufgaben durchgehen. MDD-S-Fragebogen durchgehen, insbesondere Zeitaufwand für Grübeln und Überzeugungen in Bezug auf die fehlende Steuerbarkeit von Gedanken.
- Vertrautmachen des Patienten mit dem Störungsmodell fortsetzen: Das Problem besteht in Überzeugungen in Bezug auf Gedanken.
- Detached Mindfulness (DM) einführen und üben.
- Verhaltensexperiment zum Aufschieben von Grübeln einführen, um die Überzeugungen in Bezug auf die fehlende Steuerbarkeit von Gedanken zu modifizieren.
- ATT üben.
- Hausaufgabe: ATT üben; DM und das Aufschieben von Grübeln anwenden.

Sitzung 3

- Hausaufgaben durchgehen. MDD-S-Fragebogen durchgehen, insbesondere Zeitaufwand für Grübeln und Überzeugungen in Bezug auf die fehlende Steuerbarkeit von Gedanken.
- Grübel-Auslöser identifizieren und DM üben (Aktives Grübeln vs. Üben des Aufschiebens von Grübeln in der Sitzung).
- Metakognitionen zu fehlender Steuerbarkeit kritisch überprüfen (z. B. Modulationsexperiment).
- ATT üben.
- Aktivitätsniveau und Bewältigung durch Vermeidungsverhalten explorieren.
- Hausaufgabe: ATT üben; DM und das Aufschieben von Grübeln anwenden (auf alle Auslöser). Aktivitätsniveau erhöhen.

Sitzung 4

- Hausaufgaben durchgehen. MDD-S-Fragebogen durchgehen, insbesondere Zeitaufwand für Grübeln und Überzeugungen in Bezug auf die fehlende Steuerbarkeit von Gedanken, Aktivitätsniveau und dysfunktionale Bewältigungsstrategien.
- Überprüfen, ob das Aufschieben von Grübeln auf mindestens 75 % aller Auslöser angewendet wird und Grübel-Episoden nicht länger als 2 Minuten dauern. (Breitere Anwendung verstärken).

- Positive Überzeugungen in Bezug auf Grübeln kritisch überprüfen.
- ATT üben.
- Hausaufgabe: ATT üben, Anwendung von DM und das Aufschieben von Grübeln ausweiten, Aktivitäten protokollieren.

Sitzung 5

- Hausaufgaben durchgehen. MDD-S-Fragebogen durchgehen, insbesondere Zeitaufwand für Grübeln, positive Überzeugungen und Aktivitätsniveau.
- Konsistente und breite Anwendung von DM prüfen.
- Fortfahren, positive Überzeugungen in Bezug auf Grübeln kritisch zu überprüfen.
- Aktivitätsniveau überprüfen und Verbesserungen vorschlagen (andere dysfunktionale Bewältigungsstrategien explorieren und begrenzen, z. B. exzessives Schlafen, Alkohol).
- ATT üben.
- Hausaufgabe: ATT üben, Aufschub von Grübeln, vermehrte Aktivitäten.

Sitzung 6

- Hausaufgaben durchgehen. MDD-S-Fragebogen durchgehen, insbesondere Zeitaufwand für Grübeln, positive Überzeugungen und Aktivitätsniveau.
- Negative Überzeugungen in Bezug auf Emotionen, insbesondere Depression, explorieren und kritisch überprüfen.
- ATT üben (Schwierigkeitsgrad steigern).
- Hausaufgabe: ATT üben, Aufschub von Grübeln, Aktivitäten beibehalten.

Sitzung 7

- Hausaufgaben durchgehen. MDD-S-Fragebogen durchgehen, insbesondere Zeitaufwand für Grübeln, positive Überzeugungen und dysfunktionale Bewältigungsstrategien.
- Arbeit am Schreiben neuer Pläne für die kognitive Verarbeitung (Arbeitsblatt fertigstellen und dem Patienten eine Kopie aushändigen.
- Ängste vor Rückfall explorieren und modifizieren.
- ATT üben.
- Hausaufgabe: ATT üben, neue Pläne für die kognitive Verarbeitung implementieren, Arbeit an Therapie-Blaupause beginnen.

Sitzung 8

- Hausaufgaben durchgehen. MDD-S-Fragebogen durchgehen.
- Rückfallprophylaxe: Blaupause fertigstellen.
- Arbeit an residualen metakognitiven Überzeugungen.
- Zukünftige Auslöser antizipieren und besprechen, wie die neuen Pläne für die kognitive Verarbeitung angewendet werden.
- Termin für Auffrischungssitzungen (Booster Session) festlegen.

10 Empirische Grundlagen der Metakognitiven Theorie und Therapie

Dieses Kapitel gibt einen Überblick über die empirischen Grundlagen der Metakognitiven Therapie. Insbesondere werden Studien vorgestellt, die die Rolle von Metakognitionen und des CAS bei psychischen Störungen unterstützen. Belege für die Wirksamkeit der spezifischen Behandlungstechniken und Daten zu Therapieergebnissen bei der Anwendung des gesamten Therapiepakets der Metakognitiven Therapie liegen ebenfalls vor. Dieses Kapitel gibt mehr einen Überblick als eine tiefergehende Erörterung, die ein eigenes Buch in Anspruch nehmen würde.

Wir geben zunächst einen Überblick über die Studien, die Elemente des CAS mit psychischen Störungen in Verbindung bringen. Diese Elemente sind Sich-Sorgen, Grübeln, Bedrohungsmonitoring und metakognitive Bewältigungsstrategien. Dann besprechen wir die empirischen Belege für Beziehungen zwischen metakognitiven Überzeugungen und psychischen Störungen. Schließlich fassen wir Studien zusammen, die die Wirksamkeit der experimentellen Veränderung von Metakognitionen, der experimentellen Veränderung von Aufmerksamkeitsprozessen und die Wirksamkeit der gesamten Behandlung untersuchten.

10.1 Die Konsequenzen des Cognitive Attentional Syndrome (CAS)

10.1.1 Sich-Sorgen und Grübeln

Eine große Datenbasis unterstützt die Idee, dass perseverierende Denkmuster in Form von Grübeln oder Sich-Sorgen schädlich für das emotionale Wohlbefinden sind. Frühe Forschungsarbeiten zum Thema Sorgen wurden im Bereich Prüfungsangst durchgeführt (z. B. Wine, 1971; Sarason, 1984). Prüfungsangst wurde dabei in zwei Subkomponenten aufgeteilt: emotionale Reaktionen und Sorgen. Zahlreiche Studien weisen darauf hin, dass die Komponente des Sich-Sorgens einen schädlichen Einfluss auf die Ergebnisse der Prüfung hat. Dieser Effekt wird der Tatsache zugeschrieben, dass Sich-Sorgen Ressourcen verbraucht, die eigentlich für Aufmerksamkeitsprozesse gebraucht werden. Diese Daten stimmen mit der Ansicht überein, dass Sich-Sorgen ein Prozess ist, der Aufmerksamkeit in Anspruch nimmt und aufgabenorientiertes Verhalten und Verarbeitung beeinträchtigt.

Es bestehen wenig Zweifel, dass perseverierende Denkformen bei psychischen Störungen eine große Rolle spielen. Sich-Sorgen wurde bei einer Vielzahl von Störungen als psychopathologischer Prozess identifiziert: bei Panikstörungen (DSM-IV; American Psychiatric Association, 1994), Sozialer Phobie (Clark & Wells, 1995; Mellings &

Alden, 2000), Hypochondrie (Bouman & Mejer, 1999), PTBS (Holeva, Tarrier & Wells, 2001) und Generalisierter Angststörung (DSM-IV, American Psychiatric Association, 1994). Der Prozess des Grübelns spielt bei depressiven Störungen eine wichtige Rolle (z. B. Nolen-Hoeksema, 1991).

Im metakognitiven Modell haben Sorgen schädliche Auswirkungen auf die Selbststeuerung. Sie blockieren die emotionale Verarbeitung, verbrauchen kognitive Kapazitäten, führen zu Leistungsschwächen und fördern das Bedrohungsmonitoring.

Wissenschaftliche Studien über die negativen Auswirkungen von Sich-Sorgen-Machen und Grübeln bestätigen diese ungünstigen Auswirkungen. Eine frühe Untersuchung überprüfte die Auswirkungen umgrenzter Perioden von Sich-Sorgen-Machen bei Menschen, die zu ausgeprägten Sorgen neigen und bei Menschen, die sich weniger Sorgen machen. Bei einer im Anschluss durchgeführten Atemübung schienen kurze Perioden von Sorgen bei Menschen, die sich stark sorgen, zu mehr Angst, mehr Depression, weniger aufgabenorientierter Aufmerksamkeit und mehr negativen Gedanken zu führen (Borkovec et al., 1983).

Hazlett-Stephens (1997) explorierte die Auswirkungen von Sorgen bei Studienteilnehmern mit Redeangst, die gebeten wurden, fünf aufeinanderfolgende Reden zu halten. Studienteilnehmer in der Kontrollgruppe zeigten Habituation der subjektiven Angst bei wiederholter Exposition. Studienteilnehmer, die sich verstärkt Sorgen vor jeder Exposition machten, zeigten keine Habituation.

Mellings und Alden (2000) untersuchten Grübeln und Sich-Sorgen bei Probanden, die ein hohes Maß an sozialer Angst zeigten. Grübeln und Sich-Sorgen erwiesen sich als Prädiktoren für das Erinnern negativer Information über die eigene Person, negative Selbsteinschätzung und das Erinnern von Angstreaktionen, welche die Antizipation einer sozialen Interaktion beinhalteten.

Die Idee, dass Sich-Sorgen mit anderen emotionalen Verarbeitungsprozessen interferiert, ist ein zentraler Punkt der Metakognitiven Theorie. Diese Idee wurde schon häufig direkt überprüft. Butler, Wells und Derwick (1995) und Wells und Papageorgiou (1995) zeigten Studienteilnehmern einen grausamen, belastenden Film. Sie instruierten sie danach, mit verschiedenen Denkmustern auf den Film zu reagieren. Ein Teil der Teilnehmer wurden gebeten, sich Sorgen zu machen. Die Personen, die es taten, litten an den nachfolgenden drei Tagen unter mehr Intrusionen bezüglich des Films. Da intrusive Bilder ein Anhaltspunkt für fehlgeschlagene emotionale Verarbeitung sind (z. B. Rachman, 1980), kann geschlussfolgert werden, dass Sorgen die emotionale Verarbeitung blockiert.

Ein ähnlicher Prozess wie Sich-Sorgen ist Grübeln. Diese Prozesse überlappen in vielerlei Hinsicht, wie in Vergleichsstudien gezeigt werden konnte. Es gibt jedoch auch Differenzen (Papageorgiou & Wells, 1999a, 2004). Im metakognitiven Modell haben beide Prozesse negative Auswirkungen auf die Selbststeuerung und das emotionale Wohlbefinden.

Es gibt eine bedeutende Anzahl an empirischen Belegen für die negativen Auswirkungen des Grübelns auf Emotionen und Psychopathologie (Lyubomirsky & Tkach, 2004; Nolen-Hoeksema, 2004 für Reviews). Nolen-Hoeksema und ihre Kollegen betrieben bahnbrechende Forschung im Bereich des Grübelns. Nach belastenden Lebensereignissen verlängert Grübeln depressive Stimmung (z. B. Nolen-Hoeksema & Morrow, 1991; Nolen-Hoeksema & Larson, 1999). In einer großen Längsschnittstudie hatten 1.100 Erwachsene, die in der Anfangsuntersuchung eine ausgeprägte Depression und Grübeln aufwiesen, ein Jahr später stärker ausgeprägte, länger dauernde, depressive Symptome, mehr Angstsymptome und waren seltener bezüglich der Depression remittiert (Nolen-Hoeksema, 2000). Grübeln beeinflusst nicht nur die Stimmung, sondern auch Denkmuster und Verhalten (Spasojevic, Alloy, Abramson, Maccoon & Robinson, 2004).

Insgesamt unterstützen die Studien die Ansicht, dass Denkmuster, die durch perseverierende Verarbeitung charakterisiert sind, zu Symptomen von emotionalen Störungen beitragen. Einige dieser Studien beinhalteten experimentelle Interventionen oder haben prospektive Analysen der Auswirkungen der Denkmuster durchgeführt. Insgesamt sind die Ergebnisse der Studien konsistent mit der Annahme einer kausalen Rolle perseverierender Denkmuster in der Entwicklung psychischer Störungen. Es gibt eine noch größere Datenbasis von Querschnittsstudien, die zeigen, dass individuelle Unterschiede in Sich-Sorgen und Grübeln positiv mit der Neigung zu psychischen Störungen korrelieren (z. B. Matthews & Wells, 2004).

10.1.2 Bedrohungsmonitoring

Das S-REF-Modell (Self-Regulatory Executive Function Model; Wells & Matthes, 1994, s. Abschn. 1.3) bildet die Grundlage des metakognitiven Ansatzes. Zunächst konzentrierten wir uns darauf, Aufmerksamkeits- und Leistungsdaten angemessen zu erklären.

Im metakognitiven Modell ist Bedrohungsmonitoring (eine Anomalie der selektiven Aufmerksamkeitsprozesse, die aus einer exzessiven Neigung besteht, sich auf subjektiv empfundene bedrohende Informationen zu konzentrieren), eine wesentliche Eigenschaft des CAS.

Eine Vielzahl von Studien zeigt diese einseitige Ausrichtung der Aufmerksamkeit experimentell, oft mithilfe des Stroop-Tests. Dieser Test erfordert, dass der Teilnehmer eine Farbe nennt, in der Worte mit emotionalem oder bedrohendem Inhalt gedruckt wurden. Typischerweise nennen die Patienten die Farben der Worte langsamer, die mit ihrer Störung in Zusammenhang stehen. Patienten mit Generalisierter Angststörung sind langsamer bei der Nennung der Farbe, in der bedrohliche Worte gedruckt sind (Kaspi, McNally & Amir, 1995). Patienten, die an einer Depression leiden, nennen die Druckfarbe von Worten mit negativem Inhalt langsamer (Gotlieb & Caen, 1987). Vietnamveteranen sind langsamer bei der Nennung der Druckfarbe negativer Worte, die sich auf Kämpfe beziehen (Kaspi, McNally & Amir, 1995).

Die Debatte über die Natur dieser einseitigen Ausrichtung der Aufmerksamkeit konzentriert sich auf die Frage, ob diese Ausrichtung als automatisch betrachtet werden kann. Ein kognitiver Prozess wird als automatisch betrachtet, wenn

(1) Initiation und Beendigung unfreiwillig sind,
(2) zur Verarbeitung keine Aufmerksamkeitsressourcen erforderlich sind und
(3) die Verarbeitung dem Bewusstsein nicht zugänglich ist (Schneider, Dumais & Shiffrin, 1984).

Automatische Verarbeitung kann abgegrenzt werden von kontrollierter Verarbeitung, die willkürlich ist, mit begrenzter Kapazität ausgestattet ist und dem Bewusstsein zugänglich abläuft (Schneider et al., 1984). Dennoch ist eine rigoros dichotome Betrachtung dieses Prozesses nicht hilfreich.

Einseitige Informationsverarbeitung im Stroop-Test wird unwillkürlichen und weitgehend automatischen Mechanismen zugeschrieben (z. B. Williams, Watts, MacLeod & Mathews, 1988). Das S-REF-Modell und die metakognitive Theorie der Störungen schlagen jedoch eine alternative Betrachtungsweise vor: Die einseitige Gewichtung der kognitiven Prozesse spiegelt eine strategische Verarbeitung wider.

Welche Belege gibt es für diesen Gegenvorschlag? Hierzu gibt es bereits Übersichtsarbeiten (Wells & Matthews, 1994; siehe auch Matthews & Wells, 2000). Studien zum affektiven Priming zeigen, dass bei depressiven Patienten die vorherige Darbietung von Material mit Relevanz für das Selbstwertgefühl die Interferenz verstärkt (Segal & Vella, 1990). Ähnliche Effekte wurden bei gesunden Studienteilnehmern gefunden, die durch eine Intervention zu vermehrter Konzentration auf die eigene Person veranlasst wurden. Die Effekte funktionieren in Zeitintervallen, die auf eine kontrollierte Verarbeitung schließen lassen (z. B. Richards & French, 1992). Es scheint außerdem einen Unterschied zu machen, ob dem Patienten ähnliches Stroop-Material präsentiert wird oder ob unterschiedliches Material in einer pseudorandomisierten Reihenfolge gezeigt wird. Richards, French, Johnson, Naparstek und Williams (1992) fanden einseitige Auswirkungen mit Bezug auf Ängstlichkeit nur in Versuchen, bei denen die Wörter blockweise angeordnet waren. Dies legt den Verdacht nahe, dass die einseitige Ausrichtung von der Erwartung einer Bedrohung abhing. Matthews und Harley (1996) gebrauchten eine konnektionistische Simulation des emotionalen Stroop-Tests, um zwei mögliche automatische und einen strategischen Mechanismus zu explorieren. Die Simulation ergab keinen Hinweis darauf, dass automatische Mechanismen entsprechend einer fest vorgebahnten Sensitivität für Bedrohung oder entsprechend wiederholter Exposition gegenüber Bedrohung existieren. Mit Hilfe strategischer Simulation wurde überprüft, ob das Bedrohungsmonitoring während weiterer Aufgaben anhielt. Nur diese experimentelle Veränderung erschwerte die Nennung der Druckfarbe emotionaler Begriffe. Diese Ergebnisse stimmen mit der Hypothese überein, dass die einseitige Ausrichtung der Informationsverarbeitung als Folge des strategischen Bedrohungsmonitorings erklärt werden kann.

Die Hypothese, dass die Auswirkungen des Bedrohungsmonitorings relevant sind, schließt die Einflüsse von Emotionen auf automatische Prozesse nicht aus. Sowohl eine automatische emotionsbezogene Ausrichtung als auch strategisches Bedrohungsmonitoring arbeiten wahrscheinlich zusammen. Die Daten zeigen jedoch Effekte von Bedrohungsmonitoring und erwartungsbezogenen Reaktionen, wie durch den metakognitiven Ansatz vorhergesagt.

Die genaue Strategie des Bedrohungsmonitorings ist abhängig von der jeweiligen Störung. Eysenck (1992) sieht die Generalisierte Angststörung mit Hypervigilanz für Bedrohungen assoziiert. Patienten mit Zwangsstörungen zeigten erhöhte kognitive Selbstaufmerksamkeit und Monitoring von kognitiven Prozessen (Cartwright-Hatton & Wells, 1996). Patienten mit Hypochondrie oder Panikstörungen monitoren ihren eigenen Körper auf Symptome, die auf eine Krankheit hinweisen.

10.1.3 Metakognitive Bewältigungsstrategien

Generell wird davon ausgegangen, dass Bewältigungsstrategien wie Vermeidung und Selbstmedikation mit Drogen und Alkohol negative Konsequenzen haben und psychische Störungen verschlimmern. Dies sind Beispiele für maladaptives Bewältigungsverhalten, ein Teil des CAS. Zusätzlich geht die metakognitive Theorie davon aus, dass viele Bewältigungsstrategien metakognitiver Natur sind und so zu der Aufrechterhaltung der Störungen beitragen. Die Unterdrückung unangenehmer Gedanken führt beispielsweise zu verstärktem Auftreten dieser unterdrückten Gedanken. Die Strategie ist also langfristig kontraproduktiv (Purdon, 1999; Wegner, Schneider, Carter & White, 1987; Wenzlaf & Wegner, 2000). Es gibt eine reichhaltige Literatur über die Auswirkungen von Gedankenunterdrückung. Die Daten zu den sofortigen oder verzögerten Auswirkungen des Versuchs, einen bestimmten Gedanken zu unterdrücken, sind nicht eindeutig. Die vorherrschende Schlussfolgerung ist allerdings, dass die Unterdrückung von Gedanken nicht wirklich effektiv ist. Dies unterstützt die Hypothese, dass metakognitive Strategien zur Gedankenunterdrückung, die das bewusste Erleben bestimmter Gedanken verhindern sollen, ineffektiv sind, obwohl diese Strategie von vielen Patienten angewendet wird.

Die zentrale Idee des metakognitiven Modells ist, dass Sich-Sorgen und Grübeln als Bewältigungsstrategien eingesetzt werden. Dies impliziert, dass diese beiden Strategien nicht einfach nur Epiphänomene von Angst sind. Wells und Davis (1994) entwickelten den Gedanken-Kontroll-Fragebogen (TCQ,), ein psychometrisches Instrument für individuelle Unterschiede in Form der Gedankenunterdrückung. Es enthält Sich-Sorgen und Selbstbestrafung als wichtige und potentiell kontraproduktive Strategie. Der TCQ hat fünf Subskalen (s. Abschn. 2.3.2). Übereinstimmende Daten zeigen, dass Sich-Sorgen und Bestrafung eng mit emotionalen Störungen assoziiert sind. Sich-Sorgen und Bestrafung stehen in engem Zusammenhang mit dem CAS (Bestrafung beinhaltet negative Selbstbewertung). Sich-Sorgen und Bestrafung unterscheiden Opfer eines Verkehrsunfalls mit einer PTBS von Betroffenen ohne PTBS (Warda & Bryant, 1998). Patienten mit einer Zwangsstörung benutzen Sich-Sorgen und Bestrafung häufiger als Vergleichsgruppen (Amir et al., 1997; Abramowitz et al., 2003). Diese Strategien zur Gedankenkontrolle sagen niedrigere Remissionsraten bei Depression oder PTBS voraus (Reynolds & Wells, 1999). Sich-Sorgen und Gedankenkontrolle korrelieren im Querschnitt mit Stresssymptomen bei Collegestudenten (Roussis & Wells, 2006).

Longitudinale Studien zeigen, dass Sich-Sorgen, das mit dem TCQ kurz nach einem Trauma erfasst wurde, eine Vorhersage über die Entwicklung einer PTBS erlaubt (Holeva et al., 2000). Es ist mit ausgeprägteren Symptomen von posttraumatischem Stress nach der Entlassung von einer Intensivstation assoziiert (Knight, 2004).

Der Gebrauch von Strategien zur Gedankenkontrolle ist mit metakognitiven Überzeugungen sowohl in Bezug auf die schädlichen als auch die positiven Konsequenzen von negativem Denken verbunden. Deshalb sagt die metakognitive Theorie Konflikte und Unschlüssigkeit bei dem Versuch, das Sich-Sorgen anzuwenden oder zu unterlassen, voraus. Purdon (2000) untersuchte die negative Einschätzung des Sich-Sorgens bei gesunden Probanden und fand, dass es mit mehr Versuchen assoziiert war, Gedanken zu unterdrücken. Dennoch traten positive Überzeugungen in Bezug auf Sich-Sorgen als Prädiktoren für eine verminderte Motivation auf, diese Überzeugungen loszuwerden.

Insgesamt zeigen die verfügbaren Daten deutlich, dass manche (nicht alle) Strategien zur Gedankenunterdrückung, wenn sie als überdauernde Variable (Trait) betrachtet werden, positiv mit psychischen Störungen korrelieren.

10.2 Metakognitive Überzeugungen

Der metakognitive Fragebogen (MCQ; Cartwright-Hatton & Wells, 1997) und eine verkürzte Ausgabe, der MCQ-30 (Wells & Cartwright-Hatton, 2004), wurden entwickelt, um die metakognitive Theorie der psychischen Störungen zu überprüfen. Insbesondere sollte die mögliche Rolle der Überzeugungen in Bezug auf Sich-Sorgen untersucht werden. Eine große Zahl von Studien haben diese Instrumente genutzt, um die Beziehung zwischen Metakognitionen, Symptomen und psychischen Störungen zu demonstrieren. Problematische Metakognitionen sind assoziiert mit überdauernden emotionalen Veränderungen (Cartwright-Hatton & Wells, 1997), Angststörungen (Wells & Carter, 2001), Depression (Papageorgiou & Wells, 2001a, 2001 b), psychotischen Symptomen und Störungen (Morrison et al., 2002; Stirling, Bakus & Lewis, 2007), Alkoholmissbrauch (Spada & Wells, 2005, 2006; Spada, Zandvoort & Wells, 2007) und Stress im Kontext von medizinischen Erkrankungen (Alott, Wells, Morrison & Walker, 2005).

Cartwright-Hatton und Wells (1997) berichteten von positiven Korrelationen zwischen allen MCQ-Subskalen und überdauernder Angst (Trait Anxiety) im Bereich von 0.26 bis 0.73. Jede Subskala korreliert positiv mit Zwangsgedanken (0.40–0.73), Kontrollverhalten (0.28–0.47), sozialer Angst und Sorgen über die Gesundheit (0.20–0.69). Insgesamt zeigten negative Überzeugungen in Bezug auf die fehlende Steuerbarkeit und die Gefahren des Sich-Sorgens die stärksten Korrelationen mit einem Spektrum von Parametern zur Erfassung der Vulnerabilität für psychische Störungen. Bei Betrachtung einzelner Prädiktoren innerhalb der MCQ-Subskalen sind Zwangsgedanken unabhängig assoziiert mit positiven Überzeugungen in Bezug auf Sich-Sorgen und negativen Überzeugungen in Bezug auf die fehlende Steuerbarkeit und Gefahr von Sich-Sorgen sowie geringem Vertrauen in eigene kognitive Prozesse. Zwanghaftes Kontrollverhalten (Checking Behavior) war mit positiven Überzeugungen in Bezug auf Sich-Sorgen und geringem Vertrauen in eigene Kognitionen assoziiert. In jeder Gleichung erhöhte der Einschluss der MCQ-Subskalen die erklärte Varianz um 12–27 % gegenüber der durch Angst erklärten Varianz. Dies ist eine substantielle Menge, besonders wenn wir bedenken, dass der MCQ kein spezifisch metakognitives psychometrisches Instrument für Zwangsstörungen ist.

Wells und Papageorgiou (1998b) untersuchten die Beziehung zwischen metakognitiven Überzeugungen, überdauerndem Sich-Sorgen (Trait Worry) und Symptomen einer Zwangsstörung. Sie kontrollierten die Überschneidungen zwischen Sich-Sorgen, Zwangsstörungen, indem sie metakognitive Prädiktoren für jeden Symptomcluster bei gesunden Probanden untersuchten. Jede MCQ-Subskala korrelierte positiv mit zwanghaftem Kontrollverhalten, Zwangsgedanken und pathologischem Sich-Sorgen. Bei der Regressionsanalyse waren zwei MCQ-Subskalen, positive Überzeugungen in Bezug auf Sich-Sorgen und negative Überzeugungen in Bezug auf fehlende Steuerbarkeit und Gefahren, Prädiktoren für pathologisches Sich-Sorgen. Mehrere MCQ-Subskalen erwiesen sich als spezifische und eindeutige Prädiktoren für Symptome einer Zwangsstörung.

Andere Wissenschaftler fanden empirische Belege für Verbindungen zwischen Metakognitionen und Symptomen einer Zwangsstörung. Janeck, Calamari, Riemann und Heffelfinger (2003) fanden heraus, dass erhöhte kognitive Selbstaufmerksamkeit, also die Neigung, Gedanken zu monitoren, die Patienten mit Zwangsstörungen von einer Vergleichsgruppe mit verschiedenen Angststörungen unterschied. Hermans, Martens, DeCort, Pieters und Eelen (2003) verglichen Patienten mit Zwangsstörungen mit einer Vergleichsgruppe ohne Angststörung und fanden Unterschiede bei mehreren metakognitiven Überzeugungen. Teilnehmer mit Zwangsstörung hatten stärkere negative Überzeugungen in Bezug auf die fehlende Steuerbarkeit und die Gefahr mentaler Ereignisse. Sie berichteten mehr negative Überzeugungen in Bezug auf die schädlichen Konsequenzen spezifischer Gedanken. Sie monitorten ihre Gedanken in größerem Ausmaß und hatten weniger Vertrauen in ihre kognitiven Fähigkeiten. Weniger Vertrauen in die eigenen kognitiven Fähigkeiten zeigt sich in drei Dimensionen (1) Gedächtnis für Handlungen, (2) Unterscheidung von Handlungen von Vorstellungen und (3) der Widerstand gegen Ablenkung. In einer anderen Serie wissenschaftlicher Arbeiten über die Auswirkungen von Verhalten auf Metakognitionen zeigten Van de Hout und Kindt (2003a, 2003b), dass wiederholtes Kontrollverhalten zwar nicht die Genauigkeit von Erinnerungen, aber das Metagedächtnis beeinflussten. Kontrollverhalten (Checking Behavior) reduzierte insbesondere das Vertrauen in Gedächtnisinhalte.

Bouman und Meijer (1999) nutzten den MCQ, um Überzeugungen in Bezug auf Sich-Sorgen bei Hypochondrie zu untersuchen. Die Forscher stellten die Frage, ob hypochondrische Menschen stärker beunruhigt über ihre »Sorgen in Bezug auf ihre Krankheit« als in Bezug auf »Sich-Sorgen im Allgemeinen« sind. Dies warf die Frage auf, ob diese Menschen auf spezifische Inhalte bezogene Metakognitionen zeigen. Die Autoren bestätigten frühere Ergebnisse über die Assoziationen zwischen MCQ-Faktoren und der Tendenz zu pathologischem Sich-Sorgen. Sie zeigten, dass die Dimension Hypochondrie positiv mit zwei MCQ-Dimensionen assoziiert ist: (1) negative Überzeugungen in Bezug auf die fehlende Steuerbarkeit und Gefahr von Sorgen und (2) die Notwendigkeit, Gedanken zu kontrollieren, einschließlich der Themen Aberglaube, Bestrafung und Verantwortung.

Daris und Valentiner (2000) zeigten, dass Patienten mit einer Generalisierten Angststörung ebenfalls höhere Punktzahlen im Bereich negativer metakognitiver Überzeugungen, Überzeugungen in Bezug auf die fehlende Steuerbarkeit und Gefahr und in Bezug auf die Notwendigkeit, Gedanken zu kontrollieren, einschließlich Aberglaube, Verantwortung und Bestrafung hatten, als Teilnehmer ohne Angststörung.

Spada und Wells (2005) untersuchten die Beziehung zwischen dem MCQ-30 und Parametern des schädlichen Gebrauchs von Alkohol. Positive Überzeugungen in Bezug auf Sich-Sorgen und negative Überzeugungen in Bezug auf die fehlende Steuerbarkeit und Gefahr korrelierten positiv mit Quantität und Häufigkeit des Alkoholkonsums während der letzten 30 Tage. Geringes Vertrauen in kognitive Prozesse und Überzeugungen in Bezug auf die Notwendigkeit, Gedanken zu steuern, waren ebenfalls mit Quantität und Häufigkeit des Alkoholkonsums assoziiert. Überzeugungen in Bezug auf die Notwendigkeit, Gedanken zu steuern, konnten den Alkoholkonsum vorhersagen, auch dann, wenn für die Kovariaten Angst und Depression kontrolliert wurde.

Eine Studie mit einem semistrukturierten Interview mit 10 Patienten mit Alkoholmissbrauch ergab, dass alle Patienten positive Überzeugungen hatten in Bezug auf Alkohol als Regulationsstrategie für kognitive und emotionale Prozesse sowie für das Selbstbild. Sechs Patienten bestätigten negative metakognitive Überzeugungen. Neun von zehn Patienten gaben an, nicht zu wissen, wann sie genug getrunken hatten, um ihre Ziele im Bereich Selbstregulation zu erreichen. Deshalb tranken sie so viel, bis sie sich übergeben mussten oder einen Filmriss hatten. Dies legt den Schluss nahe, dass Anomalien im metakognitiven Monitoring vorliegen (Spada & Wells, 2006). In dem Bemühen, die metakognitive Theorie in der Anwendung auf Alkoholmissbrauch weiter zu überprüfen, entwickelten Spada und Wells (2008a) den Fragebogen »Positive Überzeugungen in Bezug auf Alkoholkonsum und negative Überzeugungen in Bezug auf Alkoholkonsum«. Die Skala korreliert mit den Parametern des Alkoholmissbrauchs. Die positiven Überzeugungen erklärten die Varianz beim Alkoholmissbrauch (Spada, Moneta & Wells, 2007).

Obwohl der metakognitive Ansatz zunächst entwickelt wurde, um emotionale Störungen genauer zu beschreiben, scheint er auch für psychotische Symptome zu gelten. Die Beziehung zwischen metakognitiven Überzeugungen und der Neigung zu akustischen Halluzinationen wurde in mehreren Studien überprüft. Morrison et al. (2000) passten die Launay-Slade-Halluzinationsskala an, um die Disposition zu akustischen und visuellen Halluzinationen in Beziehung zu Metakognitionen bei gesunden Probanden zu erfassen. Positive Überzeugungen in Bezug auf ungewöhnliche Wahrnehmungen waren die besten Prädiktoren für eine Disposition zu Halluzination. Die Teilnehmer mit höherer Disposition hatten höhere Werte auf der MCQ-Subskala im

Bereich fehlende Steuerbarkeit und Gefahr, Notwendigkeit von Kontrolle, Aberglaube, Bestrafung, Verantwortung und kognitiver Selbstaufmerksamkeit.

Lobban, Haddock, Kinderman und Wells (2002) untersuchten Unterschiede in einer modifizierten Version des MCQ zwischen Patienten mit Schizophrenie, die gegenwärtig akustische Halluzinationen erlebten, und Patienten, die nie Halluzinationen hatten. Die Vergleichsgruppen waren eine Patientengruppe mit Angststörungen und eine Gruppe gesunder Probanden. Patienten, die gegenwärtig Halluzinationen erlebten, unterschieden sich von Patienten mit Schizophrenie, die nie halluzinierten, in der Überzeugung, dass Gedanken konsistent sein müssen. Weitere Unterschiede bestanden darin, dass Patienten mit Halluzinationen eine größere kognitive Selbstaufmerksamkeit hatten als gesunde Studienteilnehmer. Patienten mit Halluzinationen hatten höhere Werte bei Überzeugungen zu fehlender Kontrolle und Gefahr als die Kontrollgruppe mit Patienten mit Angststörungen.

In der Studie zu Prädiktoren für die Neigung zu akustischen Halluzinationen fanden Morrison et al. (2002) heraus, dass positive Überzeugungen im MCQ in Bezug auf Sich-Sorgen und positive Interpretationen von Stimmen individuell die Prädisposition für Halluzinationen vorhersagten.

Stirling et al. (2007) versuchten herauszufinden, ob gesunde Menschen, die sich in der Neigung zu Halluzinationen oder im Ausmaß von Schizotypie unterschieden, auf Subskalen des MCQ unterschieden werden können. Schizotypie wird als Charakterzug beschrieben, der widerspiegelt, zu welchem Ausmaß der Betroffene zu Psychosen neigt. Zwei Versionen des MCQ wurden gebraucht: die Originalskala und eine modifizierte Skala, die die Items bezüglich Sich-Sorgen mit Items ersetzte, die sich auf Denken oder Nachdenken über das Denken bezogen. Hoch signifikante Unterschiede bei vier der fünf MCQ-Subskalen und drei der vier modifizierten Subskalen wurden zwischen Gruppen festgestellt, die jeweils starke, mittlere oder geringe Neigung zu Halluzinationen aufwiesen. Menschen mit stärkerer Neigung zu Halluzinationen hatten höhere Werte in den Bereichen fehlende Kontrolle und Gefahr, hatten weniger Vertrauen in eigene kognitive Prozesse und höhere Werte bei negativen Überzeugungen in Bezug auf die Notwendigkeit, Gedanken zu kontrollieren. Schizotypie korrelierte signifikant mit allen fünf MCQ-Subskalen. Demzufolge haben Menschen mit ausgeprägter Schizotypie stärkere positive und negative Überzeugungen in Bezug auf Sich-Sorgen, wenig Vertrauen in eigene kognitive Fähigkeiten und mehr Bedenken über die negativen Konsequenzen der fehlenden Steuerbarkeit von Gedanken.

Diese Daten über die Beziehung zwischen metakognitiven Überzeugungen und psychotischen Symptomen demonstrieren eine verlässliche positive Assoziation in metakognitiven Bereichen. Der präzise Bereich variiert jedoch, möglicherweise abhängig davon, ob die Stichprobe eine klinische Gruppe ist oder nicht und welches psychometrische Instrument zur Symptommessung angewendet wurde. Die Daten unterstützen die Idee, dass positive und negative metakognitive Überzeugungen mit einer Vulnerabilität gegenüber psychischen Störungen verbunden sind, auch für den Bereich psychotischer Symptome.

Weitere Studien untersuchten die Verbindungen zwischen Metakognition, Depression und depressivem Grübeln. Papageorgiou und Wells (2001a) gebrauchten ein semistrukturiertes Interview, um metakognitive Überzeugungen in Bezug auf Grübeln bei Patienten mit rezidivierender Major Depression zu untersuchen. Alle Patienten berichteten von positiven und negativen metakognitiven Überzeugungen in Bezug auf den Prozess des Grübelns. Der Inhalt der positiven Überzeugungen spiegelt das Thema wider, dass Grübeln eine Bewältigungsstrategie ist. Inhalt der negativen Überzeugungen war, dass Grübeln nicht steuerbar und schädlich ist. Die Überzeugungen, die in dieser Studie erhoben wurden, waren die Grundlage für weitere Fragebogen.

Studien zum metakognitiven Modell der Depression benutzten die Skala der positiven Überzeugungen in Bezug auf den Prozess des Grübelns (Positive Beliefs about Rumination Scale PBRS; Papageorgiou & Wells, 2001b) und die Skala der negativen Überzeugungen in Bezug auf den Prozess des Grübelns (Negative Beliefs about Rumination Scale NBRS; Papageorgiou, Wells & Meina, 2008). Die PBRS korreliert positiv mit dem Prozess des Grübelns ($r = 0.53$) und mit Depression ($r = 0.45$) bei gesunden Studienteilnehmern (Papageorgiou & Wells, 2001b, 2001c, 2003) und bei Patienten mit einer ausgeprägten Depression (Papageorgiou & Wells, 2003). In ähnlicher Weise korrelieren negative metakognitive Überzeugungen mit Grübeln und Depression bei gesunden Studienteilnehmern und bei Patienten mit Depression. Positive und negative metakognitive Überzeugungen bezüglich des Grübelns unterscheiden Patienten mit aktueller Major Depression von Patienten mit Panikstörung, Agoraphobie oder sozialer Phobie.

Diese Studien zeigen einen konsistenten positiven Zusammenhang zwischen metakognitiven Überzeugungen, emotionaler Vulnerabilität und einer Reihe psychischer Störungen. Zusammenhänge existieren für sowohl positive als auch negative Metakognitionen, wie vom metakognitiven Modell vorhergesagt. Überzeugungen in Bezug auf die fehlende Steuerbarkeit und Gefahr von Gedanken sind besonders wichtig.

Zusammenfassend lässt sich sagen, dass es viele empirische Belege für das Vorhandensein des CAS bei psychischen Störungen gibt. Sich-Sorgen und Grübeln haben negative Konsequenzen für die Selbstregulation. Die einseitige Ausrichtung der Aufmerksamkeit entspricht Strategien des Patienten zur Bewältigung von Gefahr. Diese Strategien der metakognitiven Regulation spielen bei der Entwicklung einer PTBS eine zentrale Rolle. In Übereinstimmung mit den Auswirkungen, die durch das Modell vorhergesagt werden, sind perseverierende Strategien wie Sich-Sorgen und Bestrafung mit emotionalen Störungen assoziiert. Positive und negative metakognitive Überzeugungen korrelieren konsistent direkt mit einem breiten Spektrum von Indikatoren der Vulnerabilität für psychische Störungen.

10.3 Die Rolle von CAS und Metakognitionen in der Entstehung von psychischen Störungen

Längsschnittstudien zu Auswirkungen des Grübelns nach belastenden Lebensereignissen zeigen, dass dieses Element des CAS mit einer höheren Ausprägung von Depression einherging (z. B. Nolen-Hoeksema, 2000). Experimentelle Veränderungen der Prozesse des Grübelns und der Stimmung zeigten, dass Grübeln dysphorische Stimmungsreaktionen verlängern kann (Überblick bei Lyubomirsky & Tkach, 2004).

Experimentelle Interventionen, die Sich-Sorgen intensivieren, führen zu mehr intrusiven Gedanken während der anschließenden Aufgaben, die thematisch nicht in Verbindung stehen (Borkovec et al., 1983). Die Induktion kurzer Perioden von Sich-Sorgen mit anschließender Exposition gegenüber belastendem Material ist mit vermehrten Intrusionen in den folgenden drei Tagen assoziiert (Butler et al., 1995; Wells & Papageorgiou, 1995).

Rasin, Merckelbach, Muris und Spaan (1999) untersuchten die Auswirkungen von experimentell induzierten metakognitiven Überzeugungen in Bezug auf Zwangsgedanken bei gesunden Probanden. In dieser Studie wurde den Teilnehmern suggeriert, dass ein EEG-Gerät bei ihnen das Auftreten des Gedankens »Apfel« erkennen könnte. Daraufhin würde ein anderer Studienteilnehmer, den der Proband gerade kennengelernt hatte, einen elektrischen Schock erhalten. Den Teilnehmern wurde mitgeteilt, dass sie die elektrischen Schocks unterbrechen könnten, indem sie innerhalb von zwei Sekunden nach dem Gedanken »Apfel« einen Knopf drückten. In der Kontrollgruppe wurde den Teilnehmern ebenfalls gesagt, dass das EEG den Gedanken »Apfel« erkennen könnte, aber keine weiteren Informationen gegeben. Die experimentelle Veränderung führte zu mehr Intrusionen, größerem Unbehagen, mehr nach innen gerichteter Wut und Bemühungen, Gedanken zu unterdrücken.

Nassif (1999) führte eine prospektive Studie über die Entwicklung von Generalisierter Angststörung und pathologischem Sich-Sorgen durch. Sie zeigte, dass negative metakognitive Überzeugungen in Bezug auf fehlende Kontrolle und Gefahr ein Prädiktor für die Entwicklung einer generalisierten Angststörung war. Yilmaz, Gencoz und Wells (2007a) zeigten, dass metakognitive Überzeugungen die Entwicklung einer Generalisierten Angststörung oder Depression sechs Monate später vorhersagten, auch wenn für die Auswirkungen von belastenden Lebensereignissen kontrolliert wurde.

Eine große Zahl von Studien untersuchte die Auswirkungen experimenteller Veränderung von Gedankenunterdrückung. Diese Studien zeigten, dass Gedankenunterdrückung zu einem häufigeren Auftreten des unerwünschten Gedankens führte.

Die Ergebnisse sind jedoch inkonsistent. Einige Studien zeigten einen sofortigen Effekt während der Unterdrückung, andere Studien beschreiben einen verzögerten Rebound des unerwünschten Gedankens oder berichten von ausbleibenden Effekten der Intervention (z. B. Wegner et al., 1987; Merckelbach, Muris, van den Hout & de Jong, 1991; Lavy & van den Hout, 1990; Muris, Merckelbach, van Hout & de Jong, 1992; Roemer & Borkovec, 1994). Diese Unterschiede wurden den methodischen Differenzen zugeschrieben. Zusammenfassend lässt sich jedoch sagen, dass Gedankenunterdrückung eine Strategie mit inkonsistenten Ergebnissen ist.

In einer Längsschnittstudie über die Entwicklung einer PTBS zeigten Holeva et al. (2001), dass Sich-Sorgen als Mittel zur Gedankenkontrolle die Entwicklung einer PTBS nach Verkehrsunfällen vorhersagte. Roussis und Wells (2008) zeigten, dass Sich-Sorgen bei Studenten das Ausmaß von subjektiver Stressbelastung drei Monate später vorhersagen konnte.

Insgesamt stimmen die hier vorgestellten Studien darin überein, dass CAS und Metakognitionen eine kausale Rolle bei der Persistenz und Entwicklung von emotionalen Symptomen und ineffizienter Selbstregulation spielen.

10.4 Lassen sich psychische Störungen durch Metakognitionen erklären?

In der metakognitiven Theorie tragen metakognitive Bewertungen von Gedanken zu Störungen bei. Es wird angenommen, dass dies unabhängig ist von inhaltlichen und strukturellen Eigenschaften der Gedanken. Negative Interpretationen des Sich-Sorgens werden bei der Generalisierten Angststörung als bedeutsamer erachtet als der Inhalt der Sorgen. Mehrere Studien erbrachten Daten, die diese Annahme unterstützen.

Wells und Carter (1999) zeigten, dass Meta-Worry (Sorgen über Sorgen) mit pathologischem Sich-Sorgen und dem Ausmaß der subjektiven Belastung verbunden war. Dieser Zusammenhang war unabhängig vom Inhalt der Sorgen und dem Ausmaß von Angst.

Nassif (1999) überprüfte den Einfluß von Meta-Worry zu pathologischem Sich-Sorgen in einer libanesischen Population. Er kontrollierte dabei ebenfalls für die Kovariaten Angst und Inhalt der Sorgen. Meta-Worry erklärte den größten Anteil des pathologischen Sich-Sorgens. Meta-Worry war signifikant häufiger bei Studienteilnehmer mit einer Generalisierten Angststörung.

Nuevo, Montorio und Borkovec (2004) erweiterten die Studie von Wells und Carter (1999). Sie untersuchten die Beziehung zwischen Meta-Worry und Sorgen in einer Stichprobe älterer Spanier. Meta-Worry war ein Prädiktor für pathologisches Sich-Sorgen und Beeinträchtigung dadurch. Auch hier bestanden die Zusammenhänge fort, auch wenn für die Kovariaten Inhalt der Sorgen und Angst korrigiert wurde.

Eine Studie untersuchte, wie spezifisch die negativen metakognitiven Überzeugungen und Bewertungen der Generalisierten Angststörung sind (Wells & Carter 2001). Sie zeigte, dass Patienten mit Generalisierter Angststörung signifikant stärkere Überzeugungen in Bezug auf fehlende Steuerbarkeit und Gefahr haben, als andere ausgewählte Patientengruppen. Wenn die Frequenz von Sich-Sorgen als Kovariate eingeführt wurde, blieben diese Effekte erhalten. Dies legt den Schluss nahe, dass Unterschiede bei negativen Metakognitionen wichtige Diskriminationsfaktoren und nicht nur eine Funktion der Sorgenfrequenz sind.

Eine Studie von Ruscio und Borkovec (2004) untersuchte die Unterschiede im Erleben von Sorgen und die Einschätzung des Sich-Sorgens bei Menschen mit ausgeprägten Sorgen mit und ohne Generalisierter Angststörung. Die beiden Studiengruppen berichteten ähnliche Erfahrungen und Konsequenzen des Sich-Sorgens, aber substantielle Unterschiede in den Überzeugungen in Bezug auf Sich-Sorgen. Die Gruppe mit Generalisierter Angststörung zeigte mehr negative Überzeugungen in Bezug auf die fehlende Steuerbarkeit und Gefahren des Sich-Sorgens.

Yilmaz, Grencoz und Wells (2007b) überprüften die spezifischen Beiträge von Kognitionen und Metakognitionen bei Depression. Kognitionen (Überzeugungen) wurden mittels der Dysfunctional-Attitudes-Scale erfasst, metakognitive Überzeugungen wurden mit der PBRS und NBRS erfasst. Ergebnisse zeigten, dass beide Skalen zur Metakognition die Varianz der depressiven Symptome erklärten. Die Subskalen der Dysfunctional Attitudes Scale taten dies nicht. Diese Resultate stützen die Hypothese, dass metakognitive Überzeugungen einen größeren Beitrag zu depressiven Symptomen leisten als dysfunktionale Überzeugungen (Schemata) im einfachen kognitiven Bereich.

Im Bereich der Zwangsstörungen wurde gezeigt, dass metakognitive Überzeugungen einen spezifischen Anteil der Symptome erklären und zwar über den Anteil hinaus, der durch andere nicht-metakognitive Überzeugungen erklärt werden kann. Gwilliam et al. (2004) überprüften, ob metakognitive Überzeugungen oder verantwortungsbezogene Kognitionen Zwangssymptome bei gesunden Versuchspersonen vorhersagen konnten. Sowohl die kognitiven (Verantwortung) als auch die metakognitiven Überzeugungsbereiche (insbesondere zur kognitiven Fusion) korrelierten mit den Symptomen. Der metakognitive Bereich korrelierte jedoch am stärksten. Der Zusammenhang zwischen Verantwortung und Symptomen war nicht mehr signifikant, wenn für Metakognitionen kontrolliert wurde.

Myers und Wells (2005) untersuchten den relativen Beitrag der Metakognitionen und Verantwortungskognitionen bei Zwangssymptomen. Beide Subtypen der Überzeugungen korrelierten positiv mit den Symptomen, auch wenn für die Überschneidung mit Sich-Sorgen kontrolliert wurde. Die Assoziation zwischen Metakognitionen und Symptomen blieb bestehen, wenn Verantwortung und Sich-Sorgen in die Gleichung mit einbezogen wurden. Der Zusammenhang zwischen Verantwortung und Symptomen verlor seine Signifikanz.

Die Studien, die wir bisher betrachtet haben, sind Querschnittsstudien und thematisieren nicht die relativen kausalen Rollen der Kognition und Metakognitionen bei der Entwicklung psychischer Symptome. Eine Studie von Nassif (1999) jedoch untersuchte die Prädiktoren für den Verlauf von pathologischen Sorgen und Generalisierter Angststörung in einem 12- bis 15-wöchigen Zeitraum. Meta-Sorgen, aber nicht Typ-1-Sorgen, sagten das Vorkommen einer Generalisierten Angststörung zum Messzeitpunkt 2 voraus, wenn für den Status Generalisierte Angststörung zum Messzeitpunkt 1 kontrolliert wurde. Negative metakognitive Überzeugungen sagten pathologisches Sich-Sorgen zum Messzeitpunkt 2 voraus, wenn für Sich-Sorgen zum Messzeitpunkt 1 kontrolliert wurde. Die Ergebnisse legen nahe, dass nicht die Kognitionen (z. B. Typ-1-

Sorgen), sondern Metakognitionen (z. B. Typ-2-Sorgen und negative Überzeugungen in Bezug auf Gedanken) die Entwicklung einer Generalisierten Angststörung vorhersagen.

Zusammenfassend unterstützen die Studien die Ansicht, dass Metakognitionen über die Beteiligung von kognitiven Konstrukten hinaus zu emotionaler Vulnerabilität und Symptomen beitragen. In mehreren Studien erklärten die erfassten kognitiven Konstrukte keine zusätzliche Varianz der Symptome, die nicht schon durch Metakognitionen erklärt worden wären.

10.5 Daten aus Strukturgleichungsmodellen

Mehrere Studien überprüften störungsspezifische metakognitive Modelle mit Pfadanalysen und Strukturgleichungsmodellen. Diese Studien zeigen, dass metakognitive Modelle eine akzeptable Passung an die Daten erreichen.

Papageorgiou und Wells (2001b) untersuchten die Zusammenhänge zwischen positiven metakognitiven Überzeugungen in Bezug auf den Prozess des Grübelns einerseits und Grübeln und Depression andererseits. Das S-REF-Modell postuliert, dass positive Überzeugungen das CAS aktivieren, welches wiederum psychische Störungen hervorruft. Die Übersetzung dieses Modells in eine überprüfbare Hypothese ergibt ein Pfaddiagramm, in dem positive Überzeugungen in Bezug auf Grübeln zu Grübeln führen, was wiederum Depression begünstigt. Die Zusammenhänge zwischen positiven Metakognitionen und Depression sollten ganz oder teilweise durch Grübeln bedingt sein. Papageorgiou und Wells (2001b) zeigten, dass dies sowohl auf zustandsabhängige wie überdauernde Parameter der Depression bei gesunden Studienteilnehmern zutraf.

Papageorgiou und Wells (2003) überprüften ein komplexes metakognitives Modell des Grübelns (mit positiven und negativen metakognitiven Überzeugungen) in zwei Stichproben: eine Gruppe mit depressiven Patienten und eine Gruppe mit nichtdepressiven Teilnehmern. In der Gruppe mit depressiven Patienten hatte das Modell eine gute Passung zu den Daten. In diesem Modell führten positive Überzeugungen in Bezug auf Grübeln zu Grübeln, was wiederum zu negativen Metakognitionen und Depression führt. Der Zusammenhang zwischen Grübeln und Depression wurde durch folgende Bereiche negativer metakognitiver Überzeugungen vermittelt: fehlende Steuerbarkeit, Gefahr und soziale Konsequenzen. In der Gruppe mit nichtdepressiven Teilnehmern ergab sich keine Passung an die Daten. Möglicherweise könnte die Gültigkeit des Modells in dieser Gruppe verbessert werden, indem direkte und indirekte Pfade zwischen Grübeln und Depression einbezogen werden. Der indirekte Pfad wurde durch negative Metakognitionen in Bezug auf die sozialen Konsequenzen des Grübelns mediiert. Die Ergebnisse legen nahe, dass direkte und indirekte Auswirkungen des Grübelns auf die Depression möglicherweise davon abhängen, ob die Menschen gegenwärtig unter einer Depression leiden. Insgesamt zeigten die Daten, dass das metakognitive Modell mit vorher festgelegten, theoriebasierten Pfaden unter Einschluss positiver und negativer metakognitiver Überzeugungen und Grübeln auf die Daten depressiver Patienten passt.

Roleofs et al. (2007) überprüfte das Depressionsmodell bei holländischen Studenten. Sie fanden heraus, dass nach einigen theoriekonsistenten Modifikationen das Modell auf die Daten passte. Die Ergebnisse stimmten mit dem metakognitiven Modell der Depression überein, worin es sowohl direkte als auch indirekte Verbindungen zwischen Grübeln und Depression gibt. Diese Autoren fügten dem Modell einen weiteren Pfad hinzu: In diesem Pfad aktiviert eine kognitive Dissonanz zwischen internen Standards und Selbstwahrnehmung positiver Überzeugungen in Bezug auf Grübeln. Die Ergebnisse zeigen, dass die Beziehung zwischen kognitiver Dissonanz und Grübeln durch positive Überzeugungen in Bezug auf Grübeln vermittelt wird. Diese Ergebnisse erweitern das Depressionsmodell und bringen es in Einklang mit dem S-REF-Modell, indem die Verbindungen zwischen kognitiver Dissonanz und Denkmustern mit positiven metakognitiven Überzeugungen hergestellt werden.

Ähnliche analytische Strategien wurden bei der Überprüfung der spezifischen metakognitiven Modelle der PTBS, Zwangsstörung, Generalisierter Angststörung und Alkoholmissbrauch angewandt.

Roussis und Wells (2006) überprüften Pfadmodelle der Zusammenhänge zwischen metakognitiven Überzeugungen, Strategien zur Kontrolle der Gedanken und PTBS-Symptomen. Die Beziehung zwischen positiven metakognitiven Überzeugungen in Bezug auf Sich-Sorgen und Symptomen wurde durch den Gebrauch des Sich-Sorgens als Strategie zur Gedankenkontrolle bedingt. Die Beziehung zwischen negativen Überzeugungen in Bezug auf Sich-Sorgen und PTBS-Symptomen wurde nicht durch Sich-Sorgen als Strategie zur Gedankenkontrolle bedingt. Dieses Muster der Ergebnisse stimmt mit dem metakognitiven Modell überein, in dem Symptome negative Überzeugungen und Interpretationen von Symptomen aktivieren. Positive metakognitive Überzeugungen erzeugen ihre Wirkung durch die Bewältigungsstrategien des Patienten. In einer anschließenden Studie (Roussis, 2007) ergab sich ein Strukturgleichungsmodell, in dem positive Überzeugungen einen Effekt auf die Symptome durch Sich-Sorgen ausüben. Negative Überzeugungen standen in einem zirkulären Zusammenhang mit Symptomen und negativen Interpretationen des Auftretens von Gedanken.

Studien zu Zwangssymptomen zeigten, dass das metakognitive Modell für den Zusammenhang zwischen kognitiver Fusion, Einschätzungen und Überzeugungen in Bezug auf Rituale und Symptome eine gute Erklärung für die Daten gesunder Studienteilnehmer bietet (Myers, Fisher & Wells, 2007).

Die Häufigkeit von Meta-Worry mediiert die Entstehung einer Generalisierten Angststörung (Wells, 2005). Pathologische Sorgen passen in ein Modell, in dem negative metakognitive Überzeugungen zu einer stärkeren Häufigkeit des Meta-Worry und Generalisierter Angststörung führen.

Alkoholmissbrauch passt ebenfalls in ein auf S-REF basierendes Modell. Spada und Wells (2008b) beschrieben ein Modell, in dem Emotionen positive metakognitive Überzeugungen in Bezug auf Alkoholkonsum als Strategie zur Selbststeuerung aktivieren. Selbstmonitoring vermindert sich bei Alkoholkonsum, was eine indirekte Verbindung zwischen positiven metakognitiven Überzeugungen und Alkoholkonsum bildet. Alkoholmissbrauch ist mit negativen Überzeugungen in Bezug auf die fehlende Steuerbarkeit von Gedanken assoziiert und steht in einem zirkulären Zusammenhang mit dem Trinkverhalten.

Bei der Untersuchung von Zusammenhängen zwischen Emotionen und Nikotinabusus zeigten Spada, Nkcevic, Moneta und Wells (2007), dass Metakognitionen diesen Zusammenhang teilweise erklären können. Ohne Metakognitionen passte das Modell nicht mehr zu den Daten.

10.6 Zusammenfassung der empirischen Belege zur metakognitiven Theorie

Zusammenfassend kann festgestellt werden, dass es klare empirische Belege für das Vorkommen des CAS (Cognitive Attentional Syndrome) bei allen psychischen Störungen gibt, wie im metakognitiven Modell postuliert. Klare schädliche Konsequenzen von Sich-Sorgen und Grübeln und bestimmten metakognitiven Bewältigungsstrategien konnten gezeigt werden. Einige wenige wissenschaftliche Studien versuchten, Sich-Sorgen und Grübeln experimentell zu verändern, um die Konsequenzen dieser Strategien zu explorieren. Diese Studien zeigen, dass konzeptuelle Verarbeitung und metakognitive Kontrolle dieser Art negative Konsequenzen für Emotionen, Anpassung und Leistung vorhersagen.

Empirische Belege unterstützen die Hypothese, dass Bewältigungsstrategien mit Störungen assoziiert sind. Metakognitiv orientierte Bewältigungsstrategien nach belastenden Ereignissen tragen zu der Entwicklung einer Störung bei. Einseitige Ausrichtung von Aufmerksamkeitsprozessen passt zu einem Modell, wonach Patienten Angst durch bestimmte Strategien aufrechterhalten, die dazu dienen, potentiellen Gefahrenquellen besser begegnen zu können. Obwohl in diesem Kapitel nicht besprochen, existieren reichlich Daten über Verbindungen zwischen erhöhter, auf sich selbst gerichteter Aufmerksamkeit (ein Element des CAS) und psychischen Störungen (z. B. Ingram, 1990; Wells & Matthes, 1994).

Die Überprüfung des metakognitiven Modells bei spezifischen Störungen, insbesondere PTBS, Generalisierter Angststörung, Depression und Zwangsstörungen, belegen die Bedeutung von Metakognitionen. Dieser Zusammenhang ergibt sich auch bei Alkoholabusus, Nikotinabusus und Psychosen. Unter Berücksichtigung aller Kovariaten kann man sagen, dass die Daten im Allgemeinen zu dem Modell passen.

Die Theorie und das Modell hinter der Metakognitiven Therapie werden durch eine wachsende Datenbasis unterstützt, die auf Studien mit der Anwendung einer Vielzahl unterschiedlicher Methoden bei Patienten und gesunden Probanden gründet. Insgesamt stimmen die Ergebnisse bei einer Vielzahl von Störungen wie Angststörungen, depressiven Störungen, psychotischen Störungen und Abhängigkeitserkrankungen überein.

10.7 Empirische Belege für die Wirksamkeit der Therapie

Abschließend beschreiben wir Studien, die die Wirksamkeit spezifischer metakognitiver Therapietechniken und der gesamten Therapie untersuchen.

10.7.1 Wirksamkeit des Aufmerksamkeitstrainings (Attention Training Technique, ATT)

Die Auswirkungen des Aufmerksamkeitstrainings (ATT) wurden mit Einzelfallstudien und klinischen Studien untersucht. Diese Studien unterstützen die positiven Auswirkungen des ATT als alleinige Therapietechnik bei Angst und Depression. Studien überprüften den Einfluss des ATT auf die zugrunde liegenden Mechanismen des Sich-Sorgens und auf metakognitive Überzeugungen. Trotz der Tatsache, dass ATT nicht als Behandlungsmethode für sich intendiert war, weisen die bisherigen Daten darauf hin, dass die Wirksamkeit des ATT überraschend gut ist.

Wells (1990) berichtete die erste Anwendung des ATT in einer Einzelfallstudie mit einem Patienten mit Panikstörung und entspannungsinduzierter Angst. Nach einer Baseline ohne Interventionen bestand ein signifikanter Zusammenhang zwischen ATT und einer Reduktion und schließlich Elimination der Panikattacken. Dann schloss sich eine Phase autogenen Trainings an mit dem Ziel, die nach außen gerichtete Aufmerksamkeit abzuschwächen und die nach innen gerichtete Aufmerksamkeit zu stärken. In dieser Phase traten erneut Panikattacken auf, die nachließen, sobald ATT wieder angewendet wurde. Die Behandlungserfolge bestanden auch bei einem Follow-up nach drei und nach 12 Monaten. Die gegensätzlichen Auswirkungen des ATT und des autogenen Trainings weisen daraufhin, dass die Wirksamkeit des ATT nicht der Entspannung, sondern der Verminderung von selbstzentriertem Grübeln und Symptommonitoring zuzuschreiben ist.

In einer anschließenden systematischen Replikationsstudie überprüften Wells, White und Carter (1997) die Wirksamkeit des ATT bei zwei Patienten mit Panikstörung und einem Patienten mit sozialer Phobie. Der Patient mit sozialer Phobie setzte zunächst ATT ein, dann wurde er angewiesen, seine auf den Körper gerichtete Aufmerksamkeit zu verstärken. Anschließend wurde wieder ATT angewendet. Die Umkehrbarkeit des ATT-Mechanismus und das Wiedereinsetzen der Symptome weist darauf hin, dass die Therapieerfolge durch ATT erzielt wurden. In diesem Fall war das ATT mit einer Verminderung der Ängste und negativen Überzeugungen assoziiert. Diese Wirkung wurde durch die erhöhte nach innen gerichtete Aufmerksamkeit umgekehrt, doch setzten die nützlichen Effekte bei der erneuten Anwendung von ATT wieder ein. Bei den zwei Patienten mit Panikstörung wurde nicht mit Umkehrung gearbeitet. ATT war mit einer signifikanten Verminderung der Panikattacken und negativer Überzeugungen assoziiert. In allen Fällen konnten die Behandlungserfolge auch im Follow-up nach drei und sechs Monaten bestätigt werden.

Papageorgiou und Wells (2000) untersuchten die Wirksamkeit des ATT bei vier konsekutiven Patienten mit rezidivierender Major Depression. Die Dauer der gegenwärtigen Major-Depression-Episode reichte von vier bis zu 11 Monaten und die Zahl der vorherigen Major-Depression-Episoden reichte von zwei bis vier. Die Patienten wurden nach einer Baseline von drei bis fünf Wochen ohne Intervention für fünf bis acht Therapiesitzungen mit ATT behandelt. In jedem der genannten Fälle zeigten sich ausgeprägte Verbesserungen im Hinblick auf Angst und Depression. Die Behandlungserfolge konnten im Follow-up nach drei, sechs und 12 Monaten bestätigt werden. Beim Follow-up nach 12 Monaten erfüllte keiner der Patienten mehr die Kriterien einer Major Depression. Diese Studie erfasste die automatischen Gedanken, Grübeln, nach innen gerichtete Aufmerksamkeit und Metakognitionen. Bedeutsame Reduktion aller dieser Parameter zeigte sich nach der Therapie und wurde im Follow-up bestätigt.

Papageorgiou und Wells (1998) überprüften die Wirksamkeit des ATT bei drei Patienten mit Hypochondrie. Die Baselineerhebung ohne Intervention wurde so lange durchgeführt, bis eine Stabilität der erhobenen Parameter sichtbar war. Die Patienten berichteten, dass sie seit 11, 20 und 35 Jahren unter Hypochondrie litten. Bei allen Patienten gingen nach der Therapie die Häufigkeit der Sorgen über ihre Gesundheit, die Überzeugung, krank zu sein, und die nach innen gerichtete Aufmerksamkeit deutlich zurück. Die Verbesserung wurde im Follow-up nach drei und sechs Monaten bestätigt. Auch die Werte der Somatosensory-Amplification-Scale (Barsky, Wyshak & Klerman, 1990), die die Neigung zu Katastrophisierung und Fehlinterpretation von Körperwahrnehmungen erfasst, waren deutlich niedriger.

Eine randomisierte kontrollierte Studie zum ATT wurde von Cavanagh und Franklin (2000) durchgeführt. In einem Studienarm erhielten Patienten mit Hypochondrie sechs Therapiesitzungen ATT, im anderen keine Behandlung. Die Kontrollgruppe zeigte keine Verbesserung der Symptome. Die ATT-Gruppe zeigte signifikante Verbesserungen bei mehreren Parametern. Bedeutsame Verbesserungen zeigten sich im Ausmaß der Sorgen über die eigene Gesundheit, der Überzeugung, krank zu sein, und verhaltensbezogenen Parametern direkt nach der Therapie und im Follow-up 18 Monate später. Die Schlussfolgerung war, dass ATT eine klinisch wirksame Behandlung für Hypochondrie ist.

Aufmerksamkeitstraining wurde durch Siegle, Ghinassi und Thase (2007) in eine komplexe Intervention integriert. Patienten mit einer depressiven Störung wurden randomisiert entweder einer Gruppe mit ATT plus Treatment as Usual (TAU) oder einer Gruppe zugeteilt, die ausschließlich TAU erhielt. In einer Substichprobe wurden die neuropsychologischen Effekte mit funktioneller Magnetresonanztomographie und Pupillometrie untersucht. Patienten, die zwei Wochen lang ATT erhalten hatten, zeigten signifikant größere Verbesserungen in den Bereichen Depression und Grübeln als die TAU-Gruppe. Die Verbesserung nach zwei Wochen ATT war größer als die Durchschnittsveränderung bei depressiven Patienten, die mit üblichen sechswöchigen Programmen behandelt worden waren. Vorläufige Daten des funktionellen MRT zeigten Veränderungen in der Aktivität der Amygdala bei Patienten in der ATT-Gruppe.

Im Verlauf der Behandlung nahm die Reaktion der rechten Amygdala bei positiven Worten zu und verminderte sich bei negativen und neutralen Worten.

Valmaggia, Bouman und Schuurman (2007) untersuchten, ob ATT bei der Behandlung akustischer Halluzinationen bei einem Patienten mit Schizophrenie eingesetzt werden konnte. Der Patient hatte auf frühere Interventionen nicht angesprochen. Es zeigte sich eine Verbesserung der Symptome während ATT. Das Design der Studie lässt keine statistische Auswertung zu, da es keine interventionsfreie Baseline gab. Dennoch zeigen die Daten, dass ATT auch bei dieser Patientengruppe genutzt werden könnte und in Zukunft weitere Studien in diesem Bereich angesiedelt werden sollten.

Zusammenfassend lässt sich sagen, dass die Daten zur Wirksamkeit des ATT bei einer Vielzahl von Störungen verlässlich sind. Die Wirksamkeit ist klar reproduzierbar und weist darauf hin, dass eine Modifikation der Aufmerksamkeit zu einer Reduktion der Symptome von Angst und Depression führen kann. ATT hat Einfluss auf Sich-Sorgen, den Prozess des Grübelns und negative metakognitive Überzeugungen. Daten aus kontrollierten Studien sind zum gegenwärtigen Zeitpunkt nur begrenzt verfügbar. Es existieren aber eine Studie über die Wirksamkeit bei Hypochondrie und eine Studie über die Wirksamkeit bei Depression. Diese Studien zeigen, dass ATT allein oder in Kombination mit üblicher Therapie wirksam war.

10.7.2 Wirksamkeit metakognitiver Expositionsstrategien

Metakognitive Therapie beinhaltet ein Spektrum speziell entwickelter Behandlungsstrategien, die kognitive und emotionale Veränderungen ermöglichen.

Metakognitive Exposition ist kurz, folgt einem explizit metakognitiven Grundprinzip und gebraucht verschiedene Techniken wie Aufmerksamkeitsfokussierung und Detached Mindfulness. Welche empirischen Belege zeigen, dass diese Ansätze wirksamer sind als die kurze Exposition für sich genommen?

Wells und Papageorgiou (1998a) untersuchten die relative Wirksamkeit kurzer Exposition, die mit Habituation begründet wurde, im Vergleich zu Exposition, die einen Wechsel von einer selbstzentrierten Form der Informationsverarbeitung hin zu einer vermehrten Aufmerksamkeit auf die äußere soziale Umwelt betonte. Patienten mit einer sozialen Phobie zeigten im zweiten Studienarm eine signifikant höhere Reduktion von Angst und negativen Überzeugungen. Die Ergebnisse unterstützen die höhere Wirksamkeit der metakognitiven Exposition, bei der Aufmerksamkeitsmuster verändert werden, um Lernprozesse zu unterstützen.

In einer anderen Studie zur metakognitiven Exposition bei Zwangsstörungen überprüften Fisher und Wells (2005) die relative Wirksamkeit einer kurzen Exposition mit Reaktionsverhinderung. Dies wurde in einem Studienarm als metakognitives Experiment konfiguriert, im anderen Studienarm aber mit Habituation begründet. Exposition bestand darin, einem Zwangsgedanken zuzuhören, der auf einer Kassette wiederholt abgespielt wurde. Bei der Habituation wurde betont, dass der Patient durch die Beschäftigung mit dem Gedanken, statt ihn durch Neutralisierung zu vermeiden, erleben kann, wie seine Angst abnimmt. Im metakognitiven Arm wurde betont, dass die Überzeugungen des Patienten bezüglich der besonderen Bedeutung der Gedanken ein wichtiger Mechanismus seien. Eine Möglichkeit zu erkennen, dass dies nicht zutrifft, sei es, die Rituale als Reaktion auf Zwangsgedanken zu unterlassen. Beide Rationale wurden als ähnlich glaubwürdig eingestuft. Die metakognitiv konfigurierte Exposition und Reaktionsverhinderung zeigte eine signifikant größere Reduktion der Angst, des Drangs zu neutralisieren und der negativen Überzeugungen.

Die Ergebnisse dieser Pilotstudien unterstützen die Hypothese, dass spezifische metakognitive Techniken wie Refokussierung der Aufmerksamkeit und metakognitive Experimente eine signifikante Veränderung der Angst und der Überzeugungen bewirken können. Diese Effekte können nicht nur unspezifischen Mechanismen wie der Glaubwürdigkeit der Begründungen oder Wirksamkeitserwartungen bezüglich der kurzen Exposition zugeordnet werden. Metakognitiv konfigurierte Exposition scheint eine Wirksamkeit über den Effekt einer kurzen Exposition hinaus zu besitzen.

10.7.3 Wirksamkeit des gesamten metakognitiven Therapieprogramms

Zum gegenwärtigen Zeitpunkt sind mehrere Studien zur Wirksamkeit der Metakognitiven Therapie bereits abgeschlossen, weitere Studien sind noch nicht abgeschlossen. Die Studien untersuchten die Wirksamkeit der Metakognitiven Therapie bei Generalisierter Angststörung, sozialer Phobie, PTBS, Zwangsstörungen und Major Depression.

In einer offenen Studie behandelten Wells und King (2006) Patienten, die an einer nach DSM-IV diagnostizierten Generalisierten Angststörung litten, drei bis 12 Wochen mit Metakognitiver Therapie. Fünfzig Prozent der Patienten hatten mehr als eine Diagnose, davon erfüllten 40 % die Kriterien einer komorbiden depressiven Störung. Keiner der Patienten wurde auf das Vorliegen einer Achse-II-Störungen hin untersucht. Die Krankheitsdauer der Generalisierten Angststörung reichte von zwei bis zu 60 Jahren. Die Effektgrößen der Therapie waren groß: BAI = 1.82, Trait-Angst = 2.78, Meta-Worry = 1.47, Sorgen über interpersonelle Belange = 1.13, Sorgen über die eigene Gesundheit = 1.12 und BDI = 1.41. Die Effektstärken waren im Follow-up sechs und 12 Monate später in einer ähnlichen Größenordnung. 87 % der Patienten erfüllten nach der Therapie nicht mehr die Kriterien der Generalisierten Angststörung, alle Patienten zeigten eine klinisch signifikante Verbesserung. Im Follow-up sechs und 12 Monate später erfüllten 75 % der Patienten nicht mehr die Kriterien der Generalisierten Angststörung.

In einer randomisierten Studie mit Patienten mit Generalisierter Angststörung wurde Metakognitive Therapie mit einem Entspannungsverfahren verglichen (Wells, Welford, King, Papageorgiou, Wisely & Mendel, 2008). Die Ergebnisse zeigten, dass Metakognitive Therapie dem Entspannungsverfahren in den Bereichen Angst, Sich-Sorgen und negative metakognitive Überzeugungen überlegen war. Die Effektstärken für Metakognitive Therapie waren sehr groß. Die Remissionsraten im Studienarm mit Metakognitiver Therapie, wenn überdauernde Angst das Kriterium war, lagen bei

80 % direkt nach der Behandlung, bei 70 % im Follow-up nach sechs Monaten und bei 60 % im Follow-up nach 12 Monaten. Wenn als Kriterium der Penn-State-Worry-Questionnaire verwendet wurde, lagen die Remissionsraten bei 80 % direkt nach der Behandlung, bei 70 % und 80 % im Follow-up. Diese Raten sind höher als die Remissionsraten früherer Studien mit Entspannungsverfahren oder KVT (siehe Fischer, 2006).

Studien über soziale Phobie evaluierten die kognitive Behandlung der sozialen Phobie nach Clark und Wells, die zum Teil auf dem metakognitiven Modell basiert. Diese Studien bestätigen die Wirksamkeit der Therapie. Clark et al. (2003) verglichen diese Therapie (erster Studienarm) mit dem SSRI Fluoxetin in Verbindung mit Exposition (zweiter Studienarm) oder Placebo in Verbindung mit Exposition (dritter Studienarm). Direkt nach der Behandlung zeigte die kognitive Therapie signifikant bessere Ergebnisse als die anderen beiden Studienarme. Dieser Effekt wurde im Follow-up ein Jahr später bestätigt. Allerdings beinhaltet die Therapie in ihrer Originalform mehrere Elemente traditioneller KVT-Techniken zusammen mit den Techniken der Metakognitiven Therapie.

Um die Therapie der sozialen Phobie zu verbessern und gleichzeitig abzukürzen, untersuchten Wells und Papageorgiou (2001) die metakognitiven Grundlagen der Behandlung und überprüften eine fokussiertere metakognitive Form. In einer Einzelfallstudie mit sechs Patienten mit sozialer Phobie zeigten alle Patienten substantielle Verbesserungen. Die Behandlungserfolge wurden im Follow-up bestätigt.

Die Wirksamkeit der Metakognitiven Therapie für PTBS wurde in mehreren Studien untersucht. Wells und Sembi (2004b) therapierten sechs konsekutive Patienten mit nach DSM-IV diagnostizierter PTBS. Follow-up-Untersuchungen wurden drei und sechs Monate und 18 bis 41 Monate nach der Behandlung durchgeführt. Die Patienten waren sexueller Gewalt oder Gewaltverbrechen ausgesetzt gewesen und litten seit drei bis 10 Monaten unter einer PTBS. In allen Fällen war die Therapie mit einer ausgeprägten Reduktion der Belastung, der Angst und der Depressionssymptome assoziiert. Der durchschnittliche Grad der Verbesserung, erfasst durch die Impact-of-Event-Scale (IES), lag bei 83 % und bei 69 %, wenn das Penn-Inventory verwendet wurde. Es wurden zwei weitere Patienten zu der Studie hinzugefügt. Die Effektgrößen direkt nach der Therapie lagen bei 3.0 bis 5.0. Keiner der Patienten erfüllte die Kriterien einer PTBS im Follow-up nach drei und sechs Monaten und bei späteren Langzeituntersuchungen.

In einer anschließenden offenen Studie zu chronischer PTBS behandelten Wells, Welford et al. (2008) 12 Patienten über durchschnittlich 9 Therapiesitzungen. In diesen Fällen litten die Patienten seit 6 bis zu 39 Monaten an einer PTBS. Umfangreiche und statistisch signifikante Verbesserungen fanden sich im Bereich der traumatisch bedingten Stressbelastung, Angst und Depressionssymptome. Die Behandlungserfolge wurden im Follow-up nach drei und sechs Monaten bestätigt. Die Anwendung standardisierter Remissionskriterien zeigte im Follow-up nach sechs Monaten, dass 89 % der Patienten klinisch signifikante Besserung erfahren hatten oder nach den Kriterien des IES remittiert waren.

Colbear und Wells (2008) führten eine kontrollierte randomisierte Studie zu Metakognitiver Therapie bei Patienten mit PTBS durch. Patienten wurden zufällig einer Warteliste oder einer Behandlungsbedingung mit Metakognitiver Therapie zugeteilt. Die Patienten in der Kontrollgruppe zeigten wenig oder keine Verbesserung der Symptome während der Wartezeit. Die Patienten, die mit Metakognitiver Therapie behandelt wurden, wiesen signifikante Verbesserungen in allen erfassten Symptombereichen auf. Die Untersuchung der klinisch signifikanten Veränderung zeigte, dass 80 % der behandelten Patienten in Remission waren und sich bei 10 % der Patienten klinisch relevante Verbesserungen einstellten. In der Vergleichsgruppe zeigten sich nur bei 10 % Verbesserungen und niemand erfüllte die IES-Kriterien der Remission.

Metakognitive Therapie wurde bei Zwangsstörungen von Kindern und Erwachsenen evaluiert. Fisher und Wells (2008) untersuchten die Wirksamkeit der Behandlung bei vier Patienten mit einer nach DSM-IV diagnostizierten Zwangsstörung. Im Rahmen eines Einzelfalldesigns wurden die Patienten einer Baselineerhebung von drei bis vier Wochen zugewiesen, solange bis eine Stabilität der Baseline deutlich war. Im Anschluss wurden die Patienten über 12–14 Therapiesitzungen mit Metakognitiver Therapie behandelt. Direkt nach der Therapie und im Follow-up drei bis vier Monate später zeigten sich umfangreiche Veränderungen. Alle vier Patienten erfüllten standardisierte Remissionskriterien (Yale-Brown-Obsessive-Compulsive-Scale (Y-Bocs) Cut Off = 14, Reliable Change = 10). Ein Patient erfüllte sechs Monate später nicht mehr die Remissionskriterien, zeigte aber trotzdem substantielle Veränderungen.

Simons, Schneider und Herpertz-Dahlmann (2006) untersuchten die Wirksamkeit der Metakognitiven Therapie bei Kindern und Jugendlichen mit Zwangsstörungen. Zehn Kinder und Jugendliche wurden zufällig entweder einer Gruppe mit Metakognitiver Therapie oder einer Gruppe mit Exposition und Reaktionsverhinderung zugeteilt. Die Therapie kombinierte Elemente aus der Metakognitiven Therapie und der KVT, so dass die relativen Beiträge der Modalitäten unklar sind. Dennoch deuten die Daten darauf hin, dass die Behandlung eine sinnvolle Alternative zu Exposition mit Reaktionsverhinderung sein kann.

Rees und van Koesfeld (2008) führten eine offene Studie über Metakognitive Therapie als Gruppentherapie bei Patienten mit Zwangsstörungen durch. Statistisch signifikante Verbesserungen zeigten sich bei Zwangssymptomen direkt nach der Therapie. Die Behandlungserfolge wurden im Follow-up drei Monate später bestätigt. Eine Reduktion zeigte sich auch auf Subskalen des MCQ-30, besonders bei Überzeugungen in Bezug auf die Notwendigkeit, Gedanken zu steuern. Diese Reduktion wurde im Follow-up ebenfalls bestätigt. Die Effektgrößen direkt nach der Therapie und im Follow-up für den Score der Yale Brown Obsessive Compulsive Scale (Y-BOCS) waren 2.28 und 3.57, mit einer mittleren Reduktion um 62 % auf der Y-BOCS beim Follow-up. 40 % der Patienten waren direkt nach der Therapie in Remission. 95 % erfüllten die Kriterien für eine Remission im Follow-up drei Monate später. Eine wichtige Limitation der Studie ist die fehlende Vergleichsgruppe.

Zwei Pilotstudien geben Hinweise zur Wirksamkeit der Metakognitiven Therapie bei Major Depression. In einer Studie wurden Patienten über sechs bis acht Therapiesitzungen mit Metakognitiver Therapie behandelt (Wells, Fisher et al., 2008). Die Behandlung war mit ausgeprägten Verbesserungen von Depression, Angst und Metakognitionen assoziiert. Die durchschnittliche Punktzahl im BDI lag vor der Therapie bei 24, nach der Behandlung bei 7. Direkt nach der Therapie und im Follow-up nach drei Monaten waren alle Patienten in Remission. Im Follow-up nach sechs Monaten hatte ein Patient einen BDI im pathologischen Bereich, zeigte aber immer noch eine klinisch relevante Verbesserung. Obwohl die Daten noch keine endgültigen Schlussfolgerungen zulassen, ermutigen sie zu weiterer Forschung.

Eine offene Studie der Metakognitiven Therapie für Patienten mit Major Depression wurde von Wells, Fisher et al. (2008) durchgeführt. Die Behandlung führte zu einer ausgeprägten Verbesserung der Depression und der Angstsymptome. Die Therapie war mit einer ausgeprägten Reduktion des Grübelns und maladaptiver metakognitiver Überzeugungen verbunden. 75 % der Patienten waren direkt nach der Therapie und 66 % im Follow-up in Remission.

Zusammenfassend lässt sich sagen, dass eine wachsende Zahl von Studien die Effekte der einzelnen Techniken der Metakognitiven Therapie und des gesamten metakognitiven Therapieprogramms untersucht haben. Die Studien waren Einzelfallstudien, offene Studien und randomisierte kontrollierte Studien. Es kann die Schlussfolgerung gezogen werden, dass Metakognitive Therapie ein effektiver Therapieansatz ist. Die Wirksamkeit wurde bei einer Vielzahl von Störungen bestätigt. Die Effektgrößen sind groß und die Behandlungserfolge sechs bis zwölf Monate nach der Therapie stabil. Die Ergebnisse sind mit der Einschränkung zu betrachten, dass bisher nur eine relativ kleine Anzahl randomisierter Studien vorliegt. Mehrere Studien sind noch nicht abgeschlossen. Die langfristige Stabilität der Therapiewirksamkeit muss noch untersucht werden.

Fazit

In diesem Kapitel wurden die empirischen Belege für die Metakognitive Theorie, Technik und Therapie in Kürze dargestellt. Insgesamt existiert eine große Datenbasis. Im Moment gibt es mehr Daten, die die Theorie unterstützen, als Daten, die die Therapie nicht unterstützen. Die Daten zur Behandlung basieren noch auf kleinen Pilotstudien. Dies ist die zwangsläufige Konsequenz aus dem systematischen Ansatz der Entstehung der Therapie und ihrer Evaluation.

Unsere Strategie bestand darin, Theorieentwicklung mit klinischer Beobachtung zu verbinden. Die Folgeschritte waren die Überprüfung der metakognitiven Theorie, Erstellung und Evaluation von metakognitiven Modellen, Entwicklung und Evaluation spezifischer Therapietechniken und Behandlungen im Rahmen von Einzelfallstudien, bevor als letzter Schritt randomisierte kontrollierte Studien durchgeführt wurden. Dieser Ansatz stimmt mit dem progressiven Modell der klinischen Forschung überein (Agras & Berkowitz, 1980).

Die Behandlungsstudien zeigen eine Wirksamkeit der Metakognitiven Therapie. Die Mehrheit der Patienten zeigen substantielle Verbesserungen oder Remission während der Behandlung. Die Wirksamkeit scheint bei einer Vielzahl von Störungen konsistent vorhanden zu sein.

Im Ganzen sind die Daten eine gute Grundlage für die Weiterführung der Anwendung und Evaluation der Metakognitiven Therapie. Es handelt sich um einen neuen Ansatz, der aus systematischer Modellentwicklung und Überprüfung von Hypothesen entstanden ist. Er führte zu theoretisch fundierten Therapietechniken. Weitere kontrollierte Studien auch durch Wissenschaftler, die nicht an der Therapieentwicklung beteiligt waren, sollten die Wirksamkeit der Behandlung bei längeren Follow-up-Intervallen untersuchen.

11 Schlussgedanken

Metakognitive Therapie und ihre grundlegenden Prinzipien sind das Ergebnis langjähriger Forschung und Entwicklung mit dem Ziel eines wissenschaftlich fundierten Verständnisses für die Behandlung psychischer Störungen. Metakognitive Therapie entstand aus der Unzufriedenheit mit bestehenden psychotherapeutischen Ansätzen heraus, welche wichtige Charakteristika maladaptiven Denkens nicht erfassen.

Psychotherapiemethoden bestanden in der Vergangenheit häufig aus einer Kombination von Techniken aus unterschiedlichsten Quellen. Therapeuten vertrauten auf erfahrungsbasierte Techniken. Dieses System ermöglicht pragmatische Interventionspakete. Fortschritte im Verständnis von Störungen und die Neuentwicklung effektiver Therapien können jedoch nicht hierauf begründet werden. Therapien, die auf innovativen Modellen der Steuerung und Fehlsteuerung von Kognitionen basieren, haben das Potential, wesentliche Verbesserungen psychotherapeutischer Techniken zu ermöglichen. Ein dynamisches Modell der maladaptiven Verarbeitung und ihrer mentaler Steuerung wie das metakognitive Modell bildet eine Grundlage für die Entwicklung theoriegesteuerter Behandlungstechniken, die spezifisch kausale psychische Mechanismen und Prozesse ansprechen.

Das Aufmerksamkeitstraining (Attention Training Technique, ATT) und Detached Mindfulness (DM – Losgelöste Achtsamkeit) wurden entwickelt, um die metakognitive Kontrolle kognitiver Prozesse zu fördern, perseverierende Prozesse wie Sich-Sorgen und Grübeln zu unterbrechen und metakognitives Erleben von Gedanken zu ermöglichen. Spezifische Techniken modifizieren problematische metakognitive Überzeugungen und kognitive Verarbeitungspläne.

Der metakognitive Ansatz geht davon aus, dass bei mehreren psychischen Störungen ein problematisches allgemeines Denkmuster, das CAS (Cognitive Attentional Syndrome) vorliegt. Das CAS umfasst Sich-Sorgen, Grübeln, Bedrohungsmonitoring und problematisches Bewältigungsverhalten. Die Auswirkungen des CAS interferieren mit effektiver Selbstregulation, verhindern korrektive Lernerfahrungen und beeinträchtigen emotionale Anpassungsprozesse. Das CAS verhindert emotionale Verarbeitung, beschränkt Kognitionen auf vermeintliche innere und äußere Gefahrenquellen und stärkt negative Einschätzungen und Überzeugungen.

Für die meisten Menschen sind negative Gedanken und Emotionen vorübergehende innere Erfahrungen. Auch bei gesunden Menschen kann das CAS aktiviert werden. Es wird aber typischerweise schnell durch alternative adaptive Bewältigungsstrategien ersetzt. Psychische Störungen zeichnen sich dadurch aus, dass das CAS nicht unter Kontrolle gebracht werden kann und alternative Denk- und Verhaltensmuster nicht flexibel angewendet werden können. Negative Gedanken, Emotionen und kognitive Dissonanzen aktivieren das CAS. Die Flexibilität der betroffenen Patienten ist durch ein geringes metakognitives Bewusstsein eingeschränkt. Weiterhin bestehen metakognitive Überzeugungen, dass Prozesse wie Grübeln und Sich-Sorgen notwendig sind. Eine Kombination aus positiven Überzeugungen (z. B. »Ich muss mir Sorgen machen, um Gefahren aus dem Weg zu gehen«) und negativen metakognitiven Überzeugungen (z. B. »Ich kann das Grübeln nicht steuern«) stabilisiert das CAS. Positive Metakognitionen begünstigen einen perseverierenden, maladaptiven Denkstil mit Sich-Sorgen und Grübeln. Negative Metakognitionen führen zum Ausbleiben eines effektiven Umgangs mit inneren Ereignissen wie Gedanken und Emotionen. Sie werden zunehmend als Bedrohung wahrgenommen und erhöhen die Belastung des Patienten.

Das CAS ist eine in das psychische System eingebettete Verarbeitungs- und Bewältigungsstrategie. Es beinhaltet die Strategien eines Menschen im Umgang mit Bedrohungen. Die Konzepte der Bewältigungsstrategien und ein spezifischer Denkstil stellen die Verbindung zwischen metakognitiven Überzeugungen und der emotionalen Störung her. Viele Bewältigungsstrategien bei psychischen Störungen sind metakognitive Strategien: Unterdrücken oder Vermeiden von Gedanken, selektive Aufmerksamkeit und perseverierende Strategien der konzeptuellen Verarbeitung.

Sowohl positive als auch negative metakognitive Überzeugungen tragen zur Bewertung von Gefahren bei. Die positive Überzeugung »Ich muss auf Bedrohungen achten, damit ich sicher bin« führt zu der intuitiven Annahme, dass andauernd Gefahr droht. Die negative Überzeugung »Ich kann meine Gedanken nicht steuern« verhindert, dass der Patient seinen nicht hilfreichen Denkstil aufgibt. Andere negative Überzeugungen wie »Diese Gedanken machen mich verrückt« begünstigen den Eindruck ständiger oder sogar zunehmender Gefahr. Alle diese Bereiche metakognitiver Überzeugungen führen zu perseverierender gefahrenorientierter kognitiver Verarbeitung und zu kognitiven Dissonanzen, die dann negative Emotionen aufrechterhalten.

Die metakognitive Theorie und die traditionelle kognitive Schematheorie teilen die Ansicht, dass die Überzeugungen eines Menschen seine mentalen Verarbeitungsvorgänge beeinflussen. Sie unterscheiden sich aber in der Bedeutung, die sie metakognitiven Überzeugungen zusprechen.

Schematherapie bringt psychische Störungen allgemein mit Überzeugungen insbesondere aus dem interpersonellen Bereich in Zusammenhang. Die metakognitive Theorie betont dagegen, dass metakognitive Überzeugungen der wichtigste Einflussfaktor für Denkmuster und psychische Störungen sind.

Die Schematheorie konzentriert sich auf Gedankeninhalte, während bei der metakognitiven Theorie Denkstile und Entwicklung eines spezifischen CAS im Mittelpunkt stehen. Die auf der Schematheorie basierende Therapie trainiert nicht explizit das metakognitive Erleben innerer Ereignisse, während die Metakognitive Therapie dem Patienten vermittelt, wie innere Ereignisse metakognitiv erlebt werden können. In der Schematherapie wird im Gegensatz zur Metakognitiven Therapie die kognitive Architektur, die zwischen verschiedenen Ebenen der Informationsverarbeitung unterscheidet, nicht spezifisch benannt. Dies ist besonders wichtig, da die Lokalisation der Störung innerhalb der Architektur mentaler Subsysteme Auswirkungen auf die Entwicklung der Therapietechniken hat. Die Beschreibung von Störungen, die durch Top-down-Mechanismen charakterisiert sind, ermöglicht spezifische Ansätze für die

Modifikation von Prozessen wie Sich-Sorgen und Grübeln. Es eröffnet auch die Möglichkeit, Vorhersagen über die Auswirkungen der strategischen Prozesse auf die subkortikale Informationsverarbeitung zu treffen.

Die Schematheorie unterscheidet nicht zwischen kognitiven und metakognitiven Subsystemen. Die Schematheorie konzentriert sich auf deklarative Überzeugungen, während die metakognitive Theorie annimmt, dass Überzeugungen in deklarativer und prozeduraler Form vorliegen. Letztere können zunächst nicht direkt verbal formuliert werden oder sein. Die Schematheorie nennt fehlerhafte bewusste kognitive Einschätzungen »negative automatische Gedanken« (Negative Automatic Thoughts, NAT). Im Mittelpunkt der metakognitiven Theorie stehen perseverierende konzeptuelle kognitive Verarbeitungsprozesse, die mit kurzen telegrammartigen Intrusionen verzahnt sind. Die metakognitive Theorie betrachtet negative automatische Gedanken als Auslöser für das CAS und nicht als unmittelbare Ursache der Störung. Die metakognitive Theorie unterscheidet zwischen verschiedenen Typen bewusster Gedanken, die in verschiedenen funktionellen Beziehungen mit Wissen und emotionalen Endpunkten stehen. Diese Unterscheidung zwischen verschiedenen Typen des Denkens wird bei anderen kognitiv-behavioralen Therapien nicht gemacht.

Der metakognitive Ansatz basiert auf dem Grundsatz, dass bei verschiedenen psychischen Störungen ähnliche zentrale pathologische Mechanismen vorliegen. Metakognitive Therapie erkennt aber auch an, dass es abhängig von der jeweiligen psychischen Störung spezifische Inhalte auf kognitiver und metakognitiver Ebene gibt. Bei der Generalisierten Angststörung bestehen beispielsweise negative Überzeugungen in Bezug auf die fehlende Steuerbarkeit und Gefahr des Sich-Sorgens. Bei Zwangsstörungen bestehen negative metakognitive Überzeugungen in Bezug auf die Bedeutung und Macht intrusiver Gedanken. Folglich ist kognitive Fusion für Zwangsstörungen charakteristischer als für die Generalisierte Angststörung.

Die metakognitive Theorie geht davon aus, dass das CAS bei jeder psychischen Störung eine unterschiedliche Ausgestaltung zeigt. Deshalb lohnt es sich, bei jedem Patienten ein störungsspezifisches Fallkonzept zu erstellen. Trotz dieser Variabilität führt der metakognitive Ansatz zu einem transdiagnostischen Behandlungsansatz. In früheren Veröffentlichungen plädierten wir (Wells & Matthews, 1994) für die Entwicklung einer einzigen generischen Behandlungsmethode, die als primäre Intervention bei emotionalen Störungen angewendet werden kann. Wie ein derartiger, allerdings noch nicht empirisch überprüfter Ansatz aussehen könnte, beschreiben wir im Folgenden.

11.1 Spezifikation einer transdiagnostischen Behandlung

Der metakognitive Ansatz impliziert, dass die Entwicklung einer einzigen Standardmethode der Therapie von unterschiedlichen psychischen Störungen möglich wird. Dies würde die Therapie sehr vereinfachen: Nur ein Modell wäre die Grundlage für die Erstellung des individuellen Fallkonzepts, und die Therapie könnte stärker standardisiert werden. Die Wirksamkeit wäre möglicherweise geringer als bei Therapien, die auf störungsspezifischen Modellen beruhen. Es gäbe dann aber eine Therapie, die in einem Stepped-Care-Modell bei Patienten mit milden oder subklinischen Störungen angewendet werden könnte. Patienten würden zuerst eine Standardtherapie, und wenn nötig, später eine spezifische Behandlung erhalten.

Die breite Verfügbarkeit einer solchen Therapie könnte die Nachteile des Ansatzes ausgleichen. Man muss jedoch vernünftigerweise daran erinnern, dass ein generischer Ansatz dieser Art noch nicht durch Studien evaluiert wurde und im Moment reine Spekulation ist. Eine mögliche Gefahr besteht darin, dass das Versagen einer Standardtherapie Resistenzen für nachfolgende spezifische Interventionen Metakognitiver Therapie entstehen lässt.

Bei einer generischen Standardbehandlung steht die Modifikation des CAS im Mittelpunkt. Folgende Elemente würden vermutlich eine tragende Rolle spielen:

(1) ein universelles Modell als Grundlage für das individuelle Fallkonzept
(2) Einführung des Patienten in die Rolle des CAS bei der Aufrechterhaltung von Problemen
(3) Training von Detached Mindfulness (DM – Losgelöste Achtsamkeit) und Aufmerksamkeitstraining (ATT)
(4) Reduktion von Sich-Sorgen und Grübeln
(5) Reduktion des Bedrohungsmonitorings
(6) Reduktion der maladaptiven Bewältigungsstrategien
(7) Einsatz neuer kognitiver Denkstile

Die Reduktion des CAS könnte durch eine Kombination mehrerer Techniken erreicht werden, wie zum Beispiel:

(1) Entwicklung eines metakognitiven Bewusstseins und metakognitiver Fähigkeiten durch DM und ATT
(2) Kritische Überprüfung metakognitiver Überzeugungen in Bezug auf die fehlende Steuerbarkeit von Gedanken
(3) Kritische Überprüfung positiver Überzeugungen in Bezug auf problematische metakognitive Strategien wie Grübeln oder Sich-Sorgen-Machen
(4) Kritische Überprüfung negativer Überzeugungen in Bezug auf die Gefahren von Gedanken und Emotionen
(5) Aufschieben von Sich-Sorgen und Grübeln
(6) Aufschieben oder Umkehrung des Bedrohungsmonitorings
(7) Veränderung maladaptiver Bewältigungsstrategien, damit der Fluss korrektiver Informationen in den Erfahrungsschatz erhöht wird (z. B. P-E-T-S, s. Abschn. 3.4).

11.2 Ein universelles Störungsmodell

Die Therapie des CAS erfordert ein Störungsmodell, das die Ursachen und Konsequenzen des CAS erfasst und erklärt, wie es die zu behandelnden emotionalen Störungen aufrechterhält. Da auch die störungsspezifischen Modelle auf dem grundlegenden metakognitiven Modell (S-REF, s. Abschn. 1.3) basieren, ist das S-REF-Modell ein sinnvoller Ausgangspunkt. Die zentralen Eigenschaften dieses Modells sollen so dargestellt werden, dass sie für ein generisches Störungsmodell angemessen sind. Um seinen Zweck zu erfüllen, muss ein Störungsmodell die Aufrechterhaltung der Störung erfolgreich erklären. Ein Störungsmodell muss für die Patienten leicht verständlich sein, um als Ausgangspunkt der Veränderung zu fungieren.

Anders als bei störungsspezifischen Modellen muss bei der Entwicklung eines generischen Modells ein Gleichgewicht zwischen Genauigkeit und Einfachheit geschaffen werden. Das generische Modell wird besser als heuristisches Modell für die Praxis betrachtet als ein exakt spezifiziertes Modell.

Das Diagramm eines möglichen universellen Fallkonzepts, basierend auf der S-REF zeigt Abbildung 11.1. Vier Elemente spielen in dem Fallkonzept eine Rolle: metakognitive Überzeugungen, das CAS, Emotionen und Selbstwahrnehmung.

Metakognitive Überzeugungen sind zum einen negative metakognitive Überzeugungen in Bezug auf die fehlende Steuerbarkeit von Gedanken und in Bezug auf die Gefährlichkeit bestimmter Gedanken und Emotionen. Zum anderen gibt es positive metakognitive Überzeugungen in Bezug auf die Notwendigkeit, Gedanken zu unterdrücken, zu grübeln, sich Sorgen zu machen und Bedrohungen zu monitoren.

Das CAS beinhaltet Sich-Sorgen, Grübeln, Bedrohungsmonitoring und maladaptives Bewältigungsverhalten.

Zum Bereich Emotionen gehören die subjektiv erlebten Emotionen wie Angst, Depression oder Wut, die damit zusammenhängenden körperlichen Symptome wie Schwitzen oder Erschöpfung, kognitive Symptome wie schwache Konzentration

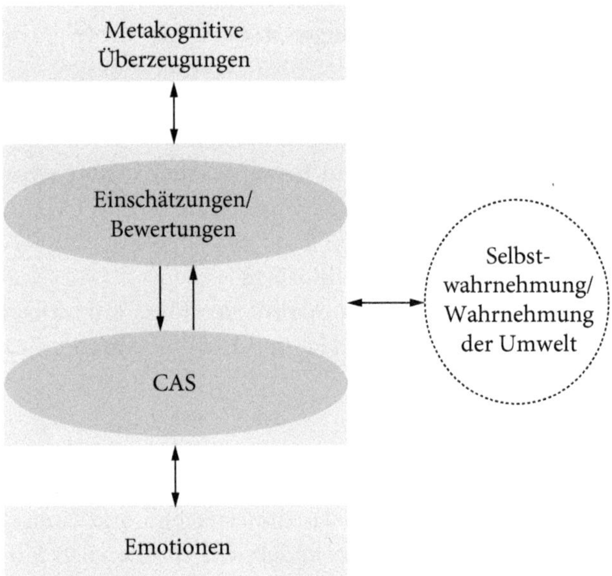

Abbildung 11.1 Das Diagramm eines potentiellen universellen Fallkonzepts

oder Dissoziation und Symptome auf der Verhaltensebene wie Schlafstörungen oder Unruhe.

Die Selbstwahrnehmung setzt sich aus Überzeugungen in Bezug auf die eigene Person und die Welt zusammen. Beispiele sind »Ich bin verletzlich«, »Die Welt ist gefährlich«, »Andere Menschen lachen über mich«, »Die Zukunft ist hoffnungslos«, »Ich habe ein schwaches Herz«. Dieses Wissen bestimmt die Inhalte des Grübelns und des Sich-Sorgens. Der treibende Faktor für das CAS sind aber die Metakognitionen und nicht diese Inhalte.

Welche Bedeutung haben die Pfeile in diesem Modell? Die bidirektionalen Pfeile, die die metakognitiven Überzeugungen mit dem CAS verbinden, veranschaulichen den Einfluss metakognitiver Überzeugungen auf Denkmuster. Das CAS wird durch positive und negative Metakognitionen bestimmt. Überzeugungen bezüglich des Nutzens des Sich-Sorgens und die Überzeugungen über die fehlende Steuerbarkeit des Prozesses tragen zur Persistenz des CAS bei. Im Gegenzug kann CAS Metakognitionen stärken oder modifizieren. Wiederholtes Sich-Sorgen verstärkt das Gefühl von Bedrohung, blockiert emotionale Verarbeitung und führt zu intrusiven Gedanken, die wiederum die intuitive Annahme des Patienten verstärkt, die Kontrolle zu verlieren.

Der bidirektionale Pfeil, der Emotionen mit der Box mit Bewertungen und CAS verbindet, veranschaulicht, dass Emotionen selbstregulatorische Prozesse aktivieren können. In der Folge werden Emotionen durch Bewertungen oder das CAS verstärkt, abgeschwächt oder aufrechterhalten. Zum Beispiel wird das Bedrohungsmonitoring aufrechterhalten, indem die Aufmerksamkeit anhaltend auf potentielle Quellen interpersoneller Gefahr gerichtet wird.

Der zirkuläre Zusammenhang zwischen Bewertungen und dem CAS zeigt, dass negative Bewertungen die Folge von perseverativen Aufmerksamkeitsstrategien und Denkprozessen sind und durch sie aufrechterhalten werden.

Abbildung 11.2 zeigt das individuelle Fallkonzept eines Patienten mit Hypochondrie und Panikattacken. In diesem Beispiel wird die Angst durch das CAS verstärkt und aufrechterhalten. Das CAS besteht aus Sich-Sorgen über mögliche zukünftige Panikattacken und mögliche auslösende Situationen. Der Patient achtet auf körperliche Symptome, meistens auf sein Atemmuster, um Bedrohungen abzuwenden. Er glaubt, durch Überwachung seiner Atmung könne er Schwankungen im Atemmuster bemerken und zu einem regelmäßigen Atemrhythmus zurückkehren. Er hat die Überzeugung, dass es notwendig ist, panikbezogene Gedanken zu steuern und Körpersignale negativ zu interpretieren (z. B. »Wenn ich das Schlimmste annehme, kann ich mich schützen«).

Bei der Behandlung dieses Patienten (s. Abb. 11.2) stehen die Reduktion des CAS, die kritische Überprüfung von Metakognitionen und die Veränderung von Prozessen, die Fehlinterpretationen aufrechterhalten, im Mittelpunkt. Katastrophisierende Fehlinterpretationen werden durch das CAS generiert und aufrechterhalten. Der Schwerpunkt der Therapie liegt darin, dem Patienten zu zeigen, dass er auf spontane innere Wahrnehmung am besten mit Detached Mindfulness (DM – Losgelöste Achtsamkeit) reagiert. Die Fehlinterpretation von körperlichen Symptomen steht in Zusammen-

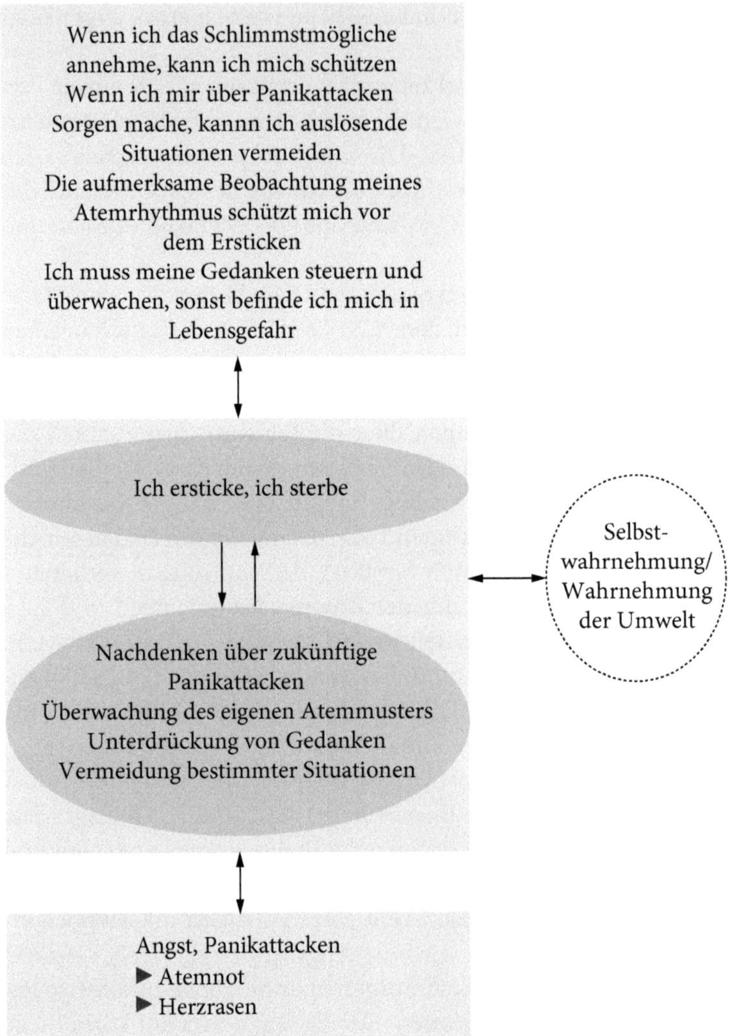

Abbildung 11.2 Individuelles Fallkonzept eines Patienten mit Hypochondrie und Panikattacken

hang mit positiven metakognitiven Überzeugungen in Bezug auf »am besten immer das Schlimmste erwarten«. Die Modifikation dieser Metakognitionen ist deshalb das Ziel der Behandlung.

Wie bei der Standard-KVT kann die Behandlung Exposition gegenüber Körperwahrnehmungen beinhalten. Die Exposition hat aber das metakognitive Ziel, die Art der Beziehung des Patienten zu seinen Symptomen zu verändern. Wichtige Unterschiede sind die direkte Ansprache des Sich-Sorgens und Grübelns. Der Patient lernt, intrusiven Fehlinterpretationen und Symptomen nicht mit konzeptueller kognitiver Aktivität zu begegnen und kein Bedrohungsmonitoring durchzuführen.

Im Folgenden sind einige mögliche Fragen aufgelistet, die der Therapeut den Patienten stellt, um relevantes Material für die Erstellung eines standardisierten Fallkonzepts zu gewinnen. Er fragt zunächst nach emotionalen Symptomen, dann nach dem CAS, nach metakognitiven Überzeugungen und schließlich nach dem Selbstbild des Patienten.

Emotionen

- ▶ Welche Emotionen erleben Sie?
- ▶ Welche Symptome bemerken Sie?
- ▶ Welche körperlichen Symptome bemerken Sie?
- ▶ Welche psychischen Symptome bemerken Sie?
- ▶ Hat sich Ihr Verhalten geändert?

CAS

- ▶ Machen Sie sich über Ihre Symptome Sorgen? Wie sieht das aus?
- ▶ Richten Sie Ihre Aufmerksamkeit vermehrt auf Dinge, die Sie betreffen? Wie machen Sie das?
- ▶ Versuchen Sie, Ihre Gedanken und Emotionen zu steuern? Wie tun Sie das?
- ▶ Interpretieren Sie Erlebnisse negativ?
- ▶ Denken Sie über bestimmte Symptome oder Sorgen lange nach?
- ▶ Was tun Sie, um Bedrohungen oder Gefahren abzuwenden?

Metakognitive Überzeugungen

- ▶ Hilft Ihnen das Sich-Sorgen?
- ▶ Können Sie das Sich-Sorgen beenden oder unterbrechen?
- ▶ Worin bestehen die Vorteile, über Symptome, Angst oder bestimmte Situationen vermehrt nachzudenken?
- ▶ Worin bestehen die Vorteile, Ihre Aufmerksamkeit auf Symptome, Angst oder bestimmte Situationen zu richten?
- ▶ Warum ist es wichtig, Gedanken, Emotionen und Körperfunktionen zu kontrollieren?
- ▶ Worin besteht der Vorteil, negativ über Ihre Symptome, Ihre eigene Person oder die Welt zu denken?
- ▶ Was könnte schlimmstenfalls passieren, wenn Sie sich weiterhin so fühlen wie jetzt und diese Gedanken haben?
- ▶ Was sind die Vorteile des Grübelns und Sich-Sorgens?

Selbstbild und Weltanschauung

- ▶ Wenn Sie sich über Ihre Probleme Sorgen machen, was denken Sie dann über sich selbst?
- ▶ Wenn Sie sich Sorgen machen oder grübeln, zu welchen Schlussfolgerungen kommen Sie dann in Bezug auf sich selbst und Ihre Situation?

In Abbildung 11.1 sind metakognitive Überzeugungen einerseits und Selbstbild andererseits getrennt dargestellt, um allgemeinere nicht-metakognitive Überzeugungen zu veranschaulichen. Dies ist nicht in allen Fällen notwendig.

11.3 Neurobiologie und Metakognitive Therapie

Was schlägt das S-REF-Modell in Bezug auf die Neurobiologie der Emotionen und die Strukturen und Prozesse, die bei einer emotionalen Störung involviert sind, vor? Zunächst sagt es voraus, dass Emotionen die Folge einer Interaktion zwischen bewusster kortikaler Verarbeitung und automatischer Verarbeitung sind. Wir finden empirische Belege für die Tatsache, dass emotionale Netzwerke kognitive Prozesse beeinflussen und diese Prozesse wiederum emotionale Prozesse aktivieren und modulieren.

Die Amygdala ist das Zentrum emotionaler Verarbeitung, besonders bei der Verarbeitung von Angst. Die Aktivität der Amygdala beeinflusst vermutlich Metakognitionen, Aufmerksamkeit und Bewertung. Umgekehrt sollten Veränderungen bei Metakognitionen und bewussten Strategien mit Veränderungen der Amygdalaaktivität bei negativen oder furchteinflößenden Stimuli einhergehen.

Da Angstreaktionen auf natürliche Weise abklingen, wenn sie nicht verstärkt werden, ist anzunehmen, dass sich auch die Aktivität der Amygdala spontan normalisieren kann oder einer Top-down-Modulation unterliegt. Das CAS behindert möglicherweise ein solches Abklingen oder eine Modulation und verlängert somit negative Emotionen. Längerfristig produziert das CAS vermutlich anhaltende Veränderungen in der Aktivität der Amygdala, da ständig bedrohungsrelevante Information angeboten wird. Sich-Sorgen, Grübeln oder Bedrohungsmonitoring behindern möglicherweise die Top-down-Kontrolle, die für die Reduzierung der Aktivität bedrohungsbezogener Verarbeitung in der Amygdala notwendig ist.

Welche Auswirkungen könnten Metakognitive Therapie und Strategien wie Aufmerksamkeitstraining (ATT, Attention Training Technique) und DM (Detached Mindfulness) auf die Aktivität der Amygdala und deren Interaktionen mit kortikalen Bereichen haben? Es wird angenommen, dass eine Steigerung der metakognitiven Steuerung Auswirkungen auf Exekutivfunktionen und Arbeitsgedächtnis hat. Folglich sollten ATT und DM die Bereiche des präfrontalen Kortex beeinflussen, die für inhibitorische Kontrolle verantwortlich sind. Sie vermindern vermutlich die Aktivität der Amygdala und steigern die Fähigkeit des Patienten, die Aktivität der Amygdala bei emotionalen Stimuli zu modulieren. ATT und DM können so die exekutive Kontrolle und Flexibilität steigern und subkortikale Verarbeitung beeinflussen.

11.4 Metakognitive Therapie im weiteren Kontext

Bewusstsein

Menschliche Erfahrungen brauchen das Bewusstsein eines von Inhalten unabhängigen Selbst. Menschliches Leiden beruht auf Störungen unserer Selbstregulation und unseres Selbstbildes.

Metakognitionen unterstützen die Prozesse, die in die Entwicklung und Verfeinerung unseres Selbstbildes eingebunden sind. Sie ermöglichen uns, unsere Gedanken aus der Beobachterperspektive zu betrachten. Wir können uns beim Sehen zusehen und beim Hören zuhören. Wir können zum leidenschaftslosen Beobachter aller Dinge werden, die wir denken, fühlen und wahrnehmen. Unserer inneres mentales Modell kann nicht beobachtet werden: Es ist Teil des Beobachters. Die Grenzen unseres inneren Bewusstseins werden wahrscheinlich mit Detached Mindfulness (Losgelöste Achtsamkeit) erreicht. Wir sind dann der Beobachter unserer Kognitionen. Hinter das Bewusstsein, der Beobachter eigener bewusster kognitiver und emotionaler Prozesse zu sein, wie es bei Detached Mindfulness passiert, kann man wahrscheinlich nicht zurücktreten. Dies ist die Essenz des Bewusstseins. Die feste Verbindung zwischen Metakognitionen und der Fähigkeit, ein klar umrissenes Selbst zu erleben, unterstützt die wichtige Rolle der metakognitiven Theorie bei der genauen Beschreibung des menschlichen Bewusstseins.

Metakognitive Therapie (hart oder weich)

In diesem Buch haben wir weitgehend vermieden, detailliert über den Primat von Kognition oder Metakognition bei der Entwicklung psychischer Störungen zu diskutieren. Die beiden Ebenen interagieren in allen außer den einfachsten kognitiven Prozessen. Wir können dabei entweder eine »harte« oder eine »weiche« metakognitive Position einnehmen.

Der »harte« metakognitive Ansatz sieht negative Kognitionen über die eigene Person und die Welt als Produkt der Metakognitionen. Dysfunktionale Gedanken und Überzeugungen sind Konstruktionen, die sich aus einer kontinuierlichen kognitiven Verarbeitung ergeben, die durch Metakognitionen geleitet wird. Die Überzeugung »Ich bin wertlos« ist beispielsweise das Endprodukt eines Grübelprozesses. Es ist ein Element des individuellen Wissens, das aus einem spezifischen Denkstil heraus produziert wird. Wir können annehmen, dass Techniken wie die Pfeil-abwärts-Technik in der kognitiven Therapie eine Aufforderung an den Patienten ist, als Reaktion auf einen negativen Gedanken laut zu grübeln.

Im Gegensatz dazu geht der »weiche« metakognitive Ansatz davon aus, dass metakognitives Wissen getrennt von negativem sozialen Wissen gespeichert wird, beide aber stabile Repräsentationen im Gedächtnis darstellen. Nach diesem Ansatz werden negative Kognitionen nicht je nach Situation durch kontinuierliche Verarbeitungsprozesse hergestellt. Die Frage, welcher Ansatz herangezogen werden sollte, ist bedeutsam. Die »harte« Metakognitive Therapie geht davon aus, dass negative Selbsteinschätzungen repetitiv durch Metakognitionen hergestellt werden. Daraus folgt, dass bei Patienten, die berichten, dass sie intuitiv wissen, wie schlecht sie sind, Metakognitionen aktiv sind, die sie zu diesem Ergebnis führen. Dabei könnten die Patienten rational erkennen, dass die Aussagen falsch sind. Eine rationale Überprüfung verändert nicht notwendigerweise die Metakognitionen und Denkprozesse, die diese subjektive Erfahrung generieren.

Im »harten« Ansatz Metakognitiver Therapie legt dysfunktionales intuitives Wissen nahe, dass die Metakognitionen, die diese Information generieren, immer noch da sind, der Betroffene aber die metakognitive Fähigkeit hat, das Ergebnis erneut zu überprüfen (z. B. »Ich weiß, dass ich kein schlechter Mensch bin, auch wenn ich mich schlecht fühle«). Die kritische Überprüfung einer Überzeugung löst eine metakognitive Bewertung aus, verändert aber nicht notwendigerweise die Pläne, die der metakognitiven Verarbeitung zugrunde liegen, und den Modus, in dem ein Gedanke erlebt wird. Das Ausmaß der Überzeugung ist vermutlich keine stabile kognitive Repräsentation. Es bildet nur den gegenwärtigen Prozess der Überprüfung der Validität eines Gedankens oder Bedeutung eines Gefühls ab. Was einen Gedanken greifbar und realistisch macht, ist die intrusive Qualität und der Modus, in dem der Gedanke erlebt wird, und nicht das Ausmaß der Überzeugung. Die Veränderung der Intrusivität des Gedankens und der Modus des Erlebens (Objektmodus vs. metakognitiver Modus) modifiziert auch, wie realistisch ein Gedanke erlebt wird. Der zentrale Punkt effektiver Psychotherapie ist vermutlich mehr die Veränderung des metakognitiven Modells als die Veränderung von Überzeugungen.

Einen Gedanken im Objektmodus zu erleben, führt zur Fusion des Gedankens mit der Wahrnehmung der Realität. Den Gedanken im metakognitiven Modus zu erleben, bedeutet, ihn als inneres Ereignis zu betrachten. Die traditionelle kritische Überprüfung von kognitiven Überzeugungen ist ein indirektes Instrument, den metakognitiven Modus anzustoßen. Wenn der Patient seinen Gedanken nicht mehr als objektive Wahrheit betrachtet, impliziert dies, dass der Patient in der Lage ist, ihn als nicht notwendigerweise objektives inneres Ereignis zu betrachten. Das heißt aber nicht, dass das Erleben des Gedankens dem Erleben aus der Detached Mindfulness heraus entspricht. Es ist möglich, einen Gedanken als unrealistisch zu bewerten, den Gedanken aber dennoch nicht aus der Position des Beobachters zu betrachten. Bewusstes Erleben anstatt konzeptueller Analyse bringt den Patienten in eine Beobachterperspektive gegenüber seinen Gedanken. Hierin besteht die notwendige tiefere Veränderung der metakognitiven Prozesse. Es ist offensichtlich, dass es nicht gelingen kann, unsere Gedanken immer mit Abstand zu betrachten. Aber es ist möglich, die Fähigkeit zu erwerben, unsere Gedanken und die Welt als übereinander liegende Ebenen zu betrachten, die vom eigenen Selbst getrennt sind. Detached Mindfulness und das metakognitive Modell führen diesen Prozess des Zurücktretens herbei. Es ist ein Prozess, der eingesetzt werden kann, unabhängig davon, ob der Gedanke zutreffend ist oder nicht. Das Konzept der Detached Mindfulness beinhaltet nicht nur, innerlich einen Schritt zurückzutreten, sondern auch den Verzicht darauf, innere Ereignisse zu analysieren, zu bewältigen oder zu kontrollieren. Detached Mindfulness führt auch zum Konzept des Selbst als zentralen Beobachter mit einem unteilbaren Bewusstsein. Die Erfahrungen aus der Detached Mindfulness ermöglichen neue kognitive Pläne für die Reaktion auf innere und äußere Ereignisse zu entwerfen. Im weiteren Kontext bieten sie neue Möglichkeiten des Erlebens und der Entwicklung einer flexibleren und ganzheitlichen Selbstwahrnehmung.

Schlussbemerkung

Metakognitive Therapie ist eine Form der kognitiven Therapie in dem Sinne, dass sie das Denken verändert. Metakognitive Therapie unterscheidet sich deutlich von der Kognitiven Therapie in ihren theoretischen und konzeptuellen Grundlagen, in störungsspezifischen Modellen, in ihrem Fokus auf metakognitive Prozesse und metakognitives Wissen sowie in vielen Techniken. Metakognitive Therapie zeigt rasche und ausgeprägte Effekte bei Störungen wie der Generalisierten Angststörung, Depression, PTBS, Zwangsstörungen, sozialer Phobie und Hypochondrie. Der Fokus auf kognitive Verarbeitungsprozesse, metakognitive Erfahrungen und metakognitive Überzeugungen bietet eine Alternative zu traditionellen Therapietechniken wie wiederholte Exposition oder kritische Überprüfung der Inhalte von Kognitionen.

Das Buch beginnt mit der Aussage: »Nicht auf Deine Gedanken, sondern auf Deine Reaktion kommt es an!« In diesem Buch haben wir veranschaulicht, wie diese Reaktionen durch Metakognitionen gesteuert werden. Diese Metakognitionen sind der Knotenpunkt der emotionalen und der kognitiven Erfahrung des Selbst und der Welt. Metakognitionen steuern unser Denken und lassen uns Grenzen und Schwierigkeiten üblicher Gedanken und Überzeugungen überwinden. Metakognition eröffnet uns eine Welt subjektiver Erfahrung und Veränderung, die wir alle selbst auskundschaften müssen.

Literatur

Abramowitz, J. S., Whiteside, S., Kalsky, S. A. & Tolin, D. A. (2003). Thought control strategies in obsessive-compulsive disorder: A replication and extension. Behaviour Research and Therapy, 41, 529–554.

Agras, W. S. & Berkowitz, R. (1980). Clinical research and behavior therapy: Halfway there? Behavior Therapy, 11, 472–487.

Allott, R., Wells, A., Morrison, A. P. & Walker, R. (2005). Distress in Parkinson's disease: Contributions of disease factors and metacognitive style. British Journal of Psychiatry, 187, 182–183.

American Psychiatric Association. (1994). Diagnostic and statistical manual of mental disorders (4th ed.). Washington, DC: APA.

American Psychiatric Association. (2000). Diagnostic and statistical manual of mental disorders (4th ed., text rev.). Washington, DC: APA

Amir, N., Cashman, L. & Foa, E. B. (1997). Strategies of thought control in obsessive-compulsive disorder. Behaviour Research and Therapy, 35, 775–777.

Barlow, D. M. (2002). Anxiety and its disorders: The nature and treatment of anxiety and panic (2nd ed.). New York: Guilford Press.

Barsky, A. J., Wyshak, G. & Klerman, G. L. (1990). The Somatosensory Amplifical Scale and its relationship to hypochondriasis. Journal of Psychiatric Research, 24, 323–334.

Beck, A. T. (1967). Depression: Causes and treatment. Philadelphia: University of Pennsylvania Press.

Beck, A. T. (1976). Cognitive therapy and the emotional disorders. New York: International Universities Press.

Beck, A. T., Epstein, N., Brown, G. & Steer, R. A. (1988). An inventory for measuring depression. Archives of General Psychiatry, 4, 561–571.

Beck, A. T., Rush, A. J., Shaw, B. F. & Emery, G. (1979). Cognitive therapy of depression. New York: Guilford Press.

Beck, A. T., Steer, R. A. & Brown, G. K. (1996). Beck Depression Inventory–II. San Antonio: Psychological Corporation.

Bishop, S. R., Lau, M., Shapiro, S., Carlson, L., Anderson, N. D., Carmody, J. et al. (2004). Mindfulness: A proposed operational definition. Clinical Psychology: Science and Practice, 11, 230–241.

Bisson, J. L., Jenkins, P. L., Alexander, J. & Bannister, C. (1997). Randomized controlled trial of psychological debriefing for victims of acute burn trauma. British Journal of Psychiatry, 171, 78–81.

Borkovec, T. D., Robinson, E., Pruzinsky, T. & DePree, J. A. (1983). Preliminary exploration of worry: Some characteristics and processes. Behaviour Research and Therapy, 21, 9–16.

Bouman, T. K. & Meijer, K. J. (1999). A preliminary study of worry and metacognitions in hypochondriasis. Clinical Psychology and Psychotherapy, 6, 96–102. [Special issue: Metacognition and cognitive behaviour therapy]

Broadbent, D. E., Cooper, P. F., Fitzgerald, P. & Parkes, K. R. (1982). The Cognitive Failures Questionnaire (CFQ) and its correlates. British Journal of Clinical Psychology, 21, 1–16.

Brown, A. L. (1978). Knowing when, where, and how to remember: A problem of metacognition. In R. Glaser (Ed.), Advances in instructional psychology (pp. 367–406). Hillsdale, NJ: Erlbaum.

Brown, K. W. & Ryan, R. M. (2003). The benefits of being present: Mindfulness and its role in psychological wellbeing. Journal of Personality and Social Psychology, 84, 822–848.

Butler, G., Wells, A. & Dewick, H. (1995). Differential effects of worry and imagery after exposure to a stressful stimulus: A pilot study. Behavioural and Cognitive Psychotherapy, 23, 45–56.

Cartwright-Hatton, S. & Wells, A. (1997). Beliefs about worry and intrusions: The Meta-Cognitions Questionnaire and its correlates. Journal of Anxiety Disorders, 11, 279–296.

Carver, C. S. & Blaney, P. M. (1977). Perceived arousal, focus of attention and avoidance behaviour. Journal of Abnormal Psychology, 86, 154–162.

Cavanagh, M. J. & Franklin, J. (2000). Attention training and hypochondriasis: Preliminary results of a controlled treatment trial. Paper presented at the World Congress of Behavioral and Cognitive Therapies, Vancouver, Canada.

Clark, D. M., Ehlers, A., McManus, F., Hackmann, A., Fennell, M. J. V., Waddington, L. et al. (2003). Cognitive therapy versus fluoxetine in generalized social phobia: A randomized placebo-controlled trial. Journal of Consulting and Clinical Psychology, 71, 1058–1067.

Clark, D. M. & Wells, A. (1995). A cognitive model of social phobia. In R. G. Heimberg, M. R. Liebowitz, D. A. Hope & F. R. Schneider (Eds.), Social phobia: Diagnosis, assessment, and treatment (pp. 69–93). New York: Guilford Press.

Colbear, J. & Wells, A. (2008). Randomized controlled trial of metacognitive therapy for posttraumatic stress disorder. Manuscript in preparation.

Davidson, J. (1996). Davidson Trauma Scale. New York: Multi-Health Systems Inc.

Davis, R. N. & Valentiner, D. P. (2000). Does metacognitive theory enhance our understanding of pathological worry and anxiety? Personality and Individual Differences, 29, 513–526.

Ellis, A. (1962). Reason and emotion in psychotherapy. New York: Lyle Stuart.

Ellis, A. & Harper, R. A. (1961). A guide to rational living. Englewood Cliffs, NJ: Prentice-Hall.

Eysenck, M. W. (1992). Anxiety: The cognitive perspective. Hove, UK: Erlbaum.

Fenigstein, A. & Vanable, P. A. (1992). Paranoia and self-consciousness. Journal of Personality and Social Psychology, 62, 129–138.

Fisher, P. L. (2006). The efficacy of psychological treatments for generalised anxiety disorder? In G. C. L. Davey & A. Wells (Eds.). Worry and its psychological disorders: Theory, assessment and treatment (pp. 359–377). Chichester, UK: Wiley.

Fisher, P. L. & Wells, A. (2005). Experimental modification of beliefs in obsessive–compulsive disorder: A test of the metacognitive model. Behaviour Research and Therapy, 43, 821–829.

Fisher, P. L. & Wells, A. (2008). Metacognitive therapy for obsessive–compulsive disorder: A case series. Journal of Behavior Therapy and Experimental Psychiatry, 39, 117–132.

Flavell, J. H. (1979). Metacognition and metacognitive monitoring: A new area of cognitive–developmental inquiry. American Psychologist, 34, 906–911.

Foa, E. B. (1995). Posttraumatic Stress Diagnostic Scale manual. Minneapolis, MN: NCS Pearson Systems.

Fresco, D. M., Frankel, A. N., Mennin, D. S., Turk, C. L. & Heimberg, R. G. (2002). Distinct and overlapping features of rumination and worry: The relationship of cognitive processes to negative affective states. Cognitive Therapy and Research, 26, 179–188.

Goodman, W. K., Price, L. H., Rasmussen, S. A., Mazure, C., Delgado, P., Heninger, G. R. et al. (1989). The Yale–Brown Obsessive Compulsive Scale: II. Validity. Archives of General Psychiatry, 46, 1012–1016.

Goodman, W. K., Price, L. H., Rasmussen, S. A., Mazure, C., Fleischmann, R. L., Hill, C. L. et al. (1989). The Yale–Brown Obsessive Compulsive Scale: I. Development, use and reliability. Archives of General Psychiatry, 46, 1006–1011.

Gotlib, I. H. & Cane, D. B. (1987). Construct accessibility and clinical depression: A longitudinal investigation. Journal of Abnormal Psychology, 96, 199–204.

Gwilliam, P., Wells, A. & Cartwright-Hatton, S. (2004). Does meta-cognition or responsibility predict obsessive–compulsive symptoms: A test of the meta-cognitive model. Clinical Psychology and Psychotherapy, 11, 137–144.

Hammarberg, M. (1992). Penn Inventory for Posttraumatic Stress Disorder: Psychometric properties. Psychological Assessment, 4, 67–76.

Hayes, S. C., Strosahl, K. D. & Wilson, K. G. (1999). Acceptance and commitment therapy: An experiential approach to behavior change. New York: Guilford Press.

Hazlett-Stephens, H. (1997). The role of relaxation in the reduction of fear: An investigation of speech anxiety. Paper presented at the annual meeting of the Association for Advancement of Behavior Therapy, Miami, FL.

Hermans, D., Martens, K., De Cort, K., Pieters, G. & Eelen, P. (2003). Reality monitoring and metacognitive beliefs related to cognitive confidence in obsessive–compulsive disorder. Behaviour Research and Therapy, 41, 383–401.

Hodgson, R. J. & Rachman, S. (1977). Obsessive-compulsive complaints. Behaviour Research and Therapy, 15, 389–395.

Holeva, V., Tarrier, N. & Wells, A. (2001). Prevalence and predictors of acute PTSD following road traffic accidents: Thought control strategies and social support. Behavior Therapy, 32, 65–83.

Horowitz, M. J., Wilner, N. & Alvarez, W. (1979). Impact of Event Scale: A measure of subjective stress. Psychosomatic Medicine, 41, 209–218.

Ingram, R. E. (1990). Self-focused attention in clinical disorders: Review and a conceptual model. Psychological Bulletin, 107, 156–176.

Janeck, A. S., Calamari, J. E., Riemann, B. C. & Heffelfinger, S. K. (2003). Too much thinking about thinking?: Metacognitive differences in obsessive–compulsive disorder. Journal of Anxiety Disorders, 17, 181–195.

Kabat-Zinn, J. (1990). Full catastrophe living: The program of the Stress Reduction Clinic at the University of Massachusetts Medical Center. New York: Dell.

Kabat-Zinn, J. (1994). Mindfulness meditation for everyday life. New York: Hyperion.

Kaspi, S. P., McNally, R. J. & Amir, N. (1995). Cognitive processing of emotional information in post-traumatic stress disorder. Cognitive Therapy and Research, 19, 433–444.

Knight, A. (2004). Prevalence and predictors of post-traumatic stress disorder following intensive care unit treatment. Unpublished thesis submitted, University of Manchester, Faculty of Medicine, UK.

Lavy, E. H. & van den Hout, M. (1990). Thought suppression induces intrusions. Behavioural Psychotherapy, 18, 225–238.

Lobban, F., Haddock, G., Kinderman, P. & Wells, A. (2002). The role of metacognitive beliefs in auditory hallucinations. Personality and Individual Differences, 32, 1351–1363.

Lyubomirsky, S. & Tkach, C. (2004). The consequences of dysphoric rumination. In C. Papageorgiou & A. Wells (Eds.), Depressive rumination: Nature, theory and treatment (pp. 21–41). Chichester, UK: Wiley.

Martin, L. L. & Tesser, A. (1989). Toward a motivational and structural theory of ruminative thought. In J. S. Uleman & J. A. Bargh (Eds.), Unintended thought (pp. 306–326). New York: Guilford Press.

Martin, L. L. & Tesser, A. (1996). Some ruminative thoughts. In R. S. Wyer (Ed.), Advances in social cognition (Vol. 9, pp. 1–47). Mahwah, NJ: Erlbaum.

Mathews, A. & MacLeod, C. (1985). Selective processing of threat cues in anxiety states. Behaviour Research and Therapy, 23, 563–569.

Matthews, G. & Harley, T. A. (1996). Connectionist models of emotional distress and attentional bias. Cognition and Emotion, 10, 561–600.

Matthews, G. & Wells, A. (1999). The cognitive science of attention and emotion. In T. Dalgleish & M. Power (Eds.), Handbook of cognition and emotion (pp. 171–192). New York: Wiley.

Matthews, G. & Wells, A. (2000). Attention, automaticity, and affective disorder. Behaviour Modification, 24, 69–93.

Matthews, G. & Wells, A. (2004). Rumination, depression and metacognition: The S-REF model. In C. Papageorgiou & A. Wells (Eds.), Depressive rumination: Nature, theory and treatment (pp. 125–151). Chichester, UK: Wiley.

Mellings, T. M. B. & Alden, L. E. (2000). Cognitive processes in social anxiety: The effects of self-focus, rumination and anticipatory processing. Behaviour Research and Therapy, 38, 243–257.

Merckelbach, H., Muris, P., van den Hout, M. & de Jong, P. (1991). Rebound effects of thought suppression: Intrusion-dependent? Behavioural Psychotherapy, 19, 225–238.

Metcalfe, J. & Shimamura, A. P. (1994). Metacognition. Cambridge, MA: MIT Press.

Morrison, A. & Wells, A. (2000). Thought control strategies in schizophrenia: A comparison with non-patients. Behaviour Research and Therapy, 38, 1205–1209.

Morrison, A. P., Wells, A. & Nothard, S. (2000). Cognitive factors in predisposition to auditory and visual hallucinations. British Journal of Clinical Psychology, 39, 67–78.

Morrison, A. P., Wells, A. & Nothard, S. (2002). Cognitive and emotional predictors of predisposition to hallucinations in non-patients. British Journal of Clinical Psychology, 41, 259–270.

Muris, P., Merckelbach, H., van den Hout, M. A. & de Jong, P. (1992). Suppression of emotional and neutral material. Behaviour Research and Therapy, 30, 639–642.

Myers, S., Fisher, P. L. & Wells, A. (2007, July). The metacognitive model of obsessional–compulsive symptoms: An empirical model. Paper presented at the World Congress of Cognitive and Behaviour Therapy, Barcelona, Spain.

Myers, S. & Wells, A. (2005). Obsessive–compulsive symptoms: The contribution of metacognitions and responsibility. Journal of Anxiety Disorders, 19, 806–817.

Nassif, Y. (1999). Predictors of pathological worry. Unpublished M. Phil. thesis, University of Manchester, UK.

Nelson, T. O. & Dunlosky, J. (1991). When people's judgments of learning (JOLs) are extremely accurate at predicting subsequent recall: The »delayed JOL effect.« Psychological Science, 2, 267–270.

Nelson, T. O., Gerler, D. & Narens, L. (1984). Accuracy of feeling of knowing judgments for predicting perceptual identification and relearning. Journal of Experimental Psychology: General, 113, 282–300.

Nelson, T. O. & Narens, L. (1990). Metamemory: A theoretical framework and some new findings. In G. H. Bower (Ed.), The psychology of learning and motivation (pp. 125–173). New York: Academic Press.

Nelson, T. O., Stuart, R. B., Howard, G. & Crawley, M. (1999). Metacognition and clinical psychology: A preliminary framework for research and practice. Clinical Psychology and Psychotherapy, 6, 73–80. [Special issue: Metacognition and cognitive behaviour therapy]

Nolen-Hoeksema, S. (1991). Responses to depression and their effects on the duration of depressive episodes. Journal of Abnormal Psychology, 100, 569–582.

Nolen-Hoeksema, S. (2000). The role of rumination in depressive disorders and mixed anxiety/depressive symptoms. Journal of Abnormal Psychology, 109, 504–511.

Nolen-Hoeksema, S. (2004). The response styles theory. In C. Papageorgiou & A. Wells (Eds.), Depressive rumination: Nature, theory and treatment (pp. 107–123). Chichester, UK: Wiley.

Nolen-Hoeksema, S. & Larsen, J. (1999). Coping with loss. Mahwah, NJ: Erlbaum.

Nolen-Hoeksema, S. & Morrow, J. (1991). A prospective study of depression and posttraumatic stress symptoms after a natural disaster: The 1989 Loma Prieta earthquake. Journal of Personaliy and Social Psychology, 61, 115–121.

Nolen-Hoeksema, S. & Morrow, J. (1993). Effects of rumination and distraction on naturally occurring depressed mood. Cognition and Emotion, 7, 561–570.

Nuevo, R., Montorio, I. & Borkovec, T. D. (2004). A test of the role of metaworry in the prediction of worry severity in an elderly sample. Journal of Behavior Therapy and Experimental Psychiatry, 35, 209–218.

Papageorgiou, C. & Wells, A. (1998). Effects of attention training in hypochondriasis: An experimental case series. Psychological Medicine, 28, 193–200.

Papageorgiou, C. & Wells, A. (1999a). Process and metacognitive dimensions of depressive and anxious thoughts and relationships with emotional intensity. Clinical Psychology and Psychotherapy, 2, 156–162.

Papageorgiou, C. & Wells, A. (1999b). Dimensions of depressive rumination and anxious worry: A comparative study. Paper presented at the 33rd annual convention of the Association for Advancement of Behavior Therapy, Toronto, Canada.

Papageorgiou, C. & Wells, A. (2000). Treatment of recurrent major depression with attention training. Cognitive and Behavioural Practice, 7, 407–413.

Papageorgiou, C. & Wells, A. (2001a). Metacognitive beliefs about rumination in recurrent major depression. Cognitive and Behavioral Practice, 8, 160–164.

Papageorgiou, C. & Wells, A. (2001b). Positive beliefs about depressive rumination: Development and preliminary validation of a self-report scale. Behavior Therapy, 32, 13–26.

Papageorgiou, C. & Wells, A. (2001c). Metacognitive vulnerability to depression: A prospective study. Paper presented at the 35th annual convention of the Association for Advancement of Behavior Therapy, Philadelphia.

Papageorgiou, C. & Wells, A. (2003). An empirical test of a clinical metacognitive model of rumination and depression. Cognitive Therapy and Research, 27, 261–273.

Papageorgiou, C. & Wells, A. (Eds.). (2004). Depressive rumination: Nature, theory, and treatment. Chichester, UK: Wiley.

Papageorgiou, C., Wells, A. & Meina, L. J. (2008). Development and preliminary validation of the Negative Beliefs about Rumination Scale. Manuscript in preparation.

Patmore, A. (2006). The truth about stress. London: Atlantic Books.

Purdon, C. (1999). Thought suppression and psychopathology. Behaviour Research and Therapy, 37, 1029–1054.

Purdon, C. (2000, July). Metacognitive and the persistence of worry. Paper presented at the annual conference of the British Association of Behavioural and Cognitive Psychotherapy, Institute of Education, London.
Rachman, S. (1980). Emotional processing. Behaviour Research and Therapy, 18, 51–60.
Rachman, S. (1993). Obsessions, responsibility and guilt. Behaviour Research and Therapy, 31, 149–154.
Rachman, S. & deSilva, P. (1979). Abnormal and normal obsessions. Behaviour Research and Therapy, 3, 89–99.
Rassin, E., Merckelbach, H., Muris, P. & Spaan, V. (1999). Thought–action fusion as a causal factor in the development of intrusions. Behaviour Research and Therapy, 37, 231–237.
Rees, C. S. & van Koesveld, K. E. (2008). An open trial of group metacognitive therapy for obsessive–compulsive disorder. Journal of Behavior Therapy and Experimental Psychiatry, DOI: 10.1016/j.jbtep.2007.11.004
Reynolds, M. & Wells, A. (1999). The Thought Control Questionnaire: Psychometric properties in a clinical sample, and relationships with PTSD and depression. Psychological Medicine, 29, 1089–1099.
Richards, A. & French, C. C. (1992). An anxiety-related bias in semantic activation when processing threat/neutral homographs. Quarterly Journal of Experimental Psychology, 40, 503–528.
Richards, A., French, C. C., Johnson, W., Naparstek, J. & Williams, J. (1992). Effects of mood manipulation and anxiety on performance of an emotional Stroop task. British Journal of Psychology, 8, 479–491.
Roemer, L. & Borkovec, T. D. (1994). Effects of suppressing thoughts about emotional material. Journal of Abnormal Psychology, 103, 467–474.
Roleofs, J., Papageorgiou, C., Gerber, R. D., Huibers, M., Peeters, F. & Arntz, A. (2007). On the links between self-discrepancies, rumination, metacognitions, and symptoms of depression in undergraduates. Behaviour Research and Therapy, 45, 1295–1305.
Roussis, P. (2007). Metacognitive factors in post-traumatic stress disorder (PTSD). Unpublished Ph.D. thesis. University of Manchester, Faculty of Medical and Human Sciences.
Roussis, P. & Wells, A. (2006). Post-traumatic stress symptoms: Tests of relationships with thought control strategies and beliefs as predicted by the metacognitive model. Personality and Individual Differences, 40, 111–122.
Roussis, P. & Wells, A. (2008). Psychological factors predicting stress symptoms: Metacognition, thought control and varieties of worry. Anxiety, Stress & Coping, 21, 213–225.
Ruscio, A. M. & Borkovec, T. D. (2004). Experience and appraisal of worry among high worriers with and without generalized anxiety disorder. Behaviour Research and Therapy, 42, 1469–1482.
Sanavio, E. (1988). Obsessions and compulsions: The Padua Inventory. Behaviour Research and Therapy, 26, 169–177.
Sarason, I. G. (1984). Test anxiety, stress, and cognitive interference: Reactions to tests. Journal of Personality and Social Psychology, 46, 929–938.
Schneider, W., Dumais, S. T. & Shiffrin, R. M. (1984). Automatic and control processing and attention. In R. Parasuraman & D. R. Davies (Eds.), Varieties of attention. New York: Academic Press.
Segal, Z. V. & Vella, D. D. (1990). Self-schema in major depression: Replication and extension of a priming methodology. Cognitive Therapy and Research, 14, 161–176.
Segerstrom, S. C., Tsao, J. C. I., Alden, L. E. & Craske, M. G. (2000). Worry and rumination: Repetitive thought as a concomitant and predictor of negative mood. Cognitive Therapy and Research, 24, 671–688.
Shiffrin, R. M. & Schneider, W. (1977). Controlled and automatic human information processing: II. Perceptual learning, automatic attending, and a general theory. Psychological Review, 84, 127–190.
Siegle, G. J., Ghinassi, F. & Thase, M. E. (2007). Neurobehavioral therapies in the 21st century: Summary of an emerging field and an extended example of cognitive control training for depression. Cognitive Therapy and Research, 31, 235–262.
Simons, M., Schneider, S. & Herpertz-Dahlmann, B. (2006). Metacognitive therapy versus exposure and response prevention for pediatric obsessive–compulsive disorder. Psychotherapy and Psychosomatics, 75, 257–264.
Spada, M. M., Mohiyeddini, C. & Wells, A. (2008). Measuring metacognitions associated with

emotional distress: Factor structure and predictive validity of the Metacognitions Questionnaire 30. Personality and Individual Differences, 45, 238–242.
Spada, M. M., Moneta, G. B. & Wells, A. (2007). The relative contribution of metacognitive beliefs and alcohol expectancies to drinking behaviour. Alcohol and Alcoholism, 42, 567–574.
Spada, M. M., Nikcevic, A. V., Moneta, G. B. & Wells, A. (2007). Metacognition as a mediator of the relationship between emotion and smoking dependence. Addictive Behaviors, 36, 2120–2129.
Spada, M. M. & Wells, A. (2005). Metacognitions, emotion and alcohol use. Clinical Psychology and Psychotherapy, 12, 150–155.
Spada, M. & Wells, A. (2006). Metacognitions about alcohol use in problem drinkers. Clinical Psychology and Psychotherapy, 13, 138–143.
Spada, M. M. & Wells, A. (2008a). Metacognitive beliefs about alcohol use: Development and validation of two self-report scales, Addictive Behaviors, 33, 515–527.
Spada, M. M. & Wells, A. (2008b). An empirical test of a metacognitive model of problem drinking. Manuscript in preparation.
Spada, M. M., Zandvoort, M. & Wells, A. (2007). Metacognitions in problem drinkers. Cognitive Therapy and Research, 31, 709–716.
Spasojevic, J., Alloy, L. B., Abramson, L. Y., Maccoon, D. & Robinson, M. S. (2004). Reactive rumination: Outcomes, mechanisms, and developmental antecedents. In C. Papageorgiou & A. Wells (Eds.), Depressive rumination: Nature, theory and treatment (pp. 43–58). Chichester, UK: Wiley.
Stirling, J., Barkus, E. & Lewis, S. (2007). Hallucination proneness, schizotypy and metacognition. Behaviour Research and Therapy, 45, 1401–1408.
Valmaggia, L., Bouman, T. K. & Schuurman, L. (2007). Attention training with auditory hallucinations: A case study. Cognitive and Behavioral Practice, 14, 127–133.
van den Hout, M. & Kindt, M. (2003a). Repeated checking causes memory distrust. Behaviour Research and Therapy, 41, 301–316.
van den Hout, M. & Kindt, M. (2003b). Phenomenological validity of an OCD memory model and the remember/know distinction. Behaviour Research and Therapy, 41, 369–378.
Warda, G. & Bryant, R. A. (1998). Cognitive bias in acute stress disorder. Behaviour Research and Therapy, 36, 1177–1183.
Wegner, D. M., Schneider, D. J., Carter, S. R., III & White, T. L. (1987). Paradoxical effects of thought suppression. Journal of Personality and Social Psychology, 53, 5–13.
Wells, A. (1985). Relationship between private self-consciousness and anxiety scores in threatening situations. Psychological Reports, 57, 1063–1066.
Wells, A. (1990a). Effects of dispositional self-focus, appraisal, and attention instructions on responses to a threatening stimulus. Anxiety Research, 3, 291–301.
Wells, A. (1990b). Panic disorder in association with relaxation induced anxiety: An attention training approach to treatment. Behaviour Therapy, 21, 273–280.
Wells, A. (1994). A multidimensional measure of worry: Development and preliminary validation of the Anxious Thoughts Inventory. Anxiety, Stress and Coping, 6, 289–299.
Wells, A. (1995). Meta-cognition and worry: A cognitive model of generalised anxiety disorder. Behavioural and Cognitive Psychotherapy, 23, 301–320.
Wells, A. (1997). Cognitive therapy of anxiety disorders: A practice manual and conceptual guide. Chichester, UK: Wiley.
Wells, A. (2000). Emotional disorders and metacognition: Innovative cognitive therapy. Chichester, UK: Wiley.
Wells, A. (2005a). The metacognitive model of GAD: Assessment of meta-worry and relationship with DSM-IV generalized anxiety disorder. Cognitive Therapy and Research, 29, 107–121.
Wells, A. (2005b). Detached mindfulness in cognitive therapy: A metacognitive analysis and ten techniques. Journal of Rational-Emotive and Cognitive-Behavior Therapy, 23, 337–355.
Wells, A. (2006). Cognitive therapy case formulation in anxiety disorders. In N. Tarrier (Ed.), Case formulation in cognitive behaviour therapy: The treatment of challenging and complex cases (pp. 52–80). Hove, UK: Routledge.
Wells, A. & Carter, C. (1999). Preliminary tests of a cognitive model of generalised anxiety disorder. Behaviour Research and Therapy, 37, 585–594.
Wells, A. & Carter, K. (2001). Further tests of a cognitive model of generalized anxiety disorder:

Metacognitions and worry in GAD, panic disorder, social phobia, depression, and nonpatients. Behavior Therapy, 32, 85–102.
Wells, A. & Cartwright-Hatton, S. (2004). A short form of the Metacognitions Questionnaire: Properties of the MCQ 30. Behaviour Research and Therapy, 42, 385–396.
Wells, A. & Davies, M. (1994). The Thought Control Questionnaire: A measure of individual differences in the control of unwanted thought. Behaviour Research and Therapy, 32, 871–878.
Wells, A., Fisher, P. L., Myers, S., Wheatley, J., Patel, T. & Brewin, C. (in press). Metacognitive therapy in recurrent and persistent depression: A multiple-baseline study of a new treatment. Cognitive Therapy and Research.
Wells, A., Fisher, P. L., Myers, S., Wheatley, J., Patel, T. & Brewin, C. (2008). An open trial of metacognitive therapy in the treatment of major depressive disorder. Manuscript in preparation.
Wells, A., Gwilliam, P. & Cartwright-Hatton, S. (2001). The Thought Fusion Instrument. Unpublished self-report scale, University of Manchester, UK.
Wells, A. & King, P. (2006). Metacognitive therapy for generalized anxiety disorder: An open trial. Journal of Behavior Therapy and Experimental Psychiatry, 37, 206–212.
Wells, A. & Matthews, G. (1994). Attention and emotion: A clinical perspective. Hove, UK: Erlbaum.
Wells, A. & Matthews, G. (1996). Modelling cognition in emotional disorder: The S-REF model. Behaviour Research and Therapy, 32, 867–870.
Wells, A. & Morrison, A. (1994). Qualitative dimensions of normal worry and normal obsessions: A comparative study. Behaviour Research and Therapy, 32, 867–870.
Wells, A. & Papageorgiou, C. (1995). Worry and the incubation of intrusive images following stress. Behaviour Research and Therapy, 33, 579–583.
Wells, A. & Papageorgiou, C. (1998a). Social phobia: Effects of external attention focus on anxiety, negative beliefs and perspective taking. Behavior Therapy, 29, 357–370.
Wells, A. & Papageorgiou, C. (1998b). Relationships between worry, obsessive-compulsive symptoms, and meta-cognitive beliefs. Behaviour Research and Therapy, 39, 899–913.
Wells, A. & Papageorgiou, C. (2001). Brief cognitive therapy for social phobia: A case series. Behaviour Research and Therapy, 39, 713–720.
Wells, A. & Sembi, S. (2004a). Metacognitive therapy for PTSD: A core treatment manual. Cognitive and Behavioral Practice, 11, 365–377.
Wells, A. & Sembi, S. (2004b). Metacognitive therapy for PTSD: A preliminary investigation of a new brief treatment. Journal of Behavior Therapy and Experimental Psychiatry, 35, 307–318.
Wells, A., Welford, M., Fraser, J., King, P., Mendel, E., Wisely, J. et al. (2008). Chronic PTSD treated with metacognitive therapy: An open trial. Cognitive and Behavioral Practice, 15, 85–92.
Wells, A., Welford, M., King, P., Papageorgiou, C., Wisely, J. & Mendel, E. (2008). A randomised trial of metacognitive therapy versus applied relaxation in the treatment of generalised anxiety disorder. Manuscript in preparation.
Wells, A., White, J. & Carter, K. (1997). Attention training: Effects on anxiety and beliefs in panic and social phobia. Clinical Psychology and Psychotherapy, 4, 226–232.
Wenzlaff, R. M. & Wegner, D. M. (2000). Thought suppression. Annual Review of Psychology, 51, 59–91.
Williams, J. M. G., Watts, F. N., MacLeod, C. & Mathews, A. (1988). Cognitive psychology and emotional disorders. Chichester, UK: Wiley.
Wine, J. D. (1971). Test anxiety and the direction of attention. Psychological Bulletin, 76, 92–104.
Yilmaz, E. A., Gencoz, T. & Wells, A. (2007a, July). The causal role of metacognitions in the development of anxiety and depression: A prospective study. Paper presented at the World Congress of Cognitive and Behaviour Therapy, Barcelona, Spain.
Yilmaz, E. A., Gencoz, T. & Wells, A. (2007b, July). The unique contribution of cognitions and metacognitions to depression. Paper presented at the World Congress of Cognitive and Behaviour Therapy, Barcelona, Spain.

Hinweise zu den Online-Materialien

Die hier im Anhang aufgeführten Materialien sind über unsere Internetseite (http://www.beltz.de) erhältlich. Sie kommen zu den Materialien, indem Sie auf die Seite des Titels gehen, den Link zu den Materialien anklicken und dann folgendes Passwort eingeben: **vHWKm8QU** (Groß- und Kleinschreibung beachten).

Eine deutschsprachige Version der Audiodatei des ATT ist über die Website www.metakognitivetherapie.de, eine englischsprachige Version unter www.mct-institute.com zu beziehen.

Abkürzungsverzeichnis

AnTi	Anxious Thoughts Inventory; Angst-Gedanken-Inventar
ATT	Attention Training Technique; Aufmerksamkeitstraining
BAT	Behavioral Assessment Test
CAS	Cognitive Attentional Syndrome
DM	Detached Mindfulness
ERC	Exposure and Response Commission
ERP	Exposure and Response Prevention
MCQ	Metacognitions Questionnaire
MWQ	Meta-Worry Questionnaire
P-E-T-S-Protokoll	Prepare-Expose-Test-Summarize Protokoll
RAP	Reflexive Adaptation Process; reflektorischer Adaptationsprozess
SAR	Situational Attention Refocusing; Neuausrichtung der Aufmerksamkeit
S-REF-Modell	Self-Regulatory Executive Function Modell
TAF	Thought Action Fusion; Gedanken-Handlung-Fusion
TCQ	Thought Control Questionnaire; Gedanken-Kontroll-Fragebogen
TEF	Thought Event Fusion; Gedanken-Ereignis-Fusion
TFI	Thought Fusion Instrument; Gedanken-Fusions-Fragebogen
TOF	Thought Object Fusion; Gedanken-Objekt-Fusion

Anhang 1	Fragebogen zu Metakognitionen 30 (Metacognitions Questionnaire 30, MCQ-30)	(1/6)

In diesem Fragebogen geht es um Überzeugungen bezüglich des eigenen Denkens und eigener Denkprozesse. Unten finden Sie einige Überzeugungen, die andere Menschen genannt haben. Bitte lesen Sie jede Aussage durch und geben Sie an, wie sehr Sie ihr im Allgemeinen zustimmen.

Bitte beantworten Sie alle Aussagen. Es gibt keine richtigen oder falschen Antworten.

1. Wenn ich mir Sorgen mache, vermeide ich Probleme in der Zukunft.

Stimme nicht zu	Stimme etwas zu	Stimme überwiegend zu	Stimme vollständig zu
☐	☐	☐	☐

2. Es ist gefährlich für mich, wenn ich mir Sorgen mache.

Stimme nicht zu	Stimme etwas zu	Stimme überwiegend zu	Stimme vollständig zu
☐	☐	☐	☐

3. Ich mache mir viele Gedanken über das, was in mir vorgeht.

Stimme nicht zu	Stimme etwas zu	Stimme überwiegend zu	Stimme vollständig zu
☐	☐	☐	☐

4. Meine Sorgen könnten dazu führen, dass ich krank werde.

Stimme nicht zu	Stimme etwas zu	Stimme überwiegend zu	Stimme vollständig zu
☐	☐	☐	☐

5. Ich kann beobachten, wie mein Verstand arbeitet, wenn ich ein Problem durchdenke.

Stimme nicht zu	Stimme etwas zu	Stimme überwiegend zu	Stimme vollständig zu
☐	☐	☐	☐

6. Wenn ich einen beunruhigenden Gedanken nicht kontrolliere, ist es meine Schuld, wenn die Befürchtung wahr wird.

Stimme nicht zu	Stimme etwas zu	Stimme überwiegend zu	Stimme vollständig zu
☐	☐	☐	☐

7. Ich muss mir Sorgen machen, um handlungsfähig zu bleiben.

Stimme nicht zu	Stimme etwas zu	Stimme überwiegend zu	Stimme vollständig zu
☐	☐	☐	☐

8. Ich habe wenig Vertrauen in mein Gedächtnis für Wörter und Namen.

Stimme nicht zu	Stimme etwas zu	Stimme überwiegend zu	Stimme vollständig zu
☐	☐	☐	☐

9. Meine beunruhigenden Gedanken bleiben bestehen, egal wie sehr ich versuche, sie zu stoppen.

Stimme nicht zu	Stimme etwas zu	Stimme überwiegend zu	Stimme vollständig zu
☐	☐	☐	☐

10. Mir-Sorgen-Machen hilft mir, Dinge im Kopf klar zu bekommen.

Stimme nicht zu	Stimme etwas zu	Stimme überwiegend zu	Stimme vollständig zu
☐	☐	☐	☐

11. Ich kann meine beunruhigenden Gedanken nicht wegschieben.

Stimme nicht zu	Stimme etwas zu	Stimme überwiegend zu	Stimme vollständig zu
☐	☐	☐	☐

12. Ich überprüfe, ob meine Gedanken in Ordnung sind.

Stimme nicht zu	Stimme etwas zu	Stimme überwiegend zu	Stimme vollständig zu
☐	☐	☐	☐

13. Ich sollte meine Gedanken immer unter Kontrolle haben.

Stimme nicht zu	Stimme etwas zu	Stimme überwiegend zu	Stimme vollständig zu
☐	☐	☐	☐

14. Mein Gedächtnis kann mich manchmal irreführen.

Stimme nicht zu	Stimme etwas zu	Stimme überwiegend zu	Stimme vollständig zu
☐	☐	☐	☐

15. Meine Sorgen könnten mich verrückt machen.

Stimme nicht zu	Stimme etwas zu	Stimme überwiegend zu	Stimme vollständig zu
☐	☐	☐	☐

16. Ich beobachte ständig mein Denken und meine Denkprozesse.

Stimme nicht zu	Stimme etwas zu	Stimme überwiegend zu	Stimme vollständig zu
☐	☐	☐	☐

17. Ich habe ein schlechtes Gedächtnis.

Stimme nicht zu	Stimme etwas zu	Stimme überwiegend zu	Stimme vollständig zu
☐	☐	☐	☐

18. Ich achte genau darauf, wie mein Verstand arbeitet.

Stimme nicht zu	Stimme etwas zu	Stimme überwiegend zu	Stimme vollständig zu
☐	☐	☐	☐

19. Sich-Sorgen hilft mir, Probleme zu bewältigen.

Stimme nicht zu	Stimme etwas zu	Stimme überwiegend zu	Stimme vollständig zu
☐	☐	☐	☐

20. Es ist ein Zeichen von Schwäche, wenn ich meine Gedanken nicht kontrollieren kann.

Stimme nicht zu	Stimme etwas zu	Stimme überwiegend zu	Stimme vollständig zu
☐	☐	☐	☐

21. Wenn ich anfange mir Sorgen zu machen, kann ich nicht mehr aufhören.

Stimme nicht zu	Stimme etwas zu	Stimme überwiegend zu	Stimme vollständig zu
☐	☐	☐	☐

22. Wenn ich bestimmte Gedanken nicht kontrolliere, dann kann das erhebliche unangenehme Konsequenzen haben.

Stimme nicht zu	Stimme etwas zu	Stimme überwiegend zu	Stimme vollständig zu
☐	☐	☐	☐

23. Sorgen-Machen hilft mir, Probleme zu lösen.

Stimme nicht zu	Stimme etwas zu	Stimme überwiegend zu	Stimme vollständig zu
☐	☐	☐	☐

24. Ich habe wenig Vertrauen in mein Ortsgedächtnis.

Stimme nicht zu	Stimme etwas zu	Stimme überwiegend zu	Stimme vollständig zu
☐	☐	☐	☐

25. Es ist schlecht, bestimmte Gedanken zu haben.

Stimme nicht zu	Stimme etwas zu	Stimme überwiegend zu	Stimme vollständig zu
☐	☐	☐	☐

26. Ich traue meinem Gedächtnis nicht.

Stimme nicht zu	Stimme etwas zu	Stimme überwiegend zu	Stimme vollständig zu
☐	☐	☐	☐

27. Wenn ich meine Gedanken nicht kontrollieren könnte, würde ich nicht zurecht kommen.

Stimme nicht zu	Stimme etwas zu	Stimme überwiegend zu	Stimme vollständig zu
☐	☐	☐	☐

28. Nur wenn ich mir Sorgen mache, kann ich gut arbeiten.

Stimme nicht zu	Stimme etwas zu	Stimme überwiegend zu	Stimme vollständig zu
☐	☐	☐	☐

29. Ich habe wenig Vertrauen in mein Gedächtnis für Handlungsabläufe (z.B. Bedienung eines Gerätes, Kochrezepte, Bewegungsabläufe beim Sport).

Stimme nicht zu	Stimme etwas zu	Stimme überwiegend zu	Stimme vollständig zu
☐	☐	☐	☐

30. Ich beschäftige mich ständig mit den Inhalten meiner Gedanken.

Stimme nicht zu	Stimme etwas zu	Stimme überwiegend zu	Stimme vollständig zu
☐	☐	☐	☐

MCQ-30: Auswertungsschlüssel

Tragen Sie unten den Wert, den der Proband für jedes Item angegeben hat, an der entsprechenden Stelle ein. Addieren Sie die Werte, um einen Subskalen-Gesamtwert zu erhalten.

POS	NEG	CC	NC	CSC
1	2	8	6	3
7	4	14	13	5
10	9	17	20	12
19	11	24	22	16
23	15	26	25	18
28	21	29	27	30
Gesamt				

Die Subskalen sind:

POS = Positive Überzeugungen über das Sich-Sorgen-machen

NEG = Negative Überzeugungen über das Sich-Sorgen-machen hinsichtlich seiner Unkontrollierbarkeit und Gefährlichkeit

CC = (Niedriges) Vertrauen in die eigenen kognitiven Fähigkeiten

NC = Das Bedürfnis, Gedanken zu kontrollieren

CSC = Kognitive Selbstaufmerksamkeit

Den MCQ-30-Gesamtwert erhalten Sie durch die Addition der Subskalen-Gesamtwerte.

Dieser Fragebogen erfasst Gedanken und Einstellungen über den Prozess des Sich-Sorgen-Machens. Unten finden Sie einige Gedanken, über das Sich-Sorgen-Machen. Diese können auftreten, während Sie sich gerade sorgen. Bitte geben Sie an, wie oft der jeweilige Gedanke bei Ihnen auftritt. Dann bewerten Sie, wie sehr Sie an den Gedanken glauben.

Wenn ich mir Sorgen mache, denke ich:

1. Ich werde noch verrückt vor lauter Sorgen.

Wie häufig tritt der Gedanke auf?

☐	☐	☐	☐
Nie	**Manchmal**	**Häufig**	**Fast immer**

Bitte geben Sie nun an, wie stark Sie an diesen Gedanken glauben, wenn Sie sich Sorgen machen.
Bitte bewerten Sie Ihre Überzeugung, indem Sie eine Zahl aus der unten stehenden Skala auswählen:

Ich glaube überhaupt nicht an diesen Gedanken. — Ich bin absolut davon überzeugt, dass dieser Gedanke stimmt.

☐	☐	☐	☐	☐	☐	☐	☐	☐	☐	☐
0	**10**	**20**	**30**	**40**	**50**	**60**	**70**	**80**	**90**	**100**

2. Wenn ich mir noch mehr Sorgen mache, dann werde ich zusammenbrechen.

Wie häufig tritt der Gedanke auf?

☐	☐	☐	☐
Nie	**Manchmal**	**Häufig**	**Fast immer**

Bitte geben Sie nun an, wie stark Sie an diesen Gedanken glauben, wenn Sie sich Sorgen machen.
Bitte bewerten Sie Ihre Überzeugung, indem Sie eine Zahl aus der unten stehenden Skala auswählen:

Ich glaube überhaupt nicht an diesen Gedanken. — Ich bin absolut davon überzeugt, dass dieser Gedanke stimmt.

☐	☐	☐	☐	☐	☐	☐	☐	☐	☐	☐
0	**10**	**20**	**30**	**40**	**50**	**60**	**70**	**80**	**90**	**100**

3. Die Sorgen machen mich noch krank.

Wie häufig tritt der Gedanke auf?

☐	☐	☐	☐
Nie	**Manchmal**	**Häufig**	**Fast immer**

Bitte geben Sie nun an, wie stark Sie an diesen Gedanken glauben, wenn Sie sich Sorgen machen.
Bitte bewerten Sie Ihre Überzeugung, indem Sie eine Zahl aus der unten stehenden Skala auswählen:

Ich glaube überhaupt nicht an diesen Gedanken. — Ich bin absolut davon überzeugt, dass dieser Gedanke stimmt.

☐	☐	☐	☐	☐	☐	☐	☐	☐	☐	☐
0	**10**	**20**	**30**	**40**	**50**	**60**	**70**	**80**	**90**	**100**

4. Sich-Sorgen-Machen ist unnormal.

Wie häufig tritt der Gedanke auf?

☐	☐	☐	☐
Nie	**Manchmal**	**Häufig**	**Fast immer**

Bitte geben Sie nun an, wie stark Sie an diesen Gedanken glauben, wenn Sie sich Sorgen machen.
Bitte bewerten Sie Ihre Überzeugung, indem Sie eine Zahl aus der unten stehenden Skala auswählen:

Ich glaube überhaupt nicht an diesen Gedanken — Ich bin absolut davon überzeugt, dass dieser Gedanke stimmt

☐	☐	☐	☐	☐	☐	☐	☐	☐	☐	☐
0	**10**	**20**	**30**	**40**	**50**	**60**	**70**	**80**	**90**	**100**

5. Mein Kopf hält die Sorgen nicht mehr aus.

Wie häufig tritt der Gedanke auf?

☐	☐	☐	☐
Nie	**Manchmal**	**Häufig**	**Fast immer**

Bitte geben Sie nun an, wie stark Sie an diesen Gedanken glauben, wenn Sie sich Sorgen machen.
Bitte bewerten Sie Ihre Überzeugung, indem Sie eine Zahl aus der unten stehenden Skala auswählen:

Ich glaube überhaupt nicht an diesen Gedanken — Ich bin absolut davon überzeugt, dass dieser Gedanke stimmt

☐	☐	☐	☐	☐	☐	☐	☐	☐	☐	☐
0	**10**	**20**	**30**	**40**	**50**	**60**	**70**	**80**	**90**	**100**

6. Wegen meiner Sorgen komme ich im Leben schlecht weg.

Wie häufig tritt der Gedanke auf?

☐	☐	☐	☐
Nie	**Manchmal**	**Häufig**	**Fast immer**

Bitte geben Sie nun an, wie stark Sie an diesen Gedanken glauben, wenn Sie sich Sorgen machen.
Bitte bewerten Sie Ihre Überzeugung, indem Sie eine Zahl aus der unten stehenden Skala auswählen:

Ich glaube überhaupt nicht an diesen Gedanken — Ich bin absolut davon überzeugt, dass dieser Gedanke stimmt

☐	☐	☐	☐	☐	☐	☐	☐	☐	☐	☐
0	**10**	**20**	**30**	**40**	**50**	**60**	**70**	**80**	**90**	**100**

7. Mein Körper kann die Sorgen nicht verkraften.

Wie häufig tritt der Gedanke auf?

☐	☐	☐	☐
Nie	**Manchmal**	**Häufig**	**Fast immer**

Bitte geben Sie nun an, wie stark Sie an diesen Gedanken glauben, wenn Sie sich Sorgen machen.
Bitte bewerten Sie Ihre Überzeugung, indem Sie eine Zahl aus der unten stehenden Skala auswählen:

Ich glaube überhaupt nicht an diesen Gedanken — Ich bin absolut davon überzeugt, dass dieser Gedanke stimmt

☐	☐	☐	☐	☐	☐	☐	☐	☐	☐	☐
0	**10**	**20**	**30**	**40**	**50**	**60**	**70**	**80**	**90**	**100**

Anhang 3	**Gedanken-Fusions-Fragebogen (Thought-Fusion-Instrument, TFI)**	(1/4)

Menschen haben unterschiedliche Überzeugungen über die Macht und den Einfluss ihrer Gedanken und Erfahrungen. Unten finden Sie eine Reihe solcher Überzeugungen. Bitte lesen Sie jede einzelne Überzeugung und geben Sie an, wie sehr Sie an diese glauben. Es gibt keine richtigen oder falschen Antworten. Denken Sie nicht zu lange über die einzelnen Antworten nach. Geben Sie an, wie sehr Sie im Allgemeinen an diese Überzeugung glauben.

1. Wenn ich an ein unangenehmes Ereignis denke, wird es wahrscheinlicher, dass es eintritt.

Ich glaube überhaupt nicht an diese Überzeugung. — Ich bin absolut davon überzeugt, dass diese Überzeugung stimmt.

☐	☐	☐	☐	☐	☐	☐	☐	☐	☐	☐
0	**10**	**20**	**30**	**40**	**50**	**60**	**70**	**80**	**90**	**100**

2. Wenn ich den Gedanken habe, mir etwas anzutun, werde ich es tun.

Ich glaube überhaupt nicht an diese Überzeugung. — Ich bin absolut davon überzeugt, dass diese Überzeugung stimmt.

☐	☐	☐	☐	☐	☐	☐	☐	☐	☐	☐
0	**10**	**20**	**30**	**40**	**50**	**60**	**70**	**80**	**90**	**100**

3. Wenn ich denke, ich bin in Gefahr, bedeutet das tatsächlich, dass ich in Gefahr bin.

Ich glaube überhaupt nicht an diese Überzeugung. — Ich bin absolut davon überzeugt, dass diese Überzeugung stimmt.

☐	☐	☐	☐	☐	☐	☐	☐	☐	☐	☐
0	**10**	**20**	**30**	**40**	**50**	**60**	**70**	**80**	**90**	**100**

4. Schlimme Gedanken zu haben bedeutet, dass ich etwas Schlimmes tun werde.

Ich glaube überhaupt nicht an diese Überzeugung. — Ich bin absolut davon überzeugt, dass diese Überzeugung stimmt.

☐ 0 ☐ 10 ☐ 20 ☐ 30 ☐ 40 ☐ 50 ☐ 60 ☐ 70 ☐ 80 ☐ 90 ☐ 100

5. Wenn ich an ein unangenehmes Ereignis denke, bedeutet das, dass es eingetreten ist.

Ich glaube überhaupt nicht an diese Überzeugung. — Ich bin absolut davon überzeugt, dass diese Überzeugung stimmt.

☐ 0 ☐ 10 ☐ 20 ☐ 30 ☐ 40 ☐ 50 ☐ 60 ☐ 70 ☐ 80 ☐ 90 ☐ 100

6. Wenn ich den Gedanken habe, jemandem zu schaden, werde ich es auch tun.

Ich glaube überhaupt nicht an diese Überzeugung. — Ich bin absolut davon überzeugt, dass diese Überzeugung stimmt.

☐ 0 ☐ 10 ☐ 20 ☐ 30 ☐ 40 ☐ 50 ☐ 60 ☐ 70 ☐ 80 ☐ 90 ☐ 100

7. Dinge können durch die Benutzung, Erfahrungen, Gedanken und Gefühle anderer Menschen unwiderruflich verändert sein (ein Hotelzimmer z. B. dadurch, dass jemand darin gestorben ist). Es ist wichtig, solche Dinge zu meiden.

Ich glaube überhaupt nicht an diese Überzeugung. — Ich bin absolut davon überzeugt, dass diese Überzeugung stimmt.

☐ 0 ☐ 10 ☐ 20 ☐ 30 ☐ 40 ☐ 50 ☐ 60 ☐ 70 ☐ 80 ☐ 90 ☐ 100

8. Der Lauf der Dinge kann dadurch verändert werden, dass ich bestimmte Dinge denke.

Ich glaube überhaupt nicht an diese Überzeugung										Ich bin absolut davon überzeugt, dass diese Überzeugung stimmt
☐	☐	☐	☐	☐	☐	☐	☐	☐	☐	☐
0	**10**	**20**	**30**	**40**	**50**	**60**	**70**	**80**	**90**	**100**

9. Manche Gegenstände geben schlechte Schwingungen ab oder haben eine schlechte Ausstrahlung.

Ich glaube überhaupt nicht an diese Überzeugung										Ich bin absolut davon überzeugt, dass diese Überzeugung stimmt
☐	☐	☐	☐	☐	☐	☐	☐	☐	☐	☐
0	**10**	**20**	**30**	**40**	**50**	**60**	**70**	**80**	**90**	**100**

10. Wenn ich schlimme Gedanken habe, bedeutet das, dass ich sie so haben möchte.

Ich glaube überhaupt nicht an diese Überzeugung										Ich bin absolut davon überzeugt, dass diese Überzeugung stimmt
☐	☐	☐	☐	☐	☐	☐	☐	☐	☐	☐
0	**10**	**20**	**30**	**40**	**50**	**60**	**70**	**80**	**90**	**100**

11. Meine Gefühle können sich auf Gegenstände übertragen.

Ich glaube überhaupt nicht an diese Überzeugung										Ich bin absolut davon überzeugt, dass diese Überzeugung stimmt
☐	☐	☐	☐	☐	☐	☐	☐	☐	☐	☐
0	**10**	**20**	**30**	**40**	**50**	**60**	**70**	**80**	**90**	**100**

12. Wenn ich daran denke, jemanden zu verletzen oder zu schaden, wird das für ihn oder sie negative Konsequenzen haben.

Ich glaube überhaupt nicht an diese Überzeugung	Ich bin absolut davon überzeugt, dass diese Überzeugung stimmt

☐	☐	☐	☐	☐	☐	☐	☐	☐	☐	☐
0	10	20	30	40	50	60	70	80	90	100

13. Meine Gedanken werden Wirklichkeit. Wenn ich etwas denke, wird es wahr werden.

Ich glaube überhaupt nicht an diese Überzeugung	Ich bin absolut davon überzeugt, dass diese Überzeugung stimmt

☐	☐	☐	☐	☐	☐	☐	☐	☐	☐	☐
0	10	20	30	40	50	60	70	80	90	100

14. Meine Erinnerungen oder Gedanken können sich auf Gegenstände übertragen.

Ich glaube überhaupt nicht an diese Überzeugung	Ich bin absolut davon überzeugt, dass diese Überzeugung stimmt

☐	☐	☐	☐	☐	☐	☐	☐	☐	☐	☐
0	10	20	30	40	50	60	70	80	90	100

Anhang 4 ATT-Arbeitsblatt

Sie haben das Aufmerksamkeitstraining (ATT) mit Ihrem Therapeuten geübt. Damit die Technik die gewünschte Wirkung zeigt, müssen Sie sie als Hausaufgabe üben. Dieses Arbeitsblatt soll dabei eine Hilfe sein und Ihnen die Möglichkeit bieten, das Üben zu überwachen.

Zum Üben benötigen Sie einen Ort, an dem Sie eine Reihe von Geräuschen erzeugen oder identifizieren können (mindestens drei, aber je mehr, desto besser). Besprechen Sie dieses mit Ihrem Therapeuten. Mögliche Geräusche, die Sie erzeugen oder identifizieren können, sind:

a. ______________________________

b. ______________________________

c. ______________________________

d. ______________________________

e. Geräusche, die außerhalb des Übungsraumes in naher Entfernung (im Haus) auftreten können
f. Geräusche, die in großer Entfernung (außerhalb des Hauses) auftreten können
g. Geräusche, die links von Ihnen zu hören sind
h. Geräusche, die rechts von Ihnen zu hören sind

2. Üben Sie für 10–12 Minuten wie folgt: konzentrieren Sie sich ca. 5 Minuten auf die unterschiedlichen einzelnen Geräusche; wechseln Sie anschließend 5 Minuten schnell zwischen ihnen bzw. ihren Entstehungsorten hin und her; den Abschluss bildet 2 Minuten geteilte Aufmerksamkeit.

3. Bitte markieren Sie die Tage, an denen Sie geübt haben, indem Sie ein Kreuz an die entsprechende Stelle in der untenstehenden Übersicht machen.

	Mo.	Di.	Mi.	Do.	Fr.	Sa.	So.
Woche 1							
Woche 2							
Woche 3							
Woche 4							

Anhang 5 Selbstaufmerksamkeitsskala

Wie stark ist in diesem Augenblick Ihre Aufmerksamkeit auf Sie selbst oder Ihre äußere Umgebung gerichtet?

Bitte schätzen Sie dies auf der untenstehenden Skala ein.

–3	–2	–1	0	+1	+2	+3
Völlig nach außen gerichtet			gleichmäßig verteilt			Völlig auf mich selbst gerichtet

1. **Wie viel Zeit haben Sie in der vergangenen Woche damit verbracht, sich mit Ihren Problemen zu beschäftigen bzw. sich über Ihre Probleme Sorgen zu machen? (Bitte kreuzen Sie unten eine Zahl an.)**

0	1	2	3	4	5	6	7	8
Überhaupt nicht				Die Hälfte der Zeit				Die ganze Zeit

2. **Wie häufig haben Sie sich in der vergangenen Woche mit Dingen beschäftigt, die Sie bedrohlich finden (z. B. Symptome, Gedanken, Gefahr)?**

0	1	2	3	4	5	6	7	8
Überhaupt nicht				Die Hälfte der Zeit				Die ganze Zeit

3. **Wie häufig haben Sie in der letzten Woche eines oder mehrere der folgenden Dinge getan, um mit Ihren negativen Gefühlen oder Gedanken zurechtzukommen? (Schreiben Sie die Anzahl neben das entsprechende Feld).**

0	1	2	3	4	5	6	7	8
Überhaupt nicht				Die Hälfte der Zeit				Die ganze Zeit

Situationen vermieden ☐

Versucht, meine Emotionen zu kontrollieren ☐

Rückversicherung eingeholt ☐

Alkohol oder Drogen konsumiert ☐

Versucht, nicht über die Dinge nachzudenken ☐

Meine Symptome kontrolliert ☐

4. **Unten finden Sie eine Reihe von Überzeugungen, die Menschen haben können. Bitte geben Sie an, wie sehr Sie an diese glauben. Wählen Sie eine Zahl aus der Skala aus und schreiben Sie sie neben die jeweilige Überzeugung.**

Ich glaube überhaupt nicht an diese Überzeugung										Ich bin absolut davon überzeugt, dass diese Überzeugung stimmt
☐	☐	☐	☐	☐	☐	☐	☐	☐	☐	☐
0	**10**	**20**	**30**	**40**	**50**	**60**	**70**	**80**	**90**	**100**

Sich zu viel Sorgen zu machen, könnte mir schaden ☐

Sich-Sorgen-Machen hilft mir, Probleme zu bewältigen ☐

Starke/Heftige Gefühle sind gefährlich ☐

Auf mögliche Gefahren zu achten, (be-)schützt mich ☐

Ich kann meine Gedanken nicht kontrollieren ☐

Es ist wichtig, seine Gedanken zu kontrollieren ☐

Manche Gedanken könnten dazu führen, dass ich meinen Verstand verliere ☐

Meine Probleme zu analysieren hilft mir, Antworten oder Lösungen zu finden ☐

Anhang 7 **Skala zur Generalisierten Angststörung (GADS-R)** (1/3)

1. Wie quälend/behindernd waren Ihre Sorgen in der letzten Woche? (Kreuzen Sie unten eine Zahl an.)

0	1	2	3	4	5	6	7	8
Überhaupt nicht				Mittelgradig				Extrem – so schlimm waren sie noch nie

2. Wie lange haben Sie sich in der letzten Woche Sorgen über Situationen gemacht?

0	1	2	3	4	5	6	7	8
Gar nicht				Die Hälfte der Zeit				Immer

3. Wie häufig haben Sie in der letzten Woche eines oder mehrere der folgenden Dinge getan, um mit Ihren Sorgen zurechtzukommen? (Schreiben Sie die Anzahl neben das entsprechende Item)

0	1	2	3	4	5	6	7	8
Gar nicht				Die Hälfte der Zeit				Immer

Versucht, mich abzulenken	☐
Versucht, nicht über die Dinge nachzudenken	☐
Versucht, meine Denkprozesse zu kontrollieren	☐
Nach Beweisen gesucht	☐
Versucht, mir Dinge klar zu machen	☐
Vorsichtig gehandelt	☐
Rückversicherung eingeholt	☐
Darüber nachgedacht, was ich machen würde, wenn meine Sorgen wahr würden	☐
Mir zugeredet	☐

4. Wie häufig in der letzten Woche haben Sie eines oder mehrere der folgenden Dinge vermieden, um zu vermeiden, dass Sie sich Sorgen machen?

0	1	2	3	4	5	6	7	8
Gar nicht				Die Hälfte der Zeit				Immer

Neue Informationen/Nachrichten ☐

Gedanken an Krankheit ☐

Soziale Situationen ☐

Gedanken an Unfälle/Verlust ☐

Unsicherheit ☐

Anderes (bitte beschreiben): ________________ ☐

5. Unten finden Sie eine Reihe von Überzeugungen, die Menschen über ihre Sorgen haben. Bitte geben Sie an, wie sehr Sie an diese glauben. Wählen Sie eine Zahl aus der Skala aus und schreiben Sie sie neben die jeweilige Überzeugung.

Ich glaube überhaupt nicht an diese Überzeugung — Ich bin absolut davon überzeugt, dass diese Überzeugung stimmt

☐	☐	☐	☐	☐	☐	☐	☐	☐	☐	☐
0	10	20	30	40	50	60	70	80	90	100

Ich könnte verrückt werden vor lauter Sorgen ☐

Sorgen-machen hilft mir, Probleme zu bewältigen ☐

Sorgen-machen könnte mir schaden ☐

Wenn ich mir Sorgen mache, bin ich vorbereitet ☐

Sorgen-machen setzt meinen Körper unter Stress ☐

Sich-Sorgen-Machen schützt mich	☐
Wenn ich meine Sorgen nicht kontrolliere, kontrollieren sie mich	☐
Sich-Sorgen-Machen hilft mir, Dinge geregelt zu bekommen	☐
Mein Sorgen-Machen ist unkontrollierbar	☐
Wenn ich mir keine Sorgen mache, würde etwas Schlimmes passieren	☐
Wenn ich mir zu viele Sorgen mache, könnte ich die Kontrolle verlieren	☐
Sich-Sorgen-machen hilft mir, Probleme zu lösen	☐

Anhang 8 Skala zur Posttraumatischen Belastungsstörung (PTSD-S) (1/2)

1. Wie quälend und behindernd waren Ihre Symptome in der vergangenen Woche? (Kreuzen Sie unten eine Zahl an.)

0	1	2	3	4	5	6	7	8
Gar nicht				Mittelgradig				Extrem

2. Wie viel Zeit haben Sie in der letzten Woche als Reaktion auf traumabezogene Gedanken damit verbracht zu analysieren, was passiert ist und warum? (Kreuzen Sie unten eine Zahl an.)

0	1	2	3	4	5	6	7	8
Nie				Die Hälfte der Zeit				Die gesamte Zeit

3. Wie lange haben Sie sich in der letzten Woche Sorgen darüber gemacht, was in der Zukunft passieren könnte? (Kreuzen Sie unten eine Zahl an.)

0	1	2	3	4	5	6	7	8
Nie				Die Hälfte der Zeit				Die gesamte Zeit

4. Wie oft haben Sie in der letzten Woche eines oder mehrere der folgenden Dinge getan, um mit Ihren Symptomen zurechtzukommen? (Schreiben Sie die Anzahl neben das entsprechende Item.)

0	1	2	3	4	5	6	7	8
Nie				Die Hälfte der Zeit				Die gesamte Zeit

Erinnerungen an das Trauma vermieden ☐

Versucht, mich abzulenken ☐

Meine Gedanken kontrolliert ☐

Alkohol oder Drogen konsumiert ☐

Meine Gefühle kontrolliert	☐
Versucht, die Dinge zu verstehen	☐
Bestimmte Orte vermieden	☐
Überprüft, dass die Dinge sicher sind	☐
Vorsichtig gehandelt	☐
Bestimmte Aktivitäten vermieden	☐
Darüber nachgedacht, wie ich mit den Symptomen zurechtkomme	☐

5. Wie oft haben Sie Ihre Aufmerksamkeit auf mögliche Gefahren gerichtet? (Kreuzen Sie eine Zahl an.)

0	1	2	3	4	5	6	7	8
Nie				Oft				Immer

6. Unten finden Sie eine Reihe von Überzeugungen. Bitte geben Sie an, wie sehr Sie an diese glauben. Wählen Sie eine Zahl aus der Skala aus und schreiben Sie sie neben die jeweilige Überzeugung.

Ich glaube das überhaupt nicht — Ich bin bin vollständig davon überzeugt

☐	☐	☐	☐	☐	☐	☐	☐	☐	☐	☐
0	10	20	30	40	50	60	70	80	90	100

Ich muss über Ereignisse nachdenken, um einen Sinn darin zu finden	☐
Es ist nicht normal, andauernd an das Trauma zu denken	☐
Es ist wichtig, keine Lücken in meiner Erinnerung zu haben	☐
Ich muss schwach sein, weil ich so reagiere	☐

Über zukünftige Gefahren nachzudenken, hilft mir, mit ihnen zurechtzukommen	☐
Wenn ich weiter so denke, könnte ich meinen Verstand verlieren	☐
Wenn ich mir Sorgen mache, bin ich sicher	☐
Ich werde nie wieder normal sein	☐
Auf Gefahren zu achten, schützt mich	☐
Mein Seelenleben hat durch das, was passiert ist, Schaden genommen	☐
Ich muss aufhören, über das, was passiert ist, nachzudenken	☐
Ich habe die Kontrolle über meine Gedanken verloren	☐

1. Wie quälend und behindernd waren Ihre Zwangsgedanken und Impulse in der letzten Woche? (Kreuzen Sie unten eine Zahl an.)

0	1	2	3	4	5	6	7	8
Überhaupt nicht				Mittelgradig ausgeprägt				Extrem ausgeprägt, so schlimm wie nie zuvor

2. Wie oft haben Sie in der letzten Woche eines oder mehrere der folgenden Dinge getan, um mit Ihren Zwängen zurechtzukommen? (Schreiben Sie die Anzahl neben das entsprechende Item.)

0	1	2	3	4	5	6	7	8
Nie				Die Hälfte der Zeit				Die gesamte Zeit

Wiederholt etwas kontrolliert	☐
Ein mentales Ritual eingesetzt	☐
Versucht, mein Denken und meine Denkprozesse zu kontrollieren	☐
Nach Beweisen gesucht	☐
Gewaschen oder gereinigt	☐
Vorsichtig gehandelt	☐
Rückversicherung eingeholt	☐
Versucht, Dinge perfekt zu machen	☐
Handlungen wiederholt	☐

3. Wie oft in der letzten Woche haben Sie eines oder mehrere der folgenden Dinge vermieden?

0	1	2	3	4	5	6	7	8
Nie				Die Hälfte der Zeit				Die gesamte Zeit

Nachrichten ☐

Bestimmte Gedanken ☐

Zwischenmenschliche Situationen ☐

Das Berühren von bestimmten Dingen ☐

Das Berühren von Menschen ☐

Unsicherheit ☐

4. Unten finden Sie eine Reihe von Überzeugungen, die Menschen über ihre Zwänge und Rituale haben. Bitte geben Sie an, wie sehr Sie an diese glauben. Wählen Sie eine Zahl aus der Skala aus und schreiben Sie sie neben die jeweilige Überzeugung.

Ich glaube diesen Gedanken überhaupt nicht — Ich bin von diesem Gedanken völlig überzeugt

☐	☐	☐	☐	☐	☐	☐	☐	☐	☐	☐
0	10	20	30	40	50	60	70	80	90	100

Zwangsgedanken könnten mich als Person verändern ☐

Bestimmte Gedanken muss man immer kontrollieren ☐

Wenn ich denke, dass etwas kontaminiert ist, ist es das wahrscheinlich auch ☐

Ich kann nicht zur Ruhe kommen, bis ich meine Rituale durchgeführt habe ☐

Zwangsgedanken könnten mich dazu bringen, schlimme Dinge zu tun	☐
Meine Angst wird bestehen bleiben, wenn ich meine Rituale nicht durchführe	☐
Zwangsgedanken erhöhen die Wahrscheinlichkeit, dass negative Dinge in der Zukunft passieren	☐
Wenn ich meine Rituale nicht durchführe, wird etwas Schlimmes passieren	☐
Wenn ich denke, dass etwas Schlimmes passiert ist, dann ist es wahrscheinlich passiert, selbst dann, wenn ich mich nicht mehr daran erinnern kann	☐
Es schützt mich und andere, wenn ich meine Gedanken neutralisiere	☐

Skala zur schweren depressiven Störung (MDD-S) (1/3)

1. Wie schwer und behindernd war Ihre Depression in der letzten Woche? (Kreuzen Sie unten eine Zahl an.)

0	1	2	3	4	5	6	7	8
Überhaupt nicht				Mittelgradig ausgeprägt				Extrem ausgeprägt, so schlimm wie nie zuvor

2. Wie viel Zeit haben Sie in der letzten Woche damit verbracht, über Ihre Gedanken und Gefühle nachzudenken, sie zu analysieren und zu verstehen, warum Sie so sind? (Kreuzen Sie unten eine Zahl an.)

0	1	2	3	4	5	6	7	8
Gar nicht				Die Hälfte der Zeit				Die ganze Zeit

3. Wie oft haben Sie in der letzten Woche eines oder mehrere der folgenden Dinge getan, um Ihrer Depression zurechtzukommen? (Schreiben Sie eine Zahl neben das entsprechende Item.)

0	1	2	3	4	5	6	7	8
Nie				Die Hälfte der Zeit				Die ganze Zeit

Versucht, mich mehr auszuruhen ☐

Mich selbst bestraft ☐

Versucht, mir Dingeklar zu machen ☐

Analysiert, warum ich mich so gefühlt habe ☐

Alkohol konsumiert ☐

Mich über mich selbst geärgert ☐

Meine Aktivitäten verringert ☐

Mehr geschlafen ☐

Versucht, nicht über die Dinge nachzudenken ☐

4. Wie oft haben Sie in der letzten Woche die folgenden Dinge vermieden? (Schreiben Sie eine Zahl neben das entsprechende Item.)

0	1	2	3	4	5	6	7	8
Nie				Die Hälfte der Zeit				Die ganze Zeit

Interessengebiete und Hobbys ☐

Entscheidungen zu treffen ☐

Zwischenmenschliche Situationen ☐

Probleme zu lösen ☐

Mit der Arbeit voranzukommen ☐

Im Voraus zu planen ☐

5. Unten finden Sie eine Reihe von Überzeugungen, die Menschen über Grübeln und andere depressive Denkweisen haben. Bitte geben Sie an, wie sehr Sie an diese glauben. Wählen Sie eine Zahl aus der Skala aus und schreiben Sie sie neben die jeweilige Überzeugung.

Ich glaube überhaupt nicht an diese Überzeugung — Ich bin absolut davon überzeugt, dass diese Überzeugung stimmt

☐	☐	☐	☐	☐	☐	☐	☐	☐	☐	☐
0	**10**	**20**	**30**	**40**	**50**	**60**	**70**	**80**	**90**	**100**

Ich kann mein Grübeln und depressive Gedanken nicht steuern ☐

Grübeln hilft mir, zurechtzukommen ☐

Meine depressiven Gedanken sind ein Zeichen, dass ich meinen Verstand verliere	☐
Wenn ich analysiere, warum ich mich so fühle, werde ich Antworten finden	☐
Ich werde von depressiven Gedanken stark beeinflusst	☐
Grübeln hilft mir, meine Depression zu verstehen	☐
Es ist nicht normal, auf diese Art und Weise zu denken	☐
Grübeln hilft mir, Probleme zu lösen	☐

Anhang 11 Interview zur Erstellung eines individuellen Fallkonzepts bei Generalisierter Angststörung (1/2)

Einführung: Bitte erinnern Sie sich an die letzte Episode mit intensiven, unkontrollierbaren oder quälenden Sorgen. Ich werde Ihnen nun einige Fragen zu diesem Erlebnis stellen.

1. Was war der erste Gedanke, der Ihre Sorgen ausgelöst hat?

2. Nach diesem Gedanken, worüber haben Sie sich anschließend Sorgen gemacht?

3. Als Sie sich über diese Dinge Sorgen machten, wie haben Sie sich emotional gefühlt? Waren Sie beispielsweise ängstlich? Hatten Sie körperliche Symptome?

4. Dachten Sie, dass als Folge des Sich-Sorgens und dieser Emotionen etwas Schlimmes passieren könnte? Was ist das Schlimmste, das passieren könnte, wenn Sie sich weiter Sorgen machen?

5a. Glauben Sie, dass es in irgendeiner Weise schlecht ist, sich Sorgen zu machen? Können Sorgen schädlich sein?

5b. Sich-Sorgen scheint ein Problem zu sein. Warum hören Sie dann nicht einfach damit auf? Glauben Sie, dass das Sich-Sorgen unkontrollierbar ist?

6. Glauben Sie, dass Sich-Sorgen auch irgendwie nützlich sein kann? Kann Ihnen Sich-Sorgen helfen, Situationen besser zu bewältigen? Hilft es Ihnen, Probleme im Voraus zu erkennen und sie zu vermeiden? Hat das Sich-Sorgen noch andere Vorteile?

7. Wenn Sie anfangen, sich Sorgen zu machen, versuchen Sie dann, etwas dagegen zu unternehmen und es zu stoppen? Vermeiden Sie Situationen? Bitten Sie um Rückversicherung? Versuchen Sie herauszufinden, ob es wirklich etwas gibt, über das man sich Sorgen machen muss? Nehmen Sie Medikamente, Alkohol oder Drogen?

8a. Benutzen Sie Strategien, die direkt darauf abzielen, Ihre Gedanken zu kontrollieren? Versuchen Sie beispielsweise, nicht an die Dinge zu denken, die das Sich-Sorgen auslösen?

8b. Haben Sie jemals das Sich-Sorgen unterbrochen, indem Sie sich entschieden haben, sich zu dem Zeitpunkt nicht damit zu beschäftigen?

Anhang 11 Interview zur Erstellung eines individuellen Fallkonzepts bei Generalisierter Angststörung (2/2)

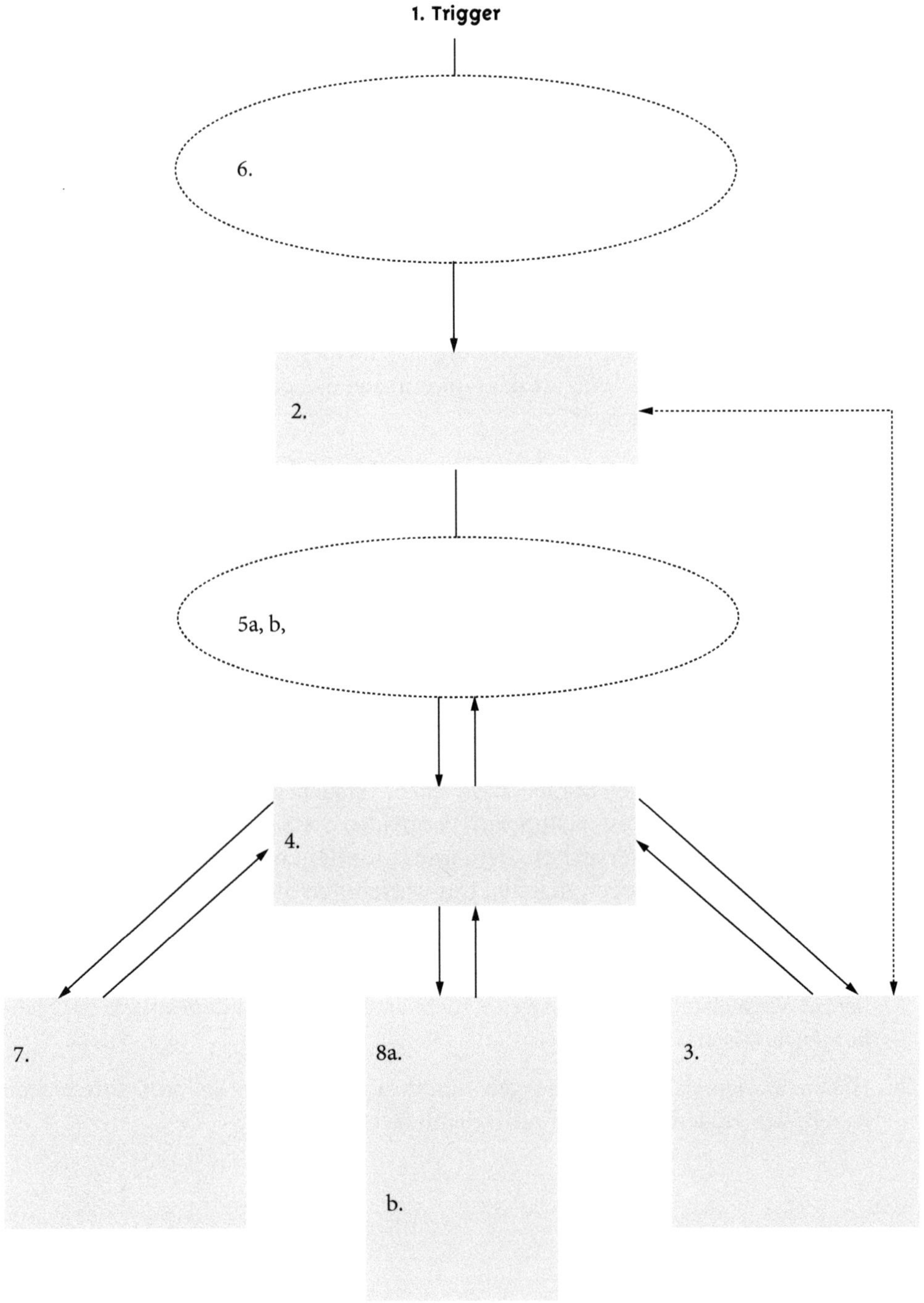

Anhang 12 Interview zur Erstellung eines individuellen Fallkonzepts bei Posttraumatischer Belastungsstörung (1/2)

Einführung: Ich werde Sie jetzt zu den Symptomen befragen, die Sie belasten, damit wir herausfinden können, was diese aufrechterhält.

1. Welche Symptome hatten Sie im letzten Monat wiederholt?
   Haben sich Gedanken über das Trauma aufgedrängt? Hatten Sie Angst, Alpträume, Schreckhaftigkeit?

2. Wenn Sie eines dieser Symptome haben, wie gehen Sie damit um? (Dabei jedes Symptom einzeln durchgehen!)

   1. Tun Sie irgendetwas, um dieses Symptom zu vermeiden?
   2. Versuchen Sie, Gedanken zu vermeiden oder zu kontrollieren?
   3. Achten Sie besonders auf bestimmte Dinge?
   4. Gehen Sie das, was passierte, immer wieder durch, um eine Erklärung zu finden?
   5. Machen Sie sich Sorgen über zukünftige Gefahren?
   6. Vermeiden Sie bestimmte Situationen?
   7. Versuchen Sie, Ihre Emotionen zu kontrollieren?
   8. Versuchen Sie, Ihre Symptome zu bewältigen, indem Sie Alkohol trinken oder Drogen konsumieren?

3a. Was sind Ihre Befürchtungen über Ihre Symptome?
Was bedeutet es für Sie, dass Sie sich so fühlen?
Was könnte schlimmstenfalls passieren, wenn Sie die Symptome weiter haben?

3b. Hat es Vorteile, das Geschehene immer wieder durchzugehen?
Hat es Vorteile, sich über Gefahren Sorgen zu machen?
Hat es Vorteile, sich auf Gefahren zu konzentrieren?
Auf welche Art und Weise hilft es Ihnen, Ihre Gedanken und Gefühle zu kontrollieren?

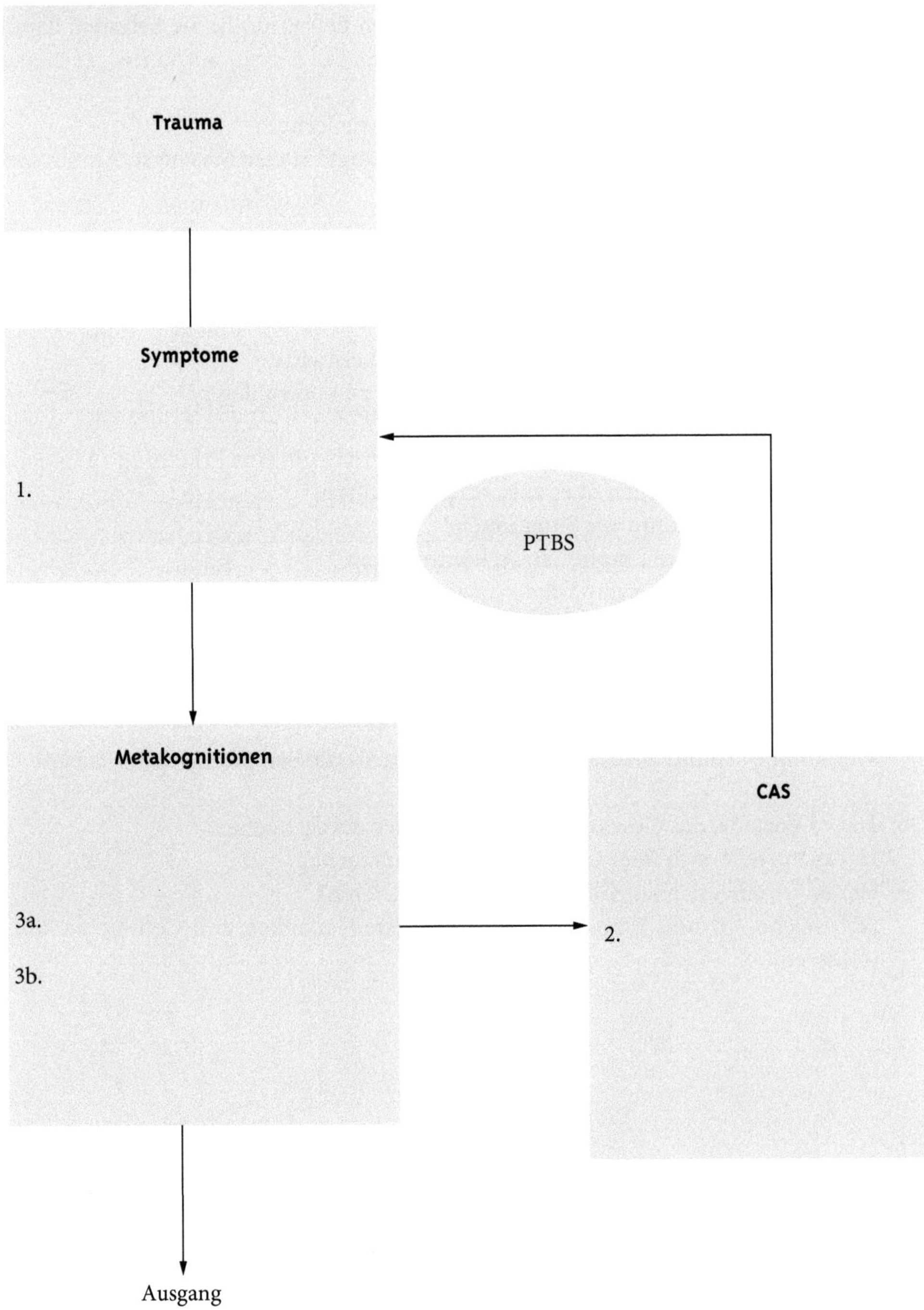
Trauma
Symptome
1.
PTBS
Metakognitionen
3a.
3b.
CAS
2.
Ausgang

Anhang 13 Interview zur Erstellung eines individuellen Fallkonzepts der Zwangsstörung (1/2)

Einführung: Ich möchte Sie nun über das letzte Mal befragen, als Sie durch einen Zwangsgedanken belastet waren und sich gezwungen fühlten, auf ihn zu reagieren. Wann war das?

1. Welcher Gedanke, welches Bild oder welcher Impuls war der Auslöser?
2. Als Sie diesen Gedanken hatten, wie haben Sie sich da gefühlt? Waren Sie beispielsweise ängstlich oder erschrocken?
3. Welche Bedeutung hat es für Sie, diese Gedanken zu haben? Was ist das Schlimmste, das in der Folge passieren könnte? Was hätte passieren können, wenn Sie nicht auf diese Gedanken reagiert hätten?
4. Glauben Sie, dass diese Gedanken etwas bedeuten? Was ist das Schlimmste, das sie bedeuten könnten? Wie stark glaubten Sie zu der Zeit daran?
5. Haben Sie irgendetwas getan, um das Eintreten einer negativen Folge des Gedankens zu verhindern? Taten Sie etwas, um mit dem Zweifeln aufhören zu können? Taten Sie etwas, um keine Angst mehr zu haben? Versuchten Sie es mit irgendwelchen Ritualen?
6. Was sind die Vorteile Ihres Verhaltens? Was würde passieren, wenn Sie nicht länger so auf Ihre Gedanken, Zweifel oder Gefühle reagieren würden? Woher wissen Sie, wann es sicher ist, mit den Ritualen aufzuhören?

Anhang 13	Interview zur Erstellung eines individuellen Fallkonzepts der Zwangsstörung	(2/2)

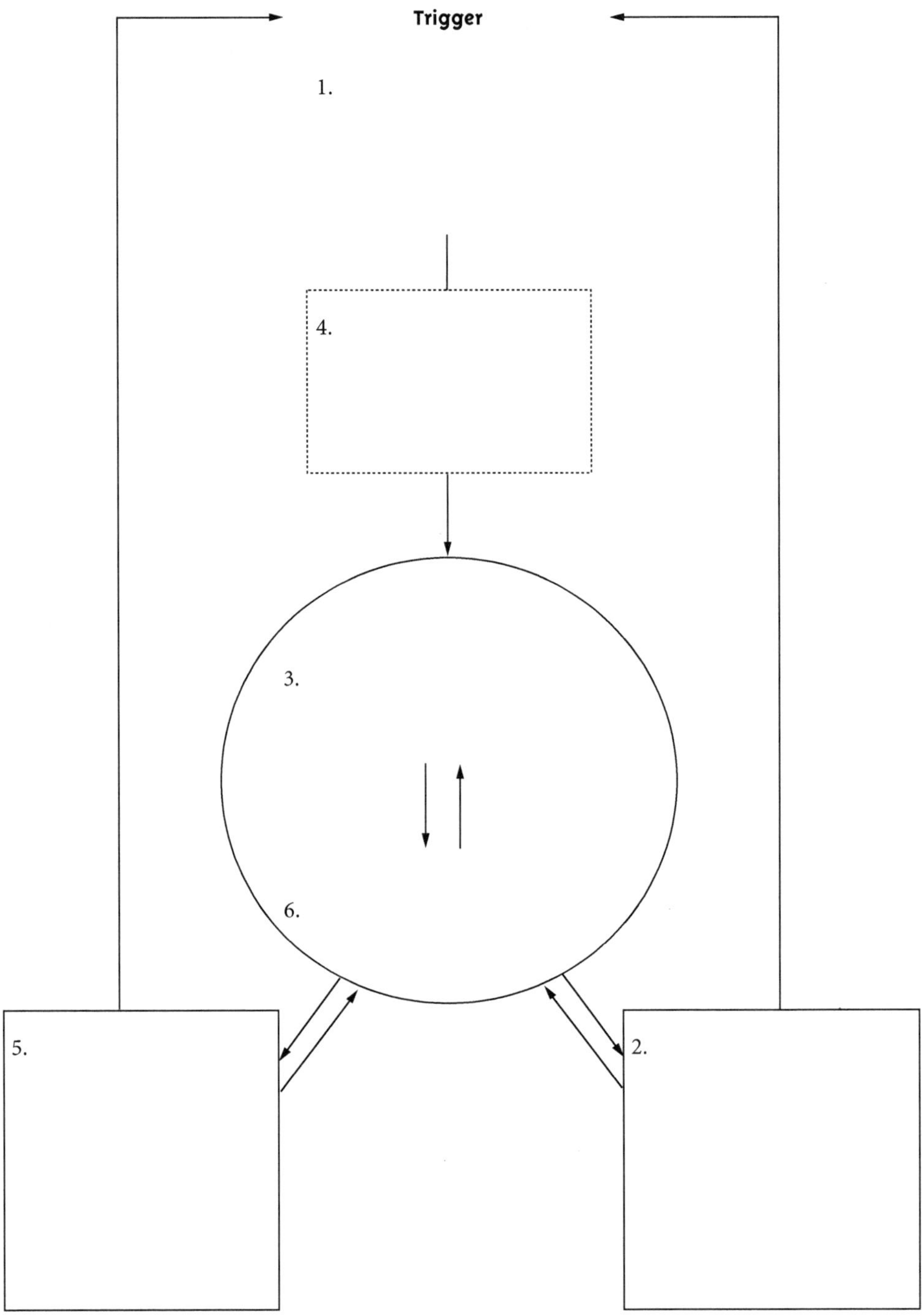

Anhang 14	**Interview zur Erstellung eines individuellen Fallkonzepts bei Major Depression**	(1/2)

Einführung: Ich möchte Sie nun zu einer möglichst kurz zurückliegenden Situation befragen, in der Sie sich ausführlich mit Ihrem Problem beschäftigt haben und damit, wie schlecht Sie sich fühlten. Können Sie sich an eine solche Situation erinnern?

1. Was war der erste Gedanke, der diese intensive Beschäftigung mit dem Problem ausgelöst hat? Was hat das Sich-Sorgen und Grübeln ausgelöst?
2. Was haben Sie dann als Nächstes gedacht? Was war der nächste Gedanke? Was haben Sie dann gedacht? Wie lange ging das so?
3. Als Sie diese Gedanken hatten, was passierte da mit Ihren Emotionen? Was passierte mit Ihrer Depression? Wo führte Sie das hin? Wie beeinflusste es Ihr Verhalten?
4. Es scheint, dass Grübeln Ihre Situation schlimmer macht. Können Sie damit aufhören? Wie kontrollierbar ist das?

4b. Glauben Sie, dass Sie Ihre Symptome irgendwie beeinflussen können? Glauben Sie, dass Ihre Depression einen biologischen oder psychologischen Ursprung hat?

5. Hat es irgendwelche Vorteile, zu grübeln oder zu analysieren, warum Sie sich so fühlen? Hilft es Ihnen in irgendeiner Weise, sich so ausführlich mit Ihren Gefühlen zu beschäftigen?

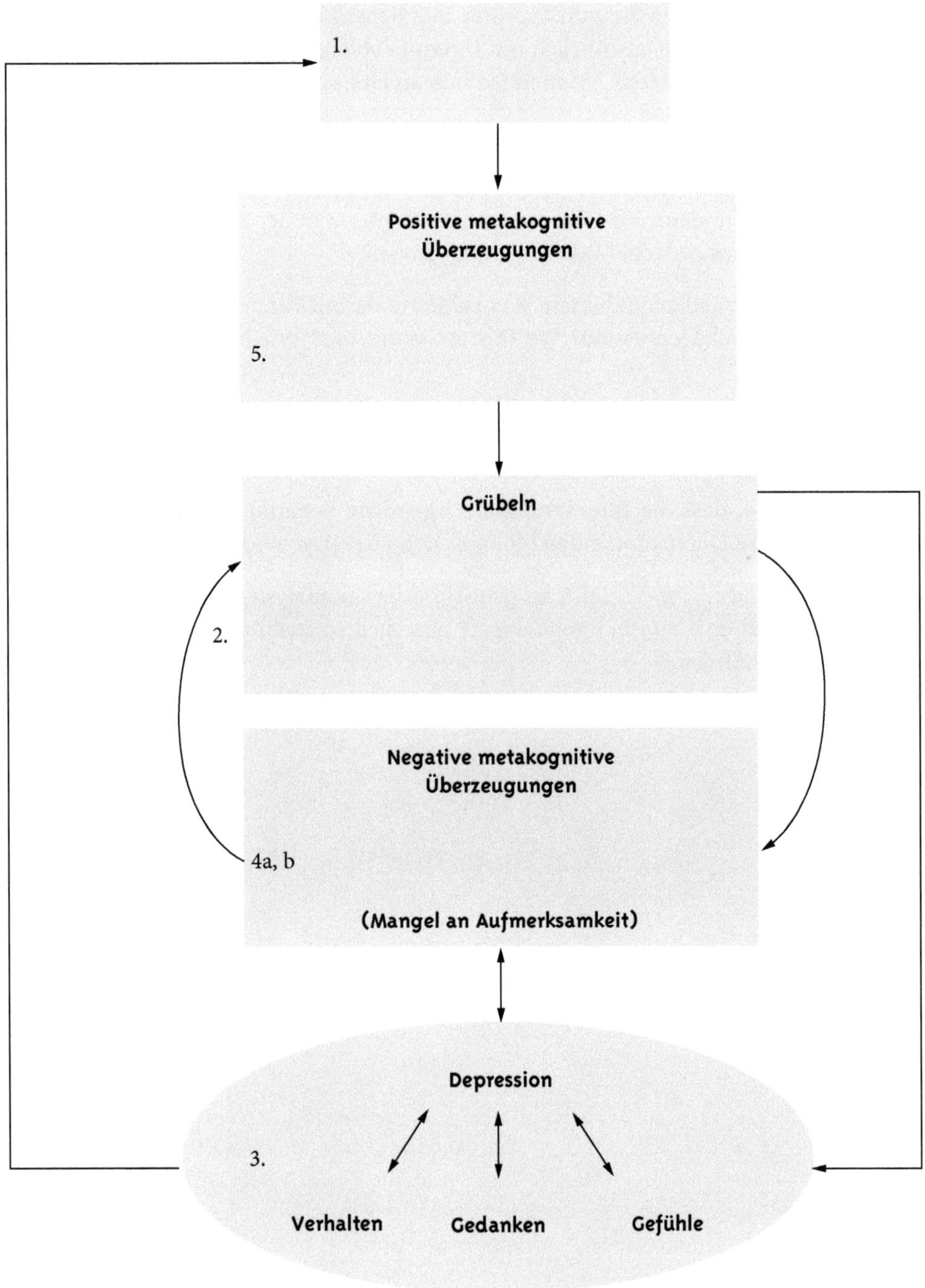
1.
Positive metakognitive Überzeugungen
5.
Grübeln
2.
Negative metakognitive Überzeugungen
4a, b
(Mangel an Aufmerksamkeit)
Depression
3.
Verhalten
Gedanken
Gefühle

Anhang 15 Neue Pläne für die kognitive Verarbeitung

Meine Auslöser

Alte Verhaltensweisen, die zu meinen Symptomen beitragen:	*Neue Verhaltensweisen, die helfen, meine Symptome zu überwinden:*
1. Denkmuster (z. B. »Wenn ich einen negativen Gedanken habe, mache ich mir Sorgen über die Zukunft«)	1. Denkmuster (z. B. »Wenn ich einen negativen Gedanken habe, dann schiebe ich das Sorgen-machen für einen Tag auf«)
2. Verhaltensweisen	2. Verhaltensweisen
3. Aufmerksamkeitsfokus	3. Aufmerksamkeitsfokus
	4. Neue kognitive Einordnung

Instruktion: Es ist wichtig, sich der Auslöser für Ihre alten Bewältigungsverhaltensweisen bewusst zu sein (Ihre alten Pläne). Wenn Sie einen Auslöser oder einen Aspekt Ihrer »alten Pläne« bemerken, müssen Sie wechseln und Ihre »neuen Pläne« nutzen, wie sie oben beschrieben sind. Schreiben Sie unter »Neue kognitive Einordnung« einen Satz auf, der zusammenfasst, was Sie über Ihre Gedanken gelernt haben.

Sachwortverzeichnis